U0397253

历史·文化经典译丛

—第二版—

医学史

〔美〕洛伊斯·N.玛格纳 著

刘学礼 主译

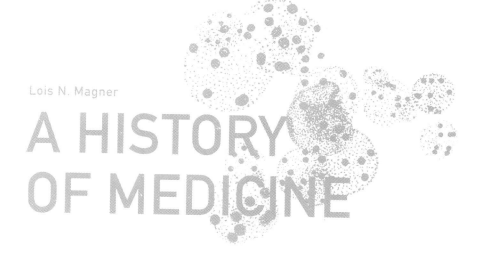

Lois N. Magner

A HISTORY
OF MEDICINE

SECOND EDITION

Taylor & Francis
Taylor & Francis Group

上海人民出版社

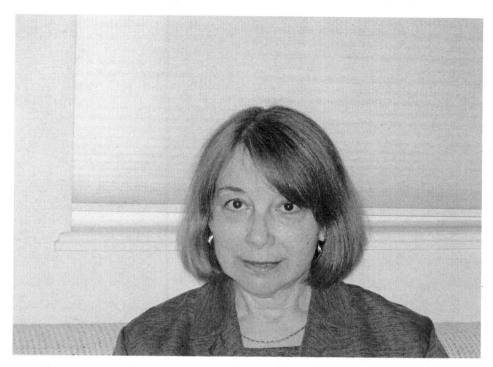

作者近照

　　洛伊斯 N. 玛格纳是印第安纳州拉斐埃特市普渡大学的荣誉退休教授。
她是诸多报刊、图书评论和书籍的作者和合著者，这其中包括《生命科学史》。
她的研究兴趣包括了从女权主义者对达尔文学说的看法到对当下中、日、韩医
学理论的比较研究在内的广泛领域。玛格纳教授是美国医学史协会、科学社
会史和美国史协会的会员，她于 1936 年在纽约布鲁克林学院获得理学学士学
位，1968 年在威斯康星-麦迪逊大学获得博士学位。

译　者　前　言

医学史是整个人类思想史和社会发展史的一个重要方面。目前我国医学院校大多开设有《医学史》必修课或选修课，并拥有一支相当规模的医学史教学与研究队伍，但优秀的世界医学史著作仍不多见。

记得 1994 年，当我在李难教授书架上看到美国历史学家玛格纳于 1992 年出版的《医学史》著作时，立即被书中丰富的内容、生动的描述深深吸引住了。这本简明而涉猎广泛的著作，从古代病理学一直到当代医学最新的理论与实践层面，对波澜壮阔的医学史作出了全新的审视。那时我花了近两年时间，将这部风格独特的医学史著作译成了中文，以供教学参考之用。虽然联系过几家出版社，但由于种种原因未能如愿出版，只是将部分译文零星地发表在《世界科学》等杂志上。

一晃十多年过去了，医学科学技术在 20 世纪的最后十年中又获得了新的发展。2005 年，玛格纳教授在《医学史》初版的基础上，修订出版了第二版。本书以一种大致按历史年代、主要以主题的方式展开，将数千年的医学发展历史浓缩在一个前后连贯且富有趣味的描绘之中。第二版不仅涵盖了西方医学的全貌，还对丰富多彩、互有差异的东方医学传统作了生动的介绍。书中专章描述了在哥伦布到来之前美洲大陆的医学史和美国建立之后的医学进程，还对近几十年来医学理论与实践中的重要事件、基本概念、思想方法等进行了更深入的研究。本书将医学史纳入整个社会历史的大框架中，从"内史"和"外史"诸方面，多维度地考察了医学发展的特点和规律，并对一些传统理论和现成观点提出了挑战。

《医学史》全书共十四章，分别论述了古病理学和原始医学、古代文明中的医学：美索不达米亚和埃及、印度和中国的医学传统、希腊-罗马医学、中世纪医学、文艺复兴与科学革命、美洲土著文明与文化、欧洲医学的美国化、临床医学与预防医学、医学非主流文化：非传统医学与选择医学、妇女和医学、外科的艺术和科学、医学微生物学和公共卫生、诊断和治疗。每一章末尾，为读者深入学习和研究提供了有价值的参考文献。

玛格纳是美国女学者，普渡大学教授。早年毕业于布鲁克林学院化学系，获理学学士学位，后获威斯康星-麦迪逊大学生理化学系博士学位。在普渡大学长期从事医学史、生命科学史的教学和研究。她是许多报刊、图书评论和书籍的作者，其中《生命科学史》第一版（李难主译）和第三版（刘学礼主译）已被翻译成中文出版。

这次《医学史》的中文翻译由刘学礼主持。本书的序言、第六、十三章由刘学礼译，第一、七、八章由张斌译，第二、四章由朱晓慧译，第三、十一章由裘佳佳译，第五章由张锦玉译，第九、十章由张春美译，第十二、十四章由任慧译，索引由郭春君整理。刘学礼对全书做了通校，李难对全书做了审阅。

在本译著出版之际，我由衷地感谢参与这次翻译工作的各位朋友，他们大多是青年教师，均承担着繁重的教学和科研任务，都是利用业余时间进行这项艰苦的翻译工作。此外，我还要感谢玛格纳教授热情地为中文译本寄来了她的近照，感谢李难教授不顾年迈认真审阅了全书，感谢上海人民出版社罗湘女士为本书的编辑出版所付出的辛勤劳动。

本书虽说是一本关于医学史的著作，但其涉及的知识领域和专业范围甚广，而我们的水平又相当有限，不足之处在所难免，敬希读者批评指正。

刘学礼
2009 年 2 月 10 日
于复旦大学光华楼

致中国读者

我非常高兴地得知,我的著作《医学史》第二版即修订版已经译成中文,即将与中国读者见面。自从1992年本书第一版在美国发行以来,生物医学、治疗学和卫生保健领域已经取得了诸多进展。在20世纪后半叶,免疫学、分子生物学、微生物学以及遗传学也都获得了显著的进步。然而,理解健康、疾病、人口统计学、地理学、生态学和经济学之间的复杂关系仍然是一个主要的挑战。新疾病的出现、旧疾病的死灰复燃以及日益增长的耐抗生素病菌的威胁,对诸如此类问题理解和处理的新方法无不彰显了在医学和生物医学中全球视野和历史视野的必要性。医学史将为探索这些挑战和改变提供一个途径。

医学史学科业已出现了诸多变化。学者们已经日益从对著名医学家及其著作的研究转向对与社会史和文化史更加密切的相关问题进行研究。这些改变不亚于一场革命,在这其中读者们或许会发现一种连续感、平衡感和有用的视角来研究医学史的概况。

我希望《医学史》的中文版能够引起新一代中国读者的兴趣。

这里我要特别感谢李难先生、刘学礼先生和上海人民出版社,他们的辛勤努力使得本书中文版得以问世。

洛伊斯·N.玛格纳
2009年1月14日

序　言

健康不仅仅是指没有疾病或体弱，它也是一种生理上的、心理上的和社会交往上的完美状态。（世界卫生组织）

我编写和修订这本书的初衷是提供一个医学史的最新介绍。虽然本书最初只是我一学期概论课程的"教学参考书"，但我还是希望这个新版修订本能够吸引一般读者，以及那些想在科学课程中补充历史材料或是在历史课程中补充科学材料的老师们。在前一版本中，我重点阐述了医学史的主要论题、理论和方法论的演化，以及各种观点和假说，通过这些观点和假说，医生和病人懂得了什么是健康、疾病和治疗。

20世纪40年代，西格里斯（Henry E. Sigerist，1891—1957）提出了医学史领域一个新的研究方向，他主张从原来对著名医学家及其著作的研究转向对一个新观念的研究，即将医学史作为社会史和文化史来研究。这以后，医学史研究发生了诸多的变化。学者们原来几乎只专注于现代医学理论的演变，而现在则已经转向对社会、文化、经济以及政治等诸多背景中一些新问题进行研究，而这些背景都是根植于医生和病人头脑之中的。由于深受源自社会学、心理学、人类学和人口学的概念和技术的影响，新兴的社会文化医学史的专家们更强调一些影响因素，比如种族、阶级、性别以及习俗与职业的联系等。虽然关于该学科的属性问题目前仍然存在一些争议，但业已达成一项共识，即医学史并不仅仅只是对从过去黑暗到现代科学启蒙这一过程的简单描述。

鉴于该领域目前存在的多样性和生动性，要想找到一种令人满意的方式来阐述医学史的概况，已经变得日趋困难。因此，基于对初次涉足这一领域的读者的兴趣和需要考虑，有选择性的介绍似乎更为妥当。所以，我选择了一些关于理论、疾病、职业、医生、科学家的具体例子，试图通过它们来阐明一些关于健康、疾病以及历史方面的基本问题。本书虽然大致是按照时间顺序来安排的,但总体上还是围绕主题来展开的。

医学思想和实践既可以对密切联系的社会交流网络进行深入细致的调查,同时也能让我们了解到新颖的或源自国外的思想和技术的发展脉络,了解到它们是如何引进、传播和发生转化的。医学探讨涉及一切社会中最基本且发人深省的问题——健康与疾病、富裕与贫穷、出生、衰老、残疾、苦难和死亡。每个历史时期的人们都面对过分娩、疾病以及创伤造成的伤害和痛苦。因此,那些曾用于治愈人们身心痛楚的种种措施也就为日后考察不同文化和历史背景提供了有价值的聚焦点。或许专注于医学史,我们更能体会到那种自古以来医患之间的亲密感情,感受到人类在疾病和自然面前的卑微感,同时也会发现解决当前医学问题的一种批判方法。

医学史可以更为清楚地阐明诸如健康和疾病的变化模式、医学实践、职业化以及习俗、教育、医疗成本、诊断和治疗等一系列问题。自19世纪末以来,生物医学就随着"特定病因学"理论的出现而繁荣发展起来,"特定病因学"这种理论认为,如果我们理解了一种疾病的诱发因子或病理进程中特殊分子的变化,就能完全掌握并控制这一疾病。然而,在如今这样一个被现代通讯和交通日益拉近、而同时又存在着巨大且仍在拉大的贫富差距的世界上,这种观点并没有考虑到与疾病联系在一起的还有社会、伦理、经济和地理政治等方面的复杂因素。

如今关于医学的公众争论似乎已很少着重于技术和科学之类的基本问题了,相反,对于卫生保健的费用、可行性、可接近性、公平和责任等有关问题的讨论却经久不息。对许多不同国家医疗体系的比较表明,尽管形式、原理、机构和目标有所不同,但各国都经历了由日益增长的成本和期望以及有限稀缺的资源压力所引发的紧张焦虑。政府官员、政策分析家和卫生保健从业人员已越来越致力于研究成本抑制的措施了。而在整个过程中,几乎没有人试图对人口统计学家、史学家、流行病学家提出的观点提出质疑。这些观点认为现代医学所具有的相对价值以及对基于环境和人们行为方式的更广泛变革将会极大地影响发病率和死亡率。

持怀疑态度的人曾说过,我们似乎是在用一代人的瘟疫同另一代人的灾祸作交换。至少在世界上较为富裕的工业化国家里,主要的流行性疾病已不再是可致人于死地的传染性疾病,而变成了慢性的和变性的疾病,与此同时,人口统计学资料也显示我们已从高婴儿死亡率的时代进入了平均预期寿命增加和老龄化的时代。19世纪末以来,我们发现医疗领域发生了显著的变化。

以前预防费用很高(如下水道系统的安装),治疗费用基本比较便宜(如放血和清洗);而现在治疗费用很高(如冠状动脉绕道手术),而相对低廉的是预防费用(如锻炼和低胆固醇的饮食)。人们对于昂贵的诊断和治疗技术的需求似乎是无止境的,但是,要提高人们的健康和生活质量,并不能太多地依靠先进的医疗设备和专家医生,而应该寄希望于社会服务和公众卫生。多年来,我们一直为生物医学中诸如疫苗、麻醉、胰岛素、器官移植之类的显著成就而欢呼雀跃,并且希望流行的传染性疾病也能像天花一样被消灭。虽说医学在降低发病率和死亡率上发挥过重要作用,但这种作用与现代医疗费用之间的矛盾如今却被当作一个深刻而令人困扰的问题提了出来。仔细分析医学和社会、环境因素对于人们的身体健康所起的作用,我们就会发现:无论是流行病和急性疾病,又或是地方性疾病和慢性疾病,医学技术都不是治愈它们的万能灵药。

综观整个医学史,都在证实一个基本原则,那就是:光靠医学本身并不能解决个人或社会的疾病,但人类却也从未停止寻找可以为病人提供治疗、慰藉、缓解、恢复的医疗手段。也许只有对前面提到过的关于健康、治疗和疾病的概念有了更好的理解以后,才能使我们认清现存问题的根源以及现有模式的内在局限和弊端。

这里我要再次对帕拉斯康多拉(John Parascandola)和卡迈克尔(Ann Carmichael)表达深深的谢意,他们在本书第一版的筹备期间就给我提供了宝贵的建议、批评和鼓励。当然,如果仍然有疏忽或错误存在,那都是我自己的原因。我还要对选修了我的课程、阅读了我的书的学生们表示衷心的感谢,他们让我知道什么地方论述比较清晰,什么地方还比较模糊。我还要感谢美国国立医学图书馆医学史分部为本书提供了图片,并感谢世界卫生组织提供了在印度次大陆发生的最近一次天花的图片。最后还要感谢马塞尔·德克尔(Marcel Dekker)公司邀请我修订本书的第二个版本。

洛伊斯·N.玛格纳

目　　录

第一章　古病理学和原始医学

引言

最吸引人、最永恒的神话之一是"黄金时代"，那是一个未发现善恶、未认识到疾病与死亡的时代。但是，科学的证据表明，疾病比人类更古老，而且在其他物种中是常见的，尽管这些证据常常是不充分的、零碎的和难以捉摸的。的确，对博物院中古代残遗化石的研究以及对动物园动物及野生动物的研究证明，关节炎在大量的中型与大型哺乳动物中是普遍存在的，包括土豚、食蚁动物、熊和瞪羚。在史前动物的骨头和木乃伊的软组织中已发现有被感染的证据。现代影像诊断技术已揭示出化石遗骸中有肿瘤存在的证据。例如，研究者在对 7 200 万年前的惧龙属的动物化石遗骸脑部进行 CT 扫描时发现，其脑部肿瘤可能损害了它的平衡功能和运动灵活性。在标本中其他的异常显示，它曾遭遇过大腿、小腿和肩膀的骨折。

因此，要了解那些曾经折磨过我们祖先的疾病和伤痛的类型，就需要从古病理学家的观点出发。古病理学奠基人之一马克·阿曼德·鲁弗（Marc Armand Ruffer，1859—1917）将古病理学定义为，能被远古人类和动物化石证实的疾病科学。古病理学提供了关于古代群落的健康、疾病、死亡、环境及文化的信息。

为了探究早期人类的疾病问题，我们需要从生物学和文化等方面研究人类的进化。查尔斯·达尔文（Charles Darwin）在《人类的由来和性选择》（1871）一书中认为，人类像其他任何一个物种一样，以自然选择的方式，从先前的生命形式进化而来。按照达尔文的观点，所有可利用的证据显示："人类起源于多毛、有尾巴、四只脚的，可能习惯于树栖的物种。"尽管证据并不充分，达尔文认为现代人类的祖先与大猩猩和黑猩猩有关。而且他预言，人类最早可能起源于非洲。来自化石、地层学和分子生物学的证据表明，大约在 500 万～800 万年前的非洲,人类与猿分离。

人类祖先的残留化石为史前研究提供了有价值的线索,但此类化石不仅罕见,而且通常是不完整的。在 20 世纪 20 年代,南非解剖学者雷蒙德·达特(Raymond Dart)对人类的非洲祖先有了第一个实质性的发现,当时他鉴定了著名的南非猿人化石。随之而来的 20 世纪最激动人心的关于人类祖先的发现与路易斯·利基(Louis Leakey)、马丽·利基(Mary Leakey)以及唐纳德·约翰逊(Donald Johanson)的工作密不可分。最初的工作由坦桑尼亚的奥都万·乔治(Olduvai Gorge)和拉托里(Laetoli)进行,马丽·利基和路易斯·利基鉴定了许多原始人类化石,包括南方古猿波塞(boisei)和智人哈比利斯(habilis)。正如露西(Lucy)常说的,约翰逊最重要的发现是原始的南方更新纪灵长动物阿法仑(afarensis)罕见的完整骨骼。21 世纪初,新的原始人类遗迹的发现,进一步激发了人类对最早的原始人类祖先与黑猩猩之间关系的争论。

在古人类学领域中,新发现必然导致对过去结论的重新审视,即使是对细小的骨头和牙齿碎片的鉴定、分类都会引起巨大的争议。进一步的发现无疑会扩展人们对人类进化史的认识,并且在古人类学家中产生新的辩论。科学家们也承认,由于伪古病理学的环境极像疾病损害,因而会导致误解与误译,他们主要依靠验尸的结果。例如,由于骨头中主要的化学盐分是极易溶于水的,有利于滤除钙的土壤环境能够引起骨骼发生与骨质疏松相似的变化。尽管与古代遗留物有关的问题存在含糊性,但许多导致创伤的事件及疾病可借助古病理学的方法得到揭示。

从众多不同学科的视角,如考古学、历史地理学、形态学、比较解剖学、分类学、遗传学及分子生物学,可以丰富我们对于人类进化的理解。DNA 的变化、人类遗传学系谱的记录已用于建构试验性的家谱、家系及早期迁移的可能形式。一些基因可能揭示出人类与其他灵长类动物的关键性差异,诸如口语的能力。

从解剖学上看,现代人最早出现在大约 13 万年前,但是具备复杂活动能力,如制造复杂工具、艺术品,进行长途贸易的完全的现代人,从考古学记录看来似乎出现在 5 万年前。然而,现代人与绝迹的原始人类之间的关系仍然存有争议。

文化演进中最重要的一步发生于旧石器时代,也就是地质学上称之为更新世或冰川时代。这一时代随着最后一次冰川的退去而在 1 万年前结束了。早期人类既是狩猎者、又是采摘者,也就是机会主义性的杂食者,他们已学会制造工具、建造居所、运送和分享食物，并且创造了独特的人类社会结构。尽管旧石器时代的技术以用骨和碎石制成的粗劣工具为特征，也没有陶器和金属器具，但这个时期的人们在现今法国拉斯考克斯(Lascaux)和现今西班牙阿尔塔米拉(Altamira)地区创造了生动的壁画。他们也许还创造了许多有用的发明，却因为完全的生物降解作用而没有在化石中遗留下任何痕迹。实际上，在 20 世纪 60 年代，一些女性主义科学家对早先关于在狩猎采摘者生活中狩猎是重要的食物来源这一假说提出了挑战。由妇女收集的野生谷物、水果、坚果、蔬菜和小动物也许是旧石器时代人们所食用的更可靠的食物。而且，由于妇女常为弱小的婴儿所拖累，她们可能发明了方便使用的用于挖掘的棍棒和用于运送、贮存食物的袋子。

通过农耕和畜牧来生产食物的新形式转变，被称为新石器革命。新石器时代的人们发展了手工艺，如制作篮子、陶器、纺织。尽管这一时期没有像旧石器时代法国和西班牙的壁画那样令人惊奇的艺术作品，但新石器时代的人们制造了有趣的雕刻、小雕像和陶器。

考古学家和人类学家曾经最关心的是何时、何地出现了农业生活方式，而现在他们最关心的是如何、为何出现了这种生活方式。19 世纪的人类学家趋向于根据制造工具的方式和获取食物的方式把人类文明分为一系列上升的进步的阶段。20 世纪 60 年代以来，新的分析技术使得人们有可能验证关于环境和气候的变化以及它们对可提供的食物来源所产生的影响的假说。当人类对进步的观点加以批判性分析而不是当作必然性来接受的时候，新石器革命的起因就不像原先假设的那样清晰了。假定狩猎者和采摘者可以比史前时代的农业生产者享有更好的食物和更多的悠闲，定居生活方式的优越性就明显地是对那些已经幸福定居和吃得饱的人而言了。与农民生产的单调的产品有所不同，狩猎者和采摘者可得到的食物供给可能是完全不确定的。

关于农业起源的最新研究表明，在 1 万至 2 000 年前农业被普遍接受，主要是人口增长所产生的压力的结果。古病理学家将狩猎者与定居农夫的健康状态进行比较发现，依赖特定作物的定居者的营养状况劣于狩猎采摘者，表现在身高、强壮程度、牙齿状况等方面。在农业社会中，只依赖几种甚至是一种单一作物，使食物基础变得很狭窄。这样，食品在热量供给方面是充足、连续的，但是缺乏维生素和矿物质。然而，动物的驯养似乎提高了古代人口的营养状况。虽然人口数量在采取农耕方式之前增长十分缓慢，而在这之后，却呈现快速的增长。在许多游牧社会中发现，延长哺乳时间并且禁止产后性交，可以维持妇女较长的生育间歇期。村落生活导致妇女较早断奶,生育间歇也随之变短。

从一小群流动的狩猎者到大量相对稠密的定居者,生活方式的转变对人的生理和社会环境的变化产生了巨大的影响,从而使疾病的类型也发生了主要的变化。老式住宅、花园、田地为寄生虫、昆虫、啮齿类动物提供了适宜的环境。贮存的食物易于腐烂、吸引害虫并被啮齿类动物的排泄物、昆虫、细菌、霉菌和毒素所污染。农业生产增加了每单位土地所提供的热量,但过分偏重谷类食物可能导致蛋白质、维生素和矿物质的贫乏。

缺乏像狩猎者和采摘者那样的流动性和食物多样性,定居人群可能因食物欠收、饥饿和营养不良而遭殃。迁移、邻族入侵或当地饥荒引起的远距离定居可能会把寄生虫和病原体带到新的地域和人群中。具有讽刺意味的是,由于盛行对非自然的和现代人工饮食的担心,以至于最富裕国家的人们持有采用古代人甚至是野生灵长目动物的饮食方式的幻想。实际上,史前人们可利用的食物供给更加不充足、单调、粗糙与不洁。

古病理学:方法和问题

由于关于远古人类疾病的直接线索非常有限,我们不得不探求各种不同的间接方法来对史前世界作一番起码的尝试性的了解。例如,对我们最亲近的亲戚——猿和猴的研究已经显示出,在自然状态下生活并不意味着可以免受疾病之苦。野生灵长类遭受着多种疾病之苦,包括关节炎、疟疾、疝气、寄生虫病和牙病。我们的祖先(第一个"裸猿")也许经历了与这些发现于现代灵长目中的疾病相类似的疾病,其平均生命期是"龌龊、残忍与短暂"的。然而,史前时期人类逐渐学会适应严酷的环境,这与神秘的伊甸园是不同的。最终,人类以前所未有的方式通过文明的进步改变了环境,他们甚至已适应了环境的要求。随着动物的驯养、农业生产实践技术的掌握以及高密度人口定居区的产生,人类也产生了新的疾病类型。

为了获得对有关史前时代疾病类型的推论,古病理学家必须把一手资料和二手资料相结合。一手资料包括从偶然的或有目的的人类埋葬处发现的尸体、骨骼、牙齿、灰烬和烧焦、干的遗骸。二手资料包括工艺品、手工制品、史前人类的埋葬品和古代文件,它们描述或提示了古病理情况的存在。这些研究材料是不完全的,机体的坚硬部分如骨骼、牙齿的某些异常表现,无疑会使我们对过去情况产生曲解。

的确，通过对古代遗物的研究而得出一个明确结论的可能性是如此之小，因此许多学者坚持认为现代疾病的名称不应当赋予古代的生物。其他的专家从先天畸形、外伤、感染、退化、癌症、营养素缺乏，以及其他许多种类的、病因未明的疾病方面将旧石器时代进行了系统的疾病分类。

但是通过把各种经典的和现代的技术相结合的方法，科学家们能利用这些支离破碎的材料获得对古代人类生活方式的更深入的认识。从考古学的角度研究人类也可以被称作生物考古学，这是一个包含着人类生理学和考古学的领域。

丧葬习俗、埋葬程序及环境条件，如热量、湿度、土壤成分，能够决定人类遗体的保存状态。特别是火葬可造成尸体严重的破碎。死后短期尸体被埋葬在地下，覆盖上一堆石块（圆锥型石堆葬），或放上一个支架，暴露于风雨中。如果死亡发生在地面冰冻之时，游牧人和定居人都可能将尸体安放于临时搭建的支架中，作为暂时的方法。以后，尸骨可以在适当的仪式上埋葬。在一些墓地中，死者可能放到旧坟墓中，引起尸骨的混合。尸体的残缺、某些可能包括动物尸体或哀悼祭品的墓地商品及随葬品的混合以及由于天然或人工的木乃伊导致的变形，都可造成额外的困惑。打地洞的动物和掠夺者可能也会扰乱墓地，改变骨头分布状态。另外诸如洪水、地震、塌方、大规模屠杀等灾祸，可以提供在某一时期一大群个体的信息。

尽管在古病理学中运用了新的分析技术以及越来越先进的手段，许多不确定性仍然存在着，所有现象和结论仍然要以谨慎态度来进行解释。自从 20 世纪最后几十年以来，为解释古人类的健康、生活方式和文化，科学家已经开发出新的方法，如 DNA 扩增和排序、碳和氮的稳定同位素分析、电子显微镜扫描。电子显微镜扫描已用于检测由应激和生长受限造成的各种牙齿表面和牙釉质的损伤，以及劳动负荷对骨干的影响。通过对从古代骨头和头发中提取的示踪元素的化学调查，我们可能获得对古代饮食形式和生活的质量的深入认识。头发中可以鉴定出铅、砷、汞、镉、铜和锶的成分。

运用碳和氮的稳定的同位素分析，使我们了解了骨化学结构和人们的饮食，因为在人和动物遗体中发现的碳和氮的稳定的同位素比率反映了所消耗食物的比率。这样，在史前人口的饮食中，动物和植物性食物的相关重要性能够得到评估。不同时期人类骨头中所发现的不同元素的比率揭示了饮食结构的变化。例如，科学家已测定两万多年前，生活在欧洲不同地区的人中碳 13

和氮 15 的相对数量。这些研究揭示出饮食中鱼、贝类动物和水鸟的比例相当高。相比较,尼安德特人骨同位素分析揭示,他们饮食中的蛋白质主要来自于大型猛兽的肌肉组织。

今天,即使是在过去,软组织比骨头更易感染,骨和牙齿仍是古病理学信息的第一手资料。科学家能够借助于 X 线、CT 成像(计算机断层照相),化学分析等来检查骨遗物。骨头可以揭示出个体健康史和疾病史,死亡年龄和死亡原因。

在古代遗物中可辨认的特殊损伤包括:骨折、脱臼、扭伤、韧带撕伤/裂、关节退行性疾病、截肢、穿透伤、骨刺、血凝块钙化、鼻隔畸型等等。射弹武器如投茅、箭,已在化石的脊椎、胸骨、肩胛骨、肱骨和颅骨中被发现。但是,嵌入骨中的射弹尖是很罕见的,或者因为医治者将他们抽取出来,更可能的情况是,射弹点打在软组织内引起了致命伤。在一些案例中,有受过穿透伤而长期幸存者,其射弹部分与受伤骨头融合,作为无效的外来物质而保留。

在一些顺利的个例分析中,可以推测出受伤类型及外伤事件到发生死亡的时间。骨头通常以可预计的速度愈合。幸存者和治愈者的遗骸提示他们曾得到某种形式的治疗、支持和恢复期的照护。导致畸形的骨骼骨折,一定会引起行走困难、慢性疼痛、关节退行性病变。幸存者的事实说明,他们在恢复期和恢复之后确实得到过有效的治疗帮助。在治疗期间,旧骨通常被新骨所替换。但有时治疗是有缺陷的,引起的并发症包括:骨髓炎、骨延迟愈合或不愈合、成角畸形、邻近软组织骨刺、血凝块钙化、生长迟缓、无菌性坏死、假关节病(纤维组织被骨组织所替代)、关节退行性病(外伤性关节炎)。

骨是一种生长能力很强的组织,由于生长因素刺激、生理性或病理性应激而不断地被修复。许多因素,诸如年龄、性别、营养、激素、遗传和疾病影响着骨骼。重体力劳动和强有力的运动锻炼能够导致骨质量的增加。退化性过程改变着骨骼的大小、形状和构造。关节炎和骨密度减少(骨质疏松症)可改变骨骼。

骨骼对于环境的变化有反应,特别是由体重和肌肉的力量所形成的机械环境。因此,骨骼的形态学记录着骨骼一生所承受的机械性压力。古病理学家通常对表现出明显病态的骨头感兴趣,但是,正常的骨头才能够提供关于身材、行为、两性、活动、工作载荷、姿势的证据。所以,骨骼可以证实个体习惯性的行为,如举起重物、推、拉、携带、站、弯腰、走、跑或蹲。例如,踝关节有一种特殊结构,我们称之为"蹲踞小面",可见于那些长时间处于蹲踞位的人。因此,通过蹲踞小面的缺乏与否就可以鉴别该人是否经常坐在椅子里。

大多数疾病没有在骨骼上留下特殊的迹象,但是结核病、雅司病、梅毒和一些真菌感染会留下诊断的线索。20世纪的研究揭示,1%～2%结核病人骨骼被侵袭。由梅毒引起的骨损伤种类一般与结核病引起的不同。先天的梅毒可产生所谓的梅毒性门齿缺乏。麻风病常导致面部、手指、脚趾骨骼的损害。因为激素调节人体各部分的生长发育,内分泌腺机能失调会在骨骼中留有迹象。在古代骨骼中的一些特殊现象业已证明是由于垂体和甲状腺功能异常而引起的。然而,由于近代疾病形式的变化,医生不像古病理学家,他们很少看到具有历史性重大意义的严重的、未治愈的感染性疾病。不同的癌症可能在骨遗迹中被辨认出来。虽然原始的骨癌可能是少见的,但许多其他癌症可播散到骨骼中。一些相对不常见的情况,如骨髓炎和各种骨及软骨的良性肿瘤,因为这些容易辨认,已引起古病理学家特殊的兴趣。

各种形式的营养不良,如佝偻病、坏血病和贫血病可引起骨结构的异常(骨质疏松性骨肥厚)。在新石器时代佝偻病是罕见的,但是随着城镇的增多,这种病变得常见了。骨软化病是一种成人佝偻病,能够引起盆骨萎陷,这对孕妇而言,等于给母亲和胎儿判了死刑。在许多骨骼中钙化的血块的存在可能反映了在特定人群中坏血病的流行。如果长期地暴露在一些大剂量土壤元素如砷、铋、铅、汞、硒之下,能够引起毒性反应,并且这些元素会在骨骼上沉积留下痕迹。骨质疏松性骨肥厚是一种病理状态,在古人颅骨中发现的多孔的、筛网样的损害是其特征性表现。这些损害可由营养不良和感染性疾病引起,如缺铁性贫血症、炎性过程、坏血病相关性出血或某些特定的疾病(佝偻病、肿瘤)。一般来说,判断引起这些缺陷的特定原因是困难的。而且,尸体解剖带来的损害能够形成导致疾病所需的类似的环境条件。

尽管牙齿损害和蛀洞通常被认为是现代饮食的结果,但对古人骨骼和当代原始人的研究驳斥了这种假说。在古人遗骸中发现的牙齿问题和疾病包括:由于饮食造成的牙齿磨损、颞下颌关节错位、牙菌斑、龋齿、脓肿、齿冠断裂、牙齿缺损等等。依靠电子显微镜扫描进行的牙齿微观形态以及微观测量的分析开始于20世纪80年代。牙齿表面微观的凹陷、擦伤及磨损揭示出食物中含有研磨作用的颗粒。研磨的磨损可导致感染和牙齿缺失。因为怀孕和哺乳的影响,以及将牙齿和颌部作为工具,女性的牙病常常更为严重。

一般地,骨骼和牙齿的状况提供了健康史和疾病史、饮食和营养缺乏、严重的压力和生活负载的记录,以及大概的死亡年龄。骨折提供了受伤的记录,后来可能被感染或是愈合。在骨骺端最终闭合之前,生长的骨骼易于遭受损伤、感染和生长失调。在儿童期阻止生长的强大外力会导致骨骼横切线,可以在身体长骨的放射线照片上见到,通常叫做哈里斯(Harris)线或生长抑制线。因为哈里斯线提示严重而且暂时的生长失调,遭受慢性营养不良的人群比面临周期性或季节性饥饿的人群有更少横切线。饥饿、严重的营养不良及严重的感染也可在牙齿上留下特征性表现,牙釉质的微小缺损包括雷丘斯(Retzius)病理钙化线、牙釉质发育不全或威尔逊(Wilson)带。例如,严重的婴儿腹泻能够阻止牙齿和骨骼的生长。电子显微镜扫描技术的运用使观察这些细微线条成为可能,但是雷丘斯病理钙化线的意义仍然存在着相当大的不确定性。

考古化学,即对无机材料和有机材料的分析,已经被用来对古代遗骸进行发掘、确定年代、解释和证明。它提供了很多方法,通过大量骨头、石头、工具、陶器、纺织品、绘画等来重建古代人类文化。结合化学分析与显微技术,科学家能够重新获得人类手工制品的制造和使用情况的信息,因为这些物体携带了关于它们在过去是如何被使用的"记忆"。也许大家最熟悉的考古化学方法就是碳-14法,这种方法可以确定古代遗物的年代。这种技术在研究近1万年的遗骸方面尤其具有价值,在这段时期中发生了文化史上最深刻的变革。

多学科专家小组已经把他们在考古学、化学、地质学、成像技术和遥感技术诸方面的特长结合起来,形成了一种方法,可以用来对一些易受破坏的考古地点开展非破坏性的研究。随着分子生物学技术用以解决古病理学家们遇到的问题,可从一些古代材料中残存的蛋白质和核酸痕迹中整理出许多新信息。仪器的改进使考古学家能够分析数量更小的生物物质。例如,化学家利用大量的光谱测定和类脂质生物标记,能够区分人类与其他动物的遗骸。

10

木乃伊和疾病征兆

由于合适的埋葬和气候条件,或是由于人的聪明才智,在一些罕见的情况下,古代尸体的软组织可以被保存下来。不管是高级的还是原始的,木乃伊保存技术同今天的食物保存和动物标本剥制具有许多相似之处。在西北欧的泥沼中发现了保存非常完好的尸体。泥炭作为燃料已有上千年历史了,这就使一些笨拙的泥炭收集者可能牺牲了自己而成全了未来的古病理学家。有些"泥沼尸体"是一些奇特的惩罚形式或宗教仪式的牺牲品。献祭品被当作一顿祭典盛餐,然后被刺穿心脏,痛打头部,再被绳索勒住脖子最后被投入泥沼。

木乃伊也在今天美国的西南部、墨西哥、阿拉斯加和阿罗丁群岛被发现。在西半球,自然形成的木乃伊比人工的更常见。但一些被称为"制篮者"的史前人类有意识地在洞穴中风干尸体,折断大腿、用毛皮裹住尸体,再把尸体塞进巨大的篮子。秘鲁的木乃伊制作技术可以让首领、部落祖先以及统治者的"活尸体"被当作神来崇拜。这些木乃伊提供了一些具有启发性的证据,表明在哥伦布之前,美洲就存在着结核病、钩虫病和其他疾病。

如果有机物的保存条件合适的话,粪化石(干燥化的人类排泄物)可能在史前的营地和居住处附近被发现。的确,对那些富有奉献探索精神的古病理学家来说,污水池中的内容物、厕所坑、垃圾堆比宫殿中的黄金珠宝更珍贵。因为植物和动物的某些部分是不能被消化的,所以关于饮食、疾病、季节性活动和烹调技术的信息就能从粪化石中的授粉谷物、木炭、种子、毛发、骨骼和贝壳的残片、羽毛、昆虫的某些部分以及寄生虫卵中反映出来。而且,粪化石的分布与古代住所可以反映普遍的卫生水平。

损伤的类型可以提供有关环境和职业的线索。例如,在盎格鲁撒克逊人(Anglo-Saxon)的骨骼中,大腿骨骨折比前臂骨骨折更常见。这些典型的大腿损伤由摔倒在坚硬的地面上引起,尤其是穿着笨重的鞋子时。而在古埃及,胳膊骨折却比腿骨骨折更常见。

骨骼也可以提供暴力及切割动作、食人现象的相关证据。关于同类相食的证据尽管还有很大争议,但直到最近,一些部落仍把食用死去亲属的骨灰、脑及其他部分的仪式过程作为尊敬死者的标志。"库鲁"(Kuru)病,是在巴布亚新几内亚的先人中发现的一种退行性脑病,同宗教性同类相食有关。1976年美国的病毒学家兼儿科专家丹尼尔·卡尔顿·葛求塞可(Daniel Carleton Gajdusek, 1923—　)由于对库鲁病的贡献获得诺贝尔生理学和医学奖。当他在新几内亚进行流行病学工作时,他得知在先人的妇女和儿童中患有奇特的神经性疾病。由于妇女和儿童食用过死于库鲁病人的脑,他得出结论,该疾病是通过宗教性同类相食传播的。这种宗教仪式被抛弃后,这种疾病最终消失了。现已证明,这种疾病可传染给黑猩猩,葛求塞可认为,库鲁病是由一种"慢病毒"引起。后来科学家证实库鲁病由朊病毒引起,这种"蛋白质感染性粒子"与痉挛性假性硬化、疯牛病和其他海绵组织脑病有关。

在木乃伊组织中发现有传染病和寄生虫感染的证据。多种寄生虫卵已经在木乃伊、粪化石、厕所坑中发现。这些寄生虫引起了多种疾病,包括血吸虫病(钉螺热)、腿和生殖器水肿,后者被称为象皮病。在史前手工制品中发现了有关象皮病的畸形描述。血吸虫病比较特别,因为污水,特别是灌溉田中的污水,充当了钉螺这种中间宿主的家园。这样,人群中血吸虫病的发生可以反映出古代人类农业和卫生状况。

因为艺术领域中的奇思异想,古代人工制品可能造成人们对古代文化的一些误解。不懂得某些特定艺术形式的惯用表现手法,就不可能分清一些不同寻常的现象究竟是病态的还是被有意歪曲,就像面具和陶器上描绘的一些不同寻常的现象,也许是艺术夸张,或是被手工制品独特的构造所要求,如平底和三条腿的锅。最吸引人的可能是反映当时习俗的不寻常的东西或是具有讽刺意味的漫画。例如,旧石器时代的雕像如"维纳斯石像"或"胖女雕像"都有肥胖丰满的特征,或许反映出古人们对美的评判标准,而不是实际上所描绘的过度肥胖。

12　冰上旅行家

在所有自然形成的木乃伊中最引人关注的可能是 1991 年发现于意大利与奥地利的边境泰罗林(Tyrolean)、出现在阿尔卑斯山脉融化的冰河中的木乃伊。考虑到是世界上最早的木乃伊,这位新石器时代的猎人被授予冰上旅行家的称号。放射性碳确定这具尸体大约有 5 100~5 300 年之久。这个冰人大约高 159 厘米,45~50 岁之间,纹身,是位关节炎患者,而且有寄生虫感染。与身体有关联的花粉分析显示,这个人死于春天或初夏。与冰人一起被发现的武器和工具包括斧头、短剑、弓,由动物皮制成的箭筒,取火的物品。因为斧和短箭用铜制成,而非青铜,他的头发又含有高水平的铜和砷,由此推测他可能是一位铜匠。他的衣物由八种不同的动物皮组成,有山羊皮、鹿皮、牛皮鞋、熊皮帽及草编织的披肩。肠容物分析显示,他吃的最后一顿饭有肉(可能是野山羊和鹿肉),还有不同谷物和其他植物性食品。

调查者起初认为,冰人死于跌落或者寒冷,但是对尸体的进一步检查显示,一个坚硬箭头射入他的肩膀。除了肩胛骨被损伤,这支箭一定穿过神经和主要血管,使左胳膊麻痹。因为在他手部有因防卫而造成的伤疤。在冰人的武器上留有几个人的血迹,研究者提出了他死于几人间的一场暴力争斗的设想。

原始医学和外科

古代人类和其他动物中的疾病和损伤的证据用于流行病调查的目的是不

够的，但用于建立总体见解是足够了。因此我们希望能够确定人类对疾病和损伤引起的痛苦是从什么时候开始作出独特反应的。例如，对一位有 36 000 年历史的尼安德特人的颅骨进行 CT 扫描显示，他明显遭受过尖硬石器工具的打击，在伤口周围有一定程度的愈合。要治疗这样的伤口，至少需要几个月时间的照顾，可能由小组中其他成员对他进行创伤治疗。这样的案例引出了一个问题，人类什么时候开始使用类似于今天的内科药物与外科手术的医学治疗？

对原始医学存在的证据的评估必须比古代疾病证据的评估更加小心谨 13 慎。比如说，"阴性特征"，即那些旧石器时代壁画中所描绘的手臂残缺，记录的可能是有意识的截肢、手指冻掉、不明含义的奇特现象、甚至可能是某种运动游戏。早期人类也许学会了用夹板固定骨折的肢体来减轻运动引起的疼痛，但几乎没有证据表明他们了解如何减少骨折的发生。不仅如此，在野生猿猴中也能发现愈合良好的骨折。即便如此，愈合良好的骨折、夹板和拐杖的存在并不一定能够证明史前"接骨大夫"的存在。

古代的骨骼和颅骨也许可以告诉我们很多事情。但是，一些对保存不利的因素阻碍了他们的推证并且可能产生一些假线索，从而导致错误的解释。除了武器还留在体内明显提示是暴力死亡之外，遗骸的骨骼很少能提供死亡的原因。例如，"颅骨上的一个洞"可能是由于武器刺穿、巨大食肉动物咬伤、埋葬后地下甲虫的侵食、死亡后的宗教仪式等引起，甚至可能有由类似今天的"环钻术"的外科手术造成。在 1867 年巴黎人类学会的会议上关于秘鲁人颅骨钻孔的讨论，激发了对史前外科更多的探索。最终，在秘鲁、欧洲、俄罗斯和印度的一些新石器时代的遗址中发现了钻过孔的颅骨。这种史前手术的来源和传播存在争议，但是，可以肯定的是，早在哥伦布航海前，古代的美洲和世界上其他地方已经存在着这种做法。这种手术是起源于一种文明再传播到其他文明中，还是在不同地区独立地发展起来的，仍是热点争论的课题。很难确定这种手术的使用频率，但是一些学者认为这种手术在新石器时代比之后的史前时代进行得更为频繁。

虽然环钻术有时被误称为"史前时期的脑外科手术"，但一个成功的钻孔术要求移除头盖骨中的圆盘形骨片，并且不损伤脑组织本身。当科学家首次遇见这种颅骨时，他们设想这种操作是出于巫术目的而对死者进行的。但是，古人类学家已发现，那个时代一些部落的医士进行颅骨钻孔术，既是出于宗教目的，也是为了实际需要。史前时期外科医生进行这种困难而危险的手术也许有多种原因。这种手术可能是缓解头痛、羊癫疯或其他不适的一种尝试。在一些实例中,这种手术可能曾是对颅骨外伤的合理治疗。也许它也是作为一种在难治情况下紧急抢救的方法,就像前脑叶白质切除术,既是抢救休克治疗方法,同时也存在巨大的风险。尽管缺乏麻醉和消毒技术,但钻孔术后愈合良好的证据表明,许多病人得以生存,一些甚至经受过多次环钻术。

史前的外科医生使用了三种钻孔方法。一种技术是用一块尖锐的石头或金属器具在选定的区域刮凿头骨,凿刻出一条弧形的沟。当这条沟足够深,大概形成一个纽扣状的小圆盘,便能够从颅骨中移去。在秘鲁,最普遍、最常用的方法是大致沿着圆形的边缘钻出一系列小孔,等围成一个圆后,用锋利的燧石或刀去除或撬开这块圆形骨头。病人可能戴着圆盘作为护身符,以避开更多的不幸。在一些地区,外科医生实施不完全的或可能带有象征性意义的环钻术。也就是说,头骨上只刻出浅浅的圆盘轮廓,但不去除骨片。一些颅骨带有薄的独木舟形的切口,构成一个矩形,但是正方形或长方形的切口也许被用于死后的宗教仪式上。

另外一个在颅骨上留下记号的外科手术称为"前顶残缺",这个手术中的"记号"是一些由烧灼引起的伤疤。带有这种特殊损伤的新石器时代的颅骨在今天的秘鲁、欧洲和印度被发现。在使用烧灼剂的准备过程中,外科医生先在头皮上做一个"T"形或"L"形的切口。烧灼法通常是把沸油或在沸油中浸过的植物纤维绳索接触于暴露的骨骼上,任何一种方法都会对覆盖在骨头上的厚纤维膜造成长久性损害。

史前时期这种手术的多数受害者是女性,这可能意味着这种操作带有宗教性或惩罚性目的而不是出于医疗目的。在中世纪,这种做法被规定用于驱魔和减轻抑郁。无疑,这种操作可以驱除即便是最抑郁的病人的冷漠,或带给忧郁症患者一个更令他们抱怨不已的病灶。

在以人自身为标准审视"什么是美"这一主题时,要做到完全客观是不可能的。在我们的社会中,通常被认为是美化外形的"整形外科"所做的面部整容、美化鼻子和抽脂手术,在一个崇尚双下巴、雄伟的鼻子、强壮的大腿和肥厚的手掌的社会中,就会被认为是一种对人的损毁。大多数史前时期整形手术的遗痕都随着人体软组织的降解而消失了,但还有一些美化装饰过程影响到了骨骼和牙齿因而为我们所知。当时流行的习俗包括给婴儿头颅"塑形"和装饰性或选择性地给牙齿移位。形状不寻常的头,可能也反映出照护或运送儿童的传统方法。例如,婴儿期摇篮板的压力可改变颅骨的外形。大量残留下来的证据显示,在古代,纹身和包皮环切是常见的。直接证据只能在保存完好的木乃伊中找到,但是通过对当时传统社会中相似习俗的研究仍然可以扩展我们对史前时期整形外科的种种可能性的理解。

自从 20 世纪 90 年代,妇女健康改革者已经正在尝试废除今天仍在非洲和中东 25 个国家进行着的传统的女性阴蒂切开术的实施,也就是所熟知的女性生殖器切割。这一般是在没有麻醉和消毒的情况下,用粗糙的工具进行的一种痛苦的宗教仪式。尽管这种宗教仪式被许多非洲民族所禁止,但是仍经常秘密地进行着。世界卫生组织估计 1.3 亿女孩和妇女已进行过某种形式的阴蒂切除。女性阴蒂切除术是割去外阴唇,其余组织被缝闭,这种最极端的方式至今仍在索马里和埃塞俄比亚广泛地进行着,女性阴蒂切开术被视为确保贞洁的方式,作为一种即将到达某年龄的宗教仪式以及结婚的先决条件。

治愈的宗教仪式,传统和巫术

古病理学家必须从有限的和模糊的资料中推断古代的传染病,但是他们的结论必须同现代生物医学知识相一致。传染性疾病对人类进化和人类历史有着复杂而微妙的影响。地方病和流行性疾病可能决定了人口密度、人群的迁居、基因的传播以及战争、侵略和殖民的成败。这样,检验古代疾病假说的一个方法就是考察那些继承了史前人类社会相似遗传特征的当代人群的疾病类型。

即使广播、通讯卫星和电视等传媒已使这个世界变成了一个"全球村",但仍然有可能发现那些与世隔绝的人们,他们还保持着那种与旧石器时代相比变化甚少的生活方式。时至今日,人类学家和历史学家通常把这类人称为"当代原始人"。当然,就生物进化而言,当代原始人与人类学教授都同样远离旧石器时代人群,但他们的生活方式却类似于早期的狩猎者、驯养半家养动物的游牧者或原始的农民。由于文化类型是历史的产物而非生物的产物,现在"传统社会"这一术语通常已代替了"原始"这一蕴含贬义的词语。但由于与"传统"这一术语相关的涵义有很多,使用这个新术语会引起一些混淆。因此在可能时我们使用"传统社会"这一术语,有必要澄清时则使用"部落社会"或所谓的"原始社会"。

许多病原体是种属特异的,但某些可怕的疾病如黑死病、猩红热、黄热病、结核等例外。野生的或家养的动物可充当宿主,直接或借助昆虫媒介把疾病传播给人类。种属特异性病原体的生存有赖于病原体的毒力、宿主群的大小和密度、宿主的免疫反应以及病原体寻找新的侵袭对象的能力。某些病原体仅在疾病急性期能被传播，因为它们机体的恢复期会消失或死亡。当这样一种生物被引入一小群人中，实际上所有个体均被感染、恢复或死亡。这种疾病在旧石器时代的小范围人群中不会永久驻存。新的疾病种类让久居于人口稠密的大城镇的居民们付出了代价，正如托马斯·杰弗逊（Thomas Jefferson）警告的那样，"大城镇是人们的道德、健康和自由的温床"。

病原体可保留在恢复期宿主中，造成慢性期损害，或在健康携带者中长期居住，它们有可能在小股人群中发现新的侵袭对象。另一些疾病可由共生生物体引起——这些生物生活在宿主体内一般无害，直到某些干扰因素触发了疾病的发生。共生现象体现了长期相互适应的过程，因此这种疾病可能是最古老的。蛋白质变异的形式，如镰形红细胞的血红蛋白，可反映出古代宿主对疟疾这类病灾的适应性进化。

一般人认为现代人与所谓的原始人在对疾病的易感性和抵抗力方面是不同的。然而如此粗略比较"现代人"与"原始人"的死亡率是容易令人误解的。一次传染病流行期间的死亡率与其说反映的是被称为"抵抗力"的神秘力量，倒不如说更能反映对病者的护理情况。传染病在少量分散人群中暴发的流行期间，可能没有健康成人留下来喂养婴儿和护理病人。因此，那些在疾病流行后幸存下来的人可能因缺乏食物、水和基本的医疗护理而死亡。

一般而言，所有原始医学形式的显著特征是一种对超自然力量的向往，一种对巫术的崇拜。在这里巫术并非一个平常概念，对巫术的崇拜，比"科学"或"理性"的思想模式更深入广泛地影响并塑造着人类的行为，正如我们喜欢以自己的方式解释这一世界。在巫术和科学信仰并存的社会，很难预言哪一个更强大、更有影响力。甚至在今天，人们在选择不同的医学体系时也可能犹豫不决，根据不同的情况，也许对于胳膊骨折需要现代医学，而对于"灵魂归属"则依靠巫术医学。

巫术在许多文化中都起着重要作用，它为一些不能用现有"逻辑"或"理性"的知识来回答的问题提供了答案。巫术与宗教的关系非常密切，以至于难以划定二者的界限。祈祷与咒语之间的主要区别在于，巫术魔法只要使用正确，一定能得到期望的反应。相反，一个祈祷者请求神灵的超自然的帮助，而神灵有权同意或拒绝这个请求。

在原始医学中，"超自然"涉及疾病与治疗的所有方面。因为疾病与不幸是超自然因素的结果,巫术对预防、诊断和疾病的治疗是必要的。一切事物必定有可见的或不可见的原因,因此看不见明显直接原因的疾病必定是由于魔鬼、神灵、上帝、妖术、巫术或是因受害者丧失了某种灵魂等。有了病就需要求助于那些有能力控制疾病的具备超自然因素的人们,如萨满巫师、巫医、智者、占卜者、女巫、牧师、术士、男巫等。对上述角色的作用与能力经过精确的考察发现了许多明显的区别,但从我们的目的来说,用"医者"这一普遍的术语概括他们就足够了。然而,大多数社会将一般的治疗者或草药医生与萨满巫师或像牧师一样的治疗者区别开,前者施以普通的治疗,后者则有向可以影响气候、收成、打猎、战争、观念、出生、疾病与不幸的神灵求助的能力。

虽然巫师或医者行使巫术,包括巧妙的骗术,但他(她)们既不是伪装也不是有神经病。巫师在治疗仪式上同任何现代的内科医生或心理学家一样真诚。当巫医患病时,尽管他了解其中的骗局,但仍会请另一位巫医施以治疗。

对巫师来讲,疾病的原因比症状更有意义,因为病因决定了治疗方式是用药草还是用驱魔咒语。辅助诊断可能需要一些精神媒介、水晶球占卜和卜卦。医者做了一系列初步诊断试验后,开始进行一系列复杂仪式,包括巫术咒语、妖术、对可见物或不可见物的驱除以及夺取与归还病人失去的灵魂。为了驱除或迷惑鬼魂,巫师可能给病人进行特殊的装扮或者给一个新名字,以提供一个有吸引力的替代目标,或给病人服有毒的药物让他们不再受鬼魂青睐。

巫师可以给予烈性的药物,并且密切观察病人,运用动物行为的知识作为诊断试验和下药的根据。但这是宗教仪式性质的活动,以试图激起超自然力的协助,这对于医者、病人、社会都是重要的。例如,某些传统医者让病人在蚂蚁堆附近的地面上撒尿,蚂蚁的行为会为是否患糖尿病提供廉价的诊断依据。旁观者也许会看到以巫术和经验因素作为治疗根据的宗教仪式,但对于医生与病人来说巫术与治疗的经验密不可分。在没有文字、没有办法精确测量药物浓度与作用时间的社会里,人们对仪式的密切关注可以为治疗的标准化提供手段及保证。巫师们不能仅仅单独使用有药理活性的药物,因为治疗仪式是一个整体性的过程。不过,评估一种疗法与程序比通常设想的要难得多。因而,一位现代的内科医生绝不比传统的巫医更喜欢对已被普遍接受的治疗进行双盲试验。

"现代医学"的实践者难以相信,现代医学科学的巨大优越性还不能使所有其他治疗体系消失。传统医学和其他医学在美洲、欧洲、非洲、中国、印度、中东仍很兴盛。另一方面,传统医学已经受到现代理论与实践的影响。今天的巫师可能同时使用青霉素和咒语来战胜细菌与鬼魂。

总之,任何治疗手段的成功都是依靠社会、心理、药理和生化因素的结合。在婴儿死亡率较高、寿命较短的地方,医生不大可能见到许多青年人的代谢性疾病和老年人的慢性退变性疾病。许多理解治疗艺术的医疗实践者已经认识到,对他们而言,许多疾病根本不经治疗就可以自行消退。因此如果一种治疗过程持续了超过足够长时间,医者可认为"治愈"了一种"自限性疾病"。由于许多治疗方法的价值是有疑义的,恢复常常是病人自身战胜疾病获得的成功而非医生的功劳。

19 由于评价疾病的治疗存在着一些不确定因素,医学史学家常把对外科手术的分析当作更客观的评价治疗的指标。但即使如此,在比较不同环境、不同医生、不同目的和对象的治疗上也存在不少困难。所谓的原始外科,一个令人惊奇的地方是单纯出自医学原因而做的外科手术在一个特定部落中很少或不存在,尽管巫师出于仪式、装饰或司法目的以高超的医术和热忱施行手术。如仪式性地刺割身体可能标志着等级、成年或"医学标记",这种医学标记被认为具有对疾病、毒物、蛇咬和其他危险的免疫。这种保护的有效性可能导致公开质疑,但据报导非洲医师用蛇头和蚁卵的混合物注入到"医疗切口"中。当20世纪科学家发现如何使用福尔马林(也存在于蚁卵中)消毒,非洲的宗教仪式就突然显得并非那么荒唐了。

虽然在部落和古代社会中以宗教或惩罚为目的施行截肢术并不少见,但对运用于医学上的截肢却关心甚少。然而,土著美洲外科医生曾切断冻僵的手指,在非洲马萨人(Masai)成功地切断了骨折的伤肢。一些史前民族施行截肢术作为惩罚形式或送葬仪式的一部分。生殖器的手术常是青春期仪式的组成部分。包皮环切术和阴蒂切开术是最常见的手术,然而某些部落施行更奇特的切除术。

传统的外科已发展了许多封闭伤口的独创性技术。缝合当然是一种古老的技术,但在缺乏消毒技术的情况下,应用针线缝合伤口可能导致严重感染。当普遍用于缝合充填火鸡的针线方法被用于伤口缝合时,则有更高的成功机会。一种由非洲、印度和美洲外科医生设计的精巧的技术需要使用特殊的白蚁或者蚂蚁,让蚁与伤口接触,刺激它咬合伤口,之后昆虫躯体脱落,残留的蚁腭便成了"自然的缝合器"。

为了防治出血,传统的外科医生使用了止血带或烧灼术,或仅用可吸收材料简单地包裹伤口并用绷带覆盖。然而,著名的马萨外科医生用肌腱制成的缝线修复受损的血管。伤口敷料上常含有有毒物质，如牛粪和磨成粉末的昆虫，其成分可能起到收敛和抗菌作用。传统的敷料可能含有具药理价值的成分，如在黑麦粉末中存在的麦角碱，但其象征性价值可能更大。在最近发掘的地下古墓中发现像青霉素或其他有效抗生素存在的几率确实小得让人难以察觉。

传统的外科医生对治疗骨折和脱位常常是熟练的，直到他们对着夹板诵读完合适的咒语或在伤口上绑上一个蜥蜴头，这种治疗才算完成。巫师还可能通过打断一只鸡的腿，然后对这只不幸的家禽施以治疗等象征性行为来鼓励病人。

20

直到近代，西方外科医生和兼外科医生与牙医的理发匠的主要任务之一就是治疗性和预防性放血。选择适当的静脉放血是治疗的一个重要方面。与切开静脉相比，传统医者常常通过刺割皮肤或杯吸法来实现放血。与他们的欧洲同行不同，传统的医者一般认为从身体抽出过多血量是非常危险的。

尽管有某些特例，传统外科的范围和质量一般很有限。其中的难题无疑是因为缺乏系统的解剖、抗菌与麻醉知识，并且小部落无法为医者提供足够的"临床材料"来反复操作以发展外科技术。然而，限制因素更多的是思维上的而非物质上的。超自然主义自然观的影响导致了对身体残缺的恐惧，除了部分被认为是一种时髦的。不仅如此，使用外科断肢作为对罪责深重者的惩罚，产生了与医学外科初衷相违背的效应。

虽然宗教仪式和咒语可能是原始医学中最生动的地方，但巫医也使用有药理学活性与效能的药物。天然药物药师是所谓原始人的人种植物学鼻祖。植物和动物性资源给传统的医生提供了止痛药、麻醉药、催吐药、泻药、利尿剂、镇静催眠药、致幻剂、通便导泻药、退热药，可能甚至有口服避孕药。从原始药典中看，现代医学采纳了水杨酸、奎宁、吐根、可卡因、麻黄素、秋水仙碱、洋地黄、麦角和其他多种药物。

或许当今内科医生所开的一半以上的处方药物取自植物或其合成品。自然界提供了极多的天然产物，最大的问题一直是从何处寻找药用物质。虽然有些民间疗法可能不比安慰剂更有效，但如果在所谓的原始药典中仅有10%—25%有药理效能，那么发现新药的潜力是巨大的。评估这类疗法的限制因素可能是传统社会的消失，随之而去的是古人们丰富而脆弱的口头表达经验和他们对有害环境所熟悉的知识。据说在非洲，每当一个老人去世就如同失去了一个图书馆。确实，每当生物圈内一个独特的因素被破坏，一个潜在的药物库也就消失了。

原始医学常被当作纯粹的迷信而被清除,但是,古代文明的医学实践和现代医学中依然存在甚至更加兴盛的民间信仰之间有许多的共同之处。鉴于原始和传统社会的医学常过分强调奇异和巫术因素,因此这种医学体系和现代社会之间总给人感觉存在着不可逾越的鸿沟。然而在一些其他文化中看来令人惊异的习俗有时与我们自己所用的离奇的、迷人的民间疗法确有相似之处。

当我们分析传统和民间医学时,某些详细的、易混淆的资料常可归纳为几个普遍的论题。确实,当我们研究医学史时,同样的论题常以差别甚微的不同形式反复出现。民间医学和原始医学一样,一般把疾病视为邪恶的入侵者,把身体当作战场。我们有关疾病的词汇描述还反映了这样一种观念:我们受疾病"袭击",然后我们"抵抗"感染,直到疾病被驱出体外。因此,我们有理由期待通过清除身体的入侵者并使之转移到一个合适的受体来治疗病人。例如,一对焦急的父母可能迫使一条狗吃一块含有百日咳患儿头发的三明治,如果狗咳嗽了,患儿将痊愈。有种一般被称作"垃圾疗法"的相关做法,通过给病人定量服用能令其恶心、呕吐的肮脏的混合物,来驱除入侵病原。假定让病人大量服含排泄物、有毒昆虫、酸败的油脂、气味难闻的植物等等的药物,将使身体成为对营养苛求的入侵者没有吸引力的住所。

神的"信号说"是民间医药的另一指导原则。根据这一概念,神灵在世界上设置了疾病和药物并教导我们,任何事物都不会无目的地存在。因此我们可以假定,神灵对潜在药物做了某种标记,暗示着它们的治疗功效。比如,一种治疗黄疸有效的植物可能开出黄色的花,治疗心脏病有效的药物可能取自带有心形叶子的植物。

许多民间药物需要动物的器官和产物。选择适当的疗法不是采用"相反"的原则就是采用"相似"的原则。例如,如果被烤的兔脑不能治疗过分的胆怯,那么可能在凶猛的野兽血中发现勇气。较低等的动物如老鼠、鼹鼠可用于治疗疣、咳嗽、发热、菲茨综合征和遗尿,但没有一种动物在治疗方面像水蛭那么"勤勉"。根据民间所信服的,这种"天然的医疗设备"可选择性驱除关节炎的关节"瘀血",减少黑眼圈周围的水肿。民间药物中,昆虫及昆虫产物是重要的成分。也许嘲笑使用蜘蛛网止血的人可能会赞美蜂蜜在治疗蜂蜇、咳嗽、感冒、风湿和结核病中的作用。

除了草药、动物器官与产物、矿物质外,民间疗法包括魔法、咒语、祈祷、圣物、护身符和神灵或圣人的圣像。含有水银的戒指可能有去除头痛的作用,就像铜项圈有治疗关节炎的作用一样。焦油水茶是一种美洲民间疗法,只要把旧船上的绳索放在冷水中浸泡即可,这种疗法被乔治·伯克利主教(George Berkeley,1685—1753)在欧洲推广,他称赞其作为一种廉价的万灵药可为穷人所用,对婴儿也安全。根据主教的观点,内科医生和药剂师对这种廉价的民间疗法的竭力反对,证明只有医生害怕大家都健康。

另一方面,我们应当提醒自己,许多传统疗法的成分是奇怪的、令人恶心或有毒的,以至于这种处方很可能使病人受到惊吓而难以治病。当面对是服用"煮沸的黑色臭虫和洋葱"还是为健康而服罪的选择时,许多非重病患者会选择后者。在现代社会中,在治疗过程中曾采用的咒语及宗教仪式已消失了。但这些做法的遗迹仍残留在"老妇人们的故事"中,这些故事被人们叙述得天花乱坠以至于人们不敢相信,其程度已经超过了他们担忧破镜难圆或黑色星期五这一不吉利的日子。

推荐阅读

Ammerman, A. J., and Cavalli-Sforza, L. L. (1984). *The Neolithic Transition and the Genetics of Populations in Europe*. Princeton, NJ: Princeton University Press.

Aufderheide, A. C., and Rodriguez-Martín, C. (1998). *The Cambridge Encyclopedia of Human Paleopathology*. New York: Cambridge University Press.

Brothwell, D. R., and Brothwell, P. (1998). *Food in Antiquity: A Survey of the Diet of Early Peoples*. Baltimore, MD: Johns Hopkins University Press.

Cockburn, A., Cockburn, E., and Reyman, T. A., eds. (1980). *Mummies, Disease, and Ancient Cultures*, 2nd ed. New York: Cambridge University Press.

Cohen, M. N., and Armelagos, G. J., eds. (1983). *Paleopathology and the Origins of Agriculture*. New York: Academic Press.

Conrad, L. I., and Dominik, W., eds. (2000). *Contagion: Perspectives from Pre-Modern Societies*. Burlington, VT: Ashgate.

Fowler, B. (2002). *Iceman: Uncovering the Life and Times of a Prehistoric*

Man Found in an Alpine Glacier. Chicago, IL: University of Chicago Press.

Gilbert, R. I. , and Mielke, J. H. , eds. (1985). *The Analysis of Prehistoric Diets*. New York: Academic Press.

Herrmann, B. , and Hummel, S. , eds. (1994). *Ancient DNA: Recovery and Analysis of Genetic Material from Paleontological, Archaeological, Museum, Medical, and Forensic Specimens*. New York: Springer-Verlag.

Larsen, C. S. (1999). *Bioarchaeology: Interpreting Behavior from the Human Skeleton*. New York: Cambridge University Press.

Ortner, D. J. , and Aufderheide, A. C. , eds. (1991). *Human Paleopathology: Current Syntheses and Future Options*. Washington, DC: Smithsonian Institution Press.

Roberts, C. A. , and Manchester, K. (1995). *The Archaeology of Disease*. Ithaca, NY: Cornell University Press.

Rothschild, B. M. , and Martin, L. D. (1993). *Paleopathology: Disease in the Fossil Record*. Boca Raton, FL: CRC Press.

Sandford, M. K. , ed. (1993). *Investigations of Ancient Human Tissue: Chemical Analyses in Anthropology*. Langhorne, PA: Gordon and Breach.

Stead, I. M. , Bourke, J. B. , and Brothwell, D. (1986). *Lindow Man. The Body in the Bog*. Ithaca, NY: Cornell University Press.

Steinbock, R. T. (1976). *Paleopathological Diagnosis and Interpretation: Bone Diseases in Ancient Human Populations*. Springfield, IL: Thomas.

Ubelaker, D. H. (1999). *Human Skeletal Remains: Excavation, Analysis, Interpretation*, 3rd ed. Washington, DC: Taraxacum.

Waldron, T. (1994). *Counting the Dead: The Epidemiology of Skeletal Populations*. New York: John Wiley and Sons.

第二章 古代文明中的医学：
美索不达米亚和埃及

引言

希腊人认为给"文明"下定义是很容易的，它指公民拥有人身自由，生活无拘无束；现在这个概念则变得更复杂、更微妙、更悬而未决了。"文化"这个术语包括人类所创造的一切生活方式和习惯行为，因此，文明是一种特殊的文化，它意味着，社会、经济、政治组织的日益复杂，人们生活安定，丰衣足食，职业分工井然有序，能写会算，在艺术和科学领域不断创新，所有这一切，世代相传，生生不息。

大约在公元前 3500 到前 1500 年之间，文明的进展首先出现在世界上一些地区。历史学家不断就文明产生、促进文明发展的自然因素提出问题，然而没有简单、明确的答案可以回答这些问题，种种不同的原因为人们提出并加以考察，包括一些地理的、气候的、经济因素的有利与不利条件。人们注意到四个最早期的文明发生于江河流域：埃及的尼罗河、中东的底格里斯河和幼发拉底河、印度的印度河和中国的黄河。

因为最早期的资料是模糊、不完整的，关于哪种文明最先出现一直引发着人们无休止的争论。然而我们将忽略这些争论，相反，我们将考察一些主要的文明中心，看看它们在关于健康、疾病和古代医学方面都给了我们什么样的启示。

美索不达米亚

美索不达米亚位于底格里斯河和幼发拉底河之间，它见证了许多文明的起起落落，包括那些闪族人、卡尔迪亚人、亚述人和巴比伦人。尽管埃及文明举世闻名，但我们先对闪族的古文明进行考察，以此来说明那些鲜为人知的地域在非常古老的资料中是那么欣欣向荣，歌舞升平。

闪族在 4 000 至 5 000 年前曾经很繁荣，但是到公元 1 世纪，它的语言消失了，它的文字——一种刻在土书板上的楔形文字——也难以看到了。学者们相信楔形文字是从图画演化来的，这些图画应用于早期的计算系统中，用来代表声音的抽象符号。大多数的闪族人的书板记录了日常经济和行政事务，但另一些大量的书板记录了神话、寓言以及关于科学、数学及医学的思想。学者们也发现楔形文字的书板还记载了处方，描述了在古代世界中吃、喝以及祭品和盛宴等令今人看来很迷惑的东西。最近，检测卫星揭开了古代美索不达米亚文明的神秘面纱，通过一系列照片，向我们展示了先前不为人知的、埋在中东沙漠下的居住区和四通八达的道路，有一些道路修建于 4 000 至 5 000 年前，它们连接美索不达米亚的城市及周边的居住区和较远一些的农场。

闪族对农业技术的掌握致使人口密度剧增。为了适应管理农作物计划、贮存及重新分配的需要，官僚机构建立起来了。闪族的大多数人口是农民，他们供养着一小部分的城市精英，诸如祭司、武士及贵族。因为法律和医药被认为是神的恩赐，所以祭司同时承担着法官、律师及医生的角色。

属于医学的楔形文字文本可以分为三类：治疗的或称之为医疗的文本；症状的收集或叫症状文本；五花八门的文本，偶尔记录一些关于疾病和医学实践的信息。在分析了大量的文本后，学者将闪族的医学传统分为两大类，一类被称作"科学"派，另一类被称为"实践"派。根据这个分类，科学派是"症状文本"的作者和运用者；与之相应，强调经验医疗技术的实践派就是"医疗文本"的作者和运用者。

实践派的医疗文本体现了典型的美索不达米亚书写模式，每个书板都由连续的篇章组成，都有一个共同的模式："如果一个人生病了（和有下列症状）……"或"如果一个人的身体某处遭受着（这样那样的）疼痛……"症状描述之后就是所需药物说明、用药时间及使用方法。医生通过倾听病人主诉而"发现"显著的症状，而不是通过对病人直接的身体检查。虽然大多数篇章以安慰性的话结尾，就是病人将会康复，但是，某些症状仍预示着致命的后果。

与之相对的是，"祭司"、"占卜者"或"祭司兼医师"察看病人的症状和情况，据此来确定并预见疾病的后果。不同于"实践派"的同行，占卜者直接通过身体检查来发现预示和征兆。很显然，如果一条蛇落在病人床上，那是神的显灵，因为这个征兆预示着病情将痊愈。但葡萄酒颜色的尿是预示病情进一步恶化、疾病迁延和剧痛的凶兆。如果祭司不能从对病人的直接身体检查中得到足够的信息，他也可以从祭祀动物的内脏中发现线索，动物肝脏所显示的症状之所以可用于对病人疾病的参考，是因为人的肝脏难以得到。

尽管在翻译古书板时有许多地方吃不准，但我们仍可能参考楔形文字书板上讨论的一些疾病，进而得出实验性诊断。美索不达米亚内科医生有可能熟悉很多种类的疾病，包括血吸虫病、痢疾、肺炎和癫痫。营养不良症明显与各种文本中间接提到的周期性饥荒有关，但有时即使是食品供给在数量上很充足时，日常饮食也可能是单一的而且营养也是不平衡的。对眼病、麻痹、腹胀和"发出臭气的病"的描述与各种维生素缺乏症相一致。吃得差加上各种寄生虫的流行加剧了营养不良的问题，进而阻碍了儿童的生长。

治疗之所以需要精神以及肉体上的疏泄，是因为人们认为疾病是神对犯了罪的人的惩罚。闪族人通常通过忏悔及服用泻药来驱魔。闪族人的处方包括250种植物和120种矿物药品，以及酒精饮料、脂肪和油，动物的器官和产物，蜜、蜡和各种各样的牛奶，据说这些都具有一定的药用价值。像几乎所有的美索不达米亚文献一样，这些医疗文本也是匿名的，但是有一些医学处方对一些特殊的药物提供了个人的批注与说明，据说这些药物已为那些无可挑剔的权威，比如圣哲和专家发现并验证过。一些治疗方法因为它们的古老和独特而受到称赞。有意思的是，在一个小小的楔形文字书板上，记录着许多约4 000年前闪族内科医生记录的处方，这个书板也许是最古老的处方集。

最近，医学中的巫术和经验才得以分离，因此，美索不达米亚人认为将医学与巫术相结合起来医治疾病就不足为奇了。一个治疗者既是祭司又是内科医生，他通过吟诵咒语来增加药物的效果。尽管治疗者需要懂得一些解剖和药物知识，但精细地了解巫术礼仪的知识更加重要，因为若在这方面出错将会得罪神灵。

美索不达米亚人认为恶神和魔鬼的附体是疾病和厄运的根源，每一个邪恶的灵魂常常导致一种特殊的疾病。在民间医学和所谓的原始医学案例中，美索不达米亚的治疗师也试图通过一些有毒的药方来使病人摆脱致病的恶魔，他们将病人封闭在充斥着燃烧的皮毛气味的房间里，随后让病人服用狗粪和猪胆，以此来驱逐病人身上的恶魔，这样那些恶魔和魔鬼就不会附在他身上了。巫师也试图将恶神转移到病人的替身上，如动物或玩偶身上，有时治疗师也与魔鬼进行某种形式的对话，就像公元前2250年所记录的关于法师与"牙虫"之间的对话一样。虽然"虫与牙痛"听起来不像史诗的标题，但它仍然是美索不达米亚宇宙概念和创世神话的丰富来源。

美索不达米亚的药学文本反映出它与提纯粗糙的植物、动物、矿物成分的精细的化学操作相似。植物和草药对古代医学来说是如此的重要以至于"医学"和"草药"这两个术语从根本上讲是等同的。药物从植物的种子、表皮或其他部分提取,并溶于啤酒和牛奶中,然后口服;或与葡萄酒、蜜、油脂混合外用。那个时代人们就知道用于创伤包扎的葡萄酒作为抗菌药是不无裨益的,无论白葡萄酒还是红葡萄酒,它们的抗菌作用都优于 10% 酒精,但红葡萄酒似乎更常用于抗菌性的饮料,这种假设今天看来是很科学的。

美索不达米亚神话"吉尔伽美什史诗"讲述了由于吉尔伽美什的粗心,人类失去了自然界中最强的、给予生命的草药的故事。这位伟大英雄的血统三分之二是神、三分之一是人(这种遗传机制是如何产生的不清楚)。吉尔伽美什的原型是公元前 2700 年统治巴比伦的国王,在他死后大约 600 年,吉尔伽美什的传奇故事被收录在史诗中,因此,吉尔伽美什史诗有助于我们深入理解在公元前 2000 和 3000 年前居住在底格里斯河和幼发拉底河之间的居民的生活和信仰。

尽管吉尔伽美什有神性,但是他也明白像所有的人类一样,他也逃不掉疾病的折磨和死亡。当他的朋友恩基都得了重病时,吉尔伽美什发誓除非"一个虫子落在他的鼻子上"(一种临近死亡的预兆),他将永不放弃救治朋友的希望。经历了多次努力和艰难以及一次穿越黑暗王国的可怕旅行之后,吉尔伽美什知道了生命草药的秘密,并潜到水下生命草药生长的地方得到了它。他计划把令人健康和治愈疾病的草药带回乌尔城,但他累得筋疲力尽,不得不停下来休息。当他睡着时,一条神秘的大蛇从它躲藏处溜出来吃掉了生命草药,结果大蛇蜕掉旧皮立即返老还童了,而吉尔伽美什则为他自己和遭受病痛的人类流下了眼泪。根据史诗,吉尔伽美什结束旅行返回乌尔城时,他的冒险故事和乌尔城的传奇都被刻在书板上用来教育后代子孙。因此,从吉尔伽美什时代以来,蛇的每一次蜕去旧皮获得新皮都时刻在提醒人类,他们一定会老去和死亡。然而,史诗告诉我们,尽管伟大的英雄也会死,但是他们的英雄事迹在史诗中却是不朽的。

汉谟拉比法典

当希腊历史学家希罗多德(Herodotus)参观公元前 5 世纪的巴比伦帝国

时，他得出一个惊人的结论：巴比伦没有医生，病人被带到市场上听取曾有过类似疾病的病人的忠告。这件事证明了我们不能太相信旅游者的故事。据我们所知，美索不达米亚有深远的医学传统，经验治疗和巫师治疗都在美索不达米亚得以很好的发展，但巫师的力量更大一些。关于这些地方使用各种治疗技术的医者的资料都可以从一本最完善的巴比伦法——汉谟拉比法典的阐述中得到。汉谟拉比（Hammurabi，前1792—前1750在位）是古巴比伦最著名的国王，目前最令人感兴趣的不是他军事和政治上的胜利，而是刻有他名字的法典。

汉谟拉比创立了巴比伦帝国，巴比伦帝国统一及统治了美索不达米亚南部将近200年。巴比伦帝国最终被摧毁，在公元前538年，最后一位巴比伦帝国的国王向波斯的统治者赛勒斯（Cyrus）投降，巴比伦随之成为波斯帝国的一部分。在汉谟拉比统治晚期，他命令制作了一个大石碑，上面刻着国王从神灵那儿接受王职和正义的雕像，下面刻着282个条例或案例，即目前所说的汉谟拉比法典。根据描述，神使得巴比伦成为强大而永存的王国，神恩赐汉谟拉比在地上实行正义的统治，摧毁邪恶和行恶者，不再让强者伤害弱者。在法典的序言中，汉谟拉比称自己为"聪明的国王"，他用正义的法律和虔诚的法令教导他的人民。

这个法典主管犯罪和公共事务，如司法审判的执行、财产的拥有关系、商贸关系、家庭关系、劳动、个人的损害及个人的行为。法律的惩罚根据阶层是不同的，汉谟拉比法典把巴比伦的人分为：统治国家的祭司、土地所有者、商人、农民和奴隶。对许多违法行为施以刑罚，如偷盗或者帮助逃跑的奴隶要被处死，但是许多其他的犯罪则得到截肢的惩罚。各种条款提到疾病、收养、卖淫、女助产士、怀孕、流产和医生与兽医的失职。一些法律促进汉谟拉比所主张的保护弱者的意思，例如，一个男子在他的第一个妻子生病后可以娶第二个妻子，但是他必须支付他生病妻子的费用，并且允许妻子留在他的房子里。

对犯罪的惩罚基于以牙还牙的概念，照字面解释即"爪子的法律"，就是赔偿或惩罚与罪行相符合：殴打父亲手将会被砍断，偷窥别人秘密将被弄瞎眼睛。这样的惩罚通常被称为"公正的损害"。惩罚根据巴比伦社会的三个组成阶层而轻重不同，这三个阶层是：绅士或贵族、普通平民以及奴隶，奴隶的低下身份则用肉体上的标记证明。买卖奴隶时对某些疾病有30天保证期，法律声明：如果奴隶在购买后一月内发生癫痫，卖主必须收回奴隶并退还买款。

那些对医学史有特别意义的法律——关于外科医生、兽医、女助产士、奶妈的法律,也根据法典来处理伤害罪。其中有九个段落规定了医疗费的管理以及关于病人地位、适当的收费和处罚的关系的详细阐述。对治疗失败的重罚提醒医生在接收病人时要格外小心并要避免那些治愈无望或有可能引来官司的病人。法律也反映了内科与外科之间的巨大差别。内科医生,即处理今天所谓"内科问题"的医生属于祭司阶层,他们的职业所造成的后果不属于那些处理伤害、医疗纠纷的法律所管辖的范围内。

　　因为身体内部的疾病是由超自然因素引起,患这类病的病人要求助于神灵;外伤是由于直接的人为差错或伤害所造成,因此那些手挥"青铜刀"的人必须向当局说明情况,外科手术的费用以及惩罚是有实质内容的,如果一个医生进行了一个大手术并挽救了一个贵族的生命或视力,他的收入是十个银币;给平民进行同样手术,收入只有一半;如果病人是个奴隶,其收入则仅两个银币。然而,如果一个外科医生进行同样手术导致一个贵族死亡或毁掉了他的眼睛,医生的手将被砍掉;如果医生导致奴隶死亡,他必须提供一个奴隶来代替;如果他毁了一个奴隶的眼睛,他必须赔付给奴隶主相当于奴隶价值一半的银币。

　　如果一个手术要"打开眼窝"或"治疗"眼睛,将会引起许多争议。手术可能是治疗白内障或仅是治疗泪腺上的脓肿,脓肿会导致剧痛但不会影响视力,而白内障会引起失明。穿刺对治疗脓肿有帮助,但做不好会导致失明。估计眼科手术的难度是骨折复位或治愈扭伤的两倍,因为这种手术的费用是贵族五个银币,平民三个银币,奴隶两个银币。兽医也叫"牛和驴的医生",也进行各种手术,包括阉割家养动物。

　　妇女在美索不达米亚干着助产士、外科医生,甚至宫廷内科医生的工作,但在汉谟拉比法典中没有特别提到女医生,然而,法典提到了作为奶妈的妇女。如果一个贵族将他的儿子托付给奶妈,而小孩死了,奶妈在此之前接受过其他婴儿却未告知小孩的父母,那她将被砍掉乳房。很显然,这样的妇女不会再犯同样的罪。

　　在挖掘古代美索不达米亚城市的遗址时,考古学家不断挖掘出成千上万的楔形文字书板,大多数是涉及当时商业贸易和政治事件的资料。但随着更多的书板被艰难地翻译过来,新的信息出现了,关于美索不达米亚文明的描述可能要发生重大变化。

埃及

　　自从希罗多德开创了游历尼罗河的传统,埃及文明就令旅游者和学者们着迷。对希腊、罗马来说,埃及是一块古老而又神奇的土地,它有着独特的风俗,这尤其体现在性别上,通常女人们经营着店铺和市场,男人们则从事纺织。收集埃及古物在罗马时代就风靡一时,但现代埃及学是从发现罗塞塔石碑(Rosetta Stone)开始的,它是一块黑色玄武岩,上面用三种不同文字雕刻了一则信息:象形文字的埃及语、通俗的埃及语和希腊字母。正式的象形文字——"神灵的话"——不仅仅是一种书写形式,而且也是一种艺术表达形式。埃及书写者发展了一种简化的草书体作为通俗的文字。但到了公元5世纪,其他书写形式被采用,古时的书写就变得难以辨认了。

　　第一个真正的书写体系的发展可以追溯到闪族,但是到了20世纪90年代,考古学家发现了刻在埃及的石灰石悬崖上的图画和符号,这些东西可能会挑战历史年表。这些雕刻包括一个大约18乘20英寸的生动的画面,描述了一个传奇的国王,他在埃及文明的建立中起到了非常重要的作用。虽然这些刻字明显的是5 250年前所创造的,但它们和后来的象形文字很相像。一些学者相信,这些刻字是书写的早期阶段,或者是象形文字的第一阶段。相似的符号——记录在象牙、骨头和陶器上——考古学家发现也刻在一座皇家的坟墓上,表明这些文字代表埃及文字的开始。这些发现提示我们,在美索不达米亚的符号达到成熟之前,埃及文字中语音因素就出现在铭文中了。

　　关于古代埃及的看法都是有关精致的法老坟墓的浪漫传奇,如1922年霍华德·卡特(Howard Carter)发现的图坦卡门法老墓,他在18世纪王朝曾经统治过一段简短的时间。埃及古物学者先前在底比斯附近的国王谷发现了许多坟墓,但都已被数个世纪以来的盗墓者洗劫一空了。在埃及的遗迹中,有关"法老的诅咒"的传说引人关注,有12个考古学家在打开坟墓之后的七年间相继死亡。

　　坟墓里陪葬着成千上万的奇珍异宝,包括金棺里法老的木乃伊,还有两个外棺。图坦卡蒙在公元前1333年继承王位时只有9岁,对木乃伊的研究证实了他大约死于18岁的传说,而且证明他确实非常英俊,就像他美丽的金制死亡面罩一样。对木乃伊和衣服的研究表明,他有着不寻常的宽大的臀部、一个不寻常的弯曲的脊柱和上部椎骨的融合。研究者指出这些发现是典型的颈椎融合综合征(Klippel-Feil),一种罕见的脊椎畸形,包括肌肉和骨骼系统、肾、心脏和神经系统的反常。如果图坦卡蒙患有颈椎融合综合征,他的行走会很困难,在他的陪葬品中发现的许多手杖支持了这一结论。

　　古希腊的作家从霍默(Homer)到希罗多德,都称赞埃及医生的智慧和技术,但是希腊人也知道埃及是"疾病的发源地"。当然,古埃及人的骨骼、绘画、写作,尤其是木乃伊,提供了在古老世界中疾病成为巨大负担的丰富资料。尽管木乃伊在世界各地均有发现,但对大多数人来说,"木乃伊"一词首先令他们想起埃及的木乃伊,在博物馆或深夜恐怖片中可以见到这种木乃伊。这个词来自波斯语,意为沥青,这容易让人产生误解,以为古埃及人尸体是通过浸在沥青中而保存和变黑的。对于古埃及人,死后的生活是重要的,来生的成功要依靠尸体保存,这样灵魂才有处可住。生前富有的埃及人死后被陪葬品簇拥着,这意味着他们在另一个世界也能舒适地生活。会吸引盗墓者(和考古学家)来到这些保护得非常好的坟墓的除了珠宝还有陪伴着木乃伊的那些写在坟墓和棺材壁上的"经文",这些经文就是"亡灵书",这些"书"包括拼写和地图集,引导死者离去的路。一些最早期的埃及法老的坟墓为活人祭提供了证据,学者认为,早期王朝的国王们非常有权势和威信,他们死后,他们的宫廷官员、仆役、艺术家也被杀死殉葬,以便在国王死后仍然能服侍他们的统治者,他们的名字和生前的官职也属于陪葬品。

在王朝统治前的埃及(公元前3100年以前),尸体被包裹在丝绸或亚麻布里埋在沙漠的中空墓穴中。如果尸体没有被胡狼发现而遭撕毁,又热又干的沙子会吸干尸体中的水分,使尸体看起来像黑袍色的皮椅套,但经过上

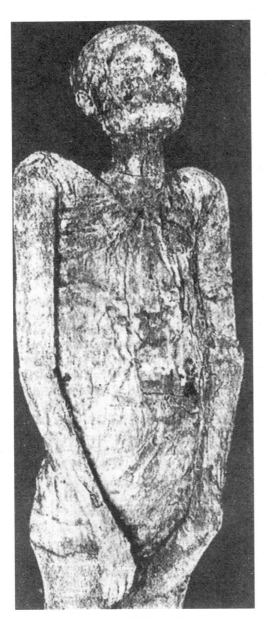

一具埃及木乃伊

千年后仍可辨认出。简单的沙葬仍是农民的惯例,但在王朝统治时代,法老及　34
其他高贵的人被埋葬在更精心制作的墓穴中。不幸的是,把尸体放在相对凉
快、潮湿的地下墓穴反而易于腐败。如果法老既想有精美的休息场所又想有
一个保存很好的尸体,为了永生就需要有新的处理尸体的方法。

埃及木乃伊神秘的制法很多,但基本步骤很简单:清除内脏,彻底干燥尸　35
体,并且包裹干化的尸体。在约3 000年中,具体方法和防腐技术的质量有所
变化,但基本原则是一样的。

干燥可通过用于保存食物和毛皮的技术来做到,正如腌鱼或腌菜一样,也
许像腌菜那样保存法老的尸体不太美观,于是一种神秘的制作工序提供了更
好的方法,在炎热、有干燥沙子或醋盐水的地方,防腐匠使用泡碱作为一种干
燥剂,这是一种天然的钠盐化合物,除去最易腐败的内脏,而心脏被认为是思
维所在地保留在体内。

希罗多德留下了最好的关于尸体防腐的记载,但他的讨论包含许多可疑
的资料并反映了一种晚期的也许是退化的防腐状态。据他所言,有三种制作
木乃伊的方法,它们的程度与价格不同。"第一等级"的过程,防腐匠用一根铁
管从鼻子将大脑抽出,再在肋部把内脏拿出来,腹腔用棕榈酒和香料冲洗,在
把香料填入腹腔前,尸体要放在泡碱中70天,当尸体防腐结束后,尸体被清
洗,用优质亚麻布包裹,用树胶涂抹,并装入一个人形的木箱。

如果要求防腐匠做得便宜些,他们将省去抽取大脑和切开腹腔的步骤,代
之以从肛门注入雪松油到腹腔,并把尸体放于泡碱中防腐。70天后,他们拔
掉肛门上的塞子,让油和溶解的肠子流出。处理后的尸体只剩下皮肤和骨骼
了,防腐匠把尸体还给亲属。而更穷的人只能希望用简单的漂洗来清除腹腔
和70天的浸泡来防腐。

希罗多德关于防腐过程的细节描述明显有错误,根据其他的资料显示,防
腐匠用的是杜松油而不是雪松油,整个防腐过程需要70天,其中40天用成袋
的泡碱里里外外包裹尸体并使尸体脱水。有时,防腐匠采用简化程序,省略取
出内脏,而用洋葱、大蒜代替适当的芳香防腐剂。劣等的技艺和明显骗人的行
为在木乃伊的包裹上显示出来,内脏严重残缺不全,骨头断了或丢了,动物遗
体或木片被用来填充尸体。化学家尝试着重新提取和分析古代防腐剂的成
分,其中一些科学家之所以相信防腐剂是取自雪松木的提取物,是因为雪松中　36
含有一种叫做邻甲氧基苯酚的化学成分,而在杜松油中则没有。化学家比较
了雪松木和其他不常用的防腐剂的成分,结果显示雪松木阻碍了细菌的成长,

并且能够有效地保存动物组织。

　　埃及木乃伊最独特的用处之一是磨成粉末状的木乃伊可以作为割伤和擦伤的药物，16世纪末，"木乃伊粉"在埃及的每一个药铺里都能发现。通过毁坏遗体制药意味着保护永生，这种方式具有极大的讽刺性，这种事情记录在英国内科医师、《宗教医学》(1642)的作者托马斯·布朗爵士(Sir Thomas Browne，1605—1682)的书中，他发现木乃伊被后代所分享，并且早先的征服者"贪婪现在的毁坏，木乃伊成为了商品……而且法老被当作香液来买卖"。

　　"木乃伊粉"的时尚过去很久以后，威廉·康列得·伦琴(William Konrad Roentgen，1845—1923)发现X射线重新唤起了西方人对埃及古迹的兴趣，在最初的狂喜时期，大约8 000具木乃伊被相当粗糙地、匆忙地研究过。开罗的医学院里有"三驾马车"：解剖学家史密斯爵士(Grafton Elliot Smith，1871—1937)、细菌学家瑞福爵士(Marc Armand Ruffer，1859—1917)、化学家卢卡斯(Alfred Lucas，1867—1945)，这三人是分析木乃伊组织和试验方法的先驱。

　　最近，古生物学家让木乃伊接受了更加复杂的检查，如X线检查、CT扫描、电子显微镜观察、化学分析、免疫分析和其他分析技术，以极小的损害提供有价值的数据。生化技术能用来检测疟疾、各种贫血和寄生虫病，保存完好的木乃伊提供了关于寄生虫病、外伤、代谢性和遗传性缺陷的信息。比如，一个死于约公元前1500年的人的木乃伊提供了也许是最早的"苯丙酮尿症"的病例，这是一种由于缺乏分解苯丙氨酸的酶引起的代谢病。

　　从尸解和X光中得出的对木乃伊的第一印象是疾病的危害性，这与古埃及的生命河——尼罗河有关。由尼罗河造就的肥沃的土壤、灌溉的水渠也喂养了寄生虫。木乃伊中钙化的虫卵反映了血吸虫病(裂体血吸虫或者持续低烧)在古埃及的流行情况，在人体中至少发现五种血吸虫：曼氏血吸虫、日本血吸虫、眉公血吸虫、间插血吸虫、埃及血吸虫。钉螺在不流动的灌渠中旺盛生长，血吸虫要在钉螺中完成生命周期的必须阶段。当自由游动的寄生虫的幼虫穿透新宿主的皮肤时，人体的感染就开始了，幼虫转换形式后，寄生虫就进入到毛细血管和淋巴腺组织中，开始在各器官之间的迁徙。严重的感染能够导致肺、肝、肠和尿道的损害。虽然血吸虫病不会直接致人死地，但是慢性刺激在患者一生中会不断破坏宿主的脑力和体力。成熟的寄生虫产卵有3—5年的寿命，当虫卵被排泄到新鲜的水中时，它们转化为一种新的形式感染新鲜水中的钉螺。之后，在钉螺中又开始重新生产的过程，新的寄生虫出现了，并且通过袭击哺乳类宿主开始新的循环。

流行病学家估计血吸虫病现在感染了大约2亿人口，他们分布在非洲撒哈拉、巴西、委内瑞拉、加勒比海海岸、中国、印度尼西亚、菲律宾、柬埔寨、老挝。尽管主要的病原控制住了，但血吸虫病仍然在新的地区传播，水资源的发展和人口的迁移及增长导致了环境的改变，这些因素促使了血吸虫病的传播。例如，埃及阿斯旺水坝的建设最终消灭了埃及血吸虫病，但是出现了曼氏血吸虫病。

像水一样，风也是影响身体健康的因素。从沙漠吹来的风带来许多沙粒沉积在肺导致"尘肺"——一种类似于煤矿工人中发现的"黑肺病"的疾病。用电子显微镜检测木乃伊的肺组织，可检测出"尘肺"，但因为只有那些精英被制成木乃伊，不能说明这种疾病在广大农民中的普遍性如何。另一种肺部疾病就是"煤肺病"，它是由于从燃烧的木头中吸进的碳的颗粒沉积在肺部产生的疾病。

在面包和其他的食物中发现有沙粒，这会引起无论是富人还是穷人严重的牙磨损。时常发生的沙暴污染了大多数食物，使得一切食物都变得粗糙，用来磨碎谷物的石头又会把碎屑加到谷物中。几乎没有几具木乃伊的牙齿是健康的，有时牙齿的磨损严重到连牙根都腐烂了。另一方面，古埃及人蛀牙导致的牙洞很少见而且牙齿的清洁水平很高，他们热衷清洁和个人卫生，他们用泡碱清洁口腔，也通过咀嚼芦苇达到清洁牙齿的目的。

在木乃伊中发现的其他疾病有肺结核、动脉硬化、关节炎。由于一直被潜在的危险因素攻击、消耗以及面对疾病和创伤事故无能为力，甚至最有特权的古埃及人也不大可能活过40岁，也许他们中没有几个人能活到成年，那些画在棺材和坟墓中的成年人生活的画像是一种理想。动脉硬化症的证据与心脏和血管的各类疾病相关，包括心跳、心脏病发作还有外围血管的疾病，这些在埃及木乃伊中都有发现。细菌学家瑞福的报告也指出，在他的同代人中所存在的动脉粥样硬化症也能在几乎所有他研究的埃及木乃伊中发现。然而，古埃及人中也有罕见的长寿个案发生，如埃及法老拉美西斯二世（Rameses Ⅱ）。对拉美西斯二世的木乃伊的研究表明，尽管他生前受着关节炎、动脉硬化症、颞动脉钙化、牙损伤并感染并发症等种种病痛的折磨，晚年时的身体和精神都已十分虚弱，但他活到了90岁。

在引入现代技术确定古生物的年龄之前，古埃及学学者用间接办法，例如通过估计棺材的装饰、死者的姓名和陪葬品来判断木乃伊的年龄。但是间接方法常是不确定的,有时不正确是因为有些木乃伊曾被盗墓者破坏,埃及的祭司们拯救并重新包裹了许多王室木乃伊,但尸体常在新的、不相配的棺材中以坏损而告终。现在研究者可以用 CT 扫描三维成像来判断木乃伊的形象,而不用打开裹尸布,使用这种方法,科学家能够探测早先不为人知的埃及葬礼的方面以及放在木乃伊中的人工制品,如一个 3 000 年前的木乃伊头部的陶碗。

如果组织标本未污染或骨胶原可被利用,则碳 14 可用来估计木乃伊的年代,但是去除来自木乃伊材料的杂质很困难。X 射线分析可提供关于医学和牙病的有价值数据、估计死亡年龄和生物形态改变,这也使现代学者避免重蹈 19 世纪时考古学家的覆辙,他们为使演讲生动活泼,打开一些伟大的埃及王子的木乃伊,结果发现却是公主,更糟的是发现竟是狒狒。除了分析古代法老的疾病以外,现代医疗技术也能用于"治疗"木乃伊,这些木乃伊由于长期展览、贮存不当以及昆虫、真菌、细菌的侵袭得了"博物馆病"。

在埃及盛行的各种疾病,使得希罗多德的观察具有合理性,整个国家到处都是高度分工的医生,分别专门治疗眼睛、头部、牙齿、胃和不明原因的疾病。不是所有的埃及医生都是专业的,但有证据表明专科医生、江湖医生、祭司和巫师协调工作,他们就如何医治病人相互参考。一个叫埃利的专家是个灌肠师,在宫廷御医中享有声誉。灌肠师常被认为是最早的肛肠专家,最早开始可能是为法老灌肠。根据埃及神话,灌肠本身有着神圣的来源,它是由透特(Thot,埃及神话中的月神)发明的。

内科医生应该有良好的个人素质,他们经常受到这样的教导:"不要嘲笑盲人;不要嘲弄侏儒;不要伤害瘸子;不要轻视在神的手中的人(头脑不健全的人)。"古埃及医学专业化反映了这样一个宗教信条:身体无处没有自己的神。像他们侍奉神一样,祭司和医生倾向于专注某一特定器官或疾病。药剂师将他们技艺的根源追溯到艾西斯(Isis,古代埃及司生育和繁殖的女神),她把治病的秘密传给儿子霍鲁斯(Horus,古代埃及的太阳神)。所有那些不仅参与建立防腐方法,还参与建立"生命殿堂"的医学人员都宣称阿努比斯(Anepu)是他们的保护神。然而整个"必需艺术"的任务最终落到伊姆霍泰普(Imhotep)的肩上——第一个真正被我们知道名字的医生。

伊姆霍泰普是一个无所不知的旷世奇才,他设计并建造了著名的阶梯形金字塔——撒卡拉(Sakkara)金字塔。他曾担任法老约瑟(Zoser,也被称为Djoser 前 2630—前 2611)的大臣、宰相、工程师、大祭司、贤哲、文书、巫师兼内科医生和天文学家。伊姆霍泰普和希腊医神阿斯克勒庇俄斯(Asclepius)一样,是医疗行业强有力的象征和真正的原神,他以医生为职业的生涯可分三阶段:第一阶段作为约瑟王的王宫医生,第二阶段作为医生的半神半人(前2600—前525),第三阶段作为主神(前525—550)。

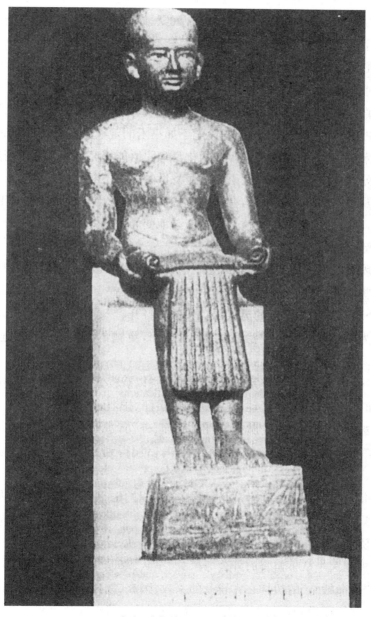

伊姆霍泰普,埃及的医神

伊姆霍泰普死时,病人聚集到他的庙中。对伊姆霍泰普的祭拜最终从孟斐斯传播到整个埃及和努比亚。伊姆霍泰普庙的发掘显示出"神殿的酣睡"(templesleep)或与希腊人密切相关的疾病潜伏期其实源自埃及。祭司细心地照顾病人并给予他们希望,告诉他们神灵将来临,病会奇迹般地治好。祭司在治疗仪式上使用"圣水"、沐浴、隔离、沉默、暗示、治疗性催眠。伊姆霍泰普作为一个能治病、能促使不育妇女怀孕、能减少不幸和给人新生的神,成为最受欢迎的神之一。虽然对伊姆霍泰普的崇拜在公元 2 世纪末大大降低,但到 4 世纪时他仍是孟斐斯的主神。

40   一直以来,有一些学者争论说巫术是古埃及文明成就的源泉,但另一些学者支持古埃及人并不认为他们的医学不如巫术的观点。在资料提及的古代社会的手术中,医生和病人都希望神的化身和咒语能提高治疗效果。当然,这些
41 并无害处,具有神奇功效的咒语和悬壶济世的故事不断给病人安慰及希望,增加药物及手术的疗效。例如,在换绷带之前,治疗者会先祈祷:"这个生命是神所爱的,神会让他活下来。"这一祈祷渐渐地变为一个咒语:"我是神所爱的,他会让我活下去。"

古埃及医学发展的许多方面还不清楚,甚至连"医生"一词的语源也不清楚。一些学者用象形文字解释:一个拿着一支箭、一个壶的坐着的男人——就是"一个拿着药和柳叶刀的男人"或"人体的打开者"。但另有学者认为"医生"应解释为"痛苦的人"或"治病的人"。然而,更糟的是,同一个词还被用于"税吏"。

祭司(医生)对病人作系统而详细的检查以观察症状,这些检查包括外貌、表情、面色、肿块、僵硬、运动、气味、呼吸、出汗、排泄,还有病人对病史的叙述。医生也被允许触摸病人的脉搏、腹部、肿瘤、外伤,进而评估治疗效果,还要为病人做一些功能检查,比如一些特定动作,以便得到更确切的信息,进而跟踪病程。

并非所有埃及的治疗者都是祭司,非神职的医生和巫师也为病人提供特殊的医疗服务。神职医生拥有最高地位,其中一些人获得两到三种资格。专业人员协助内科和外科医生做包扎,这是一种源于木乃伊包扎的技术。政府供养非神职医生从事监督海外公务机关、军队、墓地、圣地、王宫等工作。虽然被称为"生命殿堂"的机构在古埃及的宗教、医疗、教育生活中的确切作用还不清楚,但它们更像开放的大学或思想库,而不是一所正规学校或神庙。不幸的是,收藏在"生命殿堂"的很多文稿卷案没能保存下来。

　　古埃及有一位著名的女医生名叫帕丝夏特（Peseshet），人们称她为"女医生的指导老师"，这说明她带领着一群女医生。她们用火石、棒钻抽病人的血，这可以治疗头痛。埃及许多女王精于医学和药学，包括曼特哈太普（Mentu-hetep，约前2300）、哈兹夏普特（Hatsheput，约前1500）和克拉奥帕特拉（Cleo-patra，前60—前30）。在尼罗河流域的罗塞达山附近的宙斯神庙里，有一所医学学校，在那里女教师们传授妇科和产科知识给女学生，女学生还可以在埃利奥波利斯（Heliopolis）的医学院学习。

42

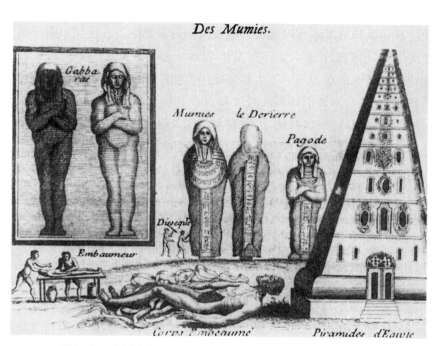

17世纪法国雕刻品中描绘了埃及木乃伊、金字塔和尸体防腐的步骤

　　根据埃及的医学理论，人类生来是健康的，但易受各种因素引起的疾病的侵袭，如肠内腐败物、可见的或不可见的外在因素、强烈的情感诸如悲伤、单相思和思乡情绪等。人体还一直受有毒的风的威胁，这种风起源于气候变化、幽灵或魔鬼。蠕虫和昆虫是引起疾病的外在因素，蠕虫包括真实的或想象的，比如只是出现于粪便和伤口的组织、粘膜或血块的某种错觉。无论疾病由可见还是不可见因素引起，都需进行洗肠及驱魔来消除致病因子，因此，治疗师和病人都希望看见在病人的排泄及分泌物中有侵入者被清除的迹象。

　　许多对健康的威胁是可以避免的、间歇的和随机性的，但肠内腐败物是一

个持久的、不可避免的危险。很显然,食物对维持生命是必要的,但食物通过
肠道时易于腐败,就像所见到的腐败食物、伤口和未处理的尸体。如果腐败物
仅限于肠道,那就没有危险,但腐败物常污染血液、黏液、尿液、精液、水、泪和
气道,引起局部损害和系统性疾病。只有经常使用催吐剂和轻泻剂使肠内腐
败物排出体外才能保持健康。人们相信直肠是腐败物的危险中心,所以埃及
人靠清洗直肠外出口、解除直肠外出口痉挛等方法保持直肠不扭曲而且润滑。
王室直肠清洁者享有盛誉就是因为他是对法老的健康负首要责任的专家。

希罗多德提到埃及人很注意肠内腐败物的来源,规定每个月有三天专门
用催吐剂和灌肠液清除体内污物。埃及人在追求健康上不仅仅局限于上述这
些预防措施,他们比希腊人更注重身体清洁。那些为居住区不受污染和恰当
地埋葬尸体所做的规定出于卫生和宗教两方面原因。由于害怕不洁饮食会加
剧肠内腐败,埃及人提倡预防性的食品检查和饮食限制。虽然有饮食及卫生
方面的预防措施,但暴饮暴食、因食物不洁以及饥荒而致病的现象并不少见。

目前比较盛行的对古埃及医学的观点有两种:一种认为它是迷信,另一种
认为它是一门神秘的先进学科。这两种极端看法都不对。古埃及将巫术与医
学视为两种完全不同的学科,但他们希望二者通过结合达到更好的效果。巫
术的效力在于咒语、仪式和念咒人的身份,咒语不论是说出来的还是写出来
的,都非常有效,以至于任何施过咒的东西都可当作护身符。巫师在治疗前总
是对一些药物念咒语。有许多巫术治疗甚至是有害的,目的只是为了使病人
令致病魔鬼讨厌。宗教仪式的动作和姿态更增加了咒语的魔力,仪式可以是
简单的象征性动作如在一根绳上打一个结把病魔捆住,也可以是花样繁多的
音乐、舞蹈、药物和占卜仪式。另一些巫术依据转移原理,比如用一条鱼来摩
擦患者头部的一侧可以用来治疗偏头痛。

古代医学记载

不幸的是,除了一些医学文稿碎片,在"生命殿堂"用来教授医学的文献都
丢失了。幸存的八篇医学文稿是公元前 1900—前 1100 年的,它们可能是老
文稿的汇编和翻本。经过现在的翻译,幸存的医学文稿约只有 200 页。

埃伯斯(Ebers)、史密斯(Smith)和卡忽恩(Kahun)三部文稿记载的关于
治疗方法以及病例使人们能更深入地了解埃及人关于健康和疾病、解剖和病
理、巫术和医学的理论。另一些医学文稿是包括治疗方法、催欲剂、巫术治疗、

怀孕的检查方法描述和祈求孕妇和胎儿平安的咒语等方面的汇编材料。

埃伯斯文稿约写于公元前1500年，是最长、最完整、最有名的医学文稿。它以乔治·埃伯斯(Georg Ebers)的名字命名，他于1873年得到这些文稿，并于两年后发表了一篇复本和部分译文。埃伯斯文稿是一本百科全书，有开处方、巫术、疾病和手术方面的医学文献摘要，这些均源自至少40种更古老的文稿。这本文稿显然是三种治者的指南：一是那些治疗由外界或内部因素致病的人，二是治疗外伤及断骨的外科医生，三是与病魔斗争的巫师。

虽然古人没有意识严格区分自然和超自然的疾病，但有类似的倾向：那些被称为"可实现的治疗"与可治愈的疾病分为一组，不可治愈的疾病与一些巫术分在一组。医者被告诫不要使用一些无用的治疗以增加病人痛苦，在毫无希望的病例中，药膏和咒语比手术刀更适合。

在翻译过来的许多秘方中有一些奇怪的、不可思议的成分，如月神羽和天堂眼，这可能是一些普通植物的秘密名字或象形名字。古埃及的药剂师很可能会开出十分有趣的处方，比如"狐狸的手套"(洋地黄)、"漂亮妇女"(颠茄)或"雄鸭"(曼陀罗花)。

在埃伯斯文稿中大约发现700种药物，可组合成800多种药方。药物被制成丸剂、油膏、糊药、熏药、吸入剂、漱口剂、悬液、肠灌洗液等。医生需要与专业助手和药剂师合作，但有时也自制药剂。与美索不达米亚习俗不同，埃及处方有明确的剂量规定，通常以体积而非重量来计，制药时用的仪器有天平、磨粉机、过滤器等。 45

结合咒语的治疗据说可以起到开关肠道、引起呕吐、驱除病虫和病魔的疗效，治疗发热、风湿病、咳嗽、血尿、痢疾和其他许多病。出血、外伤和鳄鱼咬伤可以敷以油、蜜和烤麦的混合物，再盖以新鲜肉，其他处方药需要鳄鱼粪、人尿、没药(一种芳香族树胶树脂，它从印度、阿拉伯和东非的没药属的几种树木和灌木中提取，用于香水或香料中)、豆荚、苏打和鸵鸟蛋。金、银和宝石与神灵的肉体和四肢相似，因此可用作护身符或吉祥物来驱病。毒性很小的矿物像硫磺、苏打和各种重金属盐常与皮肤病相关，还有一个有趣的秘方需要油煎蛙。矿物可以用原生态的，也可以用从碎陶、碎砖、碎大理石中回收的粉末。

和今天的中东、印度与非洲的许多地方一样，眼病在古埃及是一种常见病。正如许多文献和绘画中提示的那样，失明并非少见。对夜盲症来讲(常是缺乏维生素A导致)，烤牛肝是治疗师积极推荐的，另一个恢复受损视力的药方是将蜂蜜、红赫石和猪眼泪混合物注入病人耳朵。

　　风湿病的诊断是根据颈部、四肢、关节的持续性疼痛而确定的。治疗这种病痛的方法包括:敷上陶土和烂泥以及由草药、油膏、牛脾、蜂蜜、酒渣、苏打和多种不明原料组成的混合物,并辅以按摩。当时治疗师还推荐某些特定的药方来治疗脚大拇趾,说明当时痛风已出现了。

　　并非所有医学文稿中的处方都是治疗那些致命的疾病的,有些医学文献还提供了化妆品和生发剂的秘方,比如一个烧过的刺猬刺与油的混合物组成的药方。另一个独创性的药方可以使一个令人讨厌的女人的头发全部脱落。化妆品常常表示虚荣和追求时髦,但清洁用的软膏、香料和色素确实具有收敛皮肤及抗菌的特性。

　　另外一个古代医学的闪光点是对咀嚼物的研究,这种物质只在嘴里咀嚼并不咽下。埃及人喜爱的咀嚼物是制作草纸的植物的茎。之前希腊人认为埃及人咀嚼植物茎并吐出残渣的习惯是可笑而且肮脏的,然而后来他们也接受了这一习惯。以树脂为基质的小球或小丸含在嘴里咀嚼可使口气纯洁芬芳,其他咀嚼物据说可以防止牙病。

46

　　卡忽恩文稿大约编于公元前 1900 年,由有关妇产科和兽医方面的文献碎片组成,包括检测是否怀孕、预测胎儿性别和避孕的方法。其中一个避孕措施是使用含有鳄鱼粪的子宫环(阴道药剂);另一个措施是使用一个由蜂蜜、苏打、刺槐提取物及一种不明胶状物质组成的栓剂。以后的避孕措施基本保持了埃及秘方的成分,只是用大象粪代替了鳄鱼粪。希腊观察家注意到古埃及人可以不通过残害婴儿而调节家庭人口多少,说明多数有害的和奇异的阴道环确有作用,可能是机械阻挡作用、杀精作用或是减弱性欲作用。而延长哺乳往往能抑制排卵、生育间隔三年对母亲与孩子的健康都有意义。

　　虽然助产士是生育中重要助手,医生还是必须熟悉各种妇产科疾病,包括子宫脱垂、癌、白带异常、无月经、月经过多和月经中断症。因为当时人们认为子宫是一移动器官,它在身体内移位,能引起危害,医生会用特殊的熏剂将子宫引回原来的位置。对这些子宫病症、异常生育和不孕有许多奇怪而复杂的治疗,这些治疗据说包括暖胸、冷子宫、调节月经、提高奶量。通常,药物被制成熏剂、灌洗剂和混悬剂,但在一些病例中,妇女只须坐在药物上。怀孕检查基于这样的假定:怀孕妇女的生殖通道和身体其他部分有自由通路,所以当怀孕妇女坐在一些检测物如栗子粉和啤酒混合物上时,如果她呕吐,说明她怀孕了,而从呕吐物的数量可以推断将来小孩的数目。一旦确诊怀孕,治疗师会用该妇女的尿来浇灌小麦苗和大麦苗,通过观察它们的生长状况来预测小孩的性别。当然,这样的测试准确性是 50% 对 50%。

　　古埃及文稿显示妇女生孩子时蹲在所谓的魔法之砖上,这些砖装饰有宗教符号和神的形象,据说可以保护母子的健康。最引人注目的魔法之砖在阿拜多斯(Abydos,埃及南部的一座古城)的废墟中出土。上面绘着一个母亲和她的新生儿、女助产士和哈索尔(Hathor)——与出生和母性相关联的牛头人身女神。太阳神和他的守卫者的形象被设想会保护新生儿脆弱的生命。

　　埃及医生在每个领域的专业化水平很高,但是儿科好像还未被视为专科,因为儿科是一个基于病人年龄而不是基于身体特定器官的学科,然而当时已出现各种不同的疗法和咒语、用以保持婴儿的健康以及治疗各种不明的儿童疾病,如尿床、尿潴留、咳嗽、牙病。例如,拔牙时可咀嚼油炸小鼠来减轻疼痛,把一封旧信煮一煮据说可治疗尿潴留。由于哺乳期通常在三年以上,因此也可以通过治疗母亲或乳母达到治疗孩子的目的。

　　由于埃及人制作人和动物的木乃伊,使他们有机会研究比较解剖学。考古学家在坟墓和特殊的墓地里发现狮子、狒狒、朱鹭、鱼、猫、狗和鳄鱼的木乃伊及骨骼。尽管经过若干世纪的木乃伊制作,埃及人对解剖学的了解仍很原始。防腐师属于特殊的手艺人,他们既非开业医生也非公正客观的科学家,他们对打开尸体的肚子也有着矛盾复杂的情感。作为宗教仪式的一部分,律法师沿两肋部位画一个记号,而真正下刀操作者会遭到象征性的辱骂并受到石子、诅咒的驱赶。

　　通过研究动物器官的占卜为获得解剖知识提供了另一来源。因为用来占卜的器官的结构、大小、形状都是重要征兆,这种占卜比木乃伊的制作更能为解剖提供帮助。支持这种假设的证据即那些用来指代人的器官的类似动物的象形符号。埃及学者已为超过 100 种解剖条目分类命名,许多重要的消化道的部位都有名称,但对神经、动脉和静脉的了解和区分却很少。

　　生理和病理的现象可以用管道系统中流动的液体来解释,这种液体流动可把营养运到全身,正如尼罗河把营养带给大地一样。通过一种复杂的管道系统运送血液、黏液、水分、精液、尿及眼泪。心脏——"思维的场所"——被明确地认为是这些管道的汇聚之处。但在肛门附近还有另一个管道汇聚之处,由于和危险的腐败物有关,因此管道的这种分布使整个系统都可能受到腐败物的污染。

　　由于心脏的特殊重要性,在制木乃伊过程中,心脏保留在体内。神在评判一个死人时,"称量心脏"是一个重要步骤。埃及人怕他们的心脏分量不够,因此总是用吉祥物装饰坟墓以确保获得神的好评。通过称量死人的心脏,神衡量一个人的品德好坏。对活人,医生可把手指放在病人头上、颈部、腹部和四肢的脉搏上来判断一个人健康与否,因为心脏可通过体内血管表现其功能。事实上,有关心脏及其运动的知识被称为"医生的秘密"。医生知道当心脏不再说话时,病人就会晕厥,如果心脏和它的脉管被腐败物所污染,或者直肠发热,病人就会生病、衰弱,最终失去意识。

1862 年,埃德温·史密斯(Edwin Smith, 1822—1906)——埃及学学者的先驱——买到一部文稿卷,这文稿卷是在卢克索(Luxor,古名底比斯 Thebes)附近的一个坟墓中发现的。史密斯尝试翻译文稿但不是很成功。1930 年,当詹姆斯·亨利·布雷斯塔德(James Henry Breasted, 1865—1935)翻译完这文稿时,他更新了关于巫术、实验观察和外科手术在埃及医学中各自所占地位的观点,他认为史密斯文稿自身就是一个系统文献,因为它有系统、完整的病例病史,集中给医学提供了重要的解剖学和生理学知识,史密斯文稿中的一部分是一些很古老的文章的复本,所以有些概念和语词很难懂,故这篇文稿的编撰者不得不使用很多注释让同时代的人可以读懂,这也为当代研究埃及的专家提供了有价值的信息。

史密斯文稿按疾病严重程度系统地编排保存了从头到脚的 48 个病例。每个病例包括名称、医生的指示、可能的诊断和适当的治疗。疾病可分为三类:第一类是几乎百分之百可以治愈的病;第二类是有一定痊愈可能性的病;第三类是不应试图治疗的不治之症。

称为"外伤学"的部分描述了对骨折、错位、咬伤、肿瘤、溃疡和脓肿的治疗。治疗方法是将病人的断骨置于牛骨制成的夹板间,用在速溶树胶中浸过的绷带加以支撑。人们认识到复合性或开放性骨折(一种断骨端已刺破皮肤的骨折)的愈合不佳,因此那些只准备应付单纯性或闭合性骨折的医生把开放性骨折视为不治之症。粘胶和有粘合作用的绷带常用来封闭伤口,但有些伤口需要缝合。埃及的外科医生在治疗中会使用多种绷带、黏合剂、夹板、支持物、管子、栓剂、清洁剂和高温消毒法,会使用到的青铜器具包括手术刀和缝合针。在第五王朝医生坟墓中的出土文物中不仅有许多男神和女神的雕像,还有青铜制的外科器具。

虽然埃及人熟悉鸦片和莨菪的镇静作用,但没直接证据表明它们曾用于外科麻醉。有一幅图描绘包皮切割术,旁边有一段文字说:"这可使手术无痛苦,"说明该手术使用了麻醉剂。但另一篇有同样手术的文章却说:"抓紧他,别让他掉下来。"由于包皮切割是一种宗教仪式,应是祭司的职责,因而不会在医学文章中讨论。在一些埃及的庙宇里发现在包皮切割中外科手术的工具，有一幅图画似乎表明最初的宗教仪式，但是关于祭司是被切割包皮的人还是切除他人包皮的人，人们还是有争论。

虽然阿孟和蒂（Amenhotep）二世和三世被切除了包皮，但他们的前辈、阿孟和蒂一世和阿莫斯（Ahmose）一世没有切除包皮。对早期男性木乃伊的研究表明在古老的王国中男性行包皮环切并不少见，但是在后期，祭司和皇室成员行包皮环切术则更为普遍。虽然有图画描述了男性的手术，但是没有图画说明女性有类似的手术。即使今天也有类似的情景：在当时，一个男孩行包皮环切是一件值得庆祝的事，而女孩是没有庆祝、私下手术的。

女性的包皮切割术包括切除阴蒂及其他外部生殖器，这一习俗在这一地区保留至今。阴部扣锁法——最极端的对女性生殖器的损害——包括切除整个阴蒂、小阴唇和大阴唇的一部分。希腊地理学家斯特雷波（Strabo）在公元前25年游历埃及，他写道，在埃及人中有男孩的包皮切割术和女孩的阴蒂切除术，这是一种风俗。当孩子们长到14岁时，就要实行手术为成人作准备。

不幸的是，"外伤学"这部分并不完整，作者在描述一个有趣的脊椎病痛中突然中断写作，留下一片空白。续写时，他明显转移话题，写的是关于使一个老人变成20岁青年的秘诀和对抗"那年的瘟疫之风"的法术。这突然的转折也可能象征着古埃及千年文明逐步衰落，工程学、天文学、科学和医学的萧条，法术和迷信的兴起。

公元前322年，亚历山大大帝（前356—前323）征服了埃及，并带去了希腊文化，希腊人从埃及人那里学到了多少，又教了埃及人多少，我们不得而知。在较晚的时期，大多数古埃及深奥的知识都为人们所遗忘了，然而在埃及的伟大城市亚历山大，至少在一个短暂的时期内，医药、数学和技术曾经繁荣过。在罗马帝国的统治下，埃及扮演了一个重要的海上和陆地交通枢纽的角色，连接罗马到亚洲、印度和埃及本身的贸易路线。贸易品包括象牙、龟壳、药、奴隶、胡椒、乳香和没药。沿着埃及红海海岸线的港口城市大大发展了海外贸易，甚至可以与丝绸之路相媲美，但是逐渐地它们荒废了，为沙子所掩埋，并且永远消失在人们的记忆中了。

推荐阅读

Andrews, C. (1978). *Egyptian Mummies*. Cambridge, MA: Harvard University Press.

Avalos, H. (1995). *Illness and Health Care in the Ancient Near East: The Role of the Temple in Greece, Mesopotamia, and Israel.* Atlanta, GA: Scholars Press.

Bottéro, J. (2001). *Everyday Life in Ancient Mesopotamia.* Baltimore, MD: Johns Hopkins University Press.

Breasted, J. H., ed. (2001). *Ancient Records of Egypt.* Urbana, IL: University of Illinois Press.

Brothwell, D. R., and Chiarelli, B. A., eds. (1973). *Population Biology of the Ancient Egyptians.* New York: Academic Press.

Brothwell, D. R., and Sandison, A. T., eds. (1967). *Diseases in Antiquity. A Survey of the Diseases, Injuries, and Surgery of Early Populations.* Springfield, IL: C. C. Thomas.

Bryan, C. P. (1974). *Ancient Egyptian Medicine: The Papyrus Ebers.* Chicago, IL: Ares Publishers.

Bucaille, M. (1991). *Mummies of the Pharaohs. Modern Medical Investigation* (Trans. by A. D. Pannell and M. Bucaille). New York: St. Martin's Press.

Cockburn, A., and Cockburn, E., eds. (1980). *Mummies, Disease, and Ancient Cultures.* Cambridge: Cambridge University Press.

Ehrich, R. W., ed. (1992). *Chronologies in Old World Archaeology*, 3rd ed. Chicago, IL: University of Chicago Press.

Estes, J. W. (1990). *The Medical Skills of Ancient Egypt.* Massachusetts: Science History Publications/Neal Watson.

Foster, B. R., Frayne, D., and Beckman, G. M., eds. (2001). *The Epic of Gilgamesh: A New Translation, Analogues, Criticism.* New York: Norton.

Ghalioungui, P. (1973). *The House of Life: Magic and Medical Science in Ancient Egypt.* Amsterdam: B. M. Israel.

Ghalioungui, P. (1987). *The Ebers Papyrus: A New English Translation, Commentaries and Glossaries.* Cairo: Academy of Scientific Research and Technology.

Harris, J. E. , and Wente, E. F. (1980). *An X-Ray Atlas of the Royal Mummies*. Chicago, IL: University of Chicago Press.

Hurry, J. B. (1978). *Imhotep, the Vizier and Physician of King Zoser, and Afterwards the Egyptian God of Medicine*. New York: AMS Press.

Johns, C. H. W. , trans. (2000). *The Oldest Code of Laws in the World: The Code of Laws Promulgated by Hammurabi, King of Babylon, B.C. 2285—2242*. Union, NJ: Lawbook Exchange, Ltd.

Majno, G. (1975). *The Healing Hand. Man and Wound in the Ancient World*. Cambridge, MA: Harvard University Press.

Nunn, J. F. (1996). *Ancient Egyptian Medicine*. Norman, OK: University of Oklahoma Press.

Oppenheim, A. L. (1976). *Ancient Mesopotamia: Portrait of a Dead Civilization*. Chicago, IL: University of Chicago Press.

Romm, J. S. (1998). *Herodotus*. New Haven, CT: Yale University Press.

Ruffer, M. A. (1921). *Studies in the Paleopathology of Egypt*. Edited by R. L. Moodie. Chicago, IL: University of Chicago Press.

Schrnandt-Besserat, D. (1996). *How Writing Came About*. Austin, TX: University of Texas Press.

第三章　印度和中国的医学传统

　　回顾医学史，一般把科学和理性医学的发现和创造归功于公元前 6 世纪希腊的自然哲学家们。欧洲学者习惯于把圣经中提及的文明追溯到希腊，并把希腊看作是西方文化的起源地，而普遍忽略了印度和中国的医学、科学和哲学的发展。在医学史上这个重大的忽略是十分遗憾的，因为不像美索不达米亚和埃及的医学传统，印度和中国的医学传统至今仍然活跃着。最近的学术成就明确表明印度和中国在寻求健康、康复和系统探究上的不同路径是非常值得探索和研究的。历史学家们认识到中国和印度的科学和医学传统是非常复杂及多产的，和欧洲传统相比，在一些基本的方面也是不同的。虽然仍然有许多问题存在，但是有一点毋庸质疑：不同文化中科学和医学发展的最有趣问题是那些古代文化中的思想家、调查者和医治者认为他们做了什么，而不是毫无意义地去问是谁先做的。

印度

　　印度次大陆是一个令人迷惑、混乱纷杂的世界。它人口密集，有着众多的种族、语言、文化和宗教信仰。在 20 世纪 20 年代，由于莫亨朱达罗（Mohenjo-daro）和哈拉帕（Harappa）两个城市被奇迹般地发现，使我们对印度历史的了解发生了改变。这两大城市曾经是被遗忘了的印度河流域文明的一部分，此文明在公元前 2700 年至 1500 年间曾处于全盛时期。最新的出土文物证明了 2 000 年前存在于埃及和印度间的广泛贸易关系。学者们早先认为古代印度和罗马间的海上贸易是建立在罗马各事业的基础上的，但是有关历史上埃及港口城市的研究表明，在这些漫长而危险的航程中使用的船舶都是由印度人在本国修建的。就像丝绸之路——这条由骆驼商队组成的亚洲通道被认为是公元前 100 年到 15 世纪间中国和欧洲的主要文化和商业的通道一样,埃及和印度间的海上贸易通道可能也是远东地区的另一条通道。

　　众所周知的《吠陀经》是一本被印度人尊为富有神性灵感知识的圣书。 54
它一共分为四集,保存了几个世纪以来人们对印度发展、动荡和衰败的记忆。《吠陀经》晚期的注释本就是我们所知的《婆罗门》和《奥义书》,这两本书阐释了古老的经文,推测探究了宇宙和人类状况的本质。传统的印度康复艺术被认为就是印度草医学。

　　直到公元前3、4世纪,印度河流域地区先后被波斯人和亚历山大大帝(前356—前323)的军队占领时,人们才对印度历史有所了解。虽然亚历山大在印度度过的时间不到两年,但是他的入侵还是造成了希腊人和印度人之间的文化交流。在亚历山大死后的动荡时期,旃陀罗笈多(Chandragupta Maurya)赶走了剩余的马其顿官员,建立了自己的帝国。他的孙子阿育王(Asoka)于公元前272年到前232年在位期间,将印度的大多数地方都归在孔雀王朝的统治之下。《政事论》(The Artha Sastra),即关于政治和行政管理方面的书,据说就是为旃陀罗笈多而著的。它包括许多对医学史产生影响的法律条文,例如对开业医师、助产士、护士、药物和毒药、卖淫、卫生设施和公共卫生的管理条例。同时,对不恰当的行为处以断肢的刑罚也为大多的外科医生提供了宝贵的实践机会。例如对侮辱父母或老师的人的惩罚就是割掉他的舌头。

　　阿育王原先被认为是一个残忍的暴君,但是后来他对自己所造成的杀戮和苦难很后悔,于是他放弃了战争并成为了一名佛教徒。根据释迦牟尼的教导,佛教起源于公元前6世纪的印度,并在反抗印度严格的等级制度和被婆罗门僧侣控制的宗教仪式中发展起来。

　　佛的教义强调博爱、贡献和放弃欲望的平和心境。按照阿育王在帝国颁布的石碑法令,他通过各种善行,对他人表示怜悯和对宗教的宽忍和虔诚,并 55
献身和平和正义事业。阿育王放弃了狩猎和肉食,真心保护动物和人类,并且设立了客栈、疗养院和其他慈善机构。

　　尽管阿育王法令中提到的免费医院和诊疗所遍布整个古印度,但是能证实此法令的其他证据并不明确。5世纪的一个中国旅行家曾经描述过照护穷人和病人的印度医院,但是他指出这些机构是由私人捐赠建立的,而不是国家资助的。其他一些研究者认为国王建立疗养院的目的是为旅行者和穷人提供一个可以找到医生、药物和食物、饮料的地方。一些寺庙和学校也提供医疗援助。慈善医院看上去则更具有邻国特色,在这里引进了佛教和印度的医学哲学。后来到印度的游客惊奇地发现有特地为动物开设的医院并且称那些施舍给牛和狗的善心和怜悯比给人的还要多。

在阿育王统治期间,佛教僧侣举行了隆重的"巴特那宗教会议"(公元前250年)来决定哪些经文应作为正式的宗教信条以及应如何组织它的成员。佛教的传教士们到过叙利亚、埃及、希腊和中国。尽管佛教在世界上其他地区广为传播,但在印度古吠陀经口头传下来的教义最终还是重新维护了它们的地位。阿育王统治期以后,印度历史上发生了一系列的暗杀、背叛以及希腊人、塞西亚人、穆斯林、蒙古人和欧洲人的入侵事件。1947年印度脱离了大不列颠的统治,并发生了暴乱、大批移民出境和大屠杀,原有的国土最终分割成印度和穆斯林地区。1950年,印度成为一个拥有独立主权的民主共和国,巴基斯坦于1956年成为一个独立的伊斯兰共和国。

因而,尽管佛教在许多引入佛教和印度医学的国家产生了深远的影响,但是印度草医学仍然与印度宗教传统保持着紧密的联系。印度教将宇宙描绘成是古老而巨大无边的,经历着持续的发展和衰败的循环过程。人类通过轮回于复杂的种姓等级制度而陷入这种宇宙循环。就像婆罗门牧师解释的那样,印度的种姓制度是自然规律的反映,这在《梨俱吠陀》的创作中已经被人们发现。

56　　　伴随着神、征服者和种姓制度的神秘传说和史诗战役,印度医学的发展经历了一系列不同的时期:史前,雅利安文化期和印度草医学。根据印度教,梵天(Brahma)是宇宙的第一位教师,也是《印度草医学》即《生命科学》这本书的作者。这本书包括了100 000多首史诗和所有涉及药物和医学的原始资料。来自宇宙海洋的圣人德罕温塔里(Dhanvantrari)携带着神赐予的神奇药水,在印度草医学被记载下来之前把这些知识传授给了数代圣人。保存下来的著作据说只是已丢失的由梵天创作的印度草医学的残作。

《吠陀经》的创作年代和作者已无法精确考证,据说《梨俱吠陀》描绘了公元前4500年到前2000年期间的事物,而《阿闼婆吠陀》则可能是公元前1500年到前1000年间的作品集。在《吠陀经》的赞歌和传说中,神和医治者同恶魔势力进行搏斗并举行仪式,用献祭这种神秘的疗法来治疗疾病和瘟疫。所有药物,包括1 000多种治疗草药,据说都来自天堂、土地和水。虽然印度草医学理论的起源并不清楚,但它的药物学可能是从《吠陀经》或史前的药物传说中发展起来的。

《吠陀经》涉及医学、解剖学、伤科学、疾病、医治者、恶魔、药物、咒语和符咒的知识。随同复杂的万神殿的神一起,古印度人相信疾病是由恶魔引起的。由于疾病是罪恶的结果或是由恶魔引起的,治疗需要依靠忏悔、符咒、巫术和驱邪。吠陀的医治者准备了草药治疗法和符咒用来治疗因恶魔引起的骨折、创伤和带毒的咬伤。特殊的疗法和外科技术只有和适当的宗教仪式结合起来才有治疗效果。但从某种程度上来说,巫师、内科医生和外科医生的作用是不同的。外科医生处理创伤和蛇咬伤、摘除受伤的眼睛、拔除射入体内的箭、截肢、给病人安装假肢。如果在哈拉帕人居住的两个地方发现的头颅能代表失落的传统,那么这就说明印度的外科医生也会用环钻法做手术。

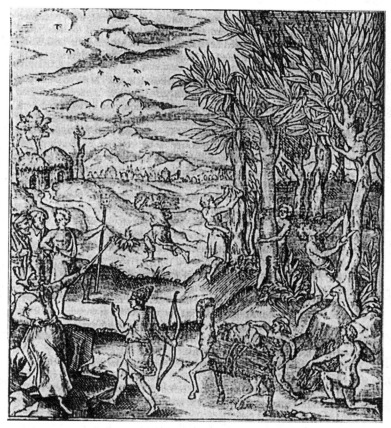

16世纪木刻版画中描绘了人们在印度收集肉桂树皮的情景

另外,对印度医学和外科学的认识也可以从古代法律、墓碑、碑文、手术器械、艺术品以及由旅行者、朝圣者和外国侵略者讲述的故事中收集得来。对当代民间风俗和传统医治者的工作研究或许也反映了古代的医学实践。不管怎样，古印度医学最直接的文字指南是在印度草医学的经典作品中发现的。这些著作是以口头流传占主要优势的文明的基本来源，但由于印度历史的复杂性和其文化的多样性，它们只能被视为理想医师的写照而不是典型的开业医治者。

印度草医学，生命的科学

　　印度草医学，这个学术体系构成了现今印度广泛应用的传统医学的基础，它被认为是"生命的科学"。那些了解生命科学的开业医师被称为印度草医学医生。医生、药物、护理人员和病人构成了印度草医学的四大支柱。医生的任务是正确诊断，护理人员负责准备药物并履行护理职责，病人的职责是提供准确的病史和听从医生的指令。对于医生来说，仔细地评估病人和助手是非常重要的，因为如果治疗失败，受到怀疑的只有医生的能力。

58　　　确切地说，印度草医学由八个分支组成：内科学、头部疾病学、外科学、毒理学、恶魔疾病学、儿科学、回春术和催欲术。生命科学的主要目的是维护健康而并非治疗疾病。健康不仅仅是指没有疾病，而是一种只有在实行了印度草医学医生开出的详尽的、个体化的预防疾病的方案后才能获得和享受到的状态。

　　阇罗迦、妙闻和婆拜多，这些阐明印度草医学八个分支经典作品的具有半传奇色彩的作者，被誉为"古代经典作家的三人组合"。虽然流传着许多有关这些圣人的精彩故事，但是却没有有关他们中任何一个人的详细传记。传说，阇罗迦生活在公元前1000年到前800年间，但西方学者认为他生活在公元1世纪。无论如何，《阇罗迦集》（阇罗迦的著作合集）可能于公元1世纪问世。这本著作被认为是印度医学史上第一本伟大的论述，它描述了几百种药物并按它们所治理的疾病进行了分类。

　　妙闻据说生活在公元前600年，是一名行医者。《妙闻集》（妙闻的著作合集）和《阇罗迦集》相比，在药理学的治疗作用方面更具系统性，它对手术技术的强调尤为突出。由于婆拜多的作品中提及阇罗迦和妙闻，显然他是三者中的最后一位，但有关他的传记同样不清楚。印度草医学中其他的经典著作还涉及产科学、妇科学和儿科学。在印度草医学14世纪的著作中仍然流行和梵文底本有关的实践,它包括对脉搏诊断的描述,这反映了印度草医学的理论和实践以及对外国技术的吸收和适应。

阇罗迦认为获得并且维持健康和幸福是一种必然的、高尚的追求。疾病阻碍了人类对最高目标的追求,但印度草医学——这个最神圣的科学,会使人类现在和将来的生活受益。《阇罗迦集》这本著作对医疗的三种形式做了指导:符咒和宗教活动;饮食和药物;心理治疗和精神征服。

阇罗迦和妙闻都很注重如何区分真正的医生和冒牌医生。一个称职的医生应该精通解剖学、生理学、人体的生长发展和宇宙的起源与进化,决不会搞不清楚疾病的病因,他能辨认早期和微小的症状和体征,知道哪些疾病是可以治愈的,哪些是不可以治愈的。

由于医生是一种职业而不是一种特殊的种姓,所以一个开业医师可以接收属于三个上层种姓的学生。学生被要求和老师生活在一起,为老师服务,直到老师满意,他们的训练才算完成。学生只有通过聆听优秀的医生阅读和讲解著作才能真正地对经典作品有所了解。学生的责任就是要记住这些神圣的著作,并且在从事医疗实践和动手术的过程中证明自己的能力。学徒在给病人动手术之前先应用水果、蔬菜、肉和人体模型来提高自己的手术技巧。例如,学徒在黄瓜上练习切开术,在死的动物或莲属植物的茎干上练习静脉切开术。

一名好医生必须具备四种基本素质:理论知识、清晰的推理能力、丰富的实践经验和个人技术。医生要善待和同情所有病人,要全身心地对待那些可以治愈的病人,同时也要理性地对待那些即将死亡的病人。一个外科医生必须具备胆识、稳健的双手、锐利的器械、沉着的举止、不可动摇的自信心和十分得力的助手。虽然医生决不能抛弃或伤害病人,但并不会被强迫去接收罪犯,也不会被迫去医治那些患有不治之症的病人。不过,一个称职的医生应该尽自己最大的可能去救治病人,甚至不惜冒生命危险。

根据印度草医学中生理学的观点,机体功能可依据三种功能性要素来解释,它们是 vata、pitta 或 kapha,通常被翻译为气、胆、痰。虽然印度体液病理学的基本理论和希腊医学相似,但印度草医学体系还定义了其他的并发症。印度草医学中的三种体液连同血液决定了所有的生命机能。机体是由土、水、火、风和空隙这五种元素和七种基本组织联合组成的。机体功能也依赖于独立的五气、重要的灵气和内在的精神。一些印度草医学的医治者对古典中国医学理论中的切脉、内丹(prana)、经络(nadis)和其他的一些概念都很感兴趣。

60   健康是基本体液精密而协调的平衡结果,这种平衡很容易被事故、创伤、压力和鬼迷心窍所破坏。因而,疾病就是气、胆、痰失衡的结果。从哲学的角度来说,生理产生变化是由于机体的滥用、错误的判断和时间的推移引起的。机体紊乱的程度决定了疾病是轻微的,还是严重的、或不可治愈的。除了一些非常平衡的个体,每个人生来就有不同程度的三种体液的不协调,进而引起对特定疾病的易感性。三种体液之间的不协调又会引起血液方面的失调。所以,医生不得不通过静脉切开术或用水蛭吸血法来去除"坏血",然后通过适当的饮食来恢复体液的平衡。

    从医学和生理学的角度来说,选择一个合适的饮食疗法是很困难的。尽管历史学家毫不怀疑早期的印度人是吃肉的,但是现代印度广泛信奉那些正统派基督教人信奉的素食主义,而且禁止吃牛肉也是印度人本身的特点。在印度的一些地区,屠杀牛是触犯法律的。根据《吠陀经》中的证据,史诗和考古地址表明牛的神圣是相对新近的神话。早期的印度传统包括向吠陀的神供奉牛和其他动物,并将这些动物作为日常饮食的一部分。一些历史学家认为吃肉的禁忌来自于印度教、佛教、耆那教有关再投生和非暴力的教条和学说。印度的医学著作主题都围绕着食物和宇宙哲学次序间的基本关系进行。对于健康、康复和社会次序来说,素食主义、非暴力和对人的怜悯都是最基本的。然而,印度草医学的处方有的时候会和印度教中有关非暴力和素食主义的概念产生矛盾。对于一些特殊的病人,医生的处方可能是由狮子或老虎肉做成的肉汤。

    诊断是件使人畏缩的任务,因为古书中间接提到过1 000多种疾病。"发热"作为机体的首要疾病处于重要的位置。当发热呈间歇性时,两次峰热的间歇期则成为决定预后的关键。这种间歇热在希腊医学中也提到过,它可能反映了患有疟疾时的热型。

61   对可治愈的疾病来说,正确诊断是选择合适疗法的关键。在仔细地听取病人对于疾病的描述后,医生要检查病人的一般状况、异常情况、内部噪音和血液、体液、排泄物的情况。医生使用触诊、听诊的方法来诊断,用药物作为治疗性的实验引出病人潜在的症状,分析评价分泌物和排泄物的气味。如果医生不想自己亲自去尝分泌物,他就会指派他的学生去做,或者用分泌物喂昆虫并观察它们的反应。最著名的味觉诊断试验是针对"糖尿病"的。同时代的印度草医学的从业者宣称,著作中对于某些疾病的微生物起源和传染本质的叙述有些含糊不清。可能古代人怀疑麻风病和天花是寄生的起源,但是传播流行病的寄生体并非微生物,而更像是引起疾病的恶魔。不过,对付无形恶魔的方法比对付微生物要有效得多。例如,敬奉湿陀罗女神(Sitala)的仪式就可以用来防止天花。

治疗法的艺术融合了五种规范性的治疗。各种各样的按摩、涂油和瑜伽都被认为是治疗方法。例如,瑜伽是一种姿势、沉思和控制呼吸的综合方法,它可以平静心境,建立身心的平衡。当代的瑜伽提倡者认为它可以促进身体健康,对于生理、心理和精神疾病有治疗作用。最初,瑜伽是作为自我实现的一种手段和方法而发展起来的,并不是治疗方法。瑜伽中的一些招式,例如生命力瑜伽(昆达利尼瑜伽),作为印度教和佛教的密教经典瑜伽(密宗瑜伽)的一部分,据说可以促进精神上的健康,并且作用于神经系统。密宗瑜伽认为人体包含六个神经中心或是脉轮。这种形式的瑜伽由《蛇能》(The Serpent Power, 1919)的作者约翰·伍德罗夫先生(John Woodroff)推广普及。操习这种瑜伽的练习者们希望体验一种被唤醒的非凡感觉,以及通过刺激生命力使之直接传达到大脑来感受超自然力量的释放。

由于印度草医学的药理学中有非常丰富的药物疗法,阇罗迦声称只要有合适的治疗,不管是老人还是奄奄一息的病人,都能恢复青春活力。印度草医学的主要著作中提及大约 1 000 种从植物中提取的药物,但其中许多是无法辨认的物质或者是所谓的"神药",如"苏摩"。吠陀神话相传梵天创造了苏摩,用它来阻止衰老和死亡,但对以后的圣人来说这种"植物之王"的配方是个谜。医治者也准备了一些基于矿物质、珍宝、金属和动物产品例如蜂蜜、牛奶、蛇皮、排泄物的治疗方法。对于涉及体液腐败的疾病,合适的治疗包括内部清洁、外部清洁和手术。由不适当的饮食引起的疾病需要通过内部清洁来治疗,但医生们常常以禁食七天的方法开始治疗。一些病人在此期间可以康复,不再需要任何治疗;当然也有一些病人因为死亡也不再需要进一步治疗。

普通的药物来自于众所周知的植物。其中的一些有着多重用途。例如,印度草医学的医治者用从肉桂中取下的番泻叶治疗疾病已有至少两千多年的历史。处方表明番泻叶可以做轻泻剂,也可以治疗皮肤病、眼病、咳嗽和发热。还有一种传统的印度药物是由生长在印度、巴基斯坦和阿富汗的某一种树的树脂制成,两千年来一直被用来治疗各种疾病。寻找传统治疗法中药物的科学家们发现香蕉树的树液含有一种化合物可以帮助调节胆固醇水平。

外科学、解剖学和标本

　　也许古代印度医学中最令人惊叹的地方是由妙闻和阇罗迦的徒弟们提及的外科技术的涉及范围以及成功的水准。吠陀的神话提到了为人和神实施的非凡手术，比如对因阳痿而苦恼不堪的因陀罗（Indra）进行公羊睾丸的移植。印度草医学的教科书上描述了许多普通但仍具有挑战性的手术，例如剖腹产术、膀胱切石术、白内障摘除术、扁桃体切除术、截肢手术和整形手术。这样，印度草医学的外科传统向西方医学假设提出了一个非常有意思的挑战：西方的假设认为系统的人体解剖、动物的活体解剖和体液病变的排异反应都是外科学发展中所必需的。而在古代印度，外科医生掌握了许多重要的手术，而这些手术并没有建立在那些假设的前提之上。

　　当印度人接受用刀进行治疗的时候，对上层种姓来说，习俗和宗教仍然禁止接触尸体以及在死人身上使用刀。不过，妙闻倡导内外科医生通过直接观察对人体进行研究，这样才能掌握有关人体各部分结构和功能的知识。当认识到宗教戒律是禁止与死者身体接触的时候，妙闻证明了解剖学——这种人类科学的研究——是一种知识形式，它与更高层次的现象相连接，包含了人类和神之间的关系。

　　虽然宗教戒律不允许在死人身上使用刀，但妙闻聪明地采用了一种特殊的解剖形式进行研究。如果一具尸体是完整的，死者的年纪既不老也不年轻，而且也不是因为慢性病或中毒而死亡的话，它就适合按妙闻的方法进行解剖研究。将肠子里的排泄物处理干净后，解剖者用草覆盖好尸体，将它放入一个细密网眼的笼子里，然后浸入一塘死水中。七天后，解剖者用软毛刷轻轻地擦去皮肤和肌肉上的覆盖物。据妙闻所言，这个处理过程可以直接而明显地呈现尸体上最细微的部分。然而，并没有证据显示印度草医学的前辈是按照妙闻的方法解剖尸体的。

　　在人体解剖学中，所有学生都想掌握的一个方面是一个叫做"生命点"或"马尔玛"（marmas）的遍布全身的复杂系统。这些生命点就好像是主要静脉、动脉、韧带、关节和肌肉的连接部位，一旦这些部位受到损伤，就会使人残废甚至致命。标准的系统包括107个生命点，每一个生命点都有特殊的名称和特殊的性质。当检查一个受伤的病人时，医生的首要任务就是确定创伤是否和其中的一个生命点有关。如果损伤到生命点的创伤将会致死时,外科医生可能会在生命点的上方某个部位进行截肢。在进行静脉切开术或其他任何的外科手术时,外科医生都要避免损伤到生命点。

放血和烧灼术是常规的外科手术。妙闻认为烧灼术可以用来治疗出血和药物治疗无效的疾病。而且,他认为烧烙术(红热的铁)的医用疗效远远胜过腐蚀剂烙术(用化学物质引导的烧伤)。放血被认为是一种有效的疗法,但放血时必须要格外小心,因为血液是力量、活力和寿命的源泉。用水蛭吸血被推荐为最温和的放血形式,因为水蛭可以识别坏血和健康的血液。

妙闻认为,所有的外科手术应该根据基本的技巧进行分门别类。也就是说,所有的手术都是根据切除方法、切割术、探通术、划痕、缝合方法、穿刺方法、提取固体物的方法和排泄方式在不断变化。任何外科手术前的准备都有严格的要求,包括对病人的特殊照护、手术室的准备和 101 种外科器械的配备。需要大量手术器械是为了根据手术需要,适当选择类似各种动物形状的器械。如果狮嘴钳不合适,医生就可以试用鹰嘴钳、苍鹭或鳄鱼钳。同时,外科医生也需要不同形状和大小的手术台以供特殊手术,以及需要骨折床来拉伸骨折和脱位的肢体。最重要的是,外科医生要检查整个手术室,以确保手术室干净、舒适、准备妥当。

对孕妇的医疗照顾包括确保新生儿的存活、饮食管理、减轻产痛、安全分娩和对产妇及婴儿的精心照料。通常情况下由助产士负责接生,但当难产时,外科医生就需要进行手术,手术中胎儿有可能被扭曲、挤压、致残或毁伤。如果不能自然分娩或母亲在分娩时死亡,妙闻建议进行剖腹产。有一些迹象可以预示怀孕的结果。例如,如果母亲性格暴躁,孩子可能会患癫痫;而如果母亲酗酒,她生下的孩子可能会患有记忆力差和经常性口渴的疾病。如果孕妇的愿望得不到满足,出生的孩子可能会是哑巴、跛子或驼背。母亲前期的生活不检点、身体或情感上遭受伤害,或者是以上三种心情加重疾病都会造成孩子的畸形。

64

印度医生显然已经掌握了如何处理手术中两大问题的技术,即疼痛和感染。手术前对病房和病人进行熏蒸消毒以使其保持干净,从而减少感染的危险,但是这种技术的有效性存在明显的问题。据说古人发现了有效而又可靠的麻醉剂,但这种说法似乎有些夸大。阇罗迦和妙闻都推荐在手术前用酒来防止晕厥和减轻疼痛。在有些病例中,病人需要被绑住手和脚。燃烧的印度大麻所产生的气味可能有麻醉作用,但对所谓"意识丧失剂"和"生命恢复剂"

的了解仍然是一个谜。

《妙闻集》描述了许多高难度的手术,比如白内障摘除术,结石切除术,开胸排脓术和腹部、小肠修补术。在修补伤口的时候用到各种各样的缝线和针,但当小肠破裂时,大黑蚂蚁常被用来作为伤口夹。整形手术,特别是鼻子、嘴唇和耳朵的重建手术可能是印度医生所取得的成就中最引人注目的一部分。在战斗中,由于没有盔甲的保护,印度战士的鼻子和耳朵很容易受到伤害,在印度的宗教罪犯和刑事罪犯中也是这样。在印度,和在美索不达米亚一样,对罪犯常处以断肢刑罚。甚至那些生活在和平、安详环境里的人也常常做整形手术。例如,为了避邪,印度人喜欢在耳垂上挂又大又重的耳饰,很容易造成耳垂的损伤。

修补鼻、嘴唇和耳朵利用的是"敏感耳瓣"的技术。例如,为了创造一个新鼻子,外科医生用一片叶子作为模板,从病人的颊部或前额切下一块"活肉"(现称蒂瓣),然后划破皮瓣,迅速把它贴在鼻子损伤的部位,并以审美的角度,将绷带恰到好处地覆盖在创面上。由于作为移植物的蒂瓣必须依附于原有部位,它的游离段只能被缝在容易到达的部位。当蒂瓣在新的部位生长以后,它的底部将被切开。如果外科医生技术精湛,双手稳健,刀片锋利,整个手术可以在两个小时内完成。

19世纪,英国的殖民主义给了西方医生了解传统印度医学和外科技术的机会。20世纪10年代,罗伯特·亨利·艾略特医生(Dr. Robert Henry Elliot)在马德拉斯眼科医院工作期间收集了54只眼球,用来研究印度的白内障摘除术。他发现有许多严重的并发症,但是,由于这些眼球都来自失明的病人,所以只代表了传统手术失败的例子。可惜的是,艾略特医生从未看到过印度医生是如何动手术的,但给他提供资料的人却跟他说医生通常告诉病人手术是不必要的,他们在假装给病人检查眼睛的时候会迅速用针穿入角膜,分离晶状体。手术后,外科医生会立即检查病人的视力,包扎眼睛,收取费用,并建议病人休息至少24个小时。艾略特医生轻蔑地指出这是手术者逃避责任的一种卑劣手段。

艾略特指出,妙闻和阇罗迦认为消毒是一条重要的规则,而这点却是他们同时代的传统医生所忽略的。此外,粗心的医生常常会不计后果为患有视觉萎缩症或青光眼的病人动手术,而不是为患有白内障的病人动手术。殖民观测者的报道可能为传统的印度外科实践提供了有价值的见识,但是这些说明并不能和古代印度生命科学直接联系起来。在殖民力量控制下进行非法手术的江湖医生与妙闻和阇罗迦所预想的有学问的行医者之间几乎没有联系。

不幸的是,虽然从理论上来说,印度有着大量公用的卫生保健系统,每

3 000到5 000人中就有公共诊所,但是由于缺少医生、护士、药物和安全的水电,这些诊所大多难逃被关闭的命运。村民们被迫依赖那些没有经过正式医疗训练的传统医治者和私人医生。尽管缺乏无菌环境,这些医治者仍然会给病人注射抗生素和进行静脉葡萄糖点滴注射。

虽然西方科学和医学在印度有一席之地,但却是印度草医学和宗教康复传统使数百万患有生理和精神疾病的印度人得到了治愈。在今日印度的农村地区,治疗精神疾病的地方大多是在传统的"康复寺庙",而不是在诊所或医院。受过西方训练的精神病医师对在寺庙里看病的病人进行评估时,发现了一些类似妄想狂的精神分裂症、错觉失调和躁狂症的病例。经过标准的精神病学治疗的测量,平均五周后,许多病人都有显著的进步。精神病医师将这些症状的缓解归结于文化因素、期望值以及寺庙的支持和安全可靠的环境。

具有传统印度草医学健康、医学和营养原理特色的健康疗养地和游乐胜地的普及表明,印度草医学的概念已经遍布世界各地。印度学者们在古代教科书中探索具有价值的医学见识和灵感,而不是把印度草医学当作"纯粹的迷信"而抛弃。就像中医的学生,印度草医学的追随者们把他们的古代传统看作是治疗法和医学实践的宝库。事实上,在20世纪末,在印度有超过6 000个持照印度草医学药房,大约1 500个印度草医学医院和超过100个经过印度医学新德里中央委员会注册的大学。委员会也继续通过颁布规章制度来管理本科生和研究生的印度草医学教育。

中医:经典的、传统的和现代的

除了一些外来语和传入西方的原始的科学技术发明,如火药和印刷术,直到现在,西方的科学和医学史家们一般都忽视了中国。幸运的是,李约瑟·尼达姆(Joseph Needham)、马瑟·席文(Nathan Sivin)、保罗·恩斯伍德(Paul Unschuld)和其他一些学者们的工作重新确定了亚洲学科在全球科学和医学史中的地位。学者们认为希腊和中国思潮中最根本的不同是早年希腊在政治和知识生活中强调相互竞争。而中国专制的统治者们却强迫学者站在大多数人同意这样的立场上。因此,当希腊的思想家们自由批判他们的导师和竞争对手的时候,中国的学者们却接受着希腊哲学家们拒绝接受的部分改变。因此,中国的天文学家和中国的医生对于天体的运动和血液的运转有着不同的假设。

古代学术系统的大多数要素已经从本质上消失了,或者仅仅存在于有关过去离奇遗迹的民间传说中。但是中国医学的支持者们坚持主张它是并且将一直是一个可行的科学事业。中医及其治疗技术在今日西方世界中的另类医学和综合医疗方面占有重要的位置。的确,经典的中医在持久性和适应性方面表现卓著。在实践中,中医的体系也显示了其异常的灵活性。同一个中医的病人可能会有 10 个不同的处方。而且,这些处方并非没有用,病人可能会发现它们中的大多数是令人满意而且有效的。

和其他文化不同的是,中国不仅以民间药方的形式,而且以成熟和受人尊重的方式保存了它的传统医学。在某种程度上,这种独一无二的稳定性要归功于对过去的深深崇敬和可能有着 6 000 年历史的文字记录系统。虽然有许多学者对中国历史记录中的早期章节表示怀疑,但是最近一些有关考古和档案的发现毫无疑问地将许多神话转变成历史,同时将许多历史转变成神话。自 20 世纪 70 年代起,中国考古学家就经历了考古发现的"黄金时代"。他们从古墓中发掘了大量珍宝,包括华丽的壁画、写在竹子或丝绸上的手稿和保存完好的尸体、骨架以及秦汉时期佩带武器和马匹的兵马俑。考古学家和艺术学者们认为这些非凡的兵马俑、战车、音乐家和家畜都是贵族们死后陪葬的标志。

在公元前 221 年,即秦朝统一中国之前,中国的历史由于战争和混乱而模糊不清。为了巩固秦朝的统治,秦始皇下令烧毁除有关医学、药物、占卜、农业和林业以外的所有文字记录,以抹去无法接受的历史传统。经历了几个世纪的斗争和冲突,学者和农民吸收了中国传统医学的概念:相信自然是一个整体,阴一阳二元论,五行说和建立在系统对应说上的医学实践。

中医系统中的某些部分可以追溯到中国的青铜时代,即公元前 15 世纪就已经繁荣的商朝。学者们一度认为商朝是传说中的王朝,但是 20 世纪 30 年代挖掘的出土文物证明了商代是中国文化的形成时期。所谓的"甲骨",它上面刻着的文字虽然古老,但已是一种成熟的书面文字,这让我们见识到了那个半传奇时代的价值。

在占卜仪式中使用的甲骨是用各种材料做成的,包括牛、山羊和绵羊的肩胛骨,海龟,贝壳,鹿角甚至人的颅骨。按照商朝的信仰,人类的健康幸福依赖于统治世界的祖先的意愿。如果祖先发怒,他们的诅咒会引发疾病,导致灾荒或战败。为了和神灵交流有关战争、收成、疾病和瘟疫的问题,人们会为皇帝和占卜者精心准备合适的骨头或贝壳。在仪式过程中,占卜者向神灵提出一对对立的问题,例如:"皇帝将会康复吗"和"皇帝不会康复吗",用一根烧热的铜棒或一根燃烧的树棍或一块烧红的木炭灼在甲骨上。如果事先准备的骨头适当,它们就会产生像书写的"卜"一样的裂纹,一条直线的中间右侧再加一条垂直线(卜)。如果这条线的角度接近于垂直,答案为"是",不垂直则为"否"。

到 19 世纪末,虽然几乎在所有的中药店都能发现甲骨,但商朝的文字和占卜术基本上都已经被人们遗忘了。当医生在治疗肺病、焦虑症和夜游症的时候,开出的处方中往往包含着"龙骨"这味药,这种药其实就是古代的骨头和贝壳,其中就有许多甲骨。自从 19 世纪化石的寻找者经常在所收集的龙骨中发现有价值的化石,成千上万的甲骨就被收集起来。而几个世纪以来其中有多少甲骨被捣碎入药就只能靠人们的猜测了。

三个天帝:伏羲、神农、黄帝

中国历史产生了三个天帝的神话时代,这三个天帝被尊为中华文明的创立者。伏羲,传说是公元前 2000 年的统治者,是中国第一个朝代的传奇创始人。他有许多重大的发明,包括文字、绘画、音乐、原始的八卦占卜和阴阳学说。易经,即变化的规则,这部中国最古老最伟大的书,据说就是伏羲所作。

农业和畜牧业管理的最基本技术的发明归结于神农,第二个天帝。这位皇帝被认为是神的农民,看到他的臣民遭受疾病和中毒的折磨时,他教导人们种植五谷并亲自调查研究了 1 000 多种草药,这样人们就知道哪些可以治病,哪些是有毒的。神农为了研究毒药和解毒剂,据说一天要品尝 70 种不同的毒药。神农在第一部草药学著作中收录了许多药方,而他自己却在一次失败的试验中牺牲了。神农是一个对医学研究无私奉献的典范。

黄帝,最后一位天帝,在他统治的 100 年间,发明了车轮、磁铁、天文观测台、日历、脉搏测量法和黄帝内经(黄帝的内部规则)——一部激励和指导中医长达 2 500 年的著作。和许多古代著作一样,《内经》的内容几经增加、删减和误印。学者们认同的现存版本很远古,可能要追溯到公元前 1 世纪,但对于它的写作时间是有争议的。大多数历史学家认为现今的《内经》是在唐朝开始的时候编译的。其他有些医学著作可能超越它,但大部分经典的中医书籍被认为是对黄帝《内经》的解说、注释和补充。

尽管《内经》被尊为经典中医著作中最古老和最有影响的一部,但手稿大多被他们的拥有者在公元前 2 世纪埋藏,而在 20 世纪 70 年代的湖南马王堆被重新发现,这些文物为早期的中医思潮提供了新的见地。这些新发现的《内经》内容经过分析后,学者们着手阐明中医的哲学基础以及公元前 1 到 4 世纪有学术成就的医生区分自身与巫医及普通医生的方法。显然,古代医生还在探索与内经中不同的生理学、病理学和治疗学的方法。在古老著作中的治疗学包括医药、驱魔咒语、巫术与宗教的技术和外科手术,但是针灸,这个内经中最重要的治疗技术,并没有在马王堆的内经手稿中被找到。

今日的《内经》,是一种以概念形式表达的矛盾论思想体系。内经是以黄帝和他的健康大臣岐伯之间的对话形式记录下来的。黄帝和大臣一起探讨了阴阳五行基础上的医学哲学和它们之间的关系以及每一个影响人类生活的实体,从家庭、食物到气候、地理。阴阳的概念普遍用来表达宇宙中所有相对立的两方面。阴代表雌性、黑暗、冷、软、土地、黑夜和空,阳代表雄性、光明、暖、坚固、天空、白天、满等等。不管怎样,阴和阳应该被理解为相互联系的概念,即不管是硬还是软,只有在和其他状态或实体相比较时才能下定论。

阴阳的原意是模糊的,不管怎样光明和阴暗是最基本的部分,好像是河的两岸,一边在阴影中,一边在阳光中,或者是小山的阳面和阴面。把这些概念运用于人体,外表是阳,内部是阴,特定的内脏也分为阴阳。

黄帝认为阴阳原则是一切事物发展的基础,所有变化的起因和生命与死亡的起源。阴阳一般分为五种状态:木、火、土、金和水。由于阴阳的基本意思在本质上无法翻译,在许多文字中就直接采用原文。同样无法翻译的还有"五行",一般翻译成"五种元素",但它容易与希腊的四种元素相混淆。中文的意思实际上意味着"阶段"、"转变"或"状态",而不是指稳定的、相似的化学成分。最近,学者们发明了新的术语来表达一种更明确的意思,如"五种传统价值"和"五种进化状态"。为了简便起见,我们使用"五种状态"这个概念。

70

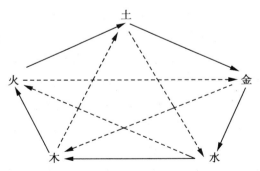

五行图。五行图中每一个独立的名称都是"阴阳"的次级分支,它体现了变化循环的方向。五行与"相生相克"有关,"相克之说"总结为:水灭火、火熔金、金刻木、木翻土、土滞水;"相生之说"表现为:水润木、木生火、火腾土、土炼金、金化水。

中国哲学家和科学家创造了一个精细的系统,使得几乎任何事物都符合五种状态的这种说法。因此,五种元素间的生克关系为人类生理学的经典概念提供了基础。

解剖学的经典中文概念

中医对现代读者来说显得特别独特的一个方面可能是对人类解剖学的传统研究方法。然而,如果认为传统的中医解剖学在功能方面比在结构方面和人体的关系较为密切的话,"解剖学"和"生理学"之间就没有什么区别了。按照西方的观点,解剖学不是构成传统中医理论和实践的基础。西方解剖学家研究人体就像是研究一个机器零件。相反,传统中医解剖学研究的是功能系统动态的相互影响作用而不是特殊的器官。从传统中医的概念来说,"肝脏"一词并不是指分泌胆汁的器官,而是指体内和木、春、晨、生长和发育有关的功能性球体。由于中医解剖学强调的是功能而不是结构,它可以将没有物质状态的器官合并起来,例如,所谓的"三焦",就像心理学中的本我、自我和超我,三焦是有功能的,但没有特殊的定位。

另外还有一些令人好奇的实体在西方解剖学和生理学中没有直接配对的器官,它们被称为"命门"和"相火"。一些学者认为有关"命门"和"相火"的传统中医理论和现代内分泌学有关联。李约瑟称这些传统理论为"生理学的炼金术"。传统中医著作认为"命门"是最主要的生命能量(气)的贮藏室,这些能量(气)来自肾脏。对男性来说,这个贮藏室贮藏了精髓,而在女性它维持着子宫的功能。"相火"的理论出自生活在元朝(1271—1368)的一名医生。他指出新的实体和力量持续出现在中医思想中。"相火"源自腹部,受控于人体的液体,如血液。"君火"和心脏有关,联系着精神活动。通常"火"的这两种形式处于平衡状态,但是过度的"相火"会导致情绪的失控。这种思潮的追随者试着通过调节生理和精神上的和谐、管理好事物和环境来维持人的健康。他们还声称能治好一般方法治不了的疾病。

在《内经》中,阴阳和五行与五个"实心器官"(心、脾、肺、肝、肾)和五个"空心器官"(胆、膀胱、胃、大肠、小肠)有关。处于机体深处的五个实心器官,即内脏,属于阴,具有贮存的功能,类似于水库或仓库。五个空心器官位于靠近体表的部位,属于阳,具有清除的作用。各种器官通过一个经络系统连接相互作用,类似于灌溉通道。

在中国,灌溉对于农业来说是极为重要的,因此经络的功能也被比喻为政
府管理的水利工程。例如,"三焦"的作用就类似于负责建造水渠和水闸的官
员。为了让机体运转正常,器官就像是政府的官员必须尽力相互协作。因此,
当系统功能协调一致时,心脏就如同具有洞察力和领悟力的大臣,而肝脏则扮
演着负责策划事宜的军事长官的角色。

五行相符理论在医学哲学和医学实践间产生了令人惊异的自相矛盾,由
于有一套由六条经络和针刺行经组成的系统,针刺和艾灸技术日趋标准化。
解决问题的方法是把"心包膜"或心脏闭合网络和"三焦"分别归到实心和空心
的器官中去。

尽管在各个细节问题上有相当大的争议,但有关中国学者比西方学者更
早发现心脏和血液循环之间关系这点则没有什么争议。西方科学和医学界直
到 17 世纪才由威廉·哈维(William Harvey,1578—1657)创立了血液循环
说。西方人通常随心所欲地把中医血液循环理论翻译成模糊的神秘主义,并
用它来驳斥哈维最初的理论。运用哲学而非分裂的观点,中医学家指出一些
重要物质的循环是永不停止的。这些物质存在于人体的各管道中,可以被解
释为血液、呼吸或能量。

尽管《内经》推测血液循环受心脏控制,能量的运动受肺的控制,但学者们
不同意这些被翻译为血液、呼吸或能量的术语的意义和内涵。中医师认为血
液是个重要的物质,它滋养着整个人体,如果失去血液会导致人体的虚弱。和
西方医生不同,中医师反对放血治疗的方法,而这一方法直到 20 世纪都是西
方治疗学的重要组成部分。

根据中医的哲学观,疾病主要归因于阴阳失衡,导致五行中的一行失调,
表现为相应器官以及受损器官控制的另一器官的功能障碍。因此,所有的治
疗都针对平衡状态的重建。根据五行系统,《内经》描述了五种治疗方法:生活
在与万物和谐的环境中并以此治疗精神疾病,饮食治疗,针灸治疗,药物治疗
和对肠、内脏、血液和呼吸的治疗。在开出预防或治疗的处方之前,医生要仔
细地考虑地理、气候因素和当地习俗对治疗的影响。

据黄帝和他的大臣回忆,在以前的黄金时代,人们生活节制,与自然和谐
地生活超过 100 年。但令人悲痛和失望的是,之后,人们放弃了自然的养生之
道,因此变得虚弱、短命、容易生病。例如,东方人吃鱼并且嗜盐,这种饮食会
伤血气并导致溃疡。风或"邪气"能穿入人体,破坏阴阳平衡,减弱生命能量而
引起许多疾病。一般来说,风会引起寒颤和发热,但是与四季变化有关的特殊

的风可能会引起特别的危害。心理和生理之间关系的失衡也会导致疾病。

中医师依靠脉象——一种非常复杂的脉搏探察方法来作出诊断和推测预后。由于脉象与贯通阴阳的腔道间有着密切的联系，所以对阴血的研究可以显示出经路中阳气的问题。因此，通过仔细聆听心脏搏动，医生可以发现身体各部分的疾病。医师要研究50种脉搏搏动，能识别200多种变化，并掌握濒死病人的脉象。脉象可以是弱的、强的、粗糙的、平滑的，可以尖若钩、细若发、静若石、深若井或软如羽。不管脉象急或慢，它的强度、力度、微弱度、规则或不规则都反映了疾病的性质、病因、病程长短以及对死亡或康复的预测。

脉象可以诊断出早期疾病，以便医师提出预防方法或控制整个治疗过程。当然，其他的一些诊断线索也是必须的，特别是对于儿童来说。医师可以通过病人说话、呻吟、大笑或哭泣的声音以及病人身体各部位的颜色变化发现诊断线索。例如，检查舌头可以发现30种不同的舌苔颜色，不同的舌苔可以暗示不同的疾病以及预测死亡的可能性。同时，医师还要识别各种类型和值得怀疑的病人，例如那些傲慢的、吝啬的、暴饮暴食的病人和那些更相信巫师和庸医的病人。

圣人、医师、医治者和庸医

根据黄帝的记载，古代最伟大的圣人们不治疗那些已经生病的人。相反，他们为那些健康的人提供指导，因为等到疾病发作后再寻找治疗方案就如同战争爆发后再准备武器一样愚蠢。理论上来说，高年资的医师为健康的人做指导而低年资的医师就治疗那些病人。真正的医师告知病人预防疾病的重要性并提供防病的药物且不收费用，而大量没有经过正规训练的医治者——外科医生、药剂师、巫师、算命者、小贩和江湖庸医都急于在那些乱投医和愚蠢的病人身上获利。这些人对金钱利益比对中医理论和哲学更感兴趣。

尽管在中国的宫廷里，医师所接受的教育和活动与一般的医学实践相比并没有典型性，但也发生过一些有趣的改革。例如，周朝的医学体制规定，朝廷每年都会为那些想行医的人举行考试。几乎每个省都建立了医学学校，但大多数的开业行医者还是通过学徒制接受训练，而且那些下层行医者主要靠自学。至于能成功申请到宫廷御医职位的人，他们的俸禄是根据他们在考试中的水平来决定的。为朝廷服务的医师的头衔和俸禄是根据他们看病的成功率来定的。一流的医师能医治所有的病人，最低等的医师是指那些

74

看病治愈率低于60％的医师。这已经考虑到有一半的病人即使不经过任何治疗也会好转、康复的情况。兽医同样也会根据他们治愈的成功率而被授予头衔。

周朝的宫廷医官包括食疗医师、治疗简单疾病的医师、外科医师、兽医和总管医师，总管医师负责监督其他各类医师。治疗简单疾病的医师负责测试五种类型的呼吸，分辨五种类型的声音，辨别五种颜色，由此来确定病人的生与死。宫廷的医学院由附属于宫廷的30名医师组成。宫中头衔最高的医师在课堂上给低年资的同事上课。这些医师有权参考和使用宫廷图书馆里12 000本有关医学和自然科学的著作。很明显，仅有极少部分的人能找这些医师看病。那些低级的"大众医学"和"街头医学"的开业者远远多于"宫廷医师"。理论上一个相当分散的大众医疗服务系统应该存在，但是由于缺乏足够的资金其远远不能满足公众的需要。

那些更加相信鬼神而不相信五行的病人常常到街头去找一些行医者看病，包括占星家、地卜者、算命者，或者到寺庙里去找行医者，这些行医者同样会热心地提供建议和护身符。他们用来对付鬼神力量的保护措施包括符咒、祈祷、驱魔、咒语、护身符和护符。一个护符就像一个朝廷文件，不同的是，护符是一个地位较高的神灵命令其下级神灵去终止疾病和不幸的发生。

驱逐恶魔需要混有剧毒和散发气味的物质所组成的药物。为了防止毒物造成病人的死亡，这些处方或药物可以被作为符咒带在身上，或作为薰剂燃烧。蛊是一种在学术文献和民间传说中都被描述为一种由魔鬼引起的寄生虫病。有关蛊病的详细阐述包括摆脱蛊的唯一方法是寻找另一个宿主。蛊的解毒剂包括祈祷、符咒、药物和蜈蚣（因为蜈蚣会吃虫）。历史资料表明，直到19世纪人们一直都认为蛊怪的存在。对蛊怪的惩罚是很严厉的，包括用各种奇异的方法来处死病人及其整个家庭。

经过正规训练并且有抱负的医师试图将他们的职业和巫术分开，并且蔑视那些民间开业行医者和庸医们开的处方，但有时候他们的处方中也混有巫术的成分。例如，治疗消化道疾病用的混合处方就由一张厚的黄纸构成，纸上用药用颜料写着咒语，然后这张处方被烧成纸灰，用热水冲开作为药茶饮服。

文字记录一般反映了医学理论中学者们的兴趣，但是对于医师和病人间真正的交流互动产生于一些个案史、传记、日记和相关意见、指导的文学作品。根据明朝（1368—1644）的个案，医师使用"四步检查法"来明确诊断。更确切地说，他们通过望、闻、问、切（脉搏测量）四个适当的步骤，再根据病人的情形和性别做出诊断。尽管脉搏触诊通常被认为是整个检查中最可靠的部分,但是医师仍然声称他们有不看见病人本人而做出诊断的能力。如果医师认为病人必死无疑或者没有合适的医疗措施,医师有权拒绝治疗病人。而在其他一些古代医疗系统中,预测死亡、避免治疗失败的责任对于医师来说是很重要的。医师在这方面的不足反映了医师间竞争的强烈。许多个案和自传指出即便是再杰出的医师也被迫不停地寻找病人。一些医师按正常的预期间隔时间去探访病人,但是往往发现其中的一些病人已经去寻求别的医治者,或者是因为对探访间隔时间或处方本质的不满就用愚昧的方法抓药治病。

后来的中国宫廷的著作指出,古代复杂机体的理论和实践和机体功能的一些性别为基础的概念有关。一般来说,传统的著作都集中在男性体内能量的分布上。有关"妇女医学"的讨论通常是指妇女的生育能力、妇女的特殊疾病以及妇女在人生不同阶段的治疗法。显然医师对于男性和女性用了同样的诊断方法。但是在明朝,男性医师一般是不允许直接为女性病人做检查的。对于有关女性行医者的情况,除了助产士知之甚少。但是明朝有一位作家记录过,女性通常会寻找女性的医治者为她们自己以及她们的孩子看病。

针刺术和灸术

用药学问、中草药和巫术是传统古代医学系统的基本构成部分。中医的独特性在于针刺术和灸术的发展,并且针灸术经古代医疗证实是完全合理的。针刺术和灸术都可以保持体内的阴阳平衡,阴阳对于健康至关重要。

针刺术是中国医学的一部分,存在了至少 2 500 年。它的疗法就是用针刺入身体表面的特殊部位。艾灼术或灸术,是从艾草(艾属植物或苦艾)捣碎的叶子中提取一种易燃物,点燃后把它敷在皮肤表面的特殊位置。这种相关的技术可能比针刺疗法还要古老。针刺术在西方声名远扬,在一定程度上被西方人接受,但是灸术却被大大地忽视了。尽管灸术可能会造成一定的烫伤和疤痕,但行医者认为这种伤痛并不痛苦,然而对其持怀疑态度的人却很难想象烫伤会是一种"愉悦的疼痛"。

针刺术的秘诀据说是由女神 Scarlet 和 White 传授给黄帝的,黄帝随后用燧石和骨发明了九种针具。据模糊零碎的文献记载,在中国具有半传奇色彩的古代,就用尖角的石头切开脓肿,治疗疾病。在玉顶峰的山脚下曾发现各种奇异针形的石头。可惜的是,《内经》中所描述的用尖锐的石头切开脓肿和进行复杂手术的过程步骤仍是模糊不清的。

据《内经》记载,人体共有 365 个针刺穴位,而黄帝只命名了其中的 160 个。365 这个数字可能在理论上代表了一个完美的系统,似乎象征性地和天体圈的度数、一年中的天数、人体的部位数都有联系。穴位据说是沿着一个复杂的经、络、顶点系统分布的,遍布全身。成熟的针术理论认为,针刺系统由 12 条主要的经络组成,每条经络都以与其紧密相连的实体器官或空心器官命名。这个系统还包括各种辅助经络和器官。对于外行来说,这个系统最令人不安的部分是器官、疾病和针刺的治疗穴位间缺乏明显的联系。

理论上来说,针刺术的原理是将针刺入特定的穴位,这些穴位联系的经络接近体表,通过这种方法来调节分布着能量的经络系统。这种认为针灸医生通过针刺经络上的穴位来提取、清除或引流能量的观点可能反映了从脓肿中排出脓、血的经验基础的演变发展。在治疗局部损伤的过程中,行针者发现针刺特殊部位可能引出一般的效果。当行针有效的时候可能产生某种感觉,包括发热、麻木感或感觉有股气流在躯体和四肢运行。如果这些穴位是系统的原始基础,那么当针刺经络中的穴位时就有可能产生气流在体内运行的主观感觉。

西方对于经络是否确实存在进行了许多探讨,而经络的存在仍作为传统中医的一条基本原则。脉象系统从本质上说可能就像一个记忆设备,它让行针者学会如何将多种生理现象和经验中得到的穴位联系起来。有抱负的积极向上的医师们通过有插图的手册或在经特殊准备的青铜模型或木制玩偶上练习来掌握针刺的技术。最终,行针者离开理想的模型,在真正的病人,不管身材大或小、体型胖或瘦、男性或女性、老人或年轻人的身上行针。中医专家认为,针刺术最危险的就是无知的行医者将针刺术误用。经络系统中有许多"禁用穴位",在这些部位进针会引起严重的伤害甚至导致死亡。

78　　　针刺术对各种失调包括阳亢均有效,而灸术被认为对阴盛更有效。但是,阴阳、五行和各器官之间的关系是非常复杂的,以至于用任何一种方法都是可以调整的。艾灼术通常推荐用来治疗慢性疾病,如结核、支气管炎和一般的体虚,也可以治疗牙痛、头痛、痛风、腹泻和其他心理失调。鲍姑是炼丹家葛洪的妻子,以用艾灸法治疗皮肤病而著名。7 世纪的中国官员外出旅行前都靠艾灸来抵抗外疾和蛇咬伤。在现代中国,医师们正试着用艾灼术来治疗流感、慢性支气管炎和呼吸道感染。

当今,在俄罗斯、欧洲、北美、南美及亚洲都有许多专业的针灸师。然而,有些国家对针灸行医者的合法地位仍然存在分歧。到 20 世纪 70 年代,美国医学界对针灸术的合法性仍无多大兴趣。传统的中医被认为是纯庸医的医术。有什么比用针刺来消除疼痛更令人惊异的呢?(当然用麻醉药做皮下注射除外)然而非正统医学的行医者们渴望探索针刺术、针压法和灸术的潜能。在针灸师赢得越来越多声誉和顾客的同时,针灸疗法开始受到医学界的关注。美国医学联合会认为针灸术是民俗学范畴,非科学,但它只能由有执照的医师操作,因为行针是一个入侵性的过程。1975 年内华达州建立了第一个州立中医协会,并要求医师或非医师都要通过考试才能成为有行医执照的针灸师。尽管其他州也建立了执照制度,但有关针灸医师和中医其他行医者的地位仍然不明确。

药物知识和营养学

据《内经》记载,符合五行和谐论的平衡饮食有利于保持健康,促进长寿,增强体质和抵抗疾病。最早的药物是从可以作为食物的药草、树木、植物和动物中发现的。但医学理论和民间传说都告诫我们,在通常情况下无害的食物在某些特殊情况下如怀孕期间可能对人体有害。例如,如果一个孕妇吃了野兔肉,生出来的孩子可能会是哑巴并且导致兔唇;而吃骡肉可导致难产。膳食医师也告诫孕妇们不要吃腐烂变质的食物、生肉和有两个核的杏仁。

茶的应用阐明了食物和药物之间的关系。6 000 年以来,中国人用茶树叶来制作饮料。茶中的营养物质很少,但是它富含活性生物碱,包括咖啡因、可可碱和茶碱。可能在古代,甚至在当今世界的许多地区,饮茶最有益于健康的地方在于它是用沸水冲泡而成。一般而言,医疗处方和膳食处方在许多古代传统系统中的分界线并不像现代西方医学中划分的那么清楚。但是,现代医学曾经再次把重点放在饮食的作用上,认为它可以帮助保持健康、预防疾病和促进长寿。

忽思慧在朝廷做御膳医 10 多年,公元 1330 年他在向元朝皇帝赠送的著作中阐述了饮食管理的重要性。他的《饮膳正要》一书阐述了早年中国有关饮食重要性的观点。对历史学家来说,这本书中令人感兴趣的并不是一些处方,而是有关的一些医学和卫生学的观念。还有,它其中的一些医学和烹调学的条目也是有价值、值得参考的,例如烤狼汤和熟羊心。大多数这样的处方据说可以增加"气",但其中有一些被认为对背痛或心情激动焦虑这样的情况有特殊的作用。这本书还阐述了可以促进长寿的食物,阐明了什么样的食物或混合食物是有害的以及对怀孕的妇女要准备什么样合适的饮食。根据系统和谐的医学理论,可食用的植物和动物被详细地进行了分类。

当饮食治疗的方法并不足够时,医师得寻求大量药物来治疗病人。由于药物是烈性的,学者提醒医师不要开错处方,病人也不要误用药物。不过,当药物以适当的比例配制的话,它们将产生令人惊奇的效果。共有 5 000 多种自然植物用来做医用草药,当今的科学家们正试图从传统的草本药物中提取特殊的活性成分。为了得到这方面的指导,他们常常参阅《本草纲目》这本书。《本草纲目》是"中国药剂师之父"李时珍(1518—1593)编著的,是一本研究医学、药学、植物学和动物学的百科全书。此书由他的儿子在 1596 年出版,这本伟大的著作包括从动物、植物和矿物中获得的约 2 000 多种药物和 8 000 多种处方,参考了 900 多本有关书籍,并附有 1 000 多幅插图。今日,亚洲医学专家期待大量的检查和严格的临床试验可以证实传统中国草本医学的价值。例如,2003 年,美国食品和药品监督局批准了一项 Ⅱ 期试验,用来测试其中的一种用来治疗非小细胞型肺癌药物的功效。

三类药物——植物、动物和矿物,据说对应着天、人和地。用动物器官进行相应的治疗被认为是"重要原则",如虎肝壮胆,蛇肉可以增强忍耐力。在一些比较常见和有效的药物中,海马粉和海藻因富含碘和铁,可以治疗甲状腺肿和慢性疲劳;麻黄属植物可以治疗肺部疾病和哮喘。总的来说,中医对国外的各种"神奇药物"持有相当怀疑的态度,但自从传说印度医师发现了"长生不老药"之后,中医师们也开始探险寻求此药。许多中医师认为人参——"医学草药之王"——就相当于印度的"长生不老药"。

药物治疗可以采取两种形式:医治者设法增强病人的体质,从而使疾病自愈同时能抵抗疾病的入侵,或者医治者直接处理病本身。中医的主要目的是增强机体的调节能力,恢复体内能量的平衡。中医对人参的青睐说明了传统中医治疗疾病的方法。人参被用作滋补品、活力恢复剂和壮阳药。现代研究者称它为"调理剂",它可以增强人们对于各种压力的抵抗力,不管是疾病还是不幸。李时珍描述了一个具有独创性的实验来证明人参的效果,选取两个体型相似的人,给其中一人服用了人参,然后让两人跑同样远的距离。在测试最后,服用人参的人不觉疲倦而另一个人则气喘吁吁。同样用这个实验可以分辨真假人参。

许多民间传说、宗教仪式和神话故事都描述了人参的采集和准备。因为金属工具会损坏人参根的功效，所以采集和准备人参只能用木刀和陶器。据说野生人参在夜间能发光，可以假扮成小鸟或小孩来引诱挖参人，使其走上死亡之路。中国皇帝对人参实行垄断，指派自己的挖参者并把最好的人参根留给自己。

传统的说法认为人参对五脏来说是补药：它能开心、镇怒、驱邪、开窍、强身和延寿。人参可以用来治疗疲劳、贫血、失眠、关节炎、神经功能紊乱、肺病、胃病、阳痿和结核等等。人参有时候也用做壮阳药。中草药学家认为人参能增强精力，使老人变得年轻，还能防止秃顶、白发、皱纹和老年斑。

中药学也包括有害物质（dreckapothecary）的独特的处方，这是一种含有有毒和有害成分如干燥蟾蜍、驴皮、药尿和人体产物、排泄物的药方。治疗梅毒的药方中还包括人的骨头。根据明朝医师汪机（1463—1539）的著作，一个巫师声称他可以用死婴的骨头治疗梅毒。骨头被烤过之后，最终灰烬被碾成粉末然后和酒精混合。病人被要求空腹接受治疗。汪机对此提出反对意见，他认为用火烤骨头制成的药方是烈性的。其他一些医师也反对在医学中使用人的骨头，他们认为这和医学的宗旨"善行艺术"不一致，互相矛盾。天花的预防被认为是采用"取之于人的药物"的一个例子。为了预防 40 种"天花病"，医师们收集了轻症天花病人脓泡的壳皮，制成粉状，让人们从鼻孔中吸入，男性从左鼻孔吸入而女性从右鼻孔吸入。

中国的炼丹师发展了一种促进健康和长寿的方法。一般来说，炼金术用魔法呈现神秘家的影像和庸医祈求神灵把铝变成金都是徒劳的，但是炼丹师也寻求长生不老药。中国的炼丹师对炼金和造金的理论研究和对"长寿保健饮食法"的寻求都很着迷。葛洪这位著名的炼丹师、道教长老和医师认为少量的万灵药可以防鬼、野兽以及治疗消化不良，功效更强的配剂可以起死回生，最高级的则可以使人长生不老。

外科学

和印度相比，中医不包括外科学。大概是由于人们不愿意解剖人体、缺少解剖学的知识，因此阻碍了外科学的发展，但这些障碍也并非不能克服。事实上，中国古代的法医学达到了一个相当高的水平，由《洗冤集录》（1247）这部世界上第一部法医学著作就可以看出。

当建立外科传统遭遇明显的失败时，中国学者争辩道，古代预防和治疗药物的功效使得外科技术显得不太重要。然而中国历史上还是出现了许多杰出的医师,他们做过大量奇迹般的手术。在佛教的传播期间,中国和印度的交流可能促进了中国外科的发展,尽管它们没有使外科融入传统的中医。

华佗(约 145—208)是中国最著名的外科医师,他发明了麻醉剂、药浴、水疗和医疗体操。由于精通针灸同时又有着出色的诊断能力,华佗可以只用一根针治疗偏头痛。他的一个最不寻常的病例是:一个病人在两眼间长出一个剧痛的肿块,华佗熟练地切开肿块,待淡黄色的分泌物流出后,病人被彻底治愈了。尽管当时这种淡黄色分泌物的肿块是很少见的,但头痛和慢性疼痛是非常常见的,华佗常用针刺来治疗这些疾病。不幸的是,当曹操询问华佗如何治疗他难以对付的头痛时,华佗建议用环钻术,这让曹操怀疑这种方法是一个暗杀密谋,于是曹操处死了华佗。由于不能把著作带出监狱,华佗和他的许多伟大发明成为了不解之谜。按照推测,华佗不为人知的秘密包括用来预防和治疗感染的药膏和神奇的麻醉剂。

据传,华佗发明的手术中仅阉割术得以保存并被广泛应用。阉割术常用于宦官和宫廷侍者的阉割。有关阉割术的描述和 1929 年的实践表明,尽管这种手术并不成熟,有 2% 的病人因出血和感染而死亡,但大多数的病人可以在100 天左右康复。

中国的文化领域

尽管中国周围的国家都深受中医哲学的影响,但是它们间交流的内容有时却不甚明了。在中国的文化领域范围内,共同的医学传统在各个地区有着不同的神话创造。例如,在朝鲜,艾灼和石针术的发明要归功于朝鲜传说中的创始人檀君(Tan Gun)。在朝鲜将中医输出到日本前,许多药用物质都是从朝鲜出口到中国的。由于朝鲜的地理位置,朝鲜半岛的医学历史和中国、日本和其他亚洲国家的发展有着密切的联系。在三个王朝期间(前 37 年—935年),学者们将中国的作品系列翻译成朝鲜文字。佛教传入朝鲜的日子是在372 年,当时一个中国僧侣将佛教的手稿和图象等带入了朝鲜。接纳了从中国传入的佛教后,朝鲜僧侣和学者开始到中国和印度旅游,寻求更深层次的教化。佛教也是朝鲜和日本早期交流的显著象征。现存的历史记录表明,在这些交流中带来了疾病微生物和宗教人造物品。

朝鲜医师深受中医哲学的影响,他们使用中医的术语来描述疾病,但是他们也根据自己地方的环境重新解释了中文著作,并且添加了一些从印度得来的信息资源。有关疾病的讨论一般遵循了中医文献中阐述的原则,但是对朝鲜传统民间治疗法的研究刺激了医学学术的独立发展,他们认识到了地方环境的重要性。此类著作包括《民间医学的急救治疗》(1236)、医学百科全书《朝鲜本土处方编纂》(1433)和《朝鲜医学典范》(1610)。

《民间医学的急救治疗》主要讨论了地方药物的用途,也描述了传统中医中各种疾病的症状和治疗方法。著作中提到的医学急救范围包括食物中毒、被有毒的昆虫和野生动物咬伤、中风、梦魇、溺水、跌倒、酒精中毒、癫痫、昏厥、出血和内出血等。书中也描述了疟疾的症状,"三天热"在整个地区造成了一定的恐慌,它的治疗包括使用各种当地的药物。

中国的记载中提出很早的时候,印度、罗马和阿拉伯半岛间直接或间接的贸易往来造成了天花和其他疾病的传播。《朝鲜医学典范》一书中说到在汉朝替代周朝的时候,匈奴人就将天花从中亚带到了中国北方,在6世纪末可能又由中国传到了朝鲜,之后再从朝鲜传播到了日本。

另一个有关中国和西方世界联系的观点是加文·孟席斯(Gavin Menzies)的一个有争论的例证,他认为由明朝舰队统帅郑和领导的探险家们于1421年发现了美洲。1405年,郑和一些舰队开始了七次远征中的第一次。在1405年到1433年间,依其申述,郑和带领舰队到达了苏门答腊岛、印度、斯里兰卡、索马里、肯尼亚和美洲。大多数学者认为中国的探险家和旅行者带回来受中国影响以外的外来世界的经历,但是中国的统治者却认为外面世界的东西是毫无意义的。《1421:中国发现美洲年》的作者加文·孟席斯由于认为郑和比哥伦布要早发现美洲而声名远扬,他同时也强调DNA的证据可以确认他的论证。根据加文·孟席斯所述,一些陪伴在明朝舰队统帅身边的中国海员和他们的小妾仍然留在美洲,并且在那里定居,和当地的人们结婚生活。

84

现代中国的医学实践

1949年中华人民共和国成立,毛泽东主席(1893—1976)宣布传统的中医中药是极富价值的医药宝库,必须不断探索和提高。毛泽东启用中西医师的号召解决了中国5.4亿人民对于卫生工作者的迫切需要,特别是那些生活在贫困农村,缺少公共卫生、保健和医药设施的人们的需要。这种情况迫使中国医学对古为今用、洋为中用的整合进行一次独一无二的尝试。中医的复兴开始于"大跃进"(1958—1960),在"文化大革命"(1966—1976)期间加速发展,在这场思想意识的狂潮后达到顶峰。

中国的卫生保健体系主要承担常见病和复发病的处理、公共卫生工作和主要流行性疾病的根治。中国医疗系统的口号是:"消灭四害!"官方公布的四害是指老鼠、苍蝇、蚊子和臭虫。蟑螂、跳蚤、虱子、蜗牛等害虫也是根除对象。只是口号不能包含所有的根除对象,那样会破坏口号的美感。

到了20世纪80年代,中国建立了一套卫生保健体系,这个体系一般被认为是其他发展中国家借鉴的模式。1980年上海对一些健康状态的敏感指标例如新生儿死亡率和生存率进行了调查,结果显示,上海和纽约的情况基本相同。西方的访问学者对中国医学教育的试验和医学实践的调整留下了很深的印象,这种调整使得医生和一批新授权的非医疗专业者以及从事与医学相关专业的人共同承担诊疗责任。众多的"赤脚医生"、助产士和护士担任着预防医学和基础卫生保健工作。尽管中草药、针灸术仍然是中医治疗的核心,但传统的中医师也要学习微生物学和药理学。中国的西医学院也同样包括对中医的培训。

针刺麻醉的发展是中国医学史上的另一个伟大飞跃。在毛泽东思想的鼓舞下,医务工作者考虑针刺麻醉是否可以替代一直用来治疗术后疼痛的各种化学麻醉剂。其实即便在中国,针刺麻醉的前景也受到一些质疑,但20世纪60年代已经有60%的手术采用了针刺麻醉。现代针灸医生认为,针刺麻醉和化学药物麻醉不同,它可以在保持正常生理功能的同时调动人体所有的防御机制。

针刺术和中草药的复兴并没有引起相应的对传统中医基础理论的关注。如果脱离了理论框架,中医就仅仅是靠经验治疗的大杂烩,而不是能给病人和行医者提供指导和启示的哲学系统。中国哲学和医学总是能表现出相互汇合和适应的巨大能力。中国文化富有生命力,在这种文化中,传统艺术始终和现代文化紧密相连,也许融合在一起形成了一个新的思想体系,这种思想体系仍然反映出"三天帝"希望完善中医思想的愿望,而这种传统的中医思想也是平和的心境、健康、力量和长寿的根本。

推荐阅读

Arnold,D. (2000). *The New Cambridge History of India*. Vol. 3,Part 5:

Science, Technology and Medicine in Colonial India. New York: Cambridge University Press.

Bowers, J. Z., Hess, J. W., Sivin, N., and eds. (1989). *Science and Medicine in Twentieth-Century China: Research and Education*. Ann Arbor, MI: University of Michigan Press.

Buell, P., and Andersen, E. N. (2000). *A Soup for the "Qan": Chinese Dietary Medicine of the Mongol Era as seen in Hu Szu-Hui's, "Yin-Shan Cheng-yao."* New York: Kegan Paul International.

Furth, C. (1998). *A Flourishing Yin: Gender in China's Medical History, 960—1665*. Berkeley, CA: University of California Press.

Harper, D. (1997). *Early Chinese Medical Literature*. New York: Columbia University Press.

Hsu, E., ed. (2001). *Innovation in Chinese Medicine*. New York: Cambridge University Press.

Huff, T. E. (2003). *The Rise of Early Modern Science: Islam, China, and the West*, 2nd ed. New York: Cambridge University Press.

Jaggi, O. P. (2000). *Medicine in India: Modern Period*. New York: Oxford University Press.

Keightley, D. N. (1985). *Sources of Shang History: The Oracle-Bone Inscriptions of Bronze Age China*. Berkeley, CA: University of California Press.

Kuriyama, S. (1999). *The Expressiveness of the Body and the Divergence of Greek and Chinese Medicine*. Cambridge, MA: MIT Press.

Leslie, C., and Young, A., eds. (1992). *Paths to Asian Medical Knowledge*. Berkeley, CA: University of California Press.

Li Shih-Chen. (1973). *Chinese Medical Herbs*. Trans. by F. Porter Smith and G. A. Stuart. San Francisco, CA: Georgetown Press.

Liu, Y. (1988). *The Essential Book of Traditional Chinese Medicine*. 2 Vols. New York: Columbia University Press.

Lloyd, G. E. R., and Sivin, N. (2002). *The Way and the Word: Science and Medicine in Early China and Greece*. New Haven, CT: Yale University Press.

Lu, G. -D. , and Needham, J. (1980). *Celestial Lancets. A History and Rationale of Acupuncture and Moxa.* New York: Cambridge University Press.

Majno, G. (1975). *The Healing Hand. Man and Wound in the Ancient World.* Cambridge, MA: Harvard University Press.

Majumdar, A. (1998). *Ayurveda: The Ancient Indian Science of Healing.* New Delhi: Wheeler Publishing.

McKnight, B. E. (1981). *The Washing Away of Wrongs: Forensic Medicine in Thirteenth-Century China.* Ann Arbor, MI: University of Michigan.

Needham, J. (1954—2000). *Science and Civilisation in China.* Vols. 1—7. New York: Cambridge University Press.

Porkert, M. , with Ullmann, C. (1990). *Chinese Medicine.* New York: H. Holt.

Ray, P. , and Gupta, H. N. (1965). *Charaka Samhita. A Scientific Synopsis.* New Delhi: National Institute of Sciences of India.

Scheid, V. (2002). *Chinese Medicine in Contemporary China: Plurality and Synthesis.* Durham, NC: Duke University Press.

Selin, H. , ed. (2003). *Medicine Across Cultures: History and Practice of Medicine in Non-Western Cultures.* Dordrecht: Kluwer Academic.

Singhal, G. D. , and Patterson, T. J. S. (1993). *Synopsis of Ayurveda: Based on a Translation of the Susruta Samhita.* New York: Oxford University Press.

Sivin, N. (1995). *Medicine, Philosophy and Religion in Ancient China: Researches and Reflections.* Brookfield, VT: Variorum.

Strickmann, M. (2002). *Chinese Magical Medicine.* Palo Alto, CA: Stanford University Press.

87 Unschuld, P. U. (1985). *Medicine in China. A History of Pharmaceutics.* Berkeley, CA: University of California Press.

Unschuld, P. U. (1998). *Chinese Medicine.* Brookline, MA: Paradigm Publications.

Unschuld, P. U. (2003). *Huang Di Nei Jing Su Wen: Nature, Knowledge,*

Imagery in an Ancient Chinese Medical Text. Berkeley, CA: University of California Press.

Veith, I. (2002). *The Yellow Emperor's Classic of Internal Medicine*. Berkeley, CA: University of California Press.

Wujastyk, D. , ed. and trans. (1998). *The Roots of Ayurveda. Selections from Sanskrit Medical Writings*. New Delhi: Penguin Books India Ltd.

Zimmermann, F. (1999). *The Jungle and the Aroma of Meats. An Ecological Theme in Hindu Medicine*. Delhi: Motilal Banarsidass.

Zysk, K. G. (1993). *Religious Medicine: The History and Evolution of Indian Medicine*. New Brunswick, NJ: Transaction Publishers.

第四章　希腊—罗马医学

　　和埃及、印度、中国历史的渐进形式不同,希腊文明似乎出现得很突然,就像从宙斯头上出现的雅典娜一样。虽说这一印象肯定是错误的,但希腊早期历史资料是如此之少,难以让我们改变这种印象。不管其起源如何,古希腊形成的思想体系为西方的哲学、科学和医学奠定了基础。希腊的早期历史可以分为两个阶段:迈锡尼文明时期,从公元前 1500 年持续到公元前 1100 年迈锡尼文明遭到灾难性毁灭为止;第二阶段是所谓的黑暗世纪,从公元前 1100 年至公元前 800 年。是什么原因使希腊晚期文明走向崩溃,我们所知甚少,同样我们也不知道希腊早期文明是如何崩溃的。在印度,战争、混乱、不幸和胜利的遥远记忆,以传说和神话的形式流传下来。而在希腊,这些资料通过《伊利亚特》和《奥德赛》这两本伟大的史诗被保存了下来,这两部著作一般被认为是 9 世纪诗人荷马所作。在这些生与死、上帝与英雄、神奇土地、故乡和家庭等伟大故事的深处,隐含着古时传染性疾病的概念、身体的主要功能、伤口处理方面的知识,以及内科医生、外科医生、祭司与神在当时所起的作用。

　　荷马所描述的希腊医学,已成为古代杰出的一种艺术。阿波罗(Apollo)作为最强有力的掌管医药的神而出现,他可以引起传染病流行,并把它作为一种惩罚手段,但他也能救治受伤的人。为了寻求神的劝告和指引,古希腊人聚集在特尔斐的阿波罗神庙著名的神谕处,最初是大地女神盖雅(Gaea)的神庙,据说这里是世界的中心。在神的旨意转达以前,神的使者——通常是一个名为皮提亚(Pythia)的妇女——走进一间小房子里,吸入从地上的裂缝冒出来闻起来甜甜的气体,进入一种迷醉状态。有时,在吸入醉人的气体之后,神的使者会从恍惚状态到谵语状态直至死亡。当 19 世纪考古学家挖掘神庙时,他们没有发现那间传奇的小屋,他们不承认普鲁塔克(Plutarch)关于令人迷醉的气体来自大地深处的理论。然而,在 2001 年,科学家发现了早先不知道的在神庙地下的地理关联,他们提出,在皮提亚小屋下面的地下水中含有多种化学元素,包括乙烯,这种气体被用作麻醉剂。吸入乙烯后,人会兴奋,但是吸入过量的后果是致命的。

在荷马史诗中,祭司、先知和释梦的人处理着神引起的神秘瘟疫。神发怒时,可造成人们身体的和精神上的功能紊乱,但同时也可给他们喜欢的人提供镇静解毒剂。在《伊利亚特》中,一个技术精湛的医生被誉为最有用的人。

在荷马所深刻描述的由于战争造成大量伤害的情况下,迫切需要有技术的医生。然而,在有些情况下,武士们会让同伴或干脆由自己勇敢地拔出肢体上的箭头。但由于伤口感染、创伤发热和继发出血导致的死亡并不普遍,因为伤员常在疾病发展到这一步之前就死亡了,伤员的死亡率接近80％。

《伊利亚特》里的医术一般不涉及巫术,但若治疗失败,治疗者也可能求助于咒语和祈祷。有时外科医生会吸吮伤口,也许是企图吸出血中的毒物或"晦气"。用温水清洗伤口后,内科医生会给予镇静药并利用酒和愉快的故事、歌曲来安慰病人或分散他们的注意力。与复杂的埃及和印度的伤药不同,希腊的伤药只取材于植物,非常简单。对希腊武士而言,不幸的是,他们的医生并不知道海伦的著名埃及"忘忧药"的秘密,这种药可驱除疼痛和消除战争的纷扰,抹去对疾病和悲伤的记忆。事实上,荷马所指的大多数药物里的特殊配方成分是很不清楚的,虽然有各种说法认为这一时期医生和祭司所用的镇静药、麻醉药和熏剂的成分大概包括温水、酒、油、蜂蜜、硫磺、橘子、树脂和鸦片。

现代西方医学理性的、科学的传统可以上溯到希波克拉底(Hippocrates),但是古希腊的医生也把他们的医术归功于阿斯克勒庇俄斯(Asclepius)——医药神。《伊利亚特》中,阿斯克勒庇俄斯——据说是阿波罗的儿子——以英勇的武士和"无可指责的医生"身份出现。按照荷马的叙述,是克瑞恩(Chiron)——聪明杰出的人首马身的怪物——传授给了阿斯克勒庇俄斯止血药和止痛药的秘方。阿斯克勒庇俄斯的两个儿子也是武士兼医生,他们特殊的才能预示着将来的医学分为内科、外科两部分。麦克伦(Machanon)灵巧的手能治疗各种外伤,而波达理瑞斯(Podalirius)能察觉隐秘的内疾并懂得如何治疗。当麦克伦受伤时,他的伤口只是被简单地清洗一下并在上面撒上磨碎的山羊干酪和大麦粉。而麦克伦用于治疗英雄摩那路斯(Menelaus)的方法则稍复杂些。他先拔出英雄肩背上的箭头,然后吸出血液并撒上克瑞恩传授给阿斯克勒庇俄斯的那种药。

希腊昌盛一时的魔法、巫术在神话、史诗和纪念活动中留下了痕迹,如每年一度纪念梅勒普斯(Melampus)的节日。梅勒普斯是从事占卜者职业的始祖,掌握了埃及神学知识。结合提纯和心理疗法的烈性泻药,梅勒普斯能治疗从无力症到精神病等各种疾病。据说梅勒普斯还教过俄耳甫斯(Orpheus)如何运用药物。

俄耳甫斯的故事含有幻术成分,据说医生能进入地狱追赶死者的灵魂,能将"假体"进行肢解和重组。作为缪斯女神卡利俄铂(Calliope)的儿子,俄耳甫斯拥有医疗技术和超凡的音乐天赋。当他深爱的妻子欧律狄克(Eurydice)死的时候,俄耳甫斯走下地狱施魔法使冥后答应把她的灵魂放回人间。但在他妻子从冥府回到人间之前,俄耳甫斯没有听从冥后的指示,回头看了一眼妻子,于是他又一次失去了她。最后,不幸的俄耳甫斯被酒神狄俄尼索斯(Dionysus)的疯狂追随者撕成了碎片,他的头漂到了丽斯波斯(Lesbos)岛,但其精神一直为人传颂。

哲学和医学

如我们所见,用幻术、宗教和经验的方法进行治疗在医学史上是普遍现象。希腊医学独特之处在于它将人体医学理论的发展与自然哲学联系起来,也就是说一种强烈的长期的进行自由探索的传统,亦即而今所称的科学。学者们认为,希腊思想与中国思想的基本差别在于古希腊的政治生活和智力生活充满竞争性,中国的思想家寻求和谐,希腊的思想家则公开批评他们的教师、竞争者和贵族。和以前的文明不同,希腊人不是基于农业和强大的中央政权或教会阶层而组织起来。城邦国家成为他们的组织单位,又由于相对耕地面积而言希腊人口过剩,因此政府鼓励发展贸易,开拓殖民地,发展工业。

最早的希腊自然哲学家对自然界深感兴趣,他们试图解释宇宙和人类为什么会形成以及如何组织的奥秘。自然哲学最初起源于小亚细亚的爱琴海岸,而不是拥有苏格拉底(Socrates)、柏拉图(Plato)和亚里士多德(Aristotle)的雅典。公元前6世纪的希腊哲学家开始试着用经验而非神力或超自然因素来解释和分析宇宙的运行周期。尽管许多早期哲学家了解的仅是他们研究领域的一小部分内容,但他们留下的创造性的理论足以促进后人对西方的物理、天文、生物和医学概念的进一步发展。

据说萨摩斯岛(Samos)上的毕达哥拉斯(Pythagoras,约前530年)是第一位对医学产生特殊兴趣的希腊哲学家。虽然毕达哥拉斯的宇宙概念认为事物具有相对性和中国的阴阳哲学相似,但很明显他的观点是受到了数学研究的启发。就如数字可分为"奇"和"偶"两类,一切事物也可分成相对的两类,性质的和谐或平衡,如冷热、干湿,在健康与疾病上显得尤为重要。

虽然克罗托恩(Croton)的阿尔克迈翁(Alcmaeon,约前 500 年)的医学理论与毕达哥拉斯的有许多相似之处,但它们之间的确切联系仍不甚明了,两人都相信事物的正反相对性是存在的第一原则。阿尔克迈翁认为健康是两个对立面的和谐统一体,例如潮湿和干燥、炎热和寒冷、痛苦和甜蜜,当双方中的一方过度时就会发生疾病,如过度的热会导致发烧,过冷则会打寒战。阿尔克迈翁的贡献在于提出了动物系统解剖的思想,这为了解生物的本质提供了一种方法。

恩培多克勒(Empedocles,约前 500—前 430)的遗产之一是把哲学与神秘主义令人惊讶地结合在一起。他重复着与萨满教相似的论调,并夸口自己可以治愈疾病,返老还童,起死回生,控制风云变幻。在此之后无数医学著作认为他作为一名医生获得的巨大荣誉和成功,只是因为他提出的四元素说成为医学史上的主要定理。他认为,所有的物质均由四种基本元素构成:气、土、水和火,宇宙和人类的变化转换只是这四种永恒元素混合与分离的反映而已。

93

希波克拉底和希波克拉底传统

许多古希腊的哲学家和医学家已经被人们淡忘,但是希波克拉底(Hippocrates,约公元前 460—前 360)这个名字却成为"医学之父"的同义词。医学作为一门技术、一门科学以及作为一种具有重大价值、令人尊敬的职业而得到确立,是与希波克拉底的生活和工作分不开的。但令人吃惊的是,人们对于他的生平所知甚少,甚至于有些历史学家认为希波克拉底不是希波克拉底著作的作者,甚至根本就不存在这么一个人。为了简单起见,我们用希波克拉底这个名字来代替有关的历史人物及这本著作的作者,而我们所谓的希波克拉底医生则是指那些遵循希波克拉底原则的开业医生们。

尽管在古代希波克拉底备受赞扬和推崇,但其中许多最吸引人的传记细节则是在他死后几世纪陆续补充的。历史学家指出,由于文化和社会环境的改变,希波克拉底和希波克拉底原则自古代以来经历了循环的解释、重新构建和改革,直到文艺复兴时期,希波克拉底的现代画像才确定下来。今天,希波克拉底的形象作为理想的医生和人类整体论的哲学典范树立起来。

　　根据古时传记作家的描述,希波克拉底生于克斯(Cos)岛,长期过着模范的生活,大约在 95 岁或 110 岁时死于拉里萨(Larissa)。在后来的崇拜者建立的家庭系谱中,希波克拉底父系一族的祖先可追溯到阿斯克勒庇俄斯,母亲一族的祖先可追溯到海格拉斯(Hercules)。虽然希波克拉底教授医学知识要收费,但柏拉图和亚里士多德提及他时仍十分尊敬。并非所有古代作家都称赞他,这位"医学之父"曾被控为了销毁与他医学观点不同的著作而烧毁克斯岛的医学图书馆,一个更不光彩的故事指责他在毁坏神庙前抄袭了阿斯克勒庇俄斯的著作并把临床医学作为他自己的创造。而另一个传说则认为这位伟大的医学家从未想到过收费,并随时准备承认自己的错误。

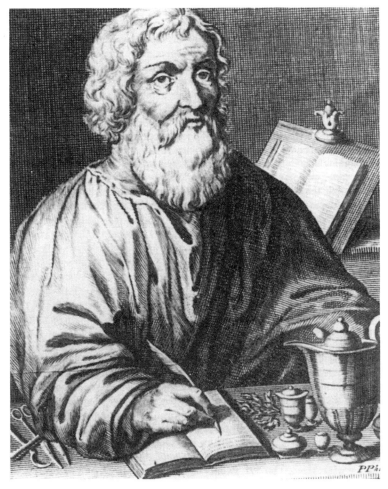

希波克拉底

　　不管对希波克拉底本人如何莫衷一是,但他留下的50—70篇文章和教科书无疑是西方医学的奠基石。具有讽刺意味的是,学者们不得不承认,他们从古代著作中获得的有关信息越多,他们越不容易区分希波克拉底著作的"真"与"伪"。不过,在整个希腊、罗马纪元和医学史上,他的著作原文仍具权威性并值得研究、介绍和阐释。在西方历史上,希波克拉底医学因强调病人而非疾病、强调观察而非理论、强调尊重事实与经验而非照搬书本受到了推崇。"期待治疗"(类似于"观察等待")作为"主动介入"的对立面,以及"至少无害"都是希波克拉底的原则。

　　最为重要及有代表性的希波克拉底的医学著作是教科书《古代医学》。这部著作的主要论题是自然本身具有强大的治愈疾病的能力,因此医生的职责就是培养与自然治疗能力相互协调发挥作用以促使机体恢复平衡的技术。著作的另一些特点是对不同疾病症状的准确描述,对医学地理学和人类学的洞悉以及对气候、社会组织、宗教和政府对健康与疾病产生影响的阐释。

　　在对健康和疾病现象的本质和原因作出解释的同时,希波克拉底反对迷信、占卜术和巫术。换句话说,如果世界是统一的、自然的,那么所有现象都同样是自然的一部分。如果神对某一特殊现象负责,那么他们就会同样对所有现象都负责。因此,自然界无论在何处都既是自然的又是神圣的。希波克拉底讽刺以宗教治疗为名的行医具有欺骗性,但他并不反对祈祷,"事实上祈祷是有益的",他承认,"但求助于神时必须先自我帮助"。希波克拉底认为,对一些哲学家的言论持怀疑态度是可取的,因为通过适当的医学学习,一个人可获得比单纯学习哲学更多的自然知识。

　　真正的医生知道疾病是一个自然过程,而非超自然因素或神惩罚人们的结果。只有在某人因不恰当行为违背了自然法则时,他所受的惩罚才可视为疾病的惩罚。因此,为了照顾好病人,医生必须了解人体结构并找出健康与饮食及生活方式之间的关系。

　　从根本上讲,营养卫生学是治疗医学的基础。希波克拉底认为,人类不能消化那些适合其他动物的粗糙食物,因此,第一个厨子可以说是第一个医生。从这样原始的开端起,医学已发展到人们凭经验懂得健康和患病时各适合什么饮食和养生。随着医学的不断复杂化,医生变得更为熟练和博学。作为人类和自然界知识的积累,哲学家们提出了人类生命本质的理论并从这些理论中获得了治疗疾病的系统知识。医学和哲学相互补充,但希波克拉底不愿被任何呆板的医学教条或治疗原则所束缚,像"正治"、"反治"等原则。有经验的医生知道有些疾病可用正治而其他则需反治,就是说,有些"热"病要用凉药,而其他可能要用温药。

医生不应被哲学思想体系所束缚,同时也不应该像一个不动脑筋的治疗师。真正的医生在治疗每个病例时能指导其处理疾病过程的原则,而这些原则和人的性质、疾病、诊断和治疗等有关。而且,这种对医学知识的显示和得体的举止帮助他们赢得病人的信任。

如果对职业性质和标准没有正当的认识,事实上任何人都可以宣称自己是个医生。所以,为了和庸医及巫术竞争,医生必须证明医学是一门能增进健康并治疗疾病的技术和科学。在希波克拉底的许多文章里抱怨过那些庸医和彻头彻尾的江湖骗子,他认为这些骗子给医学职业带来了耻辱。

希波克拉底的好几篇文章提到有关职业认可、实践标准和道德义务方面的问题。然而,以"希波克拉底誓言"而广为人知的规则是在他死后才形成并广为流传的,这一誓言起源于希腊是无疑的,它被在希腊寺庙里的各种各样的古代手稿和碑铭所证实。虽然誓言的来源、用意、目的及意义有许多令人疑惑的地方,但有相当证据说明这个被誉为西方医学道德标准核心的誓言确是个"新毕达哥拉斯宣言"。在罗马时代,希腊的医生如克劳迪亚斯(Claudius)皇帝的私人医生拉杰斯(Scribonious Largus)指出,希波克拉底誓言可以作为他们良好的意图及可信赖的证明。然而,在这个誓言被证明是沟通古代与基督教学派的桥梁之前,其产生的影响极其有限。

虽然誓言里包括保证一切医疗措施的实行都是为了病人的利益,禁止给任何人致命药物或使用医学知识导致病人任何危险及伤害,但这是新的医生和他老师之间制订的基本契约,而非通常所指的医生给病人的承诺。而且,在希腊也没有强制此契约实施的官方条例法令。也许是出于对医术和人类的热爱及对失去名誉的恐惧更甚于发誓本身,使得希波克拉底式的医生能够自觉遵守医疗伦理的最高标准。

事实上,希波克拉底誓言禁止医生开处方避孕是表明这一誓言是毕达哥拉斯学派的观点而不是一般希腊医生的最引人注目的证据,因为这种禁止是毕达哥拉斯学派的独特特征。一般情况下,作为控制人口的手段,古代人是接受堕胎和杀婴的。外科堕胎被谴责,不是因为这是不道德的,而是因为这比生孩子更加危险,因此,不想要的婴儿会被遗弃。通常,助产士处理正常分娩、流产和各种"妇科疾病",而内科医生能做的是合理应用熏蒸消毒、热敷、清洗和使用子宫托。虽然希波克拉底的文本中讨论了妇女病的一些细节,但是他也承认妇女不愿意和医生讨论她们的病情，以至于简单的疾病变成不可治愈的。根据某些研究结论，妇产科医学的文献大约占到希波克拉底全部文献的四分之一。

在古代的伦理范围内，对富人和穷人采取不同的治疗方法是适当的。对于富人来说，健康的审美追求远远高于没有疾病。追求最佳的健康需要复杂的、耗时的养生术，并且由病人指派最有经验的内科医生全面监督自己的饮食、锻炼、休息及生活的其他方面是理所当然的。病人是自由的，但如果没有钱只能得到治疗的效果，而没有对个人有益的养生术。养生术对缺乏时间和金钱的病人是不适用的，因为穷人需要很快地康复及重新工作，要么死去。希波克拉底文献指出，医生没有必要拒绝治疗奴隶，或者针对穷人的需要采取节食疗法，但是多种资料显示，在大多数情况下对奴隶的治疗更像是治疗动物，并且是由医生的仆人操作的。

当然，希波克拉底式的医生并不是仅仅为了挣钱才从事医学的，但是像其他工艺人一样，他们也有权利为他们的服务拿报酬。有道德的医生应根据病人的身份制订诊治费用标准，他不应在治病前为费用讨价还价，尤其是急性病时，因为病人的额外顾虑会影响其康复。那些没钱却期望遇到理想医生的病人往往被告知应记得一条希腊古话："没有报酬就没有技术"。

许多治病救人的高尚情操能在希波克拉底文章中找到，但医术的局限是很明显的，医生知道不可能治愈所有的病人，只得先行判断哪些病人会死去，以免受人责难，因此，反对治疗致命的疾病的禁令是希波克拉底医学的基本原则。和庙里的祭司不同，祭司可以借助神威得到佑护并为自己开脱，而世俗的医生们却处在一个特殊的极易受攻击的地位。只有技术、成功和对职业伦理道德标准的严格承诺能保护医生。最终，医生作为一个有技术的人，应该由病人根据其治疗结果作出评价，而不由一个贵族调查委员会来评定。

疾病的本质和四元素说

现代的医生和病人尤其热衷于精确诊断疾病的正式名称，但这对希波克拉底式的医生却无足轻重。他们主要注重的是预后，不仅是对疾病的发展进程作出预见，而且要提供病史。对疾病的前因后果作论述，会给病人及家属留下良好的印象，认为医生的知识和技术精湛。同样，医生对危机和死亡的预见也很重要，因为如果这样做了，即使这些情况发生，医生也不会因此而受到责难。

希波克拉底式的医生不注重记录病人的症状、体重或者诊断,而是寻求病征的特征图,以便于制订每一种疾病的治疗计划。诊断出的病征描述了疾病的特征,但病征不会不言而喻,而是要靠专业的检查获得。只有一个有经验的医生才能够观察到模糊显露的症状,如不正常的脸色、声音、热度、硬度、肿大,如果需要得到进一步的信息,医生会开泻药和催吐剂,那就意味着使身体恢复平衡,以便更多地提供关于病人体液状况的信息。

对于希波克拉底来说,疾病不是一种局部现象,而是一种对整个人体四体液——血液、黏液、黑胆汁、黄胆汁——平衡的扰乱。在人体这个小世界中的四体液及其相关的四本质(热、冷、湿、干)反映了构成宏观宇宙的四元素(土、气、水、火)。希波克拉底著作中的各种内容提出了对健康与疾病、本质与元素彼此之间相互关系的观察和理论上的推理,但有时这些解释是模糊的和矛盾的。

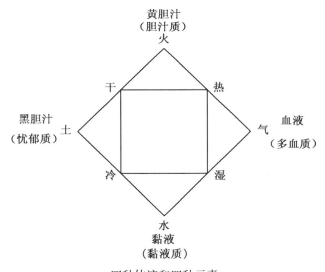

四种体液和四种元素

99　　　"体液说"解释了健康是四体液和谐的平衡和混合的结果,若四体液之一过度则导致恶液质或异常的混合,特殊的气质与某种体液的相对丰富有关。多血质、黏液质、胆汁质、忧郁质等四种气质大致地等价于不同的个性特征,并且显示出特异疾病的易患性大小。

虽然四体液是在理论上与四元素有关,但内科医生也能就某些常见的观察现象证明它们的存在。直到最近,内科医生能得到的唯一的"分析实验室"由五种知觉构成。换句话说,鼻子和舌头是第一个分析化学家,因此,要了解疾病的本质,所有的排泄物、分泌物、病人散发的气味都不得不根据感觉进行直观分析。借助于感官和四体液的理论检查血液,我们会考虑血液凝块的情况,凝块最暗的部分相关到黑胆汁,凝块上面的血清明显是黄胆汁,最上层的轻的物质是黏液。或者说,黏液等于黏痰,黄胆汁是储存在胆囊内的苦液体,黑胆汁是黑暗的物质,有时可在呕吐物、尿和粪便中见到(内出血的征象)。

100

　　根据希波克拉底的理论,人体排斥疾病的过程实质上是正常生理功能的一种夸大表现形式。疾病是一种状态,在这种状态中,有机体在控制环境时遇到很大程度的困难。体液平衡的恢复要经过几个阶段,在这些阶段中,体液中未成熟的或疾病性的物质变得足够成熟,以至于通过危机期间的分泌、排泄、出血而消除,这种危机可能最终恢复也可能以死亡告终。在急性病中,疾病性物质的消除一般发生在某个"危险期"。根据危险期和症状、征象的特征图式而绘出疾病的过程图,那么,内科医生就可以用适当的方法对这个过程迅速作出处理。

　　体液病理学给那些最恐惧的可怕的精神以及生理疾病提供了一个很自然的解释。实际上,在希波克拉底的著作中,《神圣疾病》是一篇对迷信和无知进行强有力和永久批判的论文。希波克拉底宣称,即使是神圣的疾病——我们称之为癫痫——也不比任何其他疾病更神圣和富有神性;像任何其他疾病一样,它来自于自然的因素。但是,由于对周期性发生的鬼怪感到恐惧以及在那些平日健康的人们身上不可预期的突然癫痫发作,无知的人们便将这种疾病归于神。那些通过魔法来"治愈"这种疾病的人极力支持这种错误的"神圣"本质的信念。靠给病人开炼丹、念咒语以及一些稀奇古怪的仪式,一旦病人痊愈了,江湖骗子就很快获得了声誉,而当病人复发或死亡时,他们则归咎于病人对神不忠。信奉希波克拉底的内科医生认为这种欺骗性的行当是邪恶的,是对宗教的亵渎。

　　在反对巫术的同时,希波克拉底并没有忽视梦。大多数病人对梦有一种迷信般的敬畏,然而,希波克拉底试图把梦和病人的精神状态联系在一起。一些梦可能是神的"预言",而另一些则是愿望的模糊满足。医生对那些表示出病态状况的梦感兴趣,因为它们可以为治疗提供指导。

　　体液理论可以解释癫痫,就像解释任何别的疾病一样(事实上,这个理论的问题之一就是它能很容易地解释各种事情),希波克拉底认为如果父母都是黏液质的人,则他们的孩子可能是天生的癫痫患者,因为在妊娠期间过多的黏液积聚或许会损害胎儿的大脑。许多古代哲学家都认为心脏是意识的发源

101 地,但希波克拉底则认为这一功能是由大脑负责的,因此对大脑的折磨会产生最危险的疾病。

对癫痫的态度可以被看作是一种决定性的试验,来检测人们对待疾病患者的态度是否开明。很不幸,希波克拉底医学中的治疗方案不能治疗癫痫、疯病和对别的假定神秘的病的偏见和恐惧。纵观历史,癫痫的疗法有巫术和迷信的手段,也有危险和无效的治疗,诸如:放血、烧灼术、环钻术以及子宫切除术等方法。到 20 世纪末,癫痫的界定还被认为是非常复杂的。尽管经过数个世纪的研究,癫痫的病因学仍然是模糊的,预后不确定,并且接受治疗有时反而会导致更多的伤害。

体液理论认为计划好的用来帮助自然痊愈倾向的治疗性的生活制度是合理的,如通过放血、催泻、调节饮食等方法除去发病体液,并阻止额外坏体液的形成。考虑到危险或许潜伏在很多食物中,医生可能只允许病人吃大麦水、蜂蜜水或醋蜜水(醋+蜜+水)。的确,为了帮助身体的自愈趋势,医生会"减少"病人的饮食。

尽管希波克拉底喜欢温和简单的疗法,但希腊的内科医生却可能开出一系列的多种使用形式的药物,诸如:膏状药、油膏、阴道栓、丸剂和栓剂。药物的大多数成分来自当地的植物,但是还有一些来自印度和埃及。有的药物中会含有令人愉快的成分如肉桂、小豆蔻和藏红花。但是有的药物,如给积水病人治疗用的著名的利尿药的成分却包括了去掉头、足、翅的干斑蝥粉甲虫("酷热的甲虫"或者"西班牙苍蝇"作为内服或外用的皮肤激剂,很久以来就被用作利尿药或公认的催欲药)。

然而,有些病例需要某些强烈的方法处理,如拔火罐、静脉切开、腐蚀以及应用其他的外科手术形式。正如指导希波克拉底医学实践的一个格言:"药物不能治愈,就用刀;刀不能治愈,就用烧灼;如果烧灼也不能治愈,那就是不可治愈的病"。就大多数方面而言,"外科"意味着对一些伤口、骨折、移位或别的创伤进行损伤性的处理。在这些病例中,行医者的经验和所获得的技能是很重要的,因为希波克拉底式的医生不进行尸体解剖或者系统的动物解剖,因

102 而,只有对损伤病的观察和动物解剖的一般知识才能照亮人体这个"黑盒"。

在处理伤口和溃疡时,一些简单的药物和清洗剂就能治愈小的炎症和脓肿,不同种类的草药在水中煮沸或与酒混合后被用作清洗伤口的敷料,含有某些矿物质的药物,像盐、铜或铅的氧化物,被用作伤口的干燥和镇痛剂。包扎伤口和治疗骨折是一种可以让医生显示速度、技术和风格的技术。

必要的时候,内科医生也能缝合伤口、锯头颅骨、做人工气胸(使肺塌陷)、将塞条和导管插入胸腔排脓,就像在《疾病》和《伤口》中所记载的种种描述一样。但是,当伤口坏疽的时候,内科医生不愿介入,因为截肢术可能会由于休克或出血而导致死亡。相似地,内科医生宁愿用药物促进脓肿自发排毒而不愿用刀去切开。希波克拉底希望他的追随者能够采用最小危害的方法治疗病人,在希波克拉底的《头部伤口》的文献中,作者描述了人类头骨的结构以及头部损伤的严重性和存活的可能性之间的关系,治疗师被要求对伤口做仔细的检查,并且评估病人对损伤的内在反应。书中建议医生寻找预言死亡的信号,如发热、化脓、骨头的变色、精神错乱及痉挛,如果病人能够活下来,会被敷上药膏和包扎伤口。

不管希波克拉底式的内科医生在治疗单个病人方面取得多大的成功,公元前 430 年,在伯罗奔尼撒战争中,袭击雅典的瘟疫表明他们在对付流行性疾病方面尚无对策。据说,希波克拉底警告说在瘟疫中最好的行动就是"cito, longe, tarde",翻译过来就是"走快,走远,慢慢返回"。对瘟疫最生动的描述不是内科医生,而是雅典将军修昔底德(Thucydides),他觉得写关于瘟疫的事得心应手,因为他自己幸存并且目睹了许多病例。

在相对少病的一年后,一场瘟疫突然袭击了雅典,起初人们认为是所有井中被人投毒了。健康的人开始头痛、打喷嚏、声音嘶哑、胸部痛苦、咳嗽、呕吐、痉挛,虽然摸上去并不怎么热,但身体却变得发红和青灰色并有暴发性的水泡和溃疡,死亡通常发生在第七或第九天,那些能再拖延几天者,则疾病发展至肠道,导致溃疡、腹泻。一些病人失去了手指、脚趾或者眼睛,另一些人遭受着严重的精神混乱的折磨,以至于忘记了自己的名字或者认不清自己最亲的亲戚。祭司和医生面对瘟疫毫无对策,他们自己也经常成为瘟疫的牺牲品。

据修昔底德记载,这种疾病最可怕的特征是受折磨者的压抑和被社会及风俗所抛弃,对神和法律的敬畏都被抛之脑后。只有那些疾病的幸存者愿意护理病人,因为同一个人不会被再次感染。尽管修昔底德作了生动的描述,但这种疾病准确的本质仍不清楚,提出的诊断有:斑疹伤寒症、猩红热、腹股沟腺炎、麻疹、天花以及疽。不管这种疫病是什么,它都提供了一个经常发生的专题,即与战争和流行疾病相联系的社会的分裂。

内科医生也受到一些地方病的挑战,如悄悄威胁着地中海区域的疟疾。直到 19 世纪末期,才有了关于诱发因子和疟疾传播机制的论述,但是在希波克拉底时代,疟疾和沼泽地之间的联系是被怀疑的。当疟疾第一次到达这一

103

地区时,它引起极大的流行,但这种疾病多呈地方性流行。疟疾使得患者对这种疾病或其他疾病更加敏感,人们学会将患病与季节联系起来,农业劳动力的慢性劳累导致营养不良、饥荒和对疾病的易感性。在整个人类历史上,疟疾被称为最大的杀手,并成为希腊科学、艺术、文学衰退的主要因素。

对医药神阿斯克勒庇俄斯的崇拜

尽管在今天看来,希波克拉底是古希腊医学界的杰出人物,但在古代,这样的好医生却和用迷信方式治病的人平分秋色,这些人在《伊利亚特》中被称为"无可指责的内科医生"。在希波克拉底而不是荷马时代,阿斯克勒庇俄斯被抬高到神的位置。这是一个思想自由和不容异说两者关系极端紧张的时代,不信神和"无神论"作为犯罪会被判处死刑或被驱逐,对宇宙本质的兴趣被认为是疯子的征兆,如原子论的奠基人德谟克里特(Democritus)。当他为了了解结构和元素开始解剖动物时,被他的邻居看作是发疯的迹象。按照惯例,人们请求希波克拉底去治愈这位哲学家,希波克拉底与德谟克里特进行了详细的对谈,然后希波克拉底告诉阿布德拉(Abdera)的人们,和德谟克里特相比,他们更像是疯了,因为德谟克里特是理性的、聪明的。

就像在其他文明中所证实的一样,现代科学医学还没有完全地取代传统的、民间的或宗教的治愈方法。因此,对于我们称之为合理的希波克拉底医学在古代未能全部取代宗教医学也不应感到惊讶。对于慢性的、发作性的、不可预期的状况,像关节炎、痛风、偏头痛、癫痫、疟疾、阳痿、不育,当病人知道内科医生没用的时候,巫师和祭司总给他们带来希望,甚至在疾病间期已有治愈的错觉。一些历史学家相信,在希波克拉底时代巫术和超自然的医疗部分地加重了疟疾的负担,尽管希波克拉底的治疗和宗教的治疗不同,但希波克拉底和阿斯克勒庇俄斯都相信最好的治疗方法是"一句话,先用草药,后用刀子"。

在几个世纪的时间里,对阿斯克勒庇俄斯的崇拜传遍了古希腊,并在古罗马扎根,然后逐渐地屈服于作为疾病和治疗的独断者——基督教。根据阿斯克勒庇俄斯的生平,他是阿波罗神的儿子,但是,他的出生方式和地点存有争议。他的妈妈或者是一个美丽的少女,或者是一个名叫克瑞尼斯(Coronis)的妇女,后被阿波罗的妹妹所杀。在可怜的克瑞尼斯的葬礼上,阿波罗决定把自己的儿子带到克瑞恩(Chiron)的家里,克瑞恩曾经培养过许多大英雄。按照荷马所说,克瑞恩教会阿基里斯(Achilles)和阿斯克勒庇俄斯使用药物来缓解痛苦和止血,多亏了他的指导,阿斯克勒庇俄斯掌握了刀子的使用方法,学会了草药的疗效。除了治愈病人外,阿斯克勒庇俄斯还能起死回生,普鲁托(Pluto)——阴间之神——为此向宙斯抱怨。宙斯担心如果人类知道他们的医生可以拯救他们的生命,就不会再敬畏神,于是用雷劈死了阿斯克勒庇俄斯。最终,阿斯克勒庇俄斯成为医药神并在庙宇中受到崇拜,由那些称自己为阿斯克勒庇俄斯后裔的神父、牧师们侍奉。

　　阿斯克勒庇俄斯的神庙建在克斯(Cos)、科尼杜斯(Cnidus)、埃皮达鲁斯(Epidaurus)和其他具有干净水质和动人景色的地方。在神庙的绘画中,阿斯克勒庇俄斯常和女儿海吉雅(Hygeia)、帕那赛亚(Panacea)以及另一个药神忒勒斯福罗斯(Telesphorus)在一起。像路德(Lourdes)和其他现代治疗圣地一样,阿斯克勒庇俄斯神庙是充满希望的朝圣和神奇治愈力的地方,关于神庙医学的资料来自于建筑物的遗迹、还愿的匾额(记载了治愈的病人的故事)、在圣堂中做成的被治愈的器官的模型以及在文化资料中关于神庙魔力的有关文献的研究。但是即使在古希腊也有一些怀疑论者嘲笑这些资料是精心伪造的赝品或是疑病患者的胡言乱语,他们强调如果那些未治愈者也作了声明的话,那么可能会有更多的匾额。

105

　　位于埃皮达鲁斯的阿斯克勒庇俄斯神庙的遗迹曾是供奉女神海吉雅的圣地,她是古希腊的健康女神。像中国那些并不亲自治疗病人的哲人一样,海吉雅教会人们通过适当的行为获得健康和长寿。对她独立的崇拜最终被并入对阿斯克勒庇俄斯的崇拜之中,她的社会地位也从独立行医者降到内科医生的助手。阿斯克勒庇俄斯也享有神狗和圣蛇的帮助,和被蛇偷吃草药的美索不达米亚英雄吉尔伽美什(Gilgamesh)相反,阿斯克勒庇俄斯从一条圣蛇那里收到了这种草药,因此,阿斯克勒庇俄斯常随身带有一条被蛇缠绕的手杖。蛇缠杖,现代内科医生的标志,上面相互缠绕的两条蛇似乎表明了一种增加的神力,但是,实际上,它与罗马神话中墨丘利(Mercury)的魔杖相似。墨丘利是神的信使,也是商人和贼的庇护人。

　　阿斯克勒庇俄斯后裔自夸所有进入圣所的人都被治愈了。据推测,他们是通过仔细地筛选病人而获得这一完美的成绩的。那些暂时的缓解和自发恢复的心身疾患以及自限性疾病的案例组成了整个医学界的一个巨大成功。然而,在柏拉图的《理想国》中,苏格拉底说阿斯克勒庇俄斯并不试图治愈由疾病导致的身体残疾,即使是医疗之神也不想让人痛苦地活着,或者允许体弱的父亲生出更体弱的儿子来。

神庙医学的最重要的部分是"潜伏"或者称为神庙的酣睡。潜伏是寻找指导性的圣梦的古代实践的一部分,一般发生在那些包括禁食、延期隔绝、自残、迷幻药之类的初步仪式之后,在阿斯克勒庇俄斯肖像前的一只动物皮上睡眠是这种近乎普遍的仪式中相当温和的一种方式。一些病人说在被神抚摸之后或被护卫圣堂的圣蛇、圣狗舔过之后病即刻痊愈,幸运的病人说阿斯克勒庇俄斯自己在梦中走近他们。有时神也推荐一些简单的药物,如青菜治疗便秘,但阿斯克勒庇俄斯或许也指导病人用血涂抹眼睛或在冰河中游泳。在某些情况下,治愈疾病或改进身体是综合治疗的结果,如休息、新鲜空气、营养的饮食以及在阿斯克勒庇俄斯神庙里能够得到的希望和劝慰的力量。按照神的旨意举行的宗教仪式及紧张和焦虑的缓解可以治愈许多精神疾病,也会给那些不可能治愈的患者提供安慰。

妇女是不允许在神庙生孩子的,但阿斯克勒庇俄斯却接受了种种妇科和产科疑难病症,尤其是不育症。许多不育妇女报告说她们在参观神庙后就怀孕了。然而,就像埃斯摩尼卡(Ithmonice)的例子中所讲的一样,她向神祈求赐给她一个女儿,恳求者在陈述请求时得十分小心,在复杂的暗示后,阿斯克勒庇俄斯问埃斯摩尼卡是否还要别的东西,但她想不出还要什么。在她的子宫里怀有孩子三年之后,埃斯摩尼卡想从神那里得到另一个恩赐,阿斯克勒庇俄斯提醒她,她只请求怀孕,未提出要生产,但是,他还是仁慈地给予了她这个新的恩惠。她一离开神庙后,她的女儿就降生了。

文献记载,许多病人称赞阿斯克勒庇俄斯神治愈了他们的头痛、麻痹、虚弱和失明。一个声称已吞服水蛭的男人和一个认为她的腹中有虫的妇女被神切开腹部,除去了感染的东西并缝合了切口。即使相对较小的问题也会受到神的注意,有一个人来到神庙求助,因为他的邻居取笑他的秃头。他在神庙睡眠期间,神为他涂抹了一种药,最后他长出了厚密的头发。

亚历山大时代的科学和医学

在古代世界,古埃及的亚历山大城是以亚历山大大帝(前356—前323)而命名的,代表了富裕和稳定,也是古埃及的学问和古希腊文明中最有生气部分的有机融合。它的博物馆和图书馆是这座城市最宝贵的财富之一。在图书馆和博物馆工作的学者们,在亚历山大统治者的倡导下,积极参与一场史无前例的智力的实验。据估计,亚历山大图书馆至少拥有 700 000 卷手稿,图书馆收集、征用、抄写、编辑了许多手稿，包括那本现在称之为希波克拉底著作的书。希波克拉底著作的研究权威——帕加孟(Pergamum)的盖伦(Galen)宣称亚历山大的统治者非常热情，图书馆里装满了从港口运来的各地发现的书。盖伦告诫说为了使亚历山大的统治者满意，许多书是伪造的。博物馆里宏伟的设施包括：动物园、植物园、演讲厅、研究室。为了鼓励信息的交流，学者们在博物馆的大厅里一起用餐，吃饭是免费的，并且学者们的工资是免税的。但很不幸，这座著名的博物馆没有保留下关于医学研究的直接证据。

　　虽说许多科学在亚历山大都很繁荣，但研究主要定向到实际应用的领域中，如医学和工程学。医学专家被期望去管理城市和军队的卫生设施、训练军队的医生。最重要的是，在一个较短的和少有的时期，人体解剖实践不仅被接受，而且还被积极地鼓励。也许解剖尸体和拿出某一部分器官用于祭祀的埃及传统帮助克服了希腊对毁坏尸体的反感。亚历山大的科学家们帮助建立了西方医学理论的两个主题：第一，系统解剖提供了人体结构和功能的有关信息；第二，即使这种知识对于临床医学、病人治疗、公共卫生的使用价值不大或几乎没有，但这种知识本身也是很有价值的。

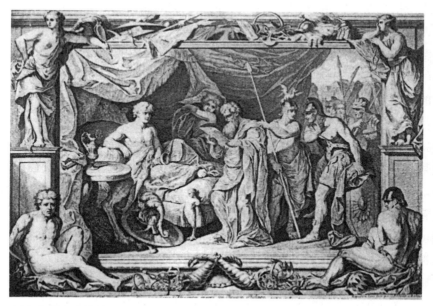

亚历山大大帝和他的医生。亚历山大临死前断言说："我的死全拜赐于过多的医生。"

　　就医学而言，希腊化时期(大约在亚历山大大帝死后到公元前30年期间，即罗马附属于埃及的时候)是以解剖学家希罗费罗斯(Herophilus，约前330

或前 320—260 或前 250)和埃拉西斯特拉塔(Erasistratus,约前 310—前 250)
的工作最负盛名。很不幸,现存的关于亚历山大时代的直接信息太少了,以至
于这些最有名的解剖学家们和博物馆之间准确的联系仍不清楚。历史学家认
为他们两个都是熟练的解剖学家,他们热切地利用鼓励解剖实践的机会研究
人体,但是,他们到底是在活人还是在死尸上完成这些研究的不得而知。解剖
学家也可能使用他们的病人和学生作为试验对象。当基督教理论家德尔图良
(Tertullian)和圣奥古斯丁(St. Augustine)想要搜集异教徒所犯罪行的证据
时,他们指控声名狼藉的希罗费罗斯折磨死了 600 个人。罗马百科全书编纂
者塞尔苏斯(Celsus)控告希罗费罗斯和埃拉西斯特拉塔的活体解剖应该是受
到谴责的罪行,然而,这些指控没有明显的证据,因此,有一些历史学家相信他
们的断言,另一些历史学家则表示怀疑。

　　在亚历山大时代人类的活体解剖在多大程度上存在是有争论的,因为关
于希罗费罗斯和埃拉西斯特拉塔的记述未流传下来,只是存在于他们敌人的
诽谤中。这些几百年后所做的谴责不能作为肯定的证据,但是也没有特殊的
理由确信官方会禁止活体解剖,特别是对于那些犯人或战争的囚徒。当然,20
世纪所指控的那些罪恶暴行显示人类的堕落是没有底线的,无论个人还是国
家鼓励的。标志着新千年开始的事件并没有挑战这一悲观的结论。即使在希
罗费罗斯时代的条件使得做系统解剖是可能的,人体解剖也是对当时盛行标
准的冒犯,会引起对迷信的畏惧,并给予希罗费罗斯和埃拉西斯特拉塔一个邪
恶的名声。

　　希罗费罗斯、埃拉西斯特拉塔和他们的同事们致力于创立一个完整的人
类新科学,而不是一个抽象的哲学体系,如果希罗费罗斯做过活体解剖就不会
犯某些特定的错误的论断,没有考虑到对先前存在的概念的理解所造成的影
响,也没有考虑到解剖学上的创新仍然有着本质上的困难。无论什么环境允
许希罗费罗斯和埃拉西斯特拉塔进行活体解剖,这些环境都不会长久,人体解
剖可能在公元前 2 世纪末时就停止了。但是,亚历山大时期的解剖学家即使
在被禁止解剖人体和活体解剖其他动物之后,仍有可能继续使用人体骨骼进
行研究和教学。

　　在关于循环系统的研究中,希罗费罗斯指出,动脉与静脉之间是不同的,
一种是有力的脉动管和血管,另一种是相对较弱的血管。与以前认为血管运
输血液和动脉运输空气的假想理论相反,希罗费罗斯指出两者都输送血液。
脉搏跳动的变化与健康和疾病是有关联的,希罗费罗斯试图用一种水表来测

量脉搏的跳动,这种水表在亚历山大时期得到了发展。

希罗费罗斯明显的是作为一名怀疑论者为人所知的,他认为所有的生理学和病理学的理论都是假想和暂时的,包括希波克拉底的体液说。他并不是完全拒绝体液病理学,而是提出四种生命导向力控制人体的理论:肝脏和消化器官的营养力,心脏的热力,神经的敏感力或理解力。在医疗实践中,希罗费罗斯喜欢用积极方法的治疗而不是遵循希波克拉底的指示,他也使用热—冷、湿—干性质的概念作为诊断治疗的结果,放血和复杂药物的体系成为希罗费罗斯医药的标志,然而,他也促使自己的学生熟悉营养学、内科学、外科学及产科学。

对于希罗费罗斯的生平人们知道得不多,只是了解他可能和科斯的普拉哥拉斯医生一起研究过,据说他是超过 50 本书的作者,包括《解剖学》、《眼科学》以及一本助产士手册,但是只有少数的几本专著保存下来。没有直接的证据证明希罗费罗斯是亚历山大时期博物馆的成员或他曾在博物馆作过人体活体解剖的研究。因此,他能接触到尸体和活的犯人可能是政府支持的结果。

希罗费罗斯广泛研究神经系统,包括大脑、脊髓和神经之间的联系,根据研究结果,他有力地驳斥了亚里士多德所言心脏是人体最重要的器官和智慧的源泉,指出大脑才是神经系统的中心。他还描述了消化系统,提出要注意肝脏形状的变化,以及腱和神经的区别。

对于希罗费罗斯来说,健康是最大的利益。他的格言是"如果没有健康,所有的智慧、艺术、力量和财富都是无用的"。他还指出:最优秀的内科医生应能区分可能和不可能。他极力主张内科医生应该熟悉营养学、体育锻炼、药学、外科学、产科学。作为行医者,他的追随者们喜欢放血疗法,并大量使用复杂药物的混合物。

根据传说,希罗费罗斯最不寻常的学生是雅典女人阿格诺迪斯(Agnodice)。由于对那些宁愿死也不愿让男性医生检查的妇女的遭遇感到苦恼,阿格诺迪斯假扮成男人学习和实践医学。阿格诺迪斯赢得了女性病人的尊重,但是当她的身份被发现后,她被控告违反了禁止女人学医的法律。可她忠实的病人们警告那些男性控告者:如果他们将唯一的女医生判为死罪,他们将被看成女性最残酷的敌人。阿格诺迪斯近乎传奇的故事几百年来常被用作支持女性医学教育的依据。事实上,在论述女性疾病时,希波克拉底已指出了凝缩在阿格诺迪斯故事中的问题:女人们常不愿和男医生讨论疾病,以至于小毛病可能演变成无法治愈的顽疾。

当文艺复兴时期的学者向沉闷的古代权威尤其是盖伦(Galen)的理论挑战时,长期被忽视和贬低的希罗费罗斯被誉为"古代的维萨里(Vesalius)"。这一头衔也适合于埃拉西斯特拉塔——另一位迷人的、更不为人所知的人物,他被盖伦攻击为是不可饶恕的拒绝希波克拉底医学哲学的异端。盖伦写了两本书反对埃拉西斯特拉塔,并且一有可能就批判他的思想。盖伦声称埃拉西斯特拉塔和希罗费罗斯是同时代的人,然而埃拉西斯特拉塔可能比希罗费罗斯至少年轻 30 岁。根据一本传记记载,当埃拉西斯特拉塔诊断自己得了不可治愈的癌症时,他选择了自杀而不愿遭受不可避免的身体衰落。

像希波克拉底一样,埃拉西斯特拉塔出生在一个医生家庭中,人们对他的生平知之甚少,仅知道他是主动放弃行医实践而献身于解剖学和生理学研究的。在盖伦保存的一些零碎资料中,埃拉西斯特拉塔谈到了研究带给他的快乐,以及这种快乐促使他夜以继日致力于解决各种科学问题。埃拉西斯特拉塔或许是在位于塞琉西亚(Seleucia)的安条克斯(Antiochus)城堡做研究的,而不是在亚历山大城,但埃拉西斯特拉塔和希罗费罗斯的研究兴趣却十分相似。古代资料表明:埃拉西斯特拉塔著有 50 多本书,包括一些关于发热、出血、麻痹、药物、中毒和饮食方面的专著。然而,也有一些证据显示埃拉西斯特拉塔在致病原因方面的研究比希罗费罗斯更强一些。盖伦指控埃拉西斯特拉塔拒绝希波克拉底的医学哲学而追随亚里士多德的教导。像希罗费罗斯一样,埃拉西斯特拉塔也可能试图想用一种新的学说来代替体液理论,就埃拉西斯特拉塔来说,他似乎发展了一种固体病理学理论,这一理论对其解剖研究的指导意义要大于治疗学方面。

埃拉西斯特拉塔据说是个天才的行医者,他抛弃了在健康方面关于身体和功能的一般知识的理论,他争辩说,许多疾病能够被防止发生或用简单的药物和卫生习惯治疗。因此,他相信学习病理解剖是诊断致病原因的一把钥匙,他尤其对由于迫使血液通过血管进入动脉的局部过血症的积聚而导致的疾病和发炎的可能性感兴趣。由于怀疑许多标准的治疗方法和希波克拉底的体液学说,埃拉西斯特拉塔引进了机械的、局部的观点来谈及生理病理现象,这是基于德谟克里特的原子论之上的。像原子论的创始人一样,埃拉西斯特拉塔愿意推测不可见的实体的存在。在追踪静脉、动脉、神经到肉眼可见的最小的分支之后,埃拉西斯特拉塔提出尚有进一步的远离于视力范围的小分支,按照他的理论,身体不可见的结构是由血管、动脉和神经网络组成的。为了完成身体完美结构的图画,埃拉西斯特拉塔还提出了"薄壁组织"(parenchyma,填充在血管网之间的物质）的存在。

埃拉西斯特拉塔的理论认为疾病是由于局部血液过量而引起的，所以他特别注意心脏、血管和动脉。在散失的论文中，他详细地描述了包括半月形、三尖瓣形和两尖瓣形的心脏。或许以此机械类推，解剖以及做活体解剖实验提示了埃拉西斯特拉塔心脏可看作为一个"泵"，在这个"泵"里有一些隔膜，它们拍打着瓣膜。利用逻辑、直觉和想象，埃拉西斯特拉塔追踪了血管、动脉和神经再到肉眼可见的最小分支以及推测远离于视力范围的细小分支，他还详细地描绘了肝脏和胆囊，并且促进了对乳糜管的研究，这一研究直到阿塞利（Gasparo Aselli，1581—1626）才得到了改进。

埃拉西斯特拉塔接受了动脉的功能是携带空气而不是血的传统观念，即动脉起源于心脏而静脉起源于肝脏，它们都是独立的连接尽头血管的系统，在血管里的血和空气慢慢渗出到身体的外围，以便身体的每一部分都能得到营养。但是，他认识到解剖学家不得不面对一个事实，就是如何解释血液从撕裂的动脉中喷出，为了使这一系统的不一致合理化，埃拉西斯特拉塔争辩说虽然健康的未损伤个体中的，动静脉是独立的，但它们之间也有一些小的塌陷或紧密的联系，当动脉被损伤时，空气逸出，静脉血于是被迫通过动脉静脉之间的通道，因为按照亚里士多德的理论，动脉的性质是讨厌真空。换句话说，动脉中血液的存在是由损伤或其他病理条件造成的，在尸体中观察到的过满的静脉和塌陷的动脉似乎支持了这一理论。

112

按照埃拉西斯特拉塔的理论，疾病是由于多血症，即来自易于腐败的未消化食物的过多的血液。当局部血液过分地积聚在静脉中时，过重的负担使得血管被损害，血液从静脉进入动脉。当这种现象发生时，空气的流动或者生命的灵魂这些被设想由动脉支配的地方会发生阻塞。在这一理论框架之下，治疗的合理手段是去除过多的血液，一个方法就是通过减少食物供应来打断血液的生产，除了催生、利尿、按摩、热水浴和普通饥饿之外，埃拉西斯特拉塔独创性地引入了"局部饥饿"法：利用绷带绑紧肢体阻止血流通过，直到疾病的部位耗尽多余血液为止。用绷带来止住破裂的血管流血的做法也要归功于埃拉西斯特拉塔。

虽然埃拉西斯特拉塔有时被叫做唯物主义者、原子论者或理性主义者，但他也承认灵魂是有生命的。很明显，他相信生命的过程依赖于血液和空气，并由不断的呼吸来补充。在身体里有两种空气，维持生命所必需的空气由动脉运输，它能调节生长过程，另一种空气进入大脑并且变成动物的灵魂。动物的灵魂负责运动和感知,并且由神经——一个空的管道系统——运送,当动物的灵魂进入肌肉,它们会膨胀并导致肌肉变短从而发生运动。受到斯特拉托(Strato,亚里士多德喜爱的一个学生)实验方法的鼓舞,埃拉西斯特拉塔对于生理学上的问题尝试提供定量的解决方法,在一项试验中,埃拉西斯特拉塔把一只小鸟放进一个罐里,记录鸟的体重和它的排泄物,他发现,在喂食之间鸟的体重进一步减轻,这种现象使他得出一个结论:一些不可见的发散的东西在生命过程中失去了。

113　　　有一则关于埃拉西斯特拉塔行医的故事,显示了他对身体和精神上的折磨之间联系的敏锐洞察力。当塞拉克斯(Seleucus)——亚历山大的一个将军——和一个名叫斯特拉突尼斯(Stratonice)的女人结婚时,他的儿子安条克(Antiochus)爱上了他的继母。由于安条克试图掩盖他的感情,这个年轻人病倒了,并临近死亡的边缘。许多医生都束手无策,而埃拉西斯特拉塔认定这是一种思想感情的折磨,通过感性的关系而削弱了机体。他决定仔细地去观察安条克对看望他的人所产生的生理反应,他发现,每次斯特拉突尼斯来看望时,安条克都有结巴、脸红、心跳加快、脸色苍白的现象出现。埃拉西斯特拉塔推理说:虽然我们有意识地隐藏我们的思想,但是它们对身体的影响是无法控制的。这个故事由于它的文学价值而被多次传诵,但它的医学洞察力却被严重忽视了。在盖伦和阿维森纳(Avicenna)等其他伟大医生的传记里也提到了类似的事情,这些事情常在中世纪和文艺复兴时期的文学中作为对相思病的描述而被引用。

　　　大约在200年的时间里,亚历山大城博物馆在科学、技术和医学中拥有高水平的创造性,并且培养了内科医生、工程师、地理学家、天文学家和数学家。虽然很难评判这样一个复杂的学院的生命力,但有证据表明在希罗费罗斯和埃拉西斯特拉塔时期,医学已经开始衰弱了。在医学领域中,客观的科学研究与病人的迫切需求之间的紧张状态一直存在,这种现象破坏了科学家和治疗家之间的和谐与平衡,人们质疑对解剖学的研究致使医生不能精心地照顾病人。在亚历山大时代科学研究的衰退主要应归罪于动乱的政治气候,但是科学家和学者对其他学派的攻击,以及他们离开亚历山大城在其他地方建立新的学院,这些都在暗中破坏了亚历山大博物馆的结构支架。后来的作家讽刺说,博物馆中大量的学者就像待在鸡舍中的鸟,整天沉浸在无尽的喧哗和口角中。最终,最悲惨的命运降临在亚历山大的科学家身上:他们被迫害,财产被剥夺,不得不到新的地方以教学竭力维持他们的生活。

亚历山大传统的衰退并非仅限于医学,博物馆、图书馆中的著作也很少保存下来。图书馆的第一次破坏发生在公元前 48 年因朱力斯·恺撒(Julius Caesar)和 3 000 名古罗马军到来而触发的骚乱中。恺撒征服埃及后,亚历山大的地位降低为大罗马帝国的一个行省。后来,基督教的领导者鼓励破坏木塞斯(Muses)的圣堂和其他异教学院。据传说,公元 395 年,博物馆中最后一个学者,一个名叫希帕西亚(Hypatia)的女哲学家和数学家被一群基督教暴徒拉出博物馆殴打致死。公元 7 世纪(642—646),穆斯林征服了亚历山大城,导致图书馆最终的破坏以及它珍贵的手稿遗失殆尽。

114

罗马世界的医学

经历了几个世纪的战争,希腊与罗马文化相互交触,最终造就了具有复杂文化背景并充满朝气活力的罗马帝国。早先的罗马是一个自种自耕的农业国家,不像希腊人那样以商人和冒险家著称,尽管罗马人建造的城市无论从面积还是构造的复杂性上讲都是史无前例的,但他们喜欢注重实际而不追求抽象的东西,并倾向于过田园生活。罗马人不但在建筑、工程技术、公共健康和卫生事业上显示出卓越才能,而且在战术策略和管理才能上也是出类拔萃的。罗马的作家曾吹嘘他们祖先生活的时代没有医生,尽管存在医学,但治病主要靠民间土方、神灵保佑和占卜者。据推测,罗马帝国在卫生工程学上取得的辉煌成就对维持美好生活和维护公共健康起着重要作用。

同希腊相比,罗马人被评论家们批评成是一个没有艺术、文学、科学或哲学的民族。但是,罗马绝不能被称作是个没有神的国家。像埃及人一样,罗马人赋予神以人的器官及功能。可是,当一个老的神似乎不愿或不能履行他的责任时,人们就需要创造心中新的神灵。公元前 293 年,罗马帝国正遭受着毁灭性灾难的瘟疫,而当地的神灵对此无能为力,于是长老们就在埃皮达鲁斯(Epidaurus)庙里求助于阿斯克勒庇俄斯。正当阿斯克勒庇俄斯与罗马的代表们商议时,一条神蛇出现在庙中并游上了罗马的船,这个现象被认为是希腊神想要帮助罗马人摆脱灾难的一个预兆。就这样,阿斯克勒庇俄斯的神庙在蛇选择的地方建立了起来,瘟疫的流行也因此结束了,罗马对阿斯克勒庇俄斯的崇拜也建立起来。希腊的医生们也像神蛇那样迫切地想帮助罗马,但是他们受到的接待并不像阿斯克勒庇俄斯所得到的那样热情。

起初,罗马人很怀疑职业医生。他们并不谴责医生开业,但是他们认为给病人看病收费是不道德的。卡托（Cato）一世（前234—前149）指责希腊医生是罗马最坏的敌人，指控他们毒害和谋杀他们的病人。确实，有一些希腊的开业医生是贪婪的江湖骗子、无能的投机家，他们利用掌握的知识使病人误入歧途、制造毒药和设置阴谋。但卡托正在打一场不可取胜的仗，因为自公元前4世纪以来罗马人深受希腊文化的影响，对阿斯克勒庇俄斯崇拜的掀起和希腊医生的到来就是这种倾向的表现。

从传统观点来看，罗马家庭中的家长负责管理整个家庭的医疗事务、奴隶及动物。可是真正的医学实践被看作一种卑下的事情仅适合于奴隶和妇女。大多数罗马人依靠巫术和民间传说来治疗疾病，每个家庭都有特殊的神殿和大量的草药，宗教仪式伴随着所有药物的治疗及某些手术来驱除病魔。人和动物用同样的药物、符咒及祷告被认为是一种经济的安排。如卡托就知道很多传统的药物，但是他最喜欢的是卷心菜，卷心菜可能比鸡汤更好，因为它不但无害而且富含维生素C。因此，卡托活到了84岁高龄，而当时平均寿命仅为25岁。

从其他罗马人的作品中看出，他们对卫生、环境、水供应和公共健康等问题颇有有价值的见解，其中特别强调水供应和水管安装的重要性，但不是根据医生的建议。罗马修建了供水系统，但是到公元前2世纪，罗马人才用水管将成千上万加仑的水引入罗马，水管的铺设在当时被认为是罗马城市规划者面临的诸多难题中得到最完美解决的问题。在每一个罗马城市及大多数罗马城镇，低质量的水用来洗澡，因此公共浴池的收费通常较低廉。罗马人也建立了收费厕所，公共厕所通常合并在浴室中，独立的公厕一般只建在城镇最繁忙的地段。

从当时的各种著作中发现的有关水净化的技术和居民区环境卫生的讲究令人称羡，如罗马建筑师和工程师维特鲁威（Vitruvius）的《建筑十书》（约前27年）中就有这方面的描述。同样令人感兴趣的是马库斯·特伦斯·范罗（Marcus Terentius Varro，前117—前27）的假设，他认为在潮湿松软的地方可能居住着极小的动物，它们能从口鼻中进入人体，从而引起严重的疾病。富裕的罗马人能够利用罗马文化在建筑和工程技术上的优势隐退到宁静的乡村别墅居住，而绝大多数穷人仍住在拥挤的、不卫生的房子里，没有厨房、暖气、管道水、私人浴室和厕所。

尽管卡托警告过，但随着罗马社会的日益复杂和繁荣，如批评家们所料，由于世风日下和人们的自我满足，罗马市民很快就有求于希腊医生，而医生们倡导的医学的生活方式要比单纯的卷心菜和咒语高级得多。阿斯克勒庇俄斯（约前 124—前 50）的经历提供了一个有意义的范例，即希腊医学如何应用于罗马病人。阿斯克勒庇俄斯原来是作为一名雄辩家来到罗马的，但是他很快认识到医学在罗马有很好的发展前景。阿斯克勒庇俄斯提供的治疗措施产生的效果快速、安全、舒适。尽管他的理论方法是机械的，但在实际中阿斯克勒庇俄斯建议了一套更合理的生活作息方案，包括个人化的饮食、休息、锻炼和简单的治疗法，如用葡萄酒、水和冷水浴治疗，而不是放血和使用泻药。尽管阿斯克勒庇俄斯提供的医学实践模式很符合罗马人所期望的医学框架，但是仍存在怀疑和不信任，正如在老普林尼（Pliny the Elder，23—79）的作品中所看到的那样。

　　像之前的卡托一样，老普林尼是一位典型的罗马绅士并且还是古代一部重要百科全书的作者，他也对职业医生表示怀疑。根据他的观点，医生都是无能、贪婪、多余和危险的。他警告说，希腊医生诱使罗马人放弃他们的传统草药并导致了罗马社会的衰落。老普林尼抱怨说，医生通过在病人身上试验而学到技术，他指责医生是唯一的能够杀人而不被判刑的人，医生甚至将受害者的死亡归于他们没有执行医嘱。

　　老普林尼的《自然史》尽管不是系统的科学研究，但它涉及的领域包括医药、农业、工业和帝国的早期艺术，其价值无法估计。在赞美罗马传统草药的优点时，老普林尼声称天地万物都是为人类所创造的，对于那些懂得自然界草药方的人来说，整个世界就是一个药剂商店，例如，可以用酒、醋、鸡蛋、蜂蜜、碾碎的蚯蚓和猪粪做伤口敷料，还可以用蕨类植物来治疗寄生虫。老普林尼推荐的药物中有一些包含着有药理活性的化合物，如麻黄（麻黄素的主要来源）用于治疗哮喘、咳嗽及出血。

　　更系统的药物研究方法在底奥斯可里底斯（Dioscorides，约 40—80）的著作中被发现，他是著名的《医学资料》一书的编者，是西方最早的草药学专家之一。底奥斯可里底斯用事实概括总结出罗马医学的发展是从希腊医生那里继承而来的。人们对底奥斯可里底斯的生平几乎一无所知，除了知道其在亚历山大城学习前曾在尼禄（Nero）军队里当医师。把"military doctor"译成军医可能过分现代化，因为当时罗马军队里不可能配备有专门的医疗队和外科医生。事实上，当时罗马军队里分配照看病马的人多于照看负伤士兵的人。然而，由于罗马帝国无处不在，其军队的活动和医学人员遍及欧洲、北非和东部地中海地区。

在罗马军队服役给底奥斯可里底斯提供了到处游历的机会,并让他有机会认识很多新的植物种类,其中许多植物连希波克拉底也不知道。作为一个敏锐的观察家和热忱的自然学家,底奥斯可里底斯提供了许多关于医用植物的有价值的资料,如这些植物的起源地、产地、生长习性和恰当的用途。他也提到有些药物可以从矿物和动物中提取。药理学家通过对这本著作的研究,发现了许多有价值的药物处方,包括止痛剂、抗菌药、催吐剂、轻泻剂、强泻剂等等。

在现代普通厨房的香料架上,我们能找到许多被底奥斯可里底斯鉴别和分类过的草药,但令现在的厨师感到惊讶的是这些普通香料所具有的药用性质。例如,樟属植物和肉桂据说在治疗内部炎症、毒虫叮咬、鼻炎和月经不调方面很有用。适当制作后,一些草药和香料据说可以减少流产,芦笋煎成的药液被用来治疗不育症,佩戴芦笋茎作为护身符据说可以提高受孕率。被疯狗咬伤的受害者可以用河蟹、龙胆根和葡萄酒治疗,然后,为了防止感染,病人要吃狗的肝脏及佩戴狗牙作为护身符。《医药资料》也包括许多稀奇古怪的处方,如用床上的臭虫加上肉和蚕豆制成的混合物治疗疟疾。但是最近的研究发现:底奥斯可里底斯是按照精细而复杂的准则来对药物进行分类的,也就是说,他是以药物的性质来分类而不是按照传统的方法例如植物的形态学或产地来分类的,这就需要有对植物的生长特性、收割和制备的准确知识,以及了解向病人提供特殊药草后产生的疗效。

与广泛应用草药的底奥斯可里底斯形成鲜明对照的是塞尔苏斯(Celsus,约 14—37)的著作,他的作品曾一度被完全遗忘,直到 1426 年他的《医学》一书被发现,他的作品为文艺复兴时期学者研究古罗马人提供了资料。这本书是第一部用欧洲新印刷体出版的医学著作。塞尔苏斯编写了罗马百科全书巨著的四个部分:农业、医学、修辞学和战争,但是《医学》是仅存的一部分。除了知道塞尔苏斯被他同时代的人称作医学天才外,关于他的生平我们知之甚少。有一点很清楚,那就是塞尔苏斯是编写这部巨著的主要组织者,但至于他本人究竟是创作者还是编撰者抑或是剽窃者的问题,一直是争论的焦点。

为了给他的医学论题提供一个历史的来龙去脉,塞尔苏斯指出,希腊人在发展医学技术方面超过任何其他民族,而古罗马人因为有着良好的生活习惯能保持身体健康,故也不需要医学。也许受了希腊文化的不良影响,罗马人开始过一种懒惰奢侈的生活。随之疾病出现了,自然而然医学也变得很有必要了。

118
119

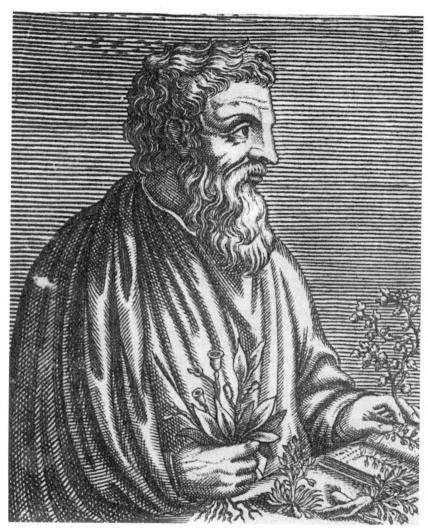

底奥斯可里底斯在试验医用植物

　　在希波克拉底死后,希腊医学分裂成了各种相互争论的学派,一些以个人或其他东西来命名,例如,教条主义派别、经验主义派别、墨守成规主义派别,他们对医学理论的研究各有各的特殊方法。但是对于大多数学派的起源、成员组成和实践活动,我们知道得不太清楚,然而,应该感谢塞尔苏斯,他较详细地描述了当时处于昌盛时期的各个学派,使他们得到再现。

　　教条主义者强调解剖的学习,声称埃拉西斯特拉塔、希罗费罗斯和希波克拉底是他们的祖师爷。他们将医学看成是实践、理论和哲学,并教育医师不仅要研究引起疾病的明显的、直接的和可能的原因,还必须学习解剖学和生理学。其他学派的成员可能持不同的观点,因而普遍认为教条主义者过分强调高深的理论而忽视医学的实践任务是不可取的。

由于经验主义者持一种更有限或更实用的医学领域的观点,他们认为有必要弄清楚明显的、直接的病因,但是要深入研究那些模糊的或最终的病因却是多余的,因为人类最终无法完全理解自然。在医学上,医生应该在实践经验指导下工作,正如他应该回答下述问题:病人过得好些了吗? 一些经验主义者声称解剖学的学习对于理解生物从总体上来说是无用的。他们极端厌恶尸体解剖,认为以医术为名引起的死亡是一种犯罪行为,但是,有经验的外科医生之所以获得崇高声誉正是他们强调实践的结果。

墨守成规者认为人体是由原子和毛孔组成的,疾病是由于过度的紧张或放松而造成毛孔状态不正常的后果,因此,人体普遍呈现出压抑、松弛和以上两种状态相混合三种状况,而医生可以根据这三种状况来处理病人,并根据需要选用适当的药物来放松或收缩毛孔。墨守成规者声称他们的体系是完善的,不需要对疾病和治疗的原因作进一步研究。但是罗马讽刺家朱文诺(Juvenal)则说这一学派的行医者已经医死了难以计数的病人。

塞尔苏斯很明智地得出了这么一个结论:没有哪一个学派是完全对或完全错的,为了不带一点儿偏袒地去寻求真理,我们必须认识到有些事情本身与医疗实践不很相关,但这些事情却有利于促进和提高医生的思维能力。在治疗牛、马、外国人以及处理灾难的后果时,仅注重疾病最简单的特征有时候是必要的。但是一个很有经验的医生在诊治过程中应该考虑到地理、气候因素的影响以及不同病人对治疗的独特反应。

经过周密的考虑,医术可以被划分成三个部分:食疗(在这种情况下译成"生活方式"可能更好些)、药疗、手术治疗。经验告诉医生,标准的医疗模式并不适合于所有病人。塞尔苏斯总结说,医疗技术应该是合理的,并且应该以针对直接病因为基础,但是医学最终是一门技术,它涉及许多推测性内容。解剖是医学知识中一个很重要的部分,但是塞尔苏斯宣称活体解剖是残酷的并且是不必要的。学医者可以从解剖尸体中学到人体内部器官的位置及其相互关系,当医生们获得机会处理伤病员时,他们应该灵活地应用所学到的解剖学上的知识。

塞尔苏斯反对希腊医生的观点,即人们生活中需要医生的指导来合理安排作息,他认为每个人都有必要理解疾病与生命阶段之间的关系,他进一步解释了这种关系,提出了类似现代"生活模式"的建议。急性病对青年人是最大的威胁;慢性病威胁着老年人;中年人最安全。但是疾病也能在任何年龄阶段、任何季节侵袭人类。塞尔苏斯的结论全面地概括了维系健康生活最好的方法是保持变化和平衡,注意适当的休息和锻炼,并且听从医生的劝告,避免自我放纵。

根据塞尔苏斯的观点,外科学对医生来说应该是最令人满意的领域,因为它比药疗和食疗更能获得确定的结果。医生们都知道,有些病人即使用最好的药物也不能被治愈,而有些病人即使不用药也能康复。相比之下,外科治疗疾病主要依靠技术而不是由于超自然力量或运气的结果。外科医生要有强烈的治愈病人的愿望以及强壮的身体以支撑手术,手术之后,医生必须使病人免于出血和感染,与感染有关的四个主要炎症迹象为热、红、肿和痛。罗马外科医生已经掌握了他们的前辈希波克拉底所不知道的机械和技术,如给破裂的血管实行结扎术以及用特制的匙状物和扩张器从伤口处将倒钩的箭取出来。罗马外科医生不但能做尿结石、甲状腺肿、疝气、白内障及蛇咬伤手术,而且能做截肢和整形手术。

《医学》这本书对公元 1 世纪的罗马医学和外科手术作了非常有价值的评价,但在欧洲中世纪,除了希波克拉底外,塞尔苏斯和所有古代医学作家们在盖伦(130—200 或 210)的作品面前都显得黯然失色。

盖伦和盖伦医学

在医学史上,没有一个人能在解剖学、生理学、治疗学和哲学方面与盖伦相提并论。盖伦被称为中世纪的"医学教皇"和文艺复兴时期的解剖学家与生理学家的导师。盖伦留下了他那个时代的大量涉及医学、科学、哲学、伦理学及宗教方面的著作。当时的崇拜者包括称他为"医学和哲学第一人"的马可斯·欧勒利斯(Marcus Aurelius)皇帝,而他的批评者则称之为"空谈家"、"像骡一样固执的人"。学者们通过总结他的著作和思想指出,作为一名医生,他是希波克拉底的信徒,而作为一名哲学家,他是亚里士多德学派的。

盖伦在帕加孟(Pergamum)出生,这是一个能与当时的文化中心亚历山大相媲美的城市。他的父亲尼康(Aelius Nikon)是一个以慷慨和慈祥而闻名的富裕建筑商。盖伦描述自己时,总是强调他继承了父亲最优秀的品质。他的母亲是一个脾气不好、一直对他父亲叫喊、挑起争吵、冲着佣人叫骂式的人

物,盖伦没有完全摆脱他母亲的影响。盖伦 14 岁时已精通数学和哲学。大约
两年后,医神阿斯克勒庇俄斯在梦中告诉盖伦的父亲,他儿子将来注定要成为
一名医生。盖伦在帕加孟的阿斯克勒庇俄斯神庙学医期间写了至少三本书。
之后,盖伦在给医学生和老师提建议时,总是强调要在青年人中培养对真理的
热爱,激励他们废寝忘食地学习所有古人记录下的知识,并努力找到验证这些
知识的途径。

　　父亲去世后,盖伦离开了帕加孟,并在斯密尔纳(Smyrna)、柯林斯
(Corinth)和亚历山大(Alexandria)继续他的学业。经过多年求学和游历,盖

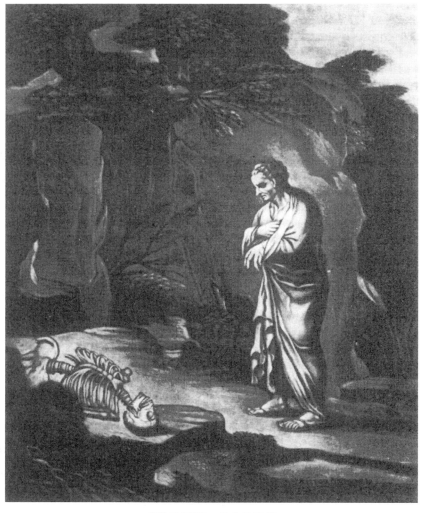

盖伦注视着一具人体骷髅

伦回到了帕加孟,被派作角斗士的医生。尽管他在阿斯克勒庇俄斯神庙工作取得了很大的成功,但没几年他又开始不安于现状。公元 161 年,盖伦到了罗马,在那儿他因为好运气、高明的诊断技术和神奇的医术很快吸引了众多有影响的病人、赞助者和崇拜者。在罗马的这段时期,盖伦从事解剖学讲课及示范教学并参加辩论,同时还编写了几本主要解剖学和生理学教科书。五年之后,盖伦返回帕加孟,声称自己是被其他对手驱除出罗马的。批评者则指出,盖伦是厌倦了罗马的环境并意识到随着波斯湾战争中士兵们的回归,一种流行病被带到了罗马。不久,盖伦受到了罗马皇帝马尔库斯·奥勒里乌斯的嘉奖,又回到了罗马并在那儿永久定居。虽然严格地说,盖伦不是"宫廷御医",但他一直与马尔库斯·奥勒里乌斯、克蒙德勒(Commodus)和塞派蒂米斯·塞弗莱斯(Septimius Severus)几位皇帝及其他一些名流们保持着很好的友谊,同时也受到他们的保护。

122

123

　　盖伦在后半生大受刺激,因为他的作品被粗心的打字员、无耻的冒名顶替者和剽窃者毁坏了,于是,他为谨慎的读者编撰了一本叫《他自己的书》的指南,这本书介绍了盖伦的原著,在书中他还为医生专门制订了一份合理的阅读程序,因此,这本书对于医学初学者来说是很有必要的。盖伦抱怨许多学生缺乏良好的、正规的教育,而大多数的"医生"是没有阅读能力的冒充者。盖伦在他的医学、哲学、语言学的著作中不仅论述了自己研究解剖学、哲学、营养学、治疗学的成果,而且还探讨了古希腊、罗马医学理论及实践的几乎所有方面。不幸的是,公元 191 年,和平神庙的一次火灾毁掉了盖伦的大部分手稿,幸存下来的著作大约有 20 卷保存在希腊,其他的一些著作则保存在阿拉伯以及中世纪的古典教育内容中。

　　盖伦认为最好的医生也应是一个哲学家,一个真正的医生必须精通哲学的三个部分:逻辑,即如何思考的科学;物理,即自然的科学;伦理道德,即怎样去做的科学。有了这些知识,医生可以赢得病人的配合和尊敬。理想化的情况应该是医生出于对人类的热爱而行医,而并非为了获利,因为追求科学和追求钱财是完全不相容的。在一些文章里,盖伦提到自己作为一名学者,尽管对真理孜孜以求,但也不可能发现一切他热切想知道的知识。

　　盖伦思想体系的本质是他对自然界所持的观点,他认为自然界的运动是有意义的、巧妙的并遵循四种特性和四种体液成分相平衡的原则。对盖伦而言,用解剖学的方法来研究身体各有用部分的形态和功能,为"完美神学"理论的建立提供了基础,解剖学家对造物主表达由衷的敬意是源于对他的聪明才智、力量和善良的敬意,而并非仅是一句空话和恭维,因为造物主的这些美好品行是解剖学家在解剖研究中发现的。假定天地万物均按最完美的方式运行,从不做任何无用功,则任何一种结构都有其恰当的功能。

盖伦的解剖程序

对盖伦来说解剖是一种宗教体验,但对大多数医生来说解剖是为了指导手术和处理外伤、溃疡、瘘管及脓肿。学习系统解剖对外科医生来讲是最基础的,医生如缺乏解剖学知识会给病人造成伤害。有了解剖学知识,医生在做手术时就懂得如何选择最佳切口,以便把病人受伤害的程度减到最小。另一方面,如果外科医生为了治疗脓疮而不得不切开肌肉,那么他的解剖学知识可以让他事先预料将会造成的损伤,就可以避免病人的责备。

解剖学可以帮助解决大的哲学问题,例如有关人体内理性中心的长期争论。亚里士多德认为心为思之本,而其他人认为脑为思之源。亚里士多德的一个支持者认为从胸腔发出的声音是理性的测量仪。盖伦证明声音是由喉部神经控制的,这样就支持了那些大脑控制论者,并且解释了外科医生若损伤这些神经会导致的后果。盖伦认为通过与实际利益产生细微联系来证明研究的正确性是没有必要的,当然,他无须准备大量的建议及每年的进展报告。

因为撰写了大量著作,盖伦一直被视为 16 世纪以前解剖学和生理学的最高权威,没有人能够动摇他的地位。而事实上因为当时的罗马禁止进行人体解剖,盖伦的人体解剖学理论是在对其他动物进行研究的基础上创建起来的。盖伦经常批评他的前辈们,尤其是埃拉西斯特拉塔和希罗费罗斯,他明显妒嫉他们具有能够获得尸体并且在尸体上进行解剖的特权,当然,盖伦没有掩饰他的工作基于对动物的研究,包括猪、大象或者"人类可笑的模仿物"——猿猴。

虽然盖伦当时无法进行系统的人体解剖研究,但这并不意味着他从来没有研究过人的尸体。广泛的解剖经验使盖伦得到许多幸运的机会。如一次偶然的场合,一场洪水将一具尸体从坟墓中冲到河边,肌肉已经腐烂,但骨骼还完好地连在一起,盖伦对这具尸体表现出的热情体现了在当时作人体解剖研究是多么不容易。但是,一些学者相信《解剖过程》一书中的某些章节显示,人类解剖在罪犯没有被埋葬及弃婴身上进行。塞尔苏斯曾建议:医生可以把受伤病人的伤口作为研究人体的一扇"窗户"进行研究,可以学到许多有关人体内部器官结构和功能的知识。盖伦在给严重受伤的角斗士进行包扎伤口时,他就抓住了一切可以利用的机会学习。盖伦告诉读者,进行过系统的动物解剖的医生在观察伤口时能清楚地知道"他想了解的事,而没有经验的人就不会从中学到什么"。

盖伦哲学:血液、呼吸、元气、灵魂

125

盖伦从来不满足于单纯解剖描述,他一直在努力寻找着从研究结构到研究功能、从研究纯解剖到研究实验生理学的方法。盖伦在碰到所谓的经典生理学问题时,总是试图用实验或假设予以解决。在从解剖学到生理学的医学研究中,盖伦建立了将希波克拉底的艺术医学变成科学医学的理论基础。

在形成他的基本生理学理论过程中,盖伦的研究有时会被前人错误的理论误导并不可避免地受到当时技术的限制。但盖伦忘我的工作还是给人们留下了大量的作品,他的整个工作成就是值得敬仰和理解的,他的错误最终刺激了 16、17 世纪解剖学和生理学的革命,这种说法有被过分强调的倾向。所以,客观地评价盖氏医学理论的优缺点,对于数百年来的学者和医生的需求是很重要的。

盖氏生理学理论包括血液形成、呼吸、心跳、脉搏、消化、神经功能、胚胎学、发育和吸收等概念。盖氏生理学接受了柏拉图的三种灵魂学说,这种学说将重要的功能分成植物性的、动物性的和理性的"灵魂"或"灵气"。在人体内,空气是吸入的宇宙之气,它受到体内三个基本器官肝、心、脑固有功能的调节并由静脉、动脉和神经三种管道分配。这个系统是复杂的,并且经常还是很模糊的。另外,试图绝对区分盖氏的原意和流传下来的后人对他理论的理解之间的差异很困难并且毫无必要。不管怎样,既然盖伦的著作没有完全保存下来,那么他有时在不同的课本里表达的意思不同,很可能是注释者根据遗失的手稿所译而导致的。

其实,根据盖伦的理论,空气受肝脏调节,所以它是营养的灵魂或自然的灵气,具有支持生长和营养的植物性功能,这一营养的灵魂受静脉所支配。心脏和动脉负责维持、分配内部的热量、空气或重要的灵气,以使身体各部分温暖和活跃。第三个适应性发生在大脑,大脑产生感觉和肌肉运动所需的动物灵气并受神经所支配。有时,盖伦有关特别问题的观点显示了对灵气功能的保留,但他确信由于体内空气的存在,动物的生命才有可能维持。

126

在西方医学科学的历史中,心脏和血液的运动一直处于中心地位,因此,盖伦对这一问题的观点值得注意和论证。重新简单地阐释盖伦对这个问题的看法的部分困难在于盖氏理论中呼吸和血液运动是如此紧密地相联系以至于将每个问题的丝丝缕缕分开或是单独考虑他学说中有关空气和灵气的各细节和分布都是困难的。呼吸对生命活动很明显必不可少,因为它参与将心脏多余的热量排出体外,因此,重要的灵气必定与呼吸器官密切相连,在盖氏系统中呼吸器官包括心脏、动脉和肺。如果自然的灵气存在,那么盖伦认为它被保持在肝脏和静脉中。为了使盖氏冗长的理论显得简明,后人在翻译他的著作时,常常将"如果是"之类的假设武断地译成"当然是"。

从盖氏的生理学观点来看,血液是从体内所消化的食物中被连续制造出来的。摄取食物的有用部分以乳糜状物从小肠通过门静脉进入肝脏,在肝脏内部能力的作用下转变成暗红的静脉血液,然后在身体特殊选择能力的作用下,各组织从血液中吸取它们所需要的营养。食物中的无用部分由脾转化成黑的胆汁。尽管盖氏最终未能精确地把握这些转变过程,但现在人们对新陈代谢这种复杂现象的研究都受到盖伦的影响。

同埃拉西斯特拉塔一样,盖伦认为静脉(起源于肝)和动脉(起源于心脏)一定会在某处相连,因为任何血管里的血液都可以流经整个系统。但盖氏对埃拉西斯特拉塔认为在正常情况下动脉中充满空气的说法提出了异议,他的观点和实验结果都被记录在一本叫《本质上血液是否存在于动脉》的简短著作中。他认为如果把活体动物的动脉暴露在外并且扎住动脉的两端,那么扎住的部分会充满血液,此外,当打开活体动物的胸腔,在心脏的左心室里可以看到血液。根据盖伦的设想,心脏产生动脉脉搏。在心脏舒张期,动脉扩张,通过皮肤上的小孔和静脉血吸入空气,因此,动脉具有将体内的热量带到全身的功能。要证实这个观点,可以用一根带子紧紧扎住四肢,这样就测不到脉搏了。同时,被结扎的四肢的末梢部分会变冷变苍白,这是因为动脉不再运输体内的热量。

虽然盖氏对心脏、心室和瓣膜的描述很有见地,但他的先入为主导致了解剖观察的模棱两可、误译甚至误传。按照盖伦的理论,血液必定从右心室流传到左心室,因此,他假设右心室的血液可以走各种路径,有些血液携带杂质或"乌黑的气体",这些杂质和气体通过动脉样静脉(肺动脉)由肺排出。血液还可以通过心室的间隔小孔从心脏右边流到左边,这些小孔本身是不可见的,但盖伦以为在隔膜上发现的小口就类似孔的嘴。血液像潮汐一样有涨有落的观点是与盖伦的生理学联系在一起的,虽然这似乎是对盖伦关于血液在血管中运动模糊不清的表述的曲解,然而,这一观点依赖于一种通过特定的血管实现的不易觉察的血液的双向流动。

吸入的空气在肺内经过适当的"消化",由肺静脉带到心脏。经过转化的空气进一步作用在心脏,通过动脉运输到身体的其他部分。动脉血是非常纯净且无杂物的,故能营养重要的灵气。在公牛或其他动物的大脑基底部动脉形成了网状血管,血液进一步的净化在此完成,但人类并不是这样。动脉血在大脑中转化成动物灵气,并通过神经网络分布全身的过程构成了盖伦的"三灵气说"。

显然,盖伦所认为的血液不停地在肝脏合成,就犹如潮在血管内涨落似的消耗或吸收的理论与血液循环说是相矛盾的。当然,盖伦理论的本质极为复杂,单用一个适当的词简单地加以描述是不可能的。在此问题上我们不再进一步探讨,现在让我们来了解一下盖伦在疾病治疗方面的某些思想。

盖伦的治疗学及致病的原因

当盖氏在写有关治疗学的本质时,他认为掌握有关疾病发生的科学知识是成功治疗所必需的。对于预后,盖伦依赖于传统的工具,如脉搏和尿的检查,以及严格执行希波克拉底"危险期"的原则。像希波克拉底一样,盖伦也是一名优秀的临床医生和杰出的诊断学家,他认为医生必需根据自然原因来解释疾病的发生。他警告读者:"不要试图通过预言追寻神的旨意,但是要从解剖中得到指导。"尽管所有的疾病都有自然的原因,但是盖伦同时也愿意接受医药神——阿斯克勒庇俄斯的建议,当盖伦遭受脓肿的痛苦时,阿斯克勒庇俄斯来到他的梦中,告诉他切开右手的动脉,盖伦听从了他的建议,很快就完全康复了。

如果把盖伦的理论具体化,关于疾病起源及其本质的解释以及疾病所有的临床发现都可以在体液学说中找到答案。根据盖伦理论,当食物在心脏缓慢燃烧产生的内在热量改变了营养成分后,体液就形成了。具有热性质的食物趋于产生胆汁,那些冷性质的食物产生过多的黏液。过多的胆汁产生"热性疾病",而过多的黏液产生"冷性疾病"。在盖伦的一些文献中讲到了食物、体液以及两者之间的关系,这些文献包括《体液》、《黑胆汁》、《大麦汤》及《食物的力量》。

在《卫生学》中他提出,预防疾病需要有一名有经验的医生进行长期指导,并严格遵守盖氏卫生学上的原则。塞尔苏斯相信,有节制的罗马人极少需要医学建议。与之相反,盖伦争辩说,"对于希腊人及那些生来本是野蛮人、但受希腊文化影响的人来说",高水平的个人养生是必须的。医生根据个人情况制订的养生计划需要一直注意"六种非自然因素"——一个令人难以理解的盖伦用语,这"六种非自然因素"可以被病人所控制,不像地理、天气、季节和年龄。今天的健康专家把非自然因素归结为对生活方式的选择,即对食物与饮酒、睡眠与觉醒、运动与休息,"规律"与"精神面貌"的选择。最后,在一些能力稍逊的实习医生手中,盖伦复杂的个人化的防病治病理论变成靠放血、清洗、拔火罐、起泡、饥饿疗法和大剂量复杂混合药治疗疾病的理论。

尽管盖伦尊敬希波克拉底,但在治病时,他不愿处于被动地位,"没有伤害"而束手等待病人的自然痊愈。在他的一本主要著作《治愈的方法》和其他许多文章中盖伦很清楚地阐明了这个观点。盖伦认为放血疗法几乎可以适应任何一种疾病,包括出血和虚弱的病人。不过,确定需要放多少血、切哪根静脉的手术时机的选择需要很高的技术。在特定情况下,盖伦推荐每天放两次血,在病人晕倒之前,第一次放血应该停止,但是医生不必担心第二次放血会加重病人的无意识,因为第一次手术活过来的病人不会被第二次放血所伤害。盖伦非常热衷放血疗法,他写了三本有关这方面的书。

有证据显示人体可以通过释放多余的血液来预防疾病,盖伦认为妇女之所以较少患男人所患的疾病是因为她们将多余的血通过月经和喂乳排出。妇女正常的月经周期对痛风、关节炎、癫痫、中风、忧郁症和一些别的疾病具有免疫作用,经常通过痔疮和鼻子出血消除多余血液的男人也可以对这些疾病达到同样的免疫作用。

根据体液学说,放血术可以将体内的臭味、腐烂的有害物质排出,所以它被医生和病人采纳以达到治愈疗效。一些科学家认为放血术通过抑制特定疾病的临床表现对某些病是有益的,如疟疾,可以通过降低血液中铁的利用减缓病情。一般来说,贫血不是目的,但是血液中铁质吸收的高低可以决定某些病原体的生长繁殖。放血术通过血液黏滞度和加快血液流经毛细血管的流速来影响机体对疾病的反应。放血术使病人虚弱,可以迫使病人休息和宁静。除了给病人提供好的护理和环境,同样需要指出的是放血可以使一个发烧的、发狂的病人在虚弱状态中平静下来,护理人员也可以趁此机会休息一段时间,以恢复体力。

　　盖伦以精通药物而闻名，他研究简单药物、复杂混合物和来自遥远地方的外来药物的性质，如从巴勒斯坦来的"基列的乳香（Balm of Gilead）"、塞浦路斯的铜，莱蒙斯岛的莱蒙斯泥土。莱蒙斯泥土或"图章"是特制的黏土小包装（很像考派克得特，Kaopectate），上面印有女神的印章。盖伦带回了大量的这些小包药物，用来治疗中毒、毒蛇咬伤和有恶臭的溃疡。几百年来，各种不同的"泥土"被当作药物使用，很明显，在考派克得特上增加女神的肖像并没有什么危害，但服用没处理过的、不纯的物质会很危险。

　　后来人们把复杂的混合药物叫作"盖伦药（Galenicals）"，药店的门上常印有"盖伦的头像"作为识别标记。一些富裕的罗马主妇时兴把一些盖伦尼柯当作漂亮的装饰品使用。杏仁油中的水乳剂和白蜡、玫瑰香料混合在一起的物质——退热药膏，同现代的"冷霜"相似。名医们有时也开一些令人作呕的药方，如公牛胆汁、蜘蛛网、蛇蜕的皮以及从煮过的狐狸和鬣狗中提取的一种消化油混合物。在盖伦的一本不重要的著作中曾经解释过，医生经常对检测装病的逃兵感兴趣，并用有毒的治疗法测试那些不想工作的奴隶或是那些试图逃避政治义务和兵役的市民和士兵。

　　盖伦也发展了关于医疗准备工作实施方法的精确的理论概念，并且提供了粪便和排泄物的医用价值及其应用的合理性。各种有毒制剂的医用价值被偶然发现后得到了较好利用。例如，在《草药》一书中，盖伦提供了一个生动的例子，一个可怜的老人患了一种可怕的皮肤病，当他喝了一坛由毒蛇泡制的酒后，病就治愈了。

　　在整个罗马帝国，富人和有权势的人都害怕在宴席上被人毒害，而农夫、旅行者和士兵则担心会受到有毒动植物的威胁。盖伦对猿、狗、蛇和各类野生动物的咬伤，以及（也许记得自己母亲的行为）人类自己的咬伤感兴趣，因为这些咬伤都被认为是有毒的。由于普遍害怕毒物和毒液，人们希望发明一种奇特的解毒药。解毒药包括：草药、矿物质和动物身上的某些部分或它们的产物，如蝗虫干和毒蛇的肉。罗马解毒糖剂的处方可以追溯到小亚细亚蓬土斯（Pontus）王国国王米特里达梯（Mithridates，前132—前63）。

　　米特里达梯以丰富的医学草药、毒药、解毒药的研究知识而著名，他的处方显示了用人类作为试验手段的价值。据说当他在与其他研究者交换解毒药处方时，米特里达梯把死囚当作实验品进行试验。他本人每天吃一定剂量的解毒药，结果变得万毒不侵。公元前66年，他被罗马的军队困于一片森林中，米特里达梯毒死了所有的妻妾和女儿，但没有药能毒死他自己。据盖伦记述，尼

130

禄的医生安德罗马切斯（Andromachus）依据传说中米特里达梯的毒药方制成了最好的解毒药，它是一种令人生畏的、包含 64 种成分、包括鸦片和毒蛇肉的混合物。安德罗马切斯宣称，他的解毒药不仅是一种健康的滋补品，而且是一种万灵药。

盖伦的技术和声望非常高，以至于他的资助人——三个罗马皇帝都非常信赖他，并把制备解毒药的工作托付给他，因为要别人做可能会有伪劣假制产品的危险。盖伦则建议他们通过尝试经过初提纯的万灵药来判定药的疗效。如果所谓的万灵药能够预先达到药物的一般作用，这种药就可能是真的。真正的万灵药要有高纯度的成分，尽管称量、混合、加热和最后的搅拌步骤可以在 40 天内完成，但一些权威认为还必须要有 5—12 年的成熟期。在中世纪，万灵药是威尼斯、米兰热内亚、帕度亚、波隆那和开罗这些城市的一个重要贸易项目。万灵药、毒蛇肉和其他所有的成分在 19 世纪的法国和德国的药房仍可找到。在英国，这普遍的解毒药已失去原有的特性，成为一种糖浆。

作为一名医生和哲学家，盖伦得到了很高的声誉，除了懂得医学科学技术，盖伦也十分讲究医学艺术领域的技术。与那些在工作中野心勃勃、争强好胜、贪图名利而获得不好名声的人不同，盖伦强调技能、责任和对金钱的淡泊。他力劝医生培养出在病人还没进病房前就得到关于病人情况的线索的艺术，一种方法是通过无意中询问给医生传递消息的送信者和病人的亲朋好友。暗中检查患者面盆中所有的排泄物和呕吐物以及了解患者已服用过的内服药可以提供疾病的进一步线索。在观察病人时偶尔检测脉搏是另一种有价值的信息来源。医生为了避免失败的责备和赢得人们的崇拜，必须培养诊断的艺术并且使诊断看起来是一种神圣行为。当医生勉强接受一个病例时，一个聪明的办法就是事先预见可能出现的最坏情况。如果病人死了，医生的预言就得到了证实；如果他康复，医生将被视为一名神医。

在许多方面，盖伦的确是一位非凡的医生，他大量的高质量的工作，被他同时代的人所认可。即使那些和盖伦激烈争论过的人也不得不对他的才能、他的高工作效率和他捍卫学术的热诚表示钦佩。然而，尽管盖伦具有出色的辩论、演讲和论证才能，但他似乎从来没有收过学生和徒弟。也许是他的个人品质吸引了罗马的皇帝和达官显贵，以至于他的同事和那些有潜能的学生得不到皇帝的青睐。尽管在他死后的数个世纪中他的一些著作失传了，许多作品也被遗忘了，但他著作的摘要、注释和译本却成为医学课程和中世纪前及中世纪文化的主要组成部分。

　　经过简单化、改造和部分吸收的盖伦医学统治了整个欧洲中世纪和伊斯兰黄金时代的医学。直到印刷术的引进、人们重新燃起对中世纪前经典著作的兴趣,希伯克拉底和盖伦的原著被广泛认识,盖伦的权威性才受到了严重的挑战。在 16、17 世纪,当盖伦的解剖学和生理学最终受到严重挑战时,医生们才意识到作为改革者和革命者应该像盖伦那样从事自己的事业。也许对盖氏学说的攻击应当被看作是盖氏精神的真正胜利以及他作为医生、哲学家和科学家所获得的胜利。

推荐阅读

Brain, P. (1986). *Galen on Bloodletting*. New York: Cambridge University Press.

Cantor, D., ed. (2001). *Reinventing Hippocrates*. Burlington, VT: Ashgate.

Celsus(1960—1961). *De Medicina*. 3 Vols. (Trans. by W. G. Spencer). Cambridge, MA: Harvard University Press.

Dioscorides(1959). *The Greek Herbal of Dioscorides*(Illus. by a Byzantine in 512 A. D., Englished by John Goodyear, 1655 A. D.). Edited by R. T. Gunther. New York: Hafner.

Edelstein, E. J., and Edelstein, L. (1998). *Asclepius: Collection and Interpretation of the Testimonies*. 2 Vols. New Introduction by G. B. Ferngren. Baltimore, MD: Johns Hopkins University Press.

Flemming, R. (2001). *Medicine and the Making of Roman Women: Gender, Nature, and Authority from Celsus to Galen*. New York: Oxford University Press.

French, R. (2000). *Ancients and Moderns in the Medical Sciences: From Hippocrates to Harvey*. Burlington, VT: Ashgate.

Galen(1997). *Selected Works*. Trans., introduction, and notes by P. N. Singer. New York: Oxford University Press.

Galen(1999). *On My Own Opinions*. Edited, translation, commentary by Vivian Nutton. Berlin: Akademie Verlag.

García-Ballester, L. (2002). *Galen and Galenism: Theory and Medical*

Practice from Antiquity to the European Renaissance. Burlington, VT: Ashgate.

Grant, M. (2000). *Galen on Food and Diet*. London: Routledge.

Grmek, M. D. (1991). *Diseases in the Ancient Greek World*. Baltimore, MD: Johns Hopkins University Press.

Hippocrates(1957—1959). *Hippocrates*. 4 Vols. (Trans. by W. H. S. Jones and E. T. Withington). Loeb Classical Library. Cambridge, MA: Harvard University Press.

Jouanna, J. (2001). *Hippocrates*. Baltimore, MD: Johns Hopkins University Press.

King, H. (1998). *Hippocrates' Woman: Reading the Female Body in Ancient Greece*. New York: Routledge.

Kudlien, F., and Durling, R. J., eds. (1990). *Galen's Method of Healing. Proceedings of the 2nd International Galen Symposium*. New York: E. J. Brill.

Laskaris, J. (2002). *The Art is Long: On the Sacred Disease and the Scientific Tradition*. Leiden: Brill.

Lloyd, G. E. R. (1987). *Revolutions of Wisdom. Studies in the Claims and Practice of Ancient Greek Science*. Berkeley, CA: University of California Press.

Longrigg, J. (1998). *Greek Medicine: From the Heroic to the Hellenistic Age: A Source Book*. New York: Routledge.

Nutton, V., ed. (1981). *Galen: Problems and Prospects*. London: Wellcome Institute for the History of Medicine.

Pinault, J. R. (1992). *Hippocratic Lives and Legends*. Leiden: E. J. Brill.

Riddle, J. M. (1985). *Dioscorides on Pharmacy and Medicine*. Austin, TX: University Texas Press.

Rocca, J. (2003). *Galen on the Brain: Anatomical Knowledge and Physiological Speculation in the Second Century A. D.* Leiden: Brill.

Sallares, R. (2002). *Malaria and Rome: A History of Malaria in Ancient Italy*. Oxford: Oxford University Press.

von Staden, H. (1989). *Herophilus: The Art of Medicine in Early Alex-*

andria. New York：Cambridge University Press.

Temkin，O. (1971). *The Falling Sickness*：*A History of Epilepsy from the Greeks to the Beginnings of Modern Neurology*. Baltimore，MD：Johns Hopkins University Press.

Temkin，O. (1973). *Galenism*：*Rise and Decline of a Medical Philosophy*. Ithaca，NY：Cornell University Press.

第五章　中　世　纪

　　在欧洲中世纪(约 500—1500)这段时期里,医学理论和实践的发展状况很难用一两个简单的特征来描述。但是,可以这么说,在这个时期里关于物质世界的本质、人类的本质以及他们在宇宙中的正确位置,特别是人类和造物主之间的关系等,各种理念都经历了深刻的变化,甚至处于一片混乱之中。一度强盛的罗马帝国其疆土在公元 2 世纪曾经扩张到了西方文明世界的领域,但是经过几个世纪的无政府状态、骚乱和战争,罗马帝国发生了众所周知的衰退和败落。罗马城的势力也被腐败、无政府状态和起义而削弱,这个正在崩溃的罗马帝国丧失了曾经无可争议的政治中心的地位。公元 330 年,皇帝君士坦丁(Constantine)建都拜占庭(Byzantium)(后曾名君士坦丁堡 Constantinople)。到公元 4 世纪末,罗马帝国东西之间的分裂变成了永久性的分裂。东部形成了拜占庭帝国,西部进入了著名的黑暗时代(这个术语遭到了研究中世纪史的专业人士强烈的反对)。历史学家通常把文艺复兴描述成一个科学与艺术的革新时期,认为文艺复兴最终结束了几百年的知识停滞。但是,中世纪史学家拒绝中世纪"黑暗时期"的概念,他们宣称在公元 1000 到 1250 年间,某些地方在经济、政治和社会组织方面已经出现了重大的改变。

　　在这种有争议的历史背景下,中世纪医学被认为是医学专业发展中从病理畸形到一个崭新篇章的出现。最近几年,关于中世纪医学的文献变得更加丰富和复杂,尤其表现在中世纪医学和宗教、教育、专业组织、另类的从医者、发病率和死亡率的模式以及现存的古典传统之间的关系方面。中世纪是许多非凡的学者、医生和疾病的舞台,它是一个独一无二的、有启发性的时期。

　　从古希腊罗马文化到中世纪基督教文化的转变彻底地改变了医术的地位。对艺术的热爱、对知识的好奇、对健康体魄的颂扬以及对健康身体的热情追求,所有这些构成了希波克拉底式的传统医学,而这些与中世纪基督教世界的精神无关。事实上,像特图良(Tertullian, 160? —230?)这样有名的神学家也把瘟疫、饥荒、战争和自然灾害解释为上帝对人类傲慢无礼的仁慈的惩罚。医学作为学问的一个分支和所有其他非宗教学问一样，被认为是低于和从属于神学的。但是，作为必需的医术，医学不仅仅是学问的一个分支或者一个专业，而是一个更加复杂的问题。如果所有的病痛都是罪孽造成的无情结果或是对忠诚的考验的话，那么从理论上讲，忍受这样的考验和磨难可能是最好的回应。

对古希腊人来说，追求健康是一个高尚的目标，但在基督教教义中对于追求健康却是存有疑义的。希腊人崇尚健康，把人类的身体看作是美丽和庄严的。基督徒却被教育蔑视肉体和欲望，但是身体作为灵魂的居所或者上帝的寺庙，在某种程度上又是值得关注和尊重的。治愈疾病作为一种爱的行为是好的，但是除非是被上帝或他的仆人治愈，否则不一定是好事。可是利益方面，宗教康复和非宗教康复又不得不共存。神学家把疾病解释为惩罚的方式或对忠诚的考验，但是大多数人并不是圣徒或禁欲者，因此，医学仍然是日常生活的一部分。不管有没有神学的合理解释，普通人从未放弃对健康和康复的渴求，医生和学者也不会完全放弃非宗教的希波克拉底传统。

希波克拉底医学在欧洲和拜占庭赢得了不同程度的认可。虽然文献中能够发现敌视和镇压希波克拉底医学的片段，但是也记载了接纳甚至尊敬希波克拉底医学的例子。希波克拉底医学的追随者们发现了让基督教世界接受他们的技艺的方式，并且获得了不同程度的成功。同时，神学家们也找到了判定康复和健康的价值的方法，以及对那些古代的非宗教的、含有医学实践必须的知识的权威性论著的研究。先把神学主要关注的身体和灵魂的问题放在一边，医学是不是上帝赐予人类的一种艺术，就像农业、建筑业和纺织业一样呢——这个问题还存在着争议。另外，希波克拉底的饮食传统能够被合理化为基督徒生活中基本的自我约束的另一种方式。传说中的希波克拉底作为一个勤劳的工匠，他行医的动力来自对人类的爱，这些是能够被基督教教义接受的。但是如果希波克拉底被描述为阿斯克勒庇俄斯和阿波罗的后代，是康复之神，或者是不依靠上帝和他的代表们就能够独立完成治愈奇迹的救世主的话，希波克拉底就会成为基督教教义所诅咒的人。中世纪的医生保持着某种程度的专业自主性，并且一直以传统的希波克拉底智慧为荣，但他们不得不学会把所有治愈的最后功劳归于上帝。

神学家把医学分成两个部分：宗教医学，关注的是"天堂的事情"；人类医学，关注的是"世俗的事情"。人类医学依靠的是诸如饮食管理、药物、放血和简单的外科手术等来源于经验的方法。宗教医学包括祈祷、忏悔、驱魔、圣物、符咒和咒语。这两部分医学在起源和功效上都是不同的：经验教会了医生使用草药，但是基督耶稣——天堂医学的创造者，仅仅靠他的话就能治愈疾病甚至起死回生。由此，耶稣的代表——教堂也可以不靠人类医学而治愈疾病。

早期教堂里的一些神父教育人们依靠人类医学治愈躯体的疾病是有罪的，因为上帝的灵魂不存在于健康的身体里。疾病迫使人们在非宗教医学和教堂之间作出选择，因此疾病可以作为一种考验，检验对上帝是否忠诚。但是，可能有争议认为，身体应该保持强壮，因为生病和虚弱的人更容易屈服于魔鬼撒旦。而且，如果疾病是对罪恶的惩罚的话，宽恕是教堂的职能，那么治愈疾病就肯定是教堂仁爱和慈善使命的一部分。无论如何，除了那些蓄意选择克制肉体欲望的人之外，大量证据表明主教、教士和农夫都会寻求医治他们疾痛的方法。用不敬的话来讲，谁都想进天堂，但是没有人愿意去死。

神学家记录了很多关于人类医学无能为力后，虔诚的人和有牺牲精神的圣徒的疾病被治愈的神奇故事。中世纪的学者相信宇宙是由上帝制定的一般规律所统治的，但是神学家担负着重要的角色，那就是创造奇迹。牧师可能和善地照顾病人，也承认药物的医学价值，但是每一个痊愈最终仍然归结是一个奇迹。痊愈的奇迹通常被归功于圣徒的直接行为或他们的圣物发挥的作用。严格地讲，"圣物"指的就是圣徒的遗物，但是这个术语也指与圣人有关的物件。

到了公元 4 世纪，某些圣徒的遗物成了公众祭拜的对象，尽管有些神学家对祭拜这些物品的正确性表示怀疑。但是那些主张祭拜圣物的人最终获得了胜利，这种崇拜方式也越来越流行，同时刺激了发现、仿制和偷盗圣物的活动。像诺亚（Noah）的胡须、圣母（Virgin）的乳汁，如此明显的欺骗行为足以引起圣徒的怀疑。尽管十字军东征期间，大量名副其实的圣物洪水般涌向了欧洲，但永无止境的要求仍然造成圣物短缺。一种解决的办法就是长途跋涉求得一点点圣物：圣徒和殉道者的遗物被肢解以使圣物能被几个胜地分享。另外接触过遗物的水、衣服和土地也可以作为"接触性圣物"接受祭拜。从理论上来讲，圣徒的全部能量可以表现在圣物最微小的碎片上或者"接触性圣物"上。所以，当对圣物的需求变得很尖锐时，一些圣物被再造，以满足人们的需求。

当然，奇迹般的康复经常发生在殉道者和圣徒的生活中。例如，当神父爱德华（Edward）为患有不育和颈淋巴结结核的妇女洗了脖颈后，她的淋巴结结核消失了，并于一年内生下了双胞胎。据说坎特伯雷（Canterbury）的圣·托马斯(St. Thomas)稀释的血液治愈了失明者、精神病人、麻风病人和失聪者。像他们的埃及和罗马同行一样,大多数的圣徒想专门研究这一行。以高超的医学技术和拒绝收取服务费用而著名的殉道者兄弟圣·科斯马斯(Cosmas)和圣·达米安(Damian)成了医生和药剂师的守护神。根据传统的观点,这两个双胞胎医生在公元4世纪早期罗马皇帝戴克里(Diocletian)统治时期被杀害了。身份不低于格里哥利(Gregory of Tours,538—593)的一个权威人士声称,在圣·科斯马斯和圣·达米安的胜地病人奇迹般的康复使他们确信"所有虔诚祈祷的人都会康复"。与大多数这类医生不同,在科斯马斯和达米安治疗病人的故事里,经常是劝告病人去寻求医生和康复圣徒的共同帮助。在他们更多神奇的康复故事中,其中有一个是移植死去的异教徒的腿给他们的一个皈依者。在另一个故事中,圣徒出现在一个医生的梦中,告诉他怎样为一位患乳癌的妇女实施外科手术和提供相应的治疗用药。当医生来到那个妇女向科斯马斯和达米安祈祷的教堂时,他发现手术已经奇迹般地做好了,圣徒只留下了治疗的最后一个阶段给他,那就是为病人敷康复药膏。

　　由于一些圣徒不同的死亡方式,使得他们和一些特别的疾病或者身体的某些部位联系起来。圣·阿波罗尼亚(St. Apollonia)由于在殉道期间被敲掉了所有的牙齿而成了牙痛和牙病的保护神。圣·露西(St. Lucy)是和眼疾有关的圣徒,她的画像描绘她手里托着盘子,盘子里面盛有她的被迫害者剜出的双眼。圣·塞巴斯蒂安(St. Sebastian)是对付瘟疫的专家,因为他曾被戴克里的弓箭手射伤但没有死,他的痊愈表明他对致命的弓箭有免疫力。在他的画像中,弓箭射穿他身体的部位就是瘟疫通常出现的部位。一支射在心脏的弓箭象征瘟疫受害者的突然死亡。后来塞巴斯蒂安被判处鞭笞死刑。分娩中的妇女可以求助于圣徒玛格丽特(Magaret),她是通过龙的嘴来到世界上的。由于她神奇的出生,玛格丽特成为分娩妇女的守护神。

　　就像异教徒的神被基督教的圣徒取代一样,阿斯克勒庇俄斯的仪式也被吸收到基督教的实践中。寺庙被改造成教堂用来礼拜基督和康复圣徒们,也为医学奇迹的发生提供了熟悉的环境。阿斯克勒庇俄斯把无法治愈的病人驱逐出避难所,相比之下,教堂承担了对无法治愈病人的照护,并且承诺如果忠诚于上帝,即使疾病不能立刻康复,那么在另一个世界里病痛也会减轻。

　　神学家们提到非宗教的医生只是为了表明,在人类医学对治愈疾病无能为力的时候,圣物和祈祷有多么神奇的效果。在这种偏见下,这些故事被看作是病人常常求助于世俗医生的证据。在中世纪的作品中有很多对医生贪财和

139

医疗费用高的抱怨。例如索尔兹伯里(Salisbury)的约翰说医生被两条永恒不变的座右铭指引:"从不担心穷人;从不拒绝富人的钱。"但是另一方面,中世纪的国王、贵族和教士的传记里也提到了一些有献身精神的医生赢得了病人的友谊和尊敬。

中世纪的医生诊断疾病时主要依靠病人对症状的叙述,但是许多治疗师掌握了验尿的技术,也就是观察尿液。那些医生把尿液装在有特殊标记的烧瓶里,通过研究尿液的颜色以及絮状物、沉淀和颗粒在烧瓶不同水平上的分布,来判断疾病的特性和病人的情况。一个关于巴伐利亚(Bavaria)公爵的故事说明,即使到了公元10世纪,一些病人对验尿诊病仍然表示怀疑。为了验证医生诊病的水平,公爵用孕妇的尿液代替自己的。医生观察过尿液后庄严地宣布:上帝带来了一件伟大的事情,公爵很快就要生小孩了。

在中世纪,教堂对医学思想的影响只是它对所有学科形成真正垄断的一个方面。到了公元5世纪,希腊医学文献已经开始被翻译成拉丁文。很大程度上讲,在修道院里研究古代文献、准备摘要和汇编都反映出古人在逻辑和哲学上的兴趣多于科学,但也有证据表明,医学手稿是以指导实践为目的的。事实上,医学手稿空白处的评注已经提供了证据,那就是古人对运用医学和药理学很感兴趣。

某些神学家的作品,像伊西多尔——塞维利亚的主教(Isidore,Bishop of Seville,约560—636)——是古人对医学有广泛兴趣的很好的例子。伊西多尔相信,可以利用异教徒的文章来编写有用的百科全书式的课本,并且课本内容忠于基督教的道德和信条。这些研究支持关于医学涵盖所有其他自由主义学科规律的观点。医学是依靠饮食、卫生、治疗伤口和疾病来保护、维持和恢复身体健康的艺术。但是,医学也是"第二个哲学",像第一个哲学"治愈"人的灵魂一样,它治愈身体。由此,医生必须具有很好的文学、语法、修辞、辩证法的修养,以便能理解和解释疑难文献以及通过推理研究疾病的起源及治疗方法。

许多医学手稿都是以对话的形式写的,这种格式也被用在中世纪的教育中。神学、哲学、法律和医学是中世纪大学的四个传统学科,但医学是最后出现的,也是内容最少的。对话通常从一个简单的问题开始,例如"什么是医学?"学生们要求记住标准的答案和老师对课文的讲解。到了公元9世纪,中世纪的学者已经有了一个概念:医学研究是基督智慧中的一个完整部分。如果所有的学问包括健康科学都来源于上帝的话,基督徒们就不用担心神学和医学研究会发生冲突。医学知识能够作为一种知识的装饰品、一个严肃的学科领域、一门潜在的实用技术来欣赏。当然,坚持恢复健康不能只依靠草药,这与承认古典医学文献的价值并不矛盾。即使病人和照顾者正在试图寻找正确的治疗方法,他们也必须忠诚于上帝。

中世纪最大的医学革新就是出现了医院。现代的医院与医学研究、教育和手术领域的进步密切相关,但是由"医院"这个词引起的联想并不适用于中世纪出现的早期医院。当然,中世纪的医院扮演了一个非常重要的社会角色,但它的主要目的是宗教性的而不是科学性的。另一方面,把中世纪看作"黑暗时期"的倾向也造成了一个错误的印象:中世纪的医院总是像一个非常有害的房子,在那里病人的结局只有一个,就是死亡。但是一些中世纪的医院除了慈善以外,也很明显为病人提供安慰、护理和医学照顾。

关于中世纪医院起源和发展的混乱也反映了那个复杂时期的矛盾和压力。许多医院仅仅是村舍,而在主要的城镇里,相对大一点的公共机构被作为医务室、救济院、旅馆和麻风病人的房子。当然,经过整个中世纪,这些慈善事业的本质和数目都发生了改变。在 14 世纪,一些医院开始尝试驱逐生病的穷人,接收付费的病人。然而,有些病人不能忍受这种变化,开始造反而且破坏那些医院。

141

修道院和大学

中世纪主要的创新之一是在 12 和 13 世纪之间建立了正规的医学大学教育。然而,所有的开业医生中只有很小一部分接受过大学培训。与其说医学院系的影响力和接受过大学教育的医生的数目有关,还不如说和规范的课程、权威性的教科书、技术方面的知识和医学精英更为相关。

在整个欧洲,医科大学和医学院系的建立和分布很不均衡。学生们常常为了寻找合适的导师而不得不长途跋涉。而且,中世纪的大学不同于古代的研究中心以及和研究中心对应的现代机构,这些不同尤其表现在学生、院系和管理者之间的关系上。一些主要的大学没有确切的形式,事实上,"大学"最开始是一个相当模糊的术语,它涉及任何合作状态或个人联合。到后来,这个术语才正式用来表示高等教育机构。一些历史学家认为中世纪后期的"理性时代"(age of reason)是随着对逻辑学、自然哲学、神学、医学和定律的课程探索在大学里制度化开始的。大量学生被招入大学学习,他们以拉丁语为学习语言,老师都是某些领域里著名学者。许多十四五岁的学生接受了七门课程的初步学习后进入了大学,这七门课程包括:语法、修辞、逻辑、算术、地理、天文和音乐。

医学系创立时,可以使用的课本包括希腊文和阿拉伯文手稿的译本,以及新拉丁语的收藏本和注解。然而,在 15 世纪以前,学生和教授缺乏有效的途径获得希波克拉底、盖伦和许多其他古代作家尚存的作品。盖伦最重要的一些著作,包括《解剖程序》,直到 16 世纪才被翻译成拉丁文。一些手稿极为稀有,许多希波克拉底和盖伦的拉丁文教科书都是伪造的。

作为培养医生的中心——大学的建立是中世纪医学史的一个重要方面,但是这个时期的许多医学知识仍然和教堂、修道院密切相关。修道院的图书馆、医务室、医院和草药园自然地成为了医学研究和实践中心。但另一方面,蔑视肉体和强烈地关注精神有时会掩盖他们怜悯病人的冲动。一些禁欲者拒绝肉体的"放纵",即使是生病的肉体。克莱尔沃(Clairvaux)的圣伯尔纳多(St. Bernard,1091—1153)是一个追求残酷的自我约束的苦行僧生活的神秘人物,他要求他的修道士简单地对待生与死,禁止建立医务室、吃药和看医生。因为圣伯尔纳多认为这些活动是"反对简单生活的不适宜的宗教"才允许的。

142 许多关于圣徒和禁欲者生活的典型例子表明,自我施加的贫乏的养生之道成就了健康、长寿和平和的心境。禁欲者一周可能禁食几天,除了面包、盐和水不吃其他任何东西,整个晚上都在祈祷,不洗澡也不运动(有些圣徒因为坐在柱子上几年不下来而闻名)。但是圣徒和禁欲者对待不属于自我惩罚的疾病和事故可能有完全不同的反应。很多故事完全不同。有些禁欲者会因为癌症、水肿等疾病接受服药或外科手术治疗,而有些人无条件地拒绝所有药物和医生的帮助。他们中有些人以一种相当阿斯克勒庇俄斯的方式幸运地康复了,他们梦到救死扶伤的天使给他们清洗伤口、涂抹药膏。

一些宗教戒律的创建者以更加温和的态度看待病人的需求,他们建立了附属于修道院的医务室和医院,给病人提供慈善救济和护理。在许多宗教戒律中,圣本尼迪克特(St. Benedict,约 480—547)的教义为治疗疾病提供了合理的准则。虽然修道院的日常生活中规定要艰苦地劳动,但是对病人、虚弱的人和老年人有特殊优待。照顾病人是很重要的职责,那些负责照顾病人的人就像在直接为上帝服务一样认真。有明确证据表明,有一定的医学知识的修道士才被指派照顾病人。

到了 11 世纪,一些修道院开始培训自己的医生。从理想化的角度来看,这些医生应该支持基督教治疗师的理念,不管病人的状态和预后怎么样,都应该为他们提供仁慈和施舍。但是现实和理想是有距离的,许多关于教会医生追求金钱的抱怨就是证据。当这些医生取得了在修道院外开业的资格,可以给有钱的贵族提供医疗服务的时候,有关他们生活奢侈和不遵守修道院戒律的指责就出现了。

中世纪的牧师是否被禁止行医,这个表面上看起来简单的问题已经成为最有争议的题目。期望官方的记载和文献可以反映禁止行医的真实情况是过于天真的想法。许多对牧师研究医学和行医的指责及声明已经清楚地表明了官方的立场。12世纪,几个罗马教皇的决议表达了限制修道士行医的愿望。克莱蒙(Clermont,1130)、兰斯(Rheims,1131)和第二次拉特兰(Lateran,1139)会议的声明都包括以下内容:修道士和律修会修士(canons regular)不能因为暂时的利益而研究法学和医学。这些声明都特别指出,不能为了追求金钱而研究、实践法学和医学。很明显,这么多官方禁令表明合法行医是多么的困难。

关于中世纪医学另外一个荒诞的说法是:教堂因为反对"流血"而禁止手术。这种反对事实上是针对因仇恨和战争所致的流血,不是指平常所说的外科手术引起的流血,也不是静脉切开放血术(治疗性放血)。认为教堂的这种立场对医学的发展有重要意义的观点实质上是18世纪的一个骗局。作为预防和治疗手段的静脉切开放血术实际上是相当普通的。实施这个重要的外科手术步骤时,医生不得不考虑很多复杂的相关规定,除了季节、月蚀、一天中最吉利的时间,还要根据病人情况选择手术部位。一些指导性的书籍提供简单的图示描述通常所采用的放血部位,但是这些图画也是高度程式化和概括性的。

医学教育和实践

医学成为一门专业,具有正规的教育、标准化的课程、行业执照、合法的规章制度,这个过程开始于中世纪。当然,关于行医法规和执行力度在各地都不同,无证开业者和合法行医者之间的力量对比在各地也不尽相同。法律条文可能详细规定了医患之间的契约关系,以及对特殊错误的惩罚和罚款,如受到其他医生的公开批评、严重病例没有和其他医生协商以及治疗女病人时没有第三者在场,这些都会被罚款。法律甚至可能要求,与治疗身体上的疾病相比,医生应该花更多的精力在病人的精神安宁上。法律也可能迫使医生建议

143

病人忏悔,即使这种建议引起的恐惧可能给病人带来更大危险。

144

尽管医生受到一些不受欢迎的约束,但是他们还是从法律规定的地位中获得了好处。那些没有国家承认的行医执照的开业医生常常遭到起诉和罚款。专业的医生认为只有根除那些不合格的行医者才能建立标准化的医疗实践。不合格的行医者通常包括"江湖医生、宫廷小丑和妇女",然而这种规定也剔除了许多有技术的治疗师。中世纪医学法规造成的另一个不幸结果是:形成把医学从外科手术中分离出来的趋势,并且降低了外科医生的地位。

在医生群体中,除了受过良好教育的教会医生,剩下的也不都是没受教育的江湖医生。例如,以水蛭吸血而闻名的盎格鲁撒克逊人的医学书提到一些欧洲学术中心高等医学文化领域以外的行医者和病人。虽然我们对于典型的中世纪英国医生的教育和实践知道的还很少,但是教会医生和非宗教的治疗师都出现在了书的插图中和绘画上。早期英国的医学书籍一般都是古代文章的汇编,唯一不同的是它是用古英文写的而不是拉丁文。英国医生经常作为以水蛭吸血治病的医生被提到,可以假定,他们中的大多数都是识字的,至少认识本国字。到了14世纪,来自于修道院的学者已经不能忍受盎格鲁撒克逊人的医学书。如果不是考虑到羊皮纸的价值和作为有用的资源,早期任何一本英语医学书籍能够保存下来都相当令人吃惊。

幸运的是,19世纪对于民间文学的兴趣复兴,激发了牧师托马斯·奥斯瓦尔德·柯凯(Rev. Thomas Oswald Cockayne,1807—1873)致力于拯救尚存的盎格鲁撒克逊人的医学书,并且收集汇编为以下三册:《医药》、《早期英国的治疗艺术和星占术》、《盎格鲁撒克逊人在被诺曼底人征服之前的科学史举偶》。这些书介绍了外科技术、草药疗法、宗教礼仪和用于预防疾病的符咒,包括由飞虫的毒液(flying venom)和精灵攻击(elf-shot,指无名肿毒)引起的突然的疾病。在对"魔鬼疾病"("Devil-sickness")和"恶魔疾病"("fiend-sickness")的描述中涉及各种形式的精神疾病和癫痫。这些书认为许多慢性病和"虫"有关,"虫"适用于所有种类的蠕虫、昆虫、蛇和龙。一些相当丰富的关于"虫"的描述可能来源于对和人类生活在一起的有害的虫种或驯养的动物的观察。被咬伤的组织、分泌物中的黏液、呕吐物、血液或者腐烂伤口上的蛆都提供了疾病和"虫"有关的证据。

盎格鲁撒克逊人的医学书混合了希腊人、罗马人、日耳曼人、凯尔特人和基督教徒的医学和巫术观念。根据这些著作,治疗师能够靠呼唤圣徒的名字、驱魔或者把疾病转嫁给植物、动物或流水等来治愈各种疾病。几乎每个治疗过程的准备都需要诵读一些祈祷或者符咒,诵读的次数都是有魔力的数字,如异教徒的"9"和基督徒的"3"。尽管护身符作为神迷的东西遭到了谴责,但是这些非常流行的具有保护作用的护身符经过基督化后,在一些著作中被讨论和广泛应用。

盎格鲁撒克逊人医学书中的处方表明,中世纪人们有一些普通的疾病,比如关节炎、眼病、烧伤和烫伤、不慎怀孕、阳痿和不育症等。很多处方证明了中世纪寄生虫的普遍存在。医源性疾病(由于治疗引起的疾病)如由静脉切开放血术引起的并发症也已经被注意到。从对以前的回顾来看,那些静脉切开的病人,伤口用一种叫"horses tords"的药包起来后,发生感染或者破伤风者不足为奇。书中还用很大篇幅讨论了调理月经、防止流产、怎样生男孩以及减轻生产痛苦的治疗方法和符咒。

怀疑者可能认为盎格鲁撒克逊人医学书中的治疗方法仅仅是靠暗示的力量来发挥作用的,但是水蛭吸血治病的伟大价值应归功于草药治疗。中世纪的草药包括:狼草、天仙子、颠茄和曼德拉草等。据说马兜铃属植物可以治疗外部的肿瘤,旱金莲属植物的汁可以治疗秃头,起绒草可以治疗肝病,如果在白屈菜收获的时候诵读九遍咒文,它就可以治疗痔疮。病人被告诫要认真遵守医嘱,否则将有灾难性的结果。例如,如果夫妻二人都喝了由野兔子子宫制成的符咒制剂就会生男孩,但是如果只有妻子喝了这种制剂就会生出两性人。

学者和药理学家重新考察了中世纪的医学后得出结论:中世纪的一些医疗方法和处方很可能是实用、有效的。例如,狼草——盎格鲁撒克逊人医学书最常使用的草药——被推荐用于治疗肺病、癫痫发作、精神错乱,也可用作毒液的解毒剂,治疗由精灵、"夜游者"和魔鬼导致的疾病。现代研究人员认为锰的缺乏和癫痫再发有关,而狼草的种子(含有很高的锰)用于治疗癫痫可能是有效的。天仙子、颠茄和曼德拉草以及其他曼陀罗属的植物都含有大量的生物碱,比如东莨菪碱和天仙子胺。因此这些植物的提取物用来作为药物、毒物和迷幻剂都有很强的神经方面的效果。

家畜对中世纪经济起到很重要的作用,在这种情况下,很多治疗方法人畜共用也就不足为奇了,但是关于中世纪兽医学的宗教问题是另外一件事。无论圣水和祈祷在人身上能够产生多么有益的心理影响,很难想象宗教仪式能够给羊、猪和蜜蜂留下很深的印象。利用异教徒和有魔力的仪式来保护家畜同样遭到很多谴责,就像利用它们为人类治病一样。一些"治愈"方法对动物的折磨比疾病本身还多。例如,一种治疗马的仪式是拿牛角做柄的刀在马的前额和四肢划十字,然后在马的左耳朵上穿一个洞,在刀柄上刻一个拉丁文的符,做完这些后,治疗师就宣布马痊愈了。

中世纪晚期的英国医学是以加德斯登(Gaddesden)的约翰(John,1280—1361)的著作为代表的,约翰是爱德华二世的医生,他主要被人们记住的作品有《英国玫瑰》、《全身医学实践》。约翰可能是乔叟(Chaucer)笔下医学博士的原型。乔叟认为《英国玫瑰》是正规医学图书馆不可缺少的一个部分。约翰曾经不谦虚地宣称他的论著组织合理、内容详实,有了他的书,外科和内科医生就不再需要别的书了。书中有适合富人的治疗方法,也有适合穷人的,例如治疗慢性水肿,对于富有的病人,医生会给他开昂贵的利尿剂,对于穷病人,医生会告诉他每天清晨喝自己的尿。

《英国玫瑰》中一个最著名的建议就是治疗天花的"红色疗法"。书中建议用红色的东西环绕在天花病人的周围,以加速痊愈和防止疤痕的形成。附加一些合理的医学建议和对疾病急性期的观察,约翰讨论了传统的符咒和仪式,诸如把布谷鸟的头挂在脖子上来阻止癫痫发作,这个方法对于治疗那些不愿吃药的小孩特别有效。书中关于外科手术有个简短的章节,包括水肿病人的引流方法、脱臼复位术和对伤口的处理。有些章节建议医生花特别的精力去治疗那些可以带来最大报酬的疾病。

拉丁语的"保健指南"(regimen sanitatis)是获得健康和维持健康的实践指导,它最初是写给富人的,指导富人利用医学的基本观点来判断他们的治疗过程。这些健康小册子用以下的形式说明了盖伦的医学知识,包括:自然的(例如幽默等)、违背自然的(疾病及症状)、非自然的(影响身体的东西)。在医生的指引下,个人能够接受正确的养生之道,那就是,一个详细的计划,来管理"六种非自然因素"(空气和环境、活动和休息、食物和饮酒、睡眠和觉醒、排泄和充实、精神的影响)。当医生为更多的读者写健康指导时,更强调药物和其他简单的维持健康和防止疾病的方法。

147　中世纪的外科学

中世纪把外科学从医学中分化出去的问题越来越明显。虽然在中世纪早期医生的著作中有内科和外科,但此时的外科仅限于简单的紧急处理,如静脉切开放血(治疗性的放血)、拔火罐(用抽空的玻璃杯放在完好的或者有搔痕的皮肤上把血引到皮肤表面)、烧灼术以及对普通的烧伤、擦伤、伤口、溃疡、扭伤、脱臼、牙痛和骨折等进行简单的紧急处理。只有几个胆大的行医者有一些特殊技术，比如白内障手术、拔牙、取石术（利用手术从膀胱中取出结石）等。

现代的医学专业人员可能会惊讶地发现，在中世纪，他们的同行更多的是低等的治疗眼病者、接骨者、拔牙者、取石术者和其他的江湖医生，而不是有学问的正规医生。然而，在中世纪，有抱负的外科医生正在努力使外科赢得更加受尊敬的专业地位，外科不仅要成为一门杰出的实用职业，还要成为学问的一门分支，具备自己的技术著作体系。虽然，外科专业化的文献到13世纪才开始大量出现，但是在史诗和神话故事中，早期的传统外科已经隐约出现了。

对外科医生的需求通常是战争的副产品，关于伟大的英雄和战争的半传奇故事比学术文章更直观地反映了当时战地外科实践的情况。根据斯堪的纳维亚人的史诗记载，如果没有专业的医生，那些手非常柔软的人就被指派照顾伤员。据说许多著名的外科医生原先都是手很柔软的战士。真正英勇的战士可以自己包扎伤口然后再返回战场。有时，妇女在战地附近特殊的帐篷或房子里照顾伤员。有一个传奇故事描绘了一个妇女用温水给伤员清洗伤口，并用钳子拔出伤口的箭的故事。因为不能找到箭尾，那个妇女让伤员吞下煮熟的韭菜。这时隐藏的伤口出现了，因为它闻到了韭菜的味道。

虽然史诗中的英雄人物都被外科医生完全治愈并且重新回到了战场，但是更多接受手术的平凡的人死于流血过多、休克和感染。虽然外科医生熟悉罂粟、天仙子、曼德拉草的催眠作用，但是他们并不将在手术前使用这些药作为常规步骤。他们用葡萄酒、啤酒、鸡蛋、蜂蜜制成的波欣酒冲洗和覆盖伤口；把蛋清、油和草药混合后敷在烧伤伤口上，据说这样效果比较温和，如果再加上一些羊粪，它的效果会增强。

尽管中世纪大多数外科医生地位低下，但是一些杰出的开业者对把外科学从医学中分化出去深感遗憾。萨勒诺（Salerno）是中世纪最负盛名的西方医学院校，那里的医生都有高水平的外科技术，他们靠解剖动物来教学生解剖学和外科技术。中世纪的作者通过融合萨勒诺医生的著作和来自于阿拉伯文献的摘录，创造出了简化的拉丁课本。大约1180年，罗杰（Roger Frugard）年轻的同事圭多·阿雷佐（Guido Arezzo）整理了罗杰在意大利北部的帕尔马教书和行医的讲演稿，编写了一本外科论著。这部《外科学》非常有影响，被多次再版，书中描述了伤口闭合、环钻术、取石术的方法以及建议用汞治疗皮肤疾病、用海藻治疗甲状腺肿大。

13世纪中叶，帕尔马的罗兰（Roland）出版了罗杰外科论著的一个重要的新版本,也就是有名的罗兰版本。罗兰在意大利的博洛尼亚(Bologna)的一个新型医学中心依照罗杰的方法教书和行医。到了16世纪,更新的拉丁课本、盖伦和阿拉伯课本的译文都可以得到,但是仍然有人认真地研究罗杰的论著。14世纪早期,为那些有文化但是不懂拉丁文的外科医生准备的用本国语言编写的课本出现了。这些简化的课本提供了内外科的实用知识和治疗方法。

卢卡(Lucca)的休(Hugh,约1160—1257)是博洛尼亚的乡村医生,他的儿子狄奥多里克(Theodoric,1210—1298)是切尔维亚(Cervia)的主教,也可能是中世纪最具天赋的外科医生。据说狄奥多里克对外科的两大敌人——感染和疼痛发起了进攻。狄奥多里克不认为脓的形成是治愈伤口的自然、必需的过程,他意识到脓的产生有时是外科医生有意造成的,事实上,它妨碍了伤口的愈合。他也不赞成使用复杂有害的伤口敷料。

为了战胜由手术引起的疼痛,狄奥多里克尝试使用“具有麻醉作用的海绵”进行诱导催眠,这些海绵浸有已知的可以引起睡眠状态的药物。但是他的方法在实践中有多大效果还不清楚。他先把海绵浸在由罂粟、天仙子、曼德拉草汁组成的混合物中。在进行手术之前,把准备好的干海绵浸在热水中,病人可以咀嚼海绵和吸入蒸气。如果这个过程成功了,病人就会进入睡眠状态,再次醒来之后也不会记得关于手术的任何事情。

在14世纪早期一段时间,法兰西国王菲力普(Philip)的外科医生蒙得维利(Henri de Mondeville)开始写一部重要外科著作。这本著作在蒙得维利死的时候也没有完成。而且,蒙得维利的作品无论在形式上还是在对权威的敌视和争辩上都引起了争论。作为一个外科医生,蒙得维利为自己的技术和成就感到骄傲,他曾经抗议把外科从医学中分化出来这个灾难性的结果。14世纪末,巴黎医学系的全体医生要求毕业生立下不会实施任何外科手术的誓言。蒙得维利的作品逐渐被人们淡忘,直到1892年,他的作品才出版。最终,“法国外科学之父”的头衔被授予了蒙得维利的学生盖伊(Guy de Chauliac,约1298—1368),盖伊是个杰出的内外科医生,他关于外科学的论著直到18世纪还在被使用。他的论著大约在1363年完成,通常被认为是当时最有价值的外科课本。至少在两个世纪里,欧洲出版的拉丁文或者本国语的外科教材大部分都以罗杰和盖伊的著作为基础。

妇女和医学

无论在女修道院还是在萨勒诺的大学里,除了个别的几个妇女因为掌握了医学论著获得承认外,通常妇女被正规的医学教育排除在外,妇女被剥夺了合法的可以从事获利的医学专业实践的权利。但是,在中世纪所有层次的医学团体中也可能发现女行医者,她们可能是内科医生、外科医生、医疗理发师、药剂师、以水蛭吸血治病的医生和各种类型的江湖医生。像在现代大学和某些合作团体中一样,大部分妇女更多地分布在基层而不是顶层。虽然中世纪的行医者为废除付费医学实践的限制进行了激烈的斗争,但是毋庸置疑,病人更多常规的免费护理都是在家中由妇女来承担的。

在西方的医学史里,除了很少的几个例外,看不到关于女医生或者女病人的记载。虽然大部分男人得的病痛妇女都会得,但是通常讨论的妇女的疾病

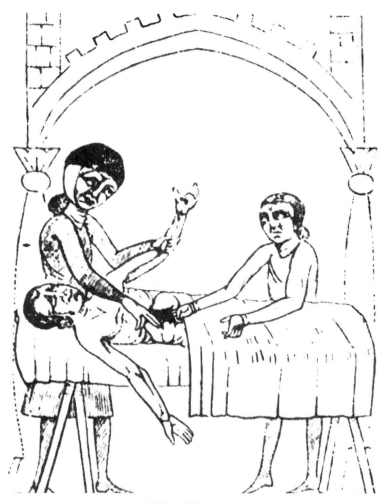

一幅肝脏手术的中世纪绘图

只包括怀孕、生孩子、泌乳和月经失调。妇女行医者一直被认为只是助产士、护士或者接生婆。自从 20 世纪 70 年代以来，专门从事女性研究、性别研究和社会史研究的历史学家帮助更正了这个观念，丰富了我们关于中世纪医学实践和医疗保健知识的认识，再加上重新得到了那些曾经被历史所忽略的有成就的妇女的传记和著作，学者们意识到，在性别方面，尚存的文献和传统的方法学使他们对历史产生了偏见。不再仅仅研究医学专业的精英们，历史学家在健康保健的开业者和与疾病健康相关的性别问题上开拓了研究领域。

150

只有当女行医者不再只作为"助产士"时，女病人才不再只选择女性进行医疗咨询，即使咨询的是像生育这种比较敏感的问题。这个时期妇女的文化水平相当低，但是也有一些妇女拥有并使用书，包括医学课本。通过对特别书籍所有权的研究，历史学家在妇女对医学知识的掌握方面有了更深刻的认识。

151

大多数普通的女性行医者在历史上没有留下任何痕迹，但是通过对宾根（Bingen）的希尔德加德（Hildegard，1098—1179）的生活和作品的研究，我们可以看到对一个在 12 世纪宇宙哲学和医学问题上最杰出的女作家的生动描绘。她的一生作为作家、作曲家和治疗师被许多人认识并受到广泛的尊重。但是除了在她的祖国德国，她死后不久就被淡忘了。希尔德加德被称为神秘主义者、空想家和预言家，但她的作品主张实用的经验，充满了对自然奇迹无限的好奇。20 世纪研究希尔德加德的兴趣再次复苏，那引起了学者、女权主义者、音乐家、诗人、草药医生和顺势疗法行医者们对她的注意。

希尔德加德是某个贵族家庭里的第十个孩子，按照当时的习俗，家庭是不养活第十个孩子的，所以在她 8 岁的时候，她被献给了上帝，过着一种宗教隔离式的生活。十多岁时她宣誓做了修女。1136 年，她被选为博立顿（Benedictine）修道院的院长。在儿童时期就有某些异象的希尔德加德 15 岁时开始接受一些关于宇宙和人类本质的启示。来自于天堂的声音曾用拉丁文为她解释异象。1141 年，神的召唤要求她记录和解释她的异象。开始写这些的时候，她认为自己是第一个接受这种使命的女性。当一个罗马教皇向她问询启示的本质后，希尔德加德成了一个真正的名人，并被正式鼓励继续写她的著作。罗马教皇、国王和学者都来寻求她的建议。60 岁的时候，希尔德加德开始集中精力在修道院和牧师的改革上。

希尔德加德的《医学》（physica，又称《简单医学》）很可能是女性作家写的第一本讨论动植物、金属成分和治疗价值的书。它也是德国第一本关于自然史的书。书中涉及很多传统的医学问题,包括许多草药、树木、哺乳动物、爬行动物、鱼、鸟、矿物质、宝石和金属的医学用处和毒性。希尔德加德的另一篇主要著作《混合医学》(又称《病因与治疗》)讨论了疾病的本质、形式、成因和治疗,人类的生理和性,占星术等等。有趣的是,两本关于医学的书都没有宣称神的启示。

希尔德加德依靠传统的体液理论提出的治疗方法通常基于相对的原理。食物、药和珍贵的石头经常作为处方用来预防和治愈疾病。例如,蓝宝石被建议用来治疗眼病,由于它还可以抑制性欲,女修院或修道院把蓝宝石列为可拥有的恰当的宝物。一些方法被建议用来治疗像麻风一样可怕的疾病,这些方法需要奇异动物身体的某些部位,如独角兽的肝和狮子的心等。除了身体疾病外,希尔德加德也探讨了精神疾病,包括狂暴、精神错乱、妄想和白痴。根据希尔德加德的观点,即使最奇异的精神状态也有自然的原因。于是当人们认为某人可能被鬼附身时,真正的原因可能是头痛、偏头痛和眩晕的同时发作。希尔德加德很可能对这些精神疾病有特别的兴趣。事实上,现代的医学探查已经把她的异象诊断为典型的偏头痛。

152

大多数在中世纪行医或作为助产士的女治疗师的实践在历史上没有留下任何印迹。当然,引起权威人士的关注、直接和有证的行医者进行竞争,这对于那些被迫生活在社会边缘的妇女是危险的。因此,虽然没有几个女性能够像希尔德加德一样在安全的隐居生活中取得学问和获得影响,但是很多中世纪的妇女在欧洲和圣地(巴勒斯坦)的医院或医务室里扮演着护士、草药医生和治疗师的角色。例如,圣瓦尔普尔嘎(St. Walpurga,死于 779 年)——一个英国公主——研究医学并且在德国创办了女修道院。她经常被描述为一只手拿着盛有尿液的烧瓶、另一只手拿着绷带的女子。

《特罗特拉》(Trotula)通常被认为是中世纪最流行的一本关于女性医学的著作,它的作者可能是女行医者群体中的一位杰出成员,而这些女行医者直接或间接地和 11 世纪到 12 世纪的萨勒诺医学文化有关。有证据表明,在 12 世纪到 14 世纪的意大利有些大学里允许女性研究和教授医学。在萨勒诺大学,女性病的学科都由女教授来负责。根据一些资料,特罗特拉(也被叫做 Trocta 或 Trotta)在 12 世纪从事教书、写作和医学实践工作。然而,特罗特拉和其他中世纪的医学女性一样经常被认为只是神化传说。事实上,甚至最近的学术界在关于中世纪女性的问题上,许多人更愿意相信独角兽和外界诱导的存在,而不愿意相信女治疗师、女医学作家、女教授甚至女读者的存在。

然而自从 20 世纪 90 年代以来,学者们已经发现了证据,在中世纪的欧洲,读写能力包括女性的读写能力比以前认为的更加普遍。但是,即使有读写能力的人越来越多,口头教授知识仍然很重要,特别是有关治疗知识和技术。有些学者认为,一位男医生根据萨勒诺的一个女治疗师的工作写了那本著作,然后以那位女性的名字命名那本著作为《特罗特拉》。也许,那位假定的男作者更多地考虑这些文章是关于"女性秘密"的,而不是有价值的医学著作,所以应该被认为是女性作家写的。

153 　　特罗特拉是否是一个医学作家的争论至少部分地说明了应该明确中世纪手稿原创作者这个一般性问题。许多抄录过来的手稿都没有原作者的名字。当 15、16 世纪著作的印刷版本出现的时候,通常因为没有足够的证据确认原创作者只能进行假定。如果最近关注"特罗特拉"的传统学术界还不能解决著作和作者的谜团,那么它就已经说明了更早的手稿版本在传播上的讹误。很明显,著名的著作《特罗特拉》是由三个不同的萨勒诺人关于女性医学的手稿融合而成的。特罗特拉可能写了原作中的一章或更多,就像其他的著作被错误地认为是希波克拉底或盖伦写的一样,她的名字也被赋予其他的章节。16世纪,组成现在的《特罗特拉》的手稿被编辑、重新整理和印刷,由此形成了最后的著作,并作为几个本国语译文的资源。

　　《特罗特拉》中讨论了妇科学、产科学、妇女病和化妆学。除了涉及女性医学的重要方面,书中还包括一些使头发、衣服和人体散发香味的处方;使脸、手和牙齿变白的化妆品;能够去除生孩子留下的瑕疵的面霜;使头发有光彩和浓密的制剂;亚麻布的去污剂或油膏。脱毛剂的处方还附带了一个非常合理的初步试验:先把制成的脱毛剂涂在皮革上,用来确信这个混合物不会烧伤皮肤。书中还提供关于女性卫生、月经问题、不育症的建议,寡妇、修女怎样使用子宫托的建议以及恢复处女的方法、调节月经的药物和通经剂等等。看起来特罗特拉相信月经对女性健康非常关键。如果是真的,许多据说能够引起月经的处方可能被利用来促进规律的月经周期,尽管同样的处方可能是一个堕胎药的委婉说法。书中还讨论了怀孕妇女的饮食、怀孕的征兆、难产、去除胎盘、产后护理、泌乳和乳房问题。对于婴幼儿的喂养和护理的讨论包括怎样选择奶妈的建议,以及对脓包病、儿童寄生虫、呕吐、喉头水肿、百日咳和疼痛的治疗。

　　中世纪关于女性健康和生理的观点很明显受到萨勒诺人的医学书的影响,也就是后来印刷的《特罗特拉》。当然,据最近发现,《特罗特拉》最持久的影响是:特罗特拉手稿几乎一直被男性行医者拥有和使用。历史学家认为,男医生拥有特罗特拉手稿表明,在中世纪他们已经开始尝试把服务范围扩大到妇科了。事实上,一些历史学家相信,所有中世纪的妇科文献实质上都是由男性为男医生而写的。这些发现挑战了前面的假设:在中世纪,妇女关于月经、生育、怀孕和生产这些问题只会向女性治疗师咨询。但是不管是关于生孩子的问题还是"女性病",妇女更愿意咨询"助产士"。判断中世纪助产士的工作范围非常困难,因为助产士不属于行会或其他正规组织。在很大程度上,直到15世纪,属于助产士的规则才出现,许可的规则更多的是对道德品质的要求而不是医学技术。

对比通常关于中世纪欧洲存在女性行医者的假设,最近的学术界认为女性不仅作为助产士,同样还是一般的内科和外科的实践者。例如,在法国的一些地方,如果女性通过了某个考试,她们就可以行医。但是,在整个欧洲,由于医疗工作人员和专业组织能够获得名声和权力,因此管理医疗实践的法律限制越来越多。无证行医者被起诉、罚款或者以无视法律的罪名被逐出教会。许多照顾病人的无证行医者都不为人所知,除非当他们成为医生开展整顿医疗市场运动时的目标。像1322年发生在巴黎的雅卡巴·费力茨(Jacoba或Jacquéline)事件显示的一样,缺乏正规的教育并不意味着缺乏技术和经验。

雅卡巴因为给病人看病,检查病人的脉搏、尿液、身体和四肢,开药和收费,更糟糕的是雅卡巴治愈了她的病人,而遭到了巴黎大学医学院院长及全体员工的起诉。雅卡巴不仅认为自己有能力行医,而且认为自己能够为自己辩护。病人证实了她的技术值得表扬,一些人说,正规医生没有治好他们的病,而雅卡巴做到了。雅卡巴认为自己有医学知识和技术,限制无证行医的法律并不适用于她。而且,由于妇女病的私密性造成了对女行医者的需求。

起诉雅卡巴的医学院院长和全体员工并没有否认她的技术,但是他们认为医学是一门靠课本传播的科学,而不是靠经验习得的手艺。事实上巴黎医学院的员工最大的目的是控制外科医生、医疗理发师和江湖医生的医疗实践,无论是女性还是男性。对无证行医者的审判使我们大致了解了其他不为人知的行医者的生活以及边缘行医者和医学精英之间的关系。在起诉雅卡巴一案中,法院采纳了医学院方面的观点。然而,在行医者的职业化和合法身份方面,现代观点和中世纪流行的观点具有很大的不同。事实上,纵观历史,不论男女,绝大多数行医者都没有执照,而且其中只有很少数人拥有大学学位。内科医师、外科医师、药剂师和江湖医师，这些不同类型的行医者之间的竞争在当时已经成为中世纪医疗市场的一个要素。

中世纪有关女性行医者的文献非常少，但历史学家已经发现了一些女性擅长治疗痛风和眼疾的例子，以及一名女性内科医师获得"专家"头衔的例子。在 13 到 15 世纪之间，尽管有时她们的工作仅限于女性病人或者是有关乳房以及女性生殖器官的疾病，但是一些女性还是获得了内科以及外科的行医执照。例如一部 14 世纪的西班牙法律禁止女性从事医疗实践或者开处方，但它却对女性在照顾妇女和小孩方面网开一面。由于当时对于绝大多数职业都没有正式教育标准，中世纪的女性和男性可能在一生中的不同时期从事不同的全职或者兼职工作。因而人们都可以非正式或间歇性地从事医疗的各个方面，如助产、草药、护理以及外科手术。那些在治疗病人这种简直是冒险的活动中取得过一些成功的人，就会被他们的家庭、朋友、邻里看作康复师，尽管他们不具备任何专业训练或者正式执照。女性在她们父亲或者丈夫所从事的工作中是积极的参与者，因为在家庭和工场之间或者在照顾家庭成员和指导学徒之间很难作出区分。几乎没有女性出现在中世纪行会的名单上，但一般而言，许多在丈夫或者父亲死后请求获得行医许可的女性在此之前已经从事过相关的工作。

到了 16 世纪，有证的女医生基本消失了，成群的庸医在兜售草药、护身符和魔咒。这些边缘行医者中有医疗理发师、草药师、护士和助产士。由于医疗职业被认为更有权力和名气，女性行医者的地位也就更加不稳定。不管学者、牧师、内科医生、助产士以及江湖医生之间具有什么样的相对优劣性，中世纪最好的内科医生可能是流行的健康手册——《萨勒诺养生》（Regimen of Salerno）曾经介绍的：安静、休息、节食和快乐。但是不幸的是，这样的医生不会是医院的员工或会去穷人茅舍提供上门服务的医生。

中世纪的流行病

中世纪教科书中所描绘的许多疾病现在依然很常见。但一般认为，流行病中最令人害怕的麻风病和腺鼠疫依然使我们这个时代的人谈之色变。历史学家可能认为鼠疫和麻风病不应该归类于中世纪疾病。直到 19 世纪，腺鼠疫仍在流行，即使到 20 世纪末，鼠疫以及麻风病在某些特定地方仍然是公共健康的重大威胁。另一方面，也可以认为，查士丁尼鼠疫（the Plague of Justinian）

及黑死病是全世界经历过的两次最具毁坏性的大流行病,它们构成了中世纪医学史的相关框架。

在试图理解艾滋病这一出现于 20 世纪 80 年代,即将成为现代最具威胁的流行病的冲击时,历史学家和医生经常把黑死病和麻风病作为破坏性流行病的最重要历史模板。如果把中世纪看作一面"遥远的镜子",我们也许能够更清楚地了解灾难性疾病对社会和人类精神的冲击。如同鼠疫和麻风病是中世纪各种苦难之最一样,艾滋病是 20 世纪 90 年代瘟疫的代表。就像麻风病和鼠疫的历史意义不确定一样,艾滋病在许多方面,如起源、冲击、对现在和将来的威胁等尚不明朗。然而不能希望有关病理学和流行病学的科学知识以及突出显现特定疾病的历史研究能够在关于人类对灾难性疾病的评估及反应方法方面给予更多有意义的答案。

腺鼠疫

占星家把腺鼠疫归咎于土星、木星以及火星的一次恶毒的联接。流行病学家已经发现鼠疫流行的原因在于耶尔森氏杆菌、跳蚤和老鼠的灾难性联合。对于微生物、跳蚤、啮齿动物以及人类之间的复杂生态关系进行一次简单回顾将有助于我们理解中世纪鼠疫的大流行、延续到 17 世纪的鼠疫浪潮以及瘟疫在今天的状态。为了确定鼠疫的自然史和它的临床症状、体征模式,细菌学家和流行病学家已经检查了历史上认为的鼠疫病因以及最近爆发的鼠疫的实验室研究。把现代临床及实验室对于腺鼠疫的描述和古代及中世纪流行的腺鼠疫的记述进行比较,这一尝试发现了把现代诊断赋予古代疾病所面临的固有困难。历史上对于毁灭性流行病的记述经常是模糊混乱的,而且经常套用医生和外行人认为有高度简洁的症状和体征的术语。14 世纪对于黑死病的记述包括如下可怕的症状:疼痛性的淋巴结肿大、坏死的器官、鼻孔流血、血性痰、血管出血,这些症状导致皮肤出现斑点及变色。

更令人困惑的是,腺鼠疫提供了一个令人感兴趣的例子,一种特定的微生物能够导致不同的临床表现。比如这种病主要表现为腹股沟腺鼠疫和肺型鼠疫,偶尔也表现为败血症鼠疫。在缺乏合适抗生素的情况下,腺鼠疫的死亡率超过 50%,而肺型鼠疫和败血症鼠疫的死亡率接近 100%。即使在今天拥有链霉素、四环素、氯霉素的情况下,还是有很多病人死于这种病。

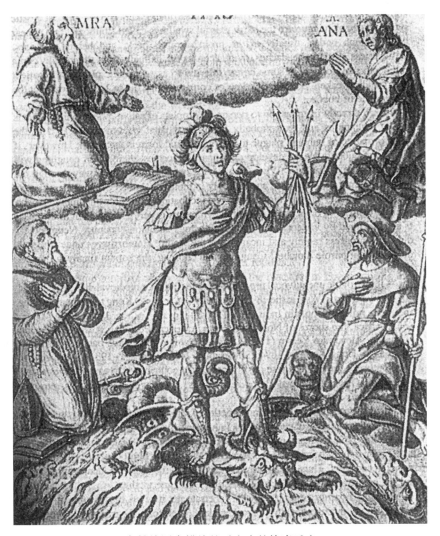

宗教绘图中描绘的对瘟疫的恰当反应

如果耶尔森氏鼠疫杆菌通过感染的跳蚤叮咬进入人体，引起的疾病就是腺鼠疫。经过一个二到六天的潜伏期，细菌在淋巴结内繁殖，潜伏期过后患者突然出现高烧、头痛、胸痛、咳嗽、呼吸困难、呕血、皮肤黑斑等症状。腺鼠疫的最典型症状是被称为"腹股沟淋巴结炎"的疼痛性淋巴结肿大的出现，经常是在腹股沟、腋窝、脖子等部位。其他症状还有：不安宁、焦虑、精神混乱、幻觉、昏迷。某些特定的细菌蛋白抑制了能够阻止病菌繁殖或扩散的免疫反应。鼠疫杆菌也释放一种毒素，能够导致休克、循环衰竭，继而器官衰竭，最终死亡。

而在败血症鼠疫中,细菌通过血液迅速传播,破坏内部器官和血管,导致坏疽、内出血、鼻和耳朵出血甚至昏迷。患者会在一到三天内死亡,不会出现腹股沟淋巴结炎的症状。

　　直接通过唾液进行人与人之间传播的肺型鼠疫具有高传染性和致死率。什么环境使得广泛传播的腺鼠疫转变为肺型鼠疫尚不得而知。当腺鼠疫患者的大量病菌扩散到肺内时,肺脓肿出现了,同时伴有剧烈的咳嗽和喷嚏,并通过痰释放出大量病菌。病菌进入新的宿主的呼吸系统时迅速繁殖,导致了高传染状态,也就是我们所说的主要的肺型鼠疫。肺型鼠疫的潜伏期只有一到三天,爆发非常突然。症状表现为胸痛伴有剧烈咳嗽,并引发咳血痰,继而发展为神经紊乱加重,患者能力丧失。出血导致皮肤出现黑紫色的斑点。咳嗽伴随着窒息,病人最终窒息而死。这种高致命性鼠疫的患者会经历发热、寒战和致命性肺炎。

　　2001 年,研究者成功破译了耶尔森氏杆菌的基因和质粒,它取自 1992 年死于肺型鼠疫的一名科罗拉多州兽医的身上(感染来自猫的喷嚏)。在 DNA 序列的研究基础上,微生物学家认为耶尔森氏杆菌很可能是从两万年前的伪结核耶尔森氏杆菌(Yersinia pseudotuberculosis)进化而来,那是一种很小的人类肠道病原体。分子生物学家认为,耶尔森氏杆菌变成致命的病原体是由于获得了新的基因、丢失或者不表达伪结核病基因,并且建立一种奇异的染色体重组模式,使它的基因组有异乎寻常的活力。依靠来自于其他细菌的基因,耶尔森氏杆菌能够克隆新的环境。很明显,这些基因中有一组编码了允许细菌在跳蚤的内脏里生存的酶,跳蚤变成了疾病的携带者。

　　一些科学家提出警告,基因组序列的资料能够用来创造出更多致命的病原体形式作为生化武器,也许,这比利用基因信息发展有保护作用的疫苗更容易。虽然排列好的耶尔森氏杆菌菌株已经可以在 48 小时之内让人致命,但是生化专家指出,添加基因使菌株变异并使之具有抵抗抗生素和任何潜在疫苗的能力是有可能的。

　　19 世纪 90 年代,当大面积流行的鼠疫连续性地在广州、香港、孟买、爪哇、日本、小亚细亚、南非、美国的北部和南部、葡萄牙、澳大利亚和俄罗斯的部分地区爆发时,鼠疫博物学的很多方面才最终弄明白。历史流行病学家估计19 世纪 90 年代流行的鼠疫杀死了超过 1 200 万人,但是其他人认为,在 19 世纪后期到 20 世纪早期,仅印度死于鼠疫的就有 1 000 万人。亚历山大·耶尔森(Alexandre Yersin,1863—1943)在 1894 年香港鼠疫爆发期间,从患者尸

159

160　体的腹股沟处分离出了引起鼠疫的细菌。耶尔森把细菌样本送到了巴黎的巴斯德学院,利用那个样本,爱密尔·鲁(Émil Roux,1853—1933)研制出了第一份抗鼠疫血清。耶尔森为了纪念他的导师路易·巴斯德(Louis Pasteur),把他自己发现的鼠疫细菌叫做巴斯德菌。以研究破伤风和白喉而闻名的北里柴三郎(Shibasaburo Kitasato,1852—1931)为日本政府研究 1894 年在香港爆发的鼠疫,也独立地确定了引起鼠疫的细菌。

　　1971 年,为了纪念亚历山大·耶尔森,引起腺鼠疫的细菌被重新命名为耶尔森氏杆菌。今天至少已经知道了三个耶尔森氏杆菌的自然变种。三个变种都能引起人类和大多数哺乳动物致命性的感染。耶尔森氏杆菌能够在啮齿动物繁殖地的同样小气候里存活好几个月。在快要腐化的尸体上它的寿命只有几天,但是它可以在冰冻的尸体上生存好几年。因此,鼠疫的局部爆发取决于啮齿动物群落的生存状态和处理鼠疫受害者尸体的方式。在 20 世纪 80 年代到 90 年代之间,世界卫生组织记录了 24 个国家 18 000 个鼠疫病例,其中超过一半发生在非洲。在美国,有 13 个州报道过鼠疫发生。到 20 世纪 90 年代末,流行病学家警告说从全世界范围来看,鼠疫病例事实上是增加了,鼠疫应该被列为再次出现的疾病之一。直到 20 世纪 90 年代末期,抗生素对鼠疫杆菌才普遍起了反应。用抗生素治疗鼠疫的死亡率大约在 15%,对比没有治疗的鼠疫死亡率估计是 50%—90%。糟糕的是,最近马达加斯加岛巴斯德学院的研究人员发现一株鼠疫菌株对链霉素、氯霉素、四环素和磺胺药物产生了耐药性。如果耐药性基因在其他菌属广泛传播,腺鼠疫作为对人类健康的严重威胁将再次出现。

　　虽然耶尔森氏杆菌能够很容易地穿透黏膜,但是它不能通过健康的没有破损的皮肤进入人体。因此,它通常依靠跳蚤到达新的宿主。19 世纪 90 年代,科学家报告说在跳蚤的胃里发现了鼠疫菌,那个跳蚤来自于一只被感染了的老鼠。但是"跳蚤理论"遭到了怀疑。例如,孟买的英国鼠疫委员会成员作了试验证明跳蚤并没有传播鼠疫。他们"证明"他们的假设,是因为他们假定"一个跳蚤就是一个跳蚤"。跳蚤理论方面的研究进一步揭示了不是所有的跳蚤在传播鼠疫方面都起一样的作用。

　　2 000 种不同的跳蚤中,黑鼠的跳蚤(印鼠跳蚤)作为最有效的鼠疫携带者排在第一位,但是至少有八个品种的跳蚤能够把鼠疫菌传给人类。依赖于宿

161　主、热量、湿度的不同,跳蚤可以生存几天甚至一年之久。一个被感染的跳蚤事实上成为快速繁殖鼠疫菌的牺牲品。最终,跳蚤的胃被细菌塞堵住了。当

饥饿的跳蚤咬了一个新的受害者时,咽下的血液和细菌接触并被细菌混合。被咽下的物质中的一部分包括大量的细菌返流到伤口,导致鼠疫菌在离咬伤处最近的淋巴结里大量繁殖。跳蚤一般来说相当忠诚于它的主要宿主。但是,不幸的是,印鼠跳蚤(X. cheopsis)发现人类是一个可接受的老鼠的替代品。人类跳蚤并不能达到老鼠跳蚤的感染能力,但是在适当的情况下,数量可以补偿质量。尽管跳蚤是普遍存在的公害和疾病的携带者,但是,小莫非特小姐(Little Miss Moffet)的父亲托马斯·莫非特(Thomas Moffet,1553—1604)说,对比生虱子来说,有跳蚤并不是一件丢脸的事。

一旦阐明了老鼠和鼠疫之间的关系,许多权威人士就认为黑鼠是鼠疫流行的唯一来源。然而,几乎有近两百种啮齿动物可以被确定为鼠疫可能的宿主。"野生啮齿动物鼠疫"的概念认可了耶尔森氏杆菌在各种野生动物种族中的生态学意义。

关于中世纪早期欧洲黑鼠的情况存在着一些争议。一个事实是,古代的年代编年史作者在提到"害虫"和奇怪的行为被看作灾难的预兆时,并没有区分是田鼠还是家鼠,这进一步增加了混乱。当通常生活在地下的田鼠、家鼠、鼹鼠和其他动物逃到地面上来、像喝醉酒一样东倒西歪甚至大批死掉的时候,中世纪的医生甚至普通人都会很害怕:引起瘟疫的疾病很快就要来临了。然而,这些奇怪的征兆很容易与另一个观点达成一致,那就是形成于地下的有害气体扩散到空气中,产生了致命的有毒气体。

在中世纪的某个时间,黑鼠一路前行来到欧洲,幸福地居住在城镇和乡村,成为永久的居民。在思乡人朦胧的双眼里,中世纪的城镇看起来也许很独特,很美丽,但是那是一个充满污秽的不卫生的地方,就像啮齿动物拥挤的养殖场,狭窄的、弯弯曲曲的小巷,周围随意分布着小块的花园、猪圈、粪堆、商店、屋舍,还有人畜共用的杂物间。也许,欧洲鼠疫发病率的显著下降和大棕鼠——一个后来者——把黑鼠赶出欧洲发生在同一时间并不是一个巧合。

虽然在非常遥远的古代流行性腺鼠疫就已经出现了,但是早期关于"鼠疫和瘟疫"的描述太模糊,不能提供明确的诊断。因此,540 年,查士丁尼(Justinian)鼠疫通常被看作欧洲鼠疫的第一次流行。在接下来的几个世纪,鼠疫进一步的波动能够制成图表。最后,这一疾病看起来在西方灭绝了,但是,它从地中海的港口开始周期性的重演。

根据历史学家普罗可比(Procopius,约 500—562)的记载,540 年,鼠疫开始于埃及,不久扩散到整个地球,每个国家都死了无数的男人、女人和孩子。

162

虽然鼠疫看起来总是从沿海蔓延到内陆,但是不管有没有人居住,无论多么偏僻,没有一个地方幸免。在被疾病侵袭之前,很多人看到了幻影,一些人倒在街上就好像遭到了雷击,另一些人为了安全把自己锁在家里,但是幻影出现在他们的梦里,他们也死了。人们的生活好像已经停止了,惊慌和恐惧伴着死亡的钟声不断加剧。在堆满腐烂尸体的街上,只有抬尸体的人在艰难前行。当每天死亡的人数达到数以千计的时候,坟墓和掘坟者都非常缺乏,以至于尸体只能装到船里抛进大海。一些幸存者不会再发病,但是这些亲眼目睹了鼠疫惨状而侥幸活下来的人们往往陷入堕落和放荡的深渊。

病人是最让人害怕的对象,但是普罗可比注解说,鼠疫不一定是接触性传染,因为照顾者、掘墓者甚至那些检查死者的身体、切开淋巴结的医生也可能幸免于难。医生很难预测哪些病例是轻的,哪些是有生命危险的,最后他们认为,幸存的通常是那些腹股沟淋巴结变大、变成熟、并且开始化脓的病人。图尔(Tours)的圣格雷戈里(St. Gregory,538—594)是一个很有影响力的主教和历史学家,他留下了一本有关鼠疫的记录,虽然此记录在医学细节方面比较模糊,但是它生动地传递了当时全社会普遍绝望的情绪。面对鼠疫造成的混乱和恐惧,人们除了祈祷和逃走之外,不知道应该如何是好。根据格雷戈里的记录,大批的人从悬崖跳进海里,"宁愿快点死也不想被痛苦折磨"。

虽然我们对早期鼠疫的流行知识比较缺乏,但是仍然有一些关于它们的推测。有人认为鼠疫造成的死亡和混乱导致了拜占庭王国的衰败。在欧洲,从南到北,从地中海到北海,力量对比的变化可能是鼠疫没能蔓延到不列颠群岛、北部高卢和赫马尼亚地区的结果。被惊惶和恐惧吓坏了的目击者为了传达灾难的暴行,经常采用象征性词语或者夸大一些数字。许多中世纪鼠疫的记录描述的死亡人数是如此巨大,以至于没有足够的活人来埋葬死者。

从 9 世纪到鼠疫灾难性重演的 14 世纪之间,几乎没有现存的关于鼠疫情况的记录。当然,没有腺鼠疫的特别记录并不能证明在那段时间里没有发生过鼠疫。对于中世纪年代编年史作者来说,所有大的危险和灾难——地震、洪水、饥荒、鼠疫等,它们的原因都超出了人类的理解和控制范围,所以,通常只有最引人注目的灾难才值得记载。

在 12 到 13 世纪之间,自从罗马灭亡后,欧洲的进一步繁荣程度并不为人所知。从 11 世纪欧洲人口开始加速增长,14 世纪达到了顶峰。虽然欧洲仍然是一个巨大的农业社会,但是乡镇和城市的增长反映了人口统计学和经济上的革命。然而,即使在鼠疫爆发之前,欧洲的情况也是越来越糟的。在

1257 年到 1258 年间,坏的收成和饥荒接踵而来。大约到 1300 年,欧洲已经没有更多的土地可以开垦,靠耕作已经不能使土地的产量有更大的提高。从 1315 年到 1317 年,潮湿和寒冷的天气导致了灾难性的粮食收成,食物的价格飙升,营养不良随处可见。

从 1315 年到 1322 年间,与人类和动物的疾病有关的饥荒不断出现。当时的目击者说,牧师和贵族甚至用禁食来祈祷瘟疫的到来,以便减少低等人的数目,从而使他们能活得更舒服一些。如果这是真的,14 世纪的鼠疫大流行就是祈祷者能量的可怕证明。那次大流行又叫做黑死病,它在控制人口过度膨胀方面的作用超过了以往任何一次流行病,与此同时,它制造的破坏、痛苦和恐惧超过了 20 世纪之前历史舞台上任何一种疾病。

确切地讲,黑死病从哪里开始和怎样开始的不是很清楚,但是许多鼠疫的爆发很明显地来自中东或其附近地区的城市。从这些感染中心来看,鼠疫是靠船和商业贸易通道传播的。关于鼠疫传播的路线和传播的速度有很多不确定因素;但是,鼠疫由水路经过地中海的主要港口和沿陆路的贸易路线传播的大致情况已经被制成了图表。1347 年,意大利城邦的船只很可能经过黑海的克里米亚(Crimean)半岛港口把鼠疫带到了西部的欧洲。两年之内,黑死病传遍了欧洲甚至到达格陵兰岛。一些学者认为从黑死病传播的速度来看,它不是淋巴腺鼠疫,而是某种形式的炭疽、斑疹伤寒症、结核或者病毒性出血热,因为淋巴腺鼠疫传播的速度相对较慢。其他的人对黑死病不属于鼠疫本身没有疑义,但是他们坚持说那次大流行的病原菌不是耶尔森氏杆菌。

鼠疫的幸存者预言,没有经历过黑死病的人永远也不能理解灾难有多么大。事实上,有些历史学家试图肯定或否定关于鼠疫和后发事件之间的因果关系,他们冷静的分析性记述和大流行的目击者的描述形成了强烈的对比。一些历史学家把黑死病看作是结束中世纪的事件,它破坏了中世纪的社会、经济和政治秩序。其他人认为这种看法混淆了因果关系的顺序。甚至对鼠疫造成的死亡率也存在着争议。有些地区的死亡率可能是 12%,而其他的地区超过了 50%。仅仅在欧洲估计死亡人数已达到 2 000 万—2 500 万,全世界可能超过 4 200 万。在黑死病后,新增人口看起来发展很快,但是鼠疫不断爆发,再加上其他灾难,整个人口的水平一直很低,直到 18 世纪这种情况才有了明显的改观。

鼠疫流行的那些年对医生和牧师来说,是一个意义深刻的转折点。许多当时的记述都谈到了缺少医生,但是原因究竟是行医者死亡率较高还是他们

164

害怕感染而不愿意行医,一直都不清楚。鼠疫对于教堂的影响不可否认是意义深远的。在 1348 年到 1349 年中,牧师的死亡率达到 50%。一些地区由于感染了鼠疫,修道院、教堂和整个村庄都被遗弃了。牧师的大量死亡导致神职被授予一些条件较差、道德败坏的人。另一方面,平民对死亡的恐惧提高了对教堂的捐赠水平。

许多 14 世纪的医生确信一个灾难性的新的疾病出现了,他们写了几百篇关于鼠疫的论文(那些论著致力于解释疾病,提出预防和治疗的建议)。关于鼠疫破坏性的记述最引人注目的就是乔万尼·薄伽丘(Giovanni Boccaccio,1313—1375)《十日谈》里的序言。《十日谈》收集了很多故事,据说是 10 个离开佛罗里达试图逃避鼠疫的青年男女所讲的。薄伽丘本人也是这次鼠疫的幸存者,据他的记述,当意大利一半的人已经死于鼠疫的时候,佛罗里达变成了一座尸城。无论有没有医疗保障,几乎没有病人康复,绝大部分病人在三天内就死掉了。

许多人并不是死于严重的疾病,而是死于缺乏照顾和护理。穷人是最可怜的,因为不能逃离城市,只有大批地死去,尸体腐烂发出的恶臭弥漫了整个城市。每个早晨,街道上都堆满了数不清的尸体。通常的葬礼仪式取消了;尸体被丢在水沟里,上面盖一点土。鼠疫后紧接着就是饥荒,因为农民太沮丧了没有心情种庄稼、照顾牲畜。薄伽丘哀叹道,比鼠疫本身更糟的是它释放出来的人们的可怕行为。健康的人拒绝帮助朋友、亲戚甚至自己的小孩。很少几个人相信禁欲可以避免鼠疫,而更多的人把死亡的威胁作为满足欲望的借口。由于没有人执行人类或者上帝的法规,犯罪和不道德的行为得不到惩罚。

令人惊奇的是,法国的牧师和神学家约翰·温尼特(Jean de Venette)对这场大鼠疫的看法却相当乐观和令人振奋。在他看来,不管鼠疫对人类的打击多么突然,通过鼠疫流行,上帝看到人们承认了他们的罪过并且欣慰地死去。而且,幸存者很快的结婚了,结婚后女人通常产下了双胞胎或三胞胎。教皇克莱门特六世(Clement VI)仁慈地赦免了所有把他们的财物留给教堂的鼠疫受害者。在 1348 年,教皇企图利用复活节朝圣罗马赢得上帝的仁慈以结束鼠疫的流行。事实证明,虔诚的力量远不及鼠疫的力量。祈祷、游行、向保护神求助,所有这些都和医生或者骗子开的药一样没有任何效果。

盖伊是教皇克莱门特六世的医生,他承认作为医生感觉无能和惭愧,因为治疗对鼠疫无能为力。他指出鼠疫以两种形式出现,一种引起了腹股沟淋巴结腺炎,另一种攻击了肺部。医生们知道医学干预是徒劳的,同时又因为害怕自己被感染而不愿去给病人看病。更糟的是,即使他们照顾了鼠疫病人,也别希望得到任何报酬,因为病人几乎都死掉了,没有人付钱。盖伊并没有像其他医生一样逃离阿维尼翁(Avignon),他感染了鼠疫,但是后来康复了。比盖伊更幸运的是教皇克莱门特六世,他把自己关在有两道防护性火炉的密室里,拒绝见任何人。

医生不能治愈鼠疫,他们只能提供一些怎样避免感染的建议,而很多建议是互相矛盾的。离开感染的地区是最常见的建议,但是对于哪个地方相对安全的意见却不一致。如果无法逃离的话,建议把自己的家改造成中世纪式的庇护所。为了减少接触受污染的空气,医生建议走路的时候要慢,同时通过芬芳的海绵或者含有进口的昂贵药材的"苹果包"吸气,这些药材包括琥珀、檀香木、强烈气味的草药或者穷人用的传统的解毒剂大蒜。沐浴被认为是一项危险的活动,因为沐浴能够打开毛孔,使污浊的空气穿透外层的保护。最后,医生们发明了精致的防毒服装,包括长袍、手套和靴子,还有"鸟嘴状面具",面具里有用芬芳的草药浸过的海绵。为了应对 1348 年的鼠疫,许多优秀的医生写了名叫《鼠疫养生指导》的书,表达他们在危险时刻维护健康的思想。这些书引导读者增强健康观念,包括健康作为公共事业的重要性,以及制定有关政策管理城市和乡镇的卫生,净化水、食物和空气的重要性。

有些人很幸运,在患病之前就得到了医生的关照,他们食用蜜糖和用于去除不洁物及不良体液的食物增强体质。一旦疾病的症状出现,医生则采用放血、通便等措施治疗,还利用划痕、拔火罐、烧灼、贴膏药和敷剂等方法试图加速腹股沟淋巴结腺炎的成熟,敷剂里可能含有猪油和鸽子粪。一些医生主张直接针对鼠疫腹股沟淋巴结进行处理,外科医生或者医疗理发师却实施了真正的手术。例如,1630 年佛罗伦萨健康委员会公布法令,命令外科医生在腹股沟淋巴结处拔火罐或者用剃刀切开淋巴结,在伤口处敷以威尼斯糖蜜,周围的区域用石榴汁覆盖。

在此后的鼠疫爆发期间,非宗教的和教会的权威人士尝试用祈祷和隔离措施来限制鼠疫的传播。到 15 世纪,威尼斯、佛罗伦萨和意大利的其他城市已经规划了详细的公共健康措施。但是在整个欧洲,很少有先进的国家把意大利处理流行病的系统作为典范。不幸的是,出于好意的官员规定了隔离措施但是却并不理解鼠疫的自然史。一些措施产生了反效果,诸如残杀猫和狗。对怀疑携带传染病的人采取长期隔离的措施——最初隔离期是 40 天,这造成了不必要的麻烦,致使故意违反隔离规定的事件发生。现在的专家通常认为七天的隔离足以证明携带者是否被感染。

最后，控制鼠疫的措施包括强制性的汇报疾病、隔离病人、焚烧鼠疫死亡者的被褥、疾病流行期间关闭学校和市场，软禁掘墓者和颁布禁止医生离开传染区的法令。关于鼠疫的法规意味着额外赋税、财产破坏、商业限制、贫困、鼠疫房以及失业。被隔离的家庭应该得到食物和药物，但是，一直以来，可怜的救济资金总是不够的。公共卫生官员被认为在控制鼠疫的事务上有绝对的权威性，但是，他们经常要面对教会成员的不服从。在鼠疫流行期间，非教会的专家可以关闭学校，禁止节庆、游戏、聚会和跳舞等活动，但是他们不能阻止宗教集会和游行。

167　　也许是人类对上帝的虔诚以及隔离制度连同鼠疫生态学上更多微妙的改变产生了作用，最终减轻了鼠疫进一步的影响，至少在农村是这样。在 15 世纪期间，富人期望逃离城市来躲避鼠疫。最终，死亡率的一般模式使这些精英们确信鼠疫是穷人的传染病。然而，由于在腺鼠疫和其他的感染性疾病之间诊断上的混淆，历史上关于鼠疫死亡率的研究变得很复杂。由于缺乏特殊的诊断性试验，即使碰到最小的刺激性事件，公共健康专家宁可冒着犯错误的危险，也怀疑是不是鼠疫。黑死病过后，更多的"鼠疫立法"致力于保护精英们的个人安全和财产，而不是设法控制鼠疫本身。但是，把权力授予非教会的公共卫生官员的观念还是树立起来了。到 18 世纪为止，流行性鼠疫基本上从西部地中海地区消失了。然而直到进入 19 世纪，鼠疫仍然威胁着东部地中海地区，但是后来爆发的鼠疫都没有造成像黑死病那样大的流行和破坏。

从世界范围来看，鼠疫仍然在野生动物中局部流行，包括俄罗斯、中东、中国、亚洲东南和西南部、非洲、美国北部和南部，导致零星的人类感染事件发生。在美国，除了田鼠、家鼠、土拨鼠、兔子、松鼠这些动物外，还有很多其他种类的动物可以作为鼠疫的宿主。在安第斯山脉的国家里，圈养的几内亚猪已经把鼠疫传染了人。研究新发和再现疾病的流行病学专家警告人类，鼠疫流行地区生态环境不可预见性的改变能够触发鼠疫在人类和动物间爆发。例如，迅速膨胀的人口迁移到了原来的野生动物区，增加了鼠疫和其他啮齿动物携带的新发疾病的零星发生甚至流行的危险。科学家们也推测了鼠疫被用作生化武器的可能性。一般认为仅仅成烟雾状散开的肺型鼠疫能够作为有效的生化试剂。

在 20 世纪的前十年，当加利福尼亚的政治家和商人正在装腔作势地表演，认为糟糕的宣传比腺鼠疫更危险的时候，鼠疫已经逃离了旧金山，成为美国西部地区啮齿动物间流行的地方性动物病。1900 年,旧金山官方第一次报道了鼠疫病例。一个中国劳工被发现死在中国城的旅馆里,从他的尸体里分离出鼠疫杆菌,健康委员会对中国城实施了强制隔离,一方面是害怕鼠疫流行,另一方面是由于种族歧视。1900 年官方登记了 22 例鼠疫死亡病人,1904 年和 1907 年间也出现了一些病例,即便如此,官方仍然否认鼠疫的存在。批评家认为那是因为城市和州政府把商业兴趣放在了公共健康问题之前。最后,由于害怕城市将遭受鼠疫的进一步侵袭,更因为全州的联合抵制,旧金山居民健康委员会声称开始灭鼠。不幸的是,开始向一百万城市田鼠宣战的时候,周围地区的啮齿动物已经成了鼠疫杆菌的新宿主。

美国科罗拉多州的牧羊犬是鼠疫的一个大宿主群,但是新墨西哥城已经有了大量人感染的病例。鼠疫在城市和农村的动物间传播的程度如何不清楚,但是危险不容忽视。人们已经被家养的猫、美国山猫、丛林狼和野兔感染了。由于人类鼠疫病例很少,或者没有被意识到,零星发生的病例经常被漏诊。如果正确的治疗不能马上开始,那么只有在尸检后才能做出正确的诊断。在 1949 年到 1980 年之间,美国报道的病例中几乎 20% 是致命性的。然而,1949 年到 1974 年报道的病例中只有 5% 可识别是肺型的,在 1975 年到 1980 年,这种厉害的鼠疫类型占新墨西哥鼠疫病例的 25%。美国每年大约报道 10—40 例鼠疫病例,主要分布在新墨西哥、科罗拉多、亚利桑那、加利福尼亚、俄勒冈和内华达州。

由于现代交通的高度发达,那些感染了腺鼠疫的病人有可能在二到七天的潜伏期结束之前旅行到对鼠疫认识不多的地区。2002 年纽约的健康官员报告了两例确诊的腺鼠疫病例,由此,流行病学上的陈词滥调出现了:任何城市的居民都是一架携带罕见的疾病飞往全球任何一点的飞机。那两个鼠疫受害者动身去纽约度假之前,很明显已经在新墨西哥感染了鼠疫。他们因为感冒样症状:高热、头痛、关节痛和淋巴结肿大到急诊室看病。

据世界卫生组织报道,全球每年有 1 000—3 000 例鼠疫病例发生。在有些地区,20 世纪 90 年代疑似和确诊病例有所增加,可能是因为监控工作做得越来越好,或者是病例的数目确实增多了。例如,马达加斯加岛国报告鼠疫病例有明显的上升。19 世纪 90 年代,腺鼠疫第一次从印度通过轮船来到马达加斯加岛。虽然疾病在 20 世纪 50 年代已经得到了控制,但是耶尔森氏杆菌仍然在岛上的老鼠和跳蚤之间广泛传播。公共卫生官员发现,在 20 世纪 90 年代耶尔森氏杆菌新的变异已经出现了,包括多重耐药菌株。

168

一些历史学家认为黑死病大流行不可能是耶尔森氏杆菌引起的,因为14世纪的这次流行病传播得太快,致死率太高,而且症状和体征与现代流行的鼠疫也不一样。一些人认为淋巴腺的炎症和肿大不是一个有意义的诊断性指标,因为它可能出现在丝虫病、淋巴肉芽肿、腺热、回归热、疟疾、伤寒症、斑疹伤寒症和其他的热带病里。一些历史学家声称鼠疫的编年史中没有提到大量鼠的死亡,而且欧洲缺乏在两次爆发之间作为宿主的啮齿动物。然而,阿拉伯原始资料描述了在鼠疫传播给人之前,野生或驯养动物的死亡。但是无论如何,对于老鼠和其他传播疾病的啮齿动物的研究显示,人们一直错误地低估了它们的数目、耐受力、繁殖能力和适应性。

鼠疫"修正主义者"认为黑死病是由一种已经绝迹的未知微生物引起的,例如炭疽、斑疹伤寒、结核、流感、丝状病毒、未命名的病毒性出血热或者埃博拉病毒热等。有些历史学家提出黑死病引起的高死亡率及其易变性和霉菌毒素引起的免疫抑制有关。霉菌毒素能够感染老鼠和人,也可以引起老鼠死亡。埃博拉病毒假说的鼓吹者认为黑死病最明显的体征是胸部的红斑而不是淋巴结腺炎。作为进一步的证据,他们认为公共卫生专家采纳的40天的隔离期类似于出血性病毒的潜伏和感染期。在17世纪末到18世纪初的"小冰河期",鼠疫在欧洲消失了,原因是寒冷或者病毒的变异使感染性降低了。再加上出血热病毒公认的变异,他们认为一个可能的基因突变使40%—50%的欧洲人对出血热病毒的易感性降低。尽管关于中世纪大流行的快速传播和欧洲老鼠种群的类型存在很多不确定的因素,但是,埃博拉病毒假说本身要求增加过多的可能性,它还要求相信这个观点:在鼠疫流行期间,一个热带病能够得以全球性传播,并且在两次爆发之间继续生存在一些未知的宿主身上,这种情况甚至发生在世界北部地区。

大多数流行病学专家认为耶尔森氏杆菌是中世纪目击者称作鼠疫的主要病原体。因为同样的疾病以不同的方式传播,可以在人体中形成不同的临床症状,而且耶尔森氏杆菌引起的疾病看起来和历史上对鼠疫的记述并不矛盾。当然,自从14世纪后许多因素发生了改变,但是,即使在发达国家,没有经过治疗的腺鼠疫也有很高的死亡率,肺型鼠疫的受害者得病后48小时之内就会死亡。从比较现代的医学影像和历史上对鼠疫受害者艺术化的描述可以看出,中世纪鼠疫受害者、圣徒、殉教者的形象和现代腺鼠疫患者并不矛盾。圣洛希(St. Roche)的画代表性地展示了腹股沟处的淋巴结腺炎,虽然画家的兴趣通常在于获得美感,而不是真正的临床上的相似。中世纪的作者提到在颈部、腋窝和腹股沟出现淋巴结腺炎、脓疱和斑点,而在现代鼠疫感染者中,淋巴结腺炎通常出现在腹股沟。这看起来和以下事实一致:在现代家庭里,蚤咬的部位通常不会高于脚踝。当然,中世纪的人和动物及小虫互相影响的程度不同,所以蚤咬的情形也存在很大的差别。同样,中世纪和现代的家庭、乡镇和城市的不同,也表明鼠疫会以不同的方式传播。

2000 年,有研究者报告了证明中世纪腺鼠疫存在的一个令人感兴趣的证据,他在 14 世纪法国埋葬的尸体遗骸里发现了耶尔森氏杆菌的 DNA。坚持认为黑死病不是由耶尔森氏杆菌引起的批评家对这个报告做出了回应,认为这样的发现仅仅证明在欧洲有一些鼠疫病例出现,但是无以计数的黑死病的受害者却是死于埃博拉病毒或其他未知疾病。然而,耶尔森氏杆菌阳性的试验并没有从公墓里的尸体上发现证据,证明黑死病有其他的可能原因。证明黑死病与老鼠、跳蚤和耶尔森氏杆菌无关的尝试,鼓励人们对鼠疫史作更加深入的分析,但是没有令人信服的证据支持其他的假说。

从麻风病到汉森氏病

与其他疾病相比,麻风病在疾病的生物学本质和归罪于病人方面表现了更多的不同。事实上,公平地说麻风病和汉森氏病(现代对麻风病的称呼)代表了不同的观念而不是不同的疾病。单词"leper"现在仍然用来指那些被社会憎恶和遗弃的人。

中世纪对麻风病患者的态度基于圣经上关于"麻风病"的记载。麻风病是一个模糊的概念,用来指各种慢性的、渐进性的皮肤疾病,从麻风、白癜风到牛皮癣和皮肤癌。根据中世纪圣经的解释,麻风病患者是"不洁的",因此,是身体和道德污染的一个危险来源。圣经上管理麻风病的规则要求:有麻风病可疑迹象的人和物品都必须带到牧师面前接受检查。据说,麻风病不仅存在于人体里,还存在于羊毛和亚麻布织成的外套、毛皮制成的物品里,甚至存在于房间里。诊断性的体征包括鳞状皮疹、疖子、痂和亮斑。当体征模棱两可时,为了进一步观察,牧师把可疑者关起来两周。一旦确诊,麻风病患者被命令居住在隔离区里,并且大声叫唤"不洁、不洁"以警告那些可能接近他们的人。

伊斯兰教的教义也反映了人们对麻风病的恐惧。先知穆罕默德警告世人"就像躲开狮子一样,躲开那些麻风病人"。根据伊斯兰教的法律和风俗,得了麻风病的人不允许光顾公共浴室。据说,麻风病人碰过的食物能够传染疾病,甚至麻风病人赤脚走过的土地也会寸草不生。

关于这种疾病,现代发现的简短回顾能够帮助我们更好地理解中世纪麻风病文献的模糊性和复杂性。引起麻风病的麻风分支杆菌,在 1874 年由挪威的医生杰拉尔德·汉森(Gerhard Hansen,1841—1912)发现。汉森在 1871 年就观察到了麻风杆菌,但是很难证明在病人皮肤碎屑里发现的杆菌就是引起疾病的原因。无法得到动物模型,而假定的麻风杆菌不能在人工的媒介上生长。科学家们几乎花了 100 年才克服了这些困难。为了纪念杰拉尔德·汉森,同时回避"麻风"这个词相关的坏名声,疾病被重新命名为汉森氏病。

最令人感到奇怪的是,汉森氏病只有轻度的传染性。和麻风病人有广泛亲密接触的许多人,包括配偶、护士和医生都没有感染疾病,而其他没有接触的人却感染了。在局部流行的区域,几乎所有的人都暴露给了麻风病病人,但是只有一小部分得了病。看来那些人免疫系统有某种缺陷,使他们易于感染

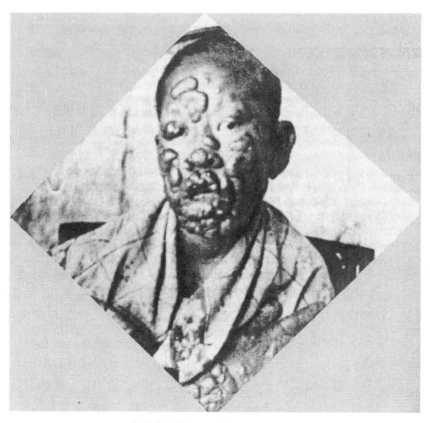

麻风病患者(1899 年摄于马尼拉)

麻风分支杆菌。当然,今天麻风病传染性有限的证据并不能证明过去的麻风病没有更强的传染性。但是,麻风病不可能像中世纪作者认为的那样有极强的传染性。中世纪医学和宗教专家认为,麻风病人的一瞥,甚至麻风病人站在健康人的上风都能传播病菌。

172

汉森氏病有两个极型:瘤型麻风和结核样型麻风,两个极型之间还有各种不确定的类型。如果被感染的病人产生了部分的免疫应答,疾病表现为结核样型麻风,这种类型没有传染性,对其他人没有危险。结核样型麻风早期的症状包括感染部位的皮肤损伤和感觉丧失。不幸的是,感觉丧失和水平较低的免疫应答可能最终导致组织的破坏。所有病例中大约80%是这种类型。结核样型麻风的病人虽然没有消灭细菌,但它对感染产生了部分有效的细胞介导的免疫应答。更加严重的瘤型麻风的病人基本上没有免疫应答。细菌自由地增殖,大量细菌从鼻子的分泌物中排出。瘤型麻风的特点是越来越多的大斑点、节结和团块样皮肤损伤。最终,前额、面部皮肤增厚,脸部自然线条夸大,面部毛发脱落,形成所谓的"狮脸"。当疾病进一步发展时,溃烂的皮肤损伤导致软骨和骨的破坏。由于关节破坏、肌肉瘫痪、软组织和骨丧失,汉森氏病患者大约有30%最终发展成残废畸形,尤其是手指和脚趾。由于神经破坏引起的皮肤敏感性丧失导致反复受伤和感染。

173

在罗马衰落之前,麻风病在欧洲好像很少。虽然到6世纪,疾病开始向地中海地区蔓延,11和12世纪的十字军东征为疾病入侵提供了理想的条件。事实上,有估计显示,到12世纪末每200个欧洲人中就有一个感染了麻风病。麻风病在虔奉宗教的人中有很高的发病率,特别是十字军和从圣地返回的朝拜者,这也成为导致教堂窘迫的潜在来源。十字军东征是人口大规模运动的一部分,它打破了古代的屏障,把传染性疾病带给了新的群体。然而,麻风病在13世纪达到顶峰后,就几乎从欧洲消失了。

所谓中世纪麻风病人的检查涉及牧师、医生和麻风病人。如果可以起诉的麻风体征被发现,如亮斑、退色的斑点、溃疡、皮肤增厚、嗓音嘶哑和狮脸,被指控的人将被判有罪。判决后紧接着的不是执行死刑而是给病人提供葬礼服务。虽然驱逐仪式可以在教堂举行,但是更有戏剧性的是,让麻风病人站在坟墓前表演象征死亡和入葬的仪式。在麻风病人的头上撒些泥土,牧师宣布他从尘世中死去了,但是在上帝那里获得了重生。虽然麻风病人遭到所有人的憎恶,但是据说他得到了上帝的爱,所以来世能够得到补偿。管理麻风病人和其婚姻的规则反映了当时麻风病人的不明确地位。尽管麻风病人已经象征性死亡,但是,麻风病作为解除婚约的理由不一定被接受。事实上,教堂下令得麻风病的男人可以要求一个健康的妻子继续性关系。

　　被迫生活在隔离区里为所有人惧怕的麻风病人显而易见也是宗教慈善事业应该关注的对象。在整个欧洲,根据教会的命令建立起成千的麻风房。为了得到救济和住进麻风房,在授予麻风病人有乞讨特权的地方,很多没有得到特权的穷人假扮成麻风病人。用现在的标准来看麻风房可能是简陋的,但是可以想象在那时它比其他的地方都好。

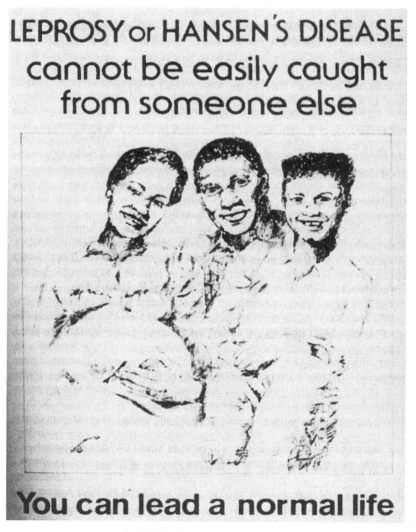

麻风病就是现在所说的汉森氏病

有时麻风病人会成为"宏大的慈善事业"的对象,比如王后玛蒂尔达(Mathilda)为了表达虔诚,把麻风病人带到她自己的屋子里,给他们吃东西,为他们洗脚。她的哥哥发现她做这些事的时候,充满了厌恶并警告她:国王亨利(Henry)可能不喜欢和一个花时间给麻风病人洗脚的女人亲热。然而,玛蒂尔达的虔诚有如此强的感染力,以至于她的哥哥不久后也亲吻了麻风病人。形成鲜明对比的是法兰西王菲力普,他认为麻风病人应该被活埋或者烧死而不是仅仅遭受象征性的隔离或埋葬的仪式。

174

当麻风病人去公共场所的时候,必须穿着特殊的服装,用铃铛或者格格作响的玩具警告他人不得靠近。麻风病人不允许和健康人讲话,但是他们可以用一个长的棍子指出他们希望买的物品(可以推断,麻风病人的钱不是令人讨厌的传染源)。一直以来,公正地和不公正地对待麻风病人在不同程度上存在的。驱逐规则的执行也从仁慈的忽略到极端的残忍。强加给麻风病人的不是病人角色而是替中世纪社会所有人受过的替罪羊角色。当然,从国家和家庭来讲,迫害麻风病人有一部分经济上的动机:麻风病人通常会被剥夺财产和遗产继承权。

175

麻风病早期的体征是模棱两可的,在这种情况下,怎么才能"发现"麻风病人呢? 理论上讲,麻风病人应该向专家汇报他们的疾病,但是"被关起来的病人"很可能是让多疑的邻居发现和揭露的。中世纪对所有疾病的描述都包含用体液病理学术语表达的高度程式化和推测性的物质。然而,麻风病与其他的疾病相比,现代和中世纪观察者之间的分歧更为显著。没有免疫学和细菌学的检验,要把麻风病和其他产生慢性、进展性皮肤损害的疾病区分开,即使是现代最熟练的诊断学家也会认为是困难的。虽然随着时间的流逝,临床模式可能出现一些改变,但是,看起来中世纪的作者,无论是医生还是牧师,描述的通常都是他们希望看到的而不是真正看到的。

许多中世纪的专家认为麻风病是由不正确的性行为引起和传播的,例如,和经期的妇女性交,或者和一个以前曾经和麻风病人性交的健康女性接触。把麻风和"道德问题"特别是纵欲联系起来的假设一直持续到 20 世纪。然而,中世纪医生认可的麻风病的病因并不只是性和罪恶。麻风病可以从麻风病祖先那里遗传得来,也可以因为有毒的虫子咬伤、吸入了污染的空气、食用腐烂的肉和不洁的酒以及来自于麻风病奶妈变质的奶而得病。通常,不同的饮食被推荐来预防和治疗麻风病,与此同时几乎每种食物都曾经遭到引起麻风病的怀疑。事实上,多年的研究使乔纳森·哈钦森(Jonathan Hutchinson,

1828—1913)爵士确信吃腐烂的鱼可以导致麻风病。

虽然中世纪对麻风病唯一有用的措施就是隔离病人,但是医生、庸医和圣经却提出有神奇治愈麻风病的希望。据马太福音(Matthew)记载,耶稣仅仅触摸了一个麻风病人、说"你清洁了",病人就痊愈了。与这种瞬时的治愈形成对比,被先知以利沙(Elisha)治愈的麻风病人那曼(Naaman)不得不在约旦河沐浴七次。巴塞洛缪斯·安丽库斯(Bartolomeus Anglicus)承认除非有上帝的帮助,否则麻风病很难治愈,但是他提出了一种治疗方法,用陶制的锅烹调一种黑蛇的肉,再加上胡椒、盐、醋、油、水和一种特殊的配料花束。因为这种特效蛇汤可以使病人头晕、身体水肿,因此需要糖浆来抵消令人不快的副反应。最后,病人的皮肤剥落,头发脱掉,但是这些问题将最后消退。一个同样有前景的治疗方法出自于 15 世纪医疗处方集(leechbook),是把一蒲式耳的大麦和半蒲式耳的蟾蜍在铅炉里混合。混合物被慢慢地煮到蟾蜍的肉和骨头分离为止。然后把煮完的大麦放在太阳下晒干,用它来喂刚孵化不久的小鸡,最后把那些小鸡烤熟或油炸给麻风病人吃。

受恐惧和希望驱使,绝望的麻风病人可能去尝试甚至最令人恶心的治疗方法,如吃人的胆囊或者在血里洗澡。因为许多暂时性的皮肤损伤很可能被错误地认为是汉森氏病,所以有时求助于圣徒、沐浴、服用奇异的药剂或特殊的饮食,神奇的治愈就出现了。这是有名的逻辑谬论,因果关系混淆,通常用来保护无用的治疗方法和治疗师的名声。

也许中世纪麻风病最令人惊奇的方面就是,到 14 世纪为止,麻风病从欧洲真正地消失了。很明显,这种变化不是任何医疗突破的结果。甚至用来隔离病人的残酷措施在切断传播途径方面的作用也是不确定的,因为麻风病有很长的潜伏期,在那段时间里,易感者可能暴露给传染源。商业、战争和朝圣模式的改变可能已经切断了感染链,就是靠那条感染链麻风病才从它存在的或者仍然存在的、甚至局部流行的地区传入了欧洲。

如果在医学和公共健康方面没有明显进展的情况下,麻风病就几乎从欧洲消失了,那么今天通过全力以赴的努力,难道麻风病不能完全根除吗?逻辑上来讲,有充分的理由相信,麻风病将是全球根除疾病战役中的下一个目标。不像腺鼠疫,麻风病看起来没有自然的动物宿主。因此,切断人与人之间的传播链将最终消灭麻风。麻风病是世界卫生组织 1975 年启动的全球公共卫生战役选中的六个感染性疾病之一。然而,有可能因为疟疾、血吸虫、丝虫病、黑热病、锥虫病和麻风病对于发达国家或个人都不构成主要的威胁。因此,它们才没有像天花、脊髓灰质炎、麻疹和其他的可预防感染性疾病一样获得关注。

因为汉森氏病的早期症状和许多其他的疾病很相似,得病的人可能被误诊,很长一段时间得不到正确的治疗。最常用的治疗麻风病的药物有氨苯砜、利福平和氯法齐明,通常这三种药物作为多重疗法联合用药六个月到两年。尽管麻风分支杆菌对这些药物中的每一种都出现了耐受性,但是公共卫生专家认为只要为所有的麻风病人施以部分疗程,麻风病就会被根除。即使病人没有完全治愈,药物治疗可以使病人不具有传染性,切断传播链。除非分配卫生资源来攻克麻风,否则全球的发病率将不可避免地升高,多重耐药的汉森氏病将变得更难治愈。

据世界卫生组织估计,在发现麻风病原体一百多年后,仍然有大约 1 500万人受这种病痛折磨。实际上这个数目可能更大,因为麻风病经常被误诊或者隐瞒。许多病人仍然认为被诊断成麻风病是一种诅咒。印度、印尼、巴西、刚果民主共和国、几内亚、马达加斯加、莫桑比克、缅甸、尼泊尔和坦桑尼亚这十个国家聚集了全世界 90% 的麻风病人,但是汉森氏病在其他一些贫穷地区仍然是一个有重要意义的公共健康问题。例如,2000 年在索马里爆发了影响60 个村庄、10 万人口的大洪水,被迫离开家和村庄的人中有成百的麻风病人。一些麻风病人被疾病折磨得很虚弱,只能躺在单轮车或手推车上由驴拉着走。这些麻风病人中的大多数,自从 20 世纪 80 年代起被驱逐到两个偏远的村落后一直生活在持续的隔离状态中。附近城镇的村民和权威人士对于这次麻风病人突然的大量流入立刻表现出了极大的关注。

夏威夷莫洛凯(Molokai)岛上的卡劳帕帕(Kalaupapa)半岛曾经是成千上万汉森氏病病人永久的流放地。自从 1865 年国王卡米哈米哈五世(Kamehameha V)签署了一项预防麻风病传播的法令以来,大约有 8 000 人被放逐到卡劳帕帕半岛。强制流放麻风病人到卡劳帕帕半岛,在 1969 年结束。到2003 年为止,还有 40 几个老病人留在那里。幸存者也因为疾病毁了形象或者成了残疾,以至于无法离开曾经比监狱还小的地方。先前麻风病人的聚居地变成了国家历史公园。另外一个著名的美国麻风病医院于 1913 年在路易斯安那州的卡维尔(Carville)建立。面对严格的终身隔离,病人把卡维尔形容得更像一所监狱或者"活人墓"而不是医院。到 20 世纪末,美国几乎所有被发现的汉森氏病病例都是移民,他们来自于局部流行的地区,在那里就已经得了病。

在全球抵御麻风病的战役中,遇到了很多困难,其中政治和贫穷占了困难的大部分。关于汉森氏病的研究也因为麻风分支杆菌不容易在实验室动物和人工媒介上生长和繁殖而受到了阻碍。不过,由于发现杆菌能够在九绊犰狳、鼠的脚掌和几种非人类的灵长类动物身上增殖,研究变得更加容易了。

伊斯兰医学

欧洲历史上的中世纪,在时间上可以粗略地和伊斯兰教的黄金时期相对应。伊斯兰教世界和西方世界的接触开始于相互冲突和不理解,这种状态从那时起一直持续到现在。事实上,一些学者认为伊斯兰教历史上的"黄金时期"是一个神奇的神话,这个神话创造了一个和平的、多种文化并存的、学识文化和知识都取得了很大成就的穆斯林世界。在现代世界里,大约每五个人里就有一个是穆斯林,也就是伊斯兰教的追随者,所以很明显,对伊斯兰文化的无知将是造成危险的一个永久的来源。伊斯兰教的先知穆罕默德(Muhammad,570—632)40 岁的时候接收到了预言和一系列幻象的感召,在感召中古兰经展现在他面前。他死的时候,几乎所有的阿拉伯人都接受了伊斯兰教。一个世纪后,穆斯林已经征服了拜占庭亚洲部分的一大半、整个波斯、埃及、北非和西班牙。

早期西方对于"阿拉伯医学"的评论不把伊斯兰教医学作为一系列宗教信仰的一部分或者解决一般健康问题的方法,反映了两者冲突的延续。在许多欧洲的学者看来,阿拉伯医学的意义仅仅在于欧洲黑暗时期保存了希腊文文献。阿拉伯课本及其译本使亚里士多德首次被基督教欧洲所认识。阿拉伯人的医学被理解为阿拉伯医学的同义词,阿拉伯语是整个伊斯兰教统治区域的学习语言。因此,阿拉伯语的课本不一定是阿拉伯作者写的,波斯人、犹太人和基督教徒都参与了阿拉伯医学文献的撰写。

研究古典伊斯兰教医学,资源来自于从西班牙延伸到印度的地理区域和900 年的时间跨度。就像中医广义上来讲指受中国影响的国家进行的医疗实践一样,伊斯兰教医学这个词被用来指阿拉伯人靠征服进行广泛传播的思想和实践的体系。伊斯兰教医学在 9 世纪引入阿拉伯国家,经过了欧洲的中世纪时期达到了顶峰。像中医和印度医学一样,伊斯兰教医学——仍然作为一种有生命力的系统被传统的治疗师研究和应用。

关于阿拉伯人在自然科学、医学和哲学方面的成就的讨论,曾经一度集中在一个简单的问题上：阿拉伯人仅仅是希腊成就的传播者还是他们也作了一些原始的贡献呢？在一个实际上还不知道探求经验科学知识的时期，讨论原创这个问题现在被认为本质上就是不恰当的。在伊斯兰教医学的黄金时期，医生、哲学家和其他学者把古代的著作看作是真理、范例和权威进行分析、继承和发展。中世纪的学者不拘泥原创和进步的首要性学说，他们把传统看作一个宝藏而不是负担或障碍。像西方基督教区的同行一样，伊斯兰教区的学者也不得不寻找和强大的宗教领导者和平共存的方式，那些宗教领导者认为，知识只能来自于先知穆罕默德，以及他直接的追随者或者古兰经。

先知医学

在古兰经（Koran）和其他与穆罕默德相关的教义中可以发现，有一些涉及健康重要性的内容。穆斯林信徒被教育：古兰经对于它的信徒们来说可以作为"一个指南、一门医学"，也可以看作是精神和躯体健康的修复者。把精选自古兰经关于医学知识的片断以及先知"所说的和所作的"收集在一起，形成了"先知医学"。"所说的"基本上反映了穆罕默德对阿拉伯传统医学的赞同，但是很明显后来的讲解者又增加了一些箴言。有一些箴言鼓励照顾病人并提出了一些宽泛的健康法则，另外一些涉及特殊疾病、健康问题、药物以及精神治疗。

最常被引用的先知箴言之一是"神已经送来了每个病人的治疗方法"。穆罕默德说过有效的知识只有两种："虔诚的知识和躯体的知识"，这也被作为箴言引用。箴言"过度的焦虑会使一个人的躯体生病"，反映了压力诱导疾病的观点。先知的箴言在以下方面提供了指导，包括：医学伦理和传统、安慰病人、罪恶的眼睛、巫术、护身符和保护性的祈祷。一些正统的穆斯林认为在为病人的灵魂和躯体提供照顾上，先知医学优于非宗教医学。

许多先知的医学箴言都是关于采用明智的饮食来防止疾病的。其他的一些涉及受苦和罪恶之间的关系。穆罕默德宣称"信教者除非是在偿还他的罪恶，否则即使荆棘刺破皮肤，也不会承受痛苦"。然而也有许诺说，疾病和受苦能够换来宗教的美德，因为穆罕默德答应"死在病床上的人，是作为殉教者而死的"，另一个箴言说死于难产的妇女将获得殉教者的地位。

穆罕默德提到了疾病的自然原因、治疗的自然结果以及疾病的神学方面或超自然的方面。当神把厄运或疾病作为一种考验的时候，虔诚的人会因为耐心地忍受考验而获得宗教的美德。有几个章节认为,病人应该忍受痛苦,只有在情况变得不能忍受的时候才能去看医生。因此,当自然医学还没有被禁止的时候,一般来讲,一些宗教领袖反对和不能忍受非宗教的研究,特别是非宗教的医学。那些想要保存本土风俗的传统主义者依靠把传统的信仰归于先知来抵制希腊观念的渗透。在穆罕默德活着的时候,阿拉伯医学还主要是贝多因人(一个居无定所的阿拉伯游牧民族)的医学,那个时期有少数几个有学位的医生已经熟悉了希腊和阿拉伯医学的规则。

　　先知对于有关医学的提示自发地涉及了传统的民间疗法,诸如指甲花治疗痛风、骆驼尿治疗胃病、用锑治疗眼病。这些民间传说使伊斯兰教不管是宗教还是科学都走在了时代的前面。另一方面,如果穆斯林使用像蜂蜜这样传统的药物,通过虔诚的力量会取得积极的效果,因为穆罕默德认为蜂蜜是恢复健康的食物。

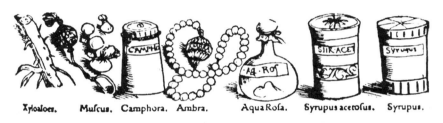

Xyloaloes.　Muscus. Camphora. Ambra.　Aqua Rosa.　Syrupus acerosus.　Syrupus.

制药原料

　　通过几年的努力,神学家和宗教领袖汇编了"先知医学"的书,希望以此抗衡希腊医学越来越大的影响。然而,希腊的哲学、自然科学和医学最终还是迷181　住了阿拉伯的医生和学者,由此形成了希腊-阿拉伯医学系统,也就是优难尼(yunani)医学,并且继续使之繁荣发展。对于穆斯林的学者来说,找到一种方式来证明医学是科学的甚至是非宗教的方法,比对基督教学者更有挑战性。当医学的价值被普遍接受的时候,一些神学家控告医生鼓励人们把身体健康放在了宗教价值之前,混淆了宗教价值的优先权。然而,先知医学不管表述上怎样变化,都清楚地告诫人们"在神的眼里,除了虔诚之外,医学的技术和实践才是最有价值的服务"。只要医学的研究和实践在减少病人痛苦的同时承认虔诚的首要位置,医学作者就把它看作取悦神的一种宗教服务形式。

　　到 7 世纪末期,在前四任哈里发(caliphs)(先知的继承者)的领导下,阿拉伯人完成了对叙利亚、波斯和埃及的征服。同时,吸收希腊哲学、自然科学和医学到伊斯兰文化的进程也开始了。由此,许多学术资源对于阿拉伯学者来说都是可以利用的。穆罕默德说过,"去寻找知识,甚至去中国"。最初荣迪沙帕尔(Jundi Shapur)的波斯城像知识的磁铁一样吸引了穆斯林学者。古老城市荣迪沙帕尔是研究多个宗教和国家的哲学和医学传统的独一无二的、包容的、平和的集会处,这些宗教和国家包括波斯、印度、基督教、琐罗亚斯德教(Zoroastrian)、犹太教和东正教。荣迪沙帕尔的学者开始了值得纪念的任务,收集和翻译包括希波克拉底和盖伦的著作在内的希腊课本。

750 年,阿巴斯王朝(Abbasid)的哈里发获得了胜利,并把巴格达(Baghdad)作为伊斯兰王国的首都,从此伊斯兰文化的希腊格调加快发展起来。巴格达和开罗发展成了独立的学术中心。988 年,开罗修建的图书馆据说可容纳超过 10 万卷图书。1258 年,蒙古人攻占了巴格达,那里的大型图书馆遭到了破坏,许多手稿被扔进了河里。据一个目击者说,底格里斯河被墨迹染成了黑色、红色和绿色。另一个编年史作者说铺满手稿的河变得很浅,人几乎可以走过去。

专门从事翻译的学校在哈里发阿尔玛蒙(Al-Mamun,813—833 在位)统治时期建立,盖伦的许多哲学和医学著作在那里被翻译成阿拉伯文。侯奈因·伊本·易司哈格(Hunayn Ibn Ishaq,809—875)是当时最重要的翻译者之一,当他在巴格达街上行走的时候,经常有人听到他在用希腊语背诵荷马史诗。侯奈因不仅翻译了希波克拉底、盖伦和底奥斯可里底斯(Dioscorides)的著作,还为医学生写了总结、评论和学习指导。侯奈因的著作是曾经风靡一时的古代版的学生学习用书,在阿拉伯学者中也很受欢迎,一直流传到几百年后。

医院和临床医学

在伊斯兰教的神学中,特别是对完全服从神的意愿的要求,有一些明确的基本原则,这些原则可能影响了信徒们积极地从事公共健康事业的主动性。另一方面,穆罕默德明确指出,去看病人并给他们带去舒适、希望和建议,这种榜样行为被引证为建立慈善性公共机构的灵感,诸如医院、收容所、宗教中心和教育机构。宗教的法规鼓励并要求给予这些慈善机构经济支持。关于最早的伊斯兰教的医院我们知之甚少,但是有一点可以肯定,这些机构是在 8 世纪早期建立的。很明显,在荣迪沙帕尔的学校和医院里,有一些人作为被模仿的典范,但是其他人扮演着更明确的角色,比如,隔离麻风病人或者照顾盲人和残疾人。慈善事业还包括组织医疗队和女性医务工作者去监狱看病人、给农村地区设置移动药房等。

在许多穆斯林医院，临床医生以固定的格式汇编详细的记录，那种格式后来变成了众所周知的"基于重复的经验的治疗方法"，这些记录在帮助较大的医院确定医学教育和临床科研任务非常重要。那时，吸引学生来求学的是医院里的圣人和医学学者的名气而不是医院本身。是老师而不是医院授予学生证书来证明他们在医学理论和临床实践中取得的成绩。真正专注医学的学生可能去不同的城市，向不同的著名学者学习医学专科领域方面的知识。经过私人教师指导的妇女也可以当护士、助产士和妇科医生。

据说，931 年巴格达医院一个病人的死亡丑闻成了建立一个更正规的医生考试系统的刺激事件。有关考试系统影响的报告说，在巴格达，860 名行医者中有 160 人没有通过考试。正规的药剂师考试开始于 9 世纪。在整个穆斯林社会里，随着时间和地点的变化，规章制度也有很大的变动。由于已经认识到行医者缺乏"质量控制"这个问题，为了区分真正的医生和骗子，一些为非医学人员准备的小册子出现了，上面提供"怎样测试医生"的建议。关于病人怎样测试他们的医生的故事很有意思。有一个著名的例子：一个人把一头骡子的尿拿给医生，说是一位可爱的女奴的尿。那位聪明的医生回答说，那个女孩一定被施了魔法，因为只有骡子才能排出那样的尿，他建议那个女孩服用大麦治疗，后来他被指定为哈里发的主要私人医生。

当伊斯兰教大学（madrasas）作为宗教学术机构发展起来时，医学成了可以选择的课程。到 13 世纪，在这些机构学习的学生可以专门学习宗教或者自然科学。许多医生抱怨说由于教学医院被宗教机构替代，医学教育和实践的标准出现了退化。在那些宗教机构里，神学和宗教法规遮蔽了医学和自然科学。

一些医生由于获得了巨大的财富而出名，但是，有些医生是由于建立了医院和慈善门诊而被人们记住的。大多数医学伦理方面的专家认为给病人看病收取费用是合理的。医生需要赚足够的钱结婚和教育子女，不必因为缺钱而从事影响科学研究的工作。由此，富人付大量的医药费给医生，使他们可以免费为付不起医药费的穷人看病，这一点非常重要。医生给人留下了深刻印象：穿着白色的衬衣和外套，戴着医生特有的头巾，拿着有银色手柄的手杖，浑身散发着玫瑰、樟脑和檀木的混合香味。尽管有学问的医生获得了尊敬，但是，对行医者的怀疑态度还是很明显。在很多流传很广的故事里，魔鬼假扮成医生,或者医生因为无知或变节杀死了病人。有这样一个故事:一个外科医生用下了毒的刀片给病人作静脉切开术,谋杀了他的病人。几个月后,因为那次使用有毒刀片出了点事故,他自己不得不接受放血治疗。另一个有名的医生用饥饿的蛇咬自己来治疗象皮病,这证实他也曾经对病人作过这种傻事。毒液治好了象皮病,但是却引起了麻风病、听觉和视力的丧失。在伟大的阿克巴大帝(Akbar,1543—1605)的儿子贾汗格(Jehangir)的自传中,可以看到这种对医生的态度明显地延续下来了。贾汗格描述了年迈的阿克巴接受的治疗过程,怎样从腹泻变成了痢疾,痢疾又变成了便秘,便秘又引起了腹泻和死亡。他得出结论:如果不是神的命令和医生犯的错误,没有人会死。

184

伊斯兰教医学上的伟大圣人

　　虽然中世纪的医生,无论是穆斯林、犹太教徒还是基督教徒,普遍认为盖伦的医术是一个完整的、完美的系统,但是,伊斯兰教医学的圣人不仅对保存古典医学的使命感兴趣,而且对自己的权利也很有兴趣。在欧洲,累塞斯(Rhazes)、阿维森纳(Avicenna)、艾尔布卡西斯(Albucasis)、阿威罗伊斯(Averroes)这几位作家的著作的拉丁译本是最有影响力的。许多其他学者的阿拉伯文著作在穆斯林社会里虽然占有一席之位,但在西方却无法造成同样的影响。一些穆斯林医生,像神秘的格贝尔(Geber,他的阿拉伯名字是 Jabir ibn Hayyan,721—约815)作为炼金术士或者哲学家更有名气一些。阿威罗伊斯(Averroes,他的阿拉伯名字是阿布·瓦利德·穆罕默德·伊本·阿马德·伊本·穆罕默德·伊本·鲁施德,1126—1198)因为对亚里士多德的评注和对医学和法学的兴趣而闻名于世。他唯理性主义的名声和虔诚来源于他对人类智力本质的看法以及关于哲学与宗教的关系的理念。

　　累塞斯(约864—约925)被称作伊斯兰教社会里最伟大的医生。他的传记作者说,他成为巴格达第一大医院的院长后,选择最有利于健康的地方作为医院的所在地,选择的方法就是分别在可能的地方悬挂几片肉,看哪个地方的肉腐烂得最慢。不知疲倦的累塞斯至少写了200本医学和哲学论著,包括没来得及完成的杰作《编纂》,又名《医学集成》。《编纂》后来由犹太医生法拉格特(Farragut)为安茹(Anjou)国王查理翻译成了拉丁文。此著作在1279年最终完成并于1486年印刷出版,印刷本重达20多磅。

　　《哲学家的行为》这本书是累塞斯为了反驳攻击他个人行为的言论而写

的。在这本书里,可以深刻了解穆斯林社会里正统派学说和哲学之间的紧张
关系。在回答指责他"过分沉溺于生活的快乐"时,累塞斯说除了获取知识和
写书以外,他在每件事上都是适度的。据他自己估计,他一年当中写了超过 2
万页的书。虽然累塞斯教育别人选择极度苦行和纵欲之间的生活方式才是最
有利于健康的,但是他承认自己对工作和写作过于专注,这极大地伤害了他的
眼睛和手。所有的传记都记载了累塞斯晚年时失明,但是他拒绝治疗,因为他
已经厌倦了,不想再看到这个世界,也不愿意经历手术的折磨。最终,传记作
者采用了一个骗人的但是极有诱惑力的故事解释了累塞斯失明的原因:累塞
斯的资助人曼苏尔(al-Mansur)为了惩罚累塞斯炼金术示范失败,用累塞斯的
一本书打在他的头上。可以假定,用来打他的那本书是关于炼金术的一本小
的著作,因为如果使用的是厚重的《编纂》的话,那一击将是致命的。

185

在给累塞斯编纂的病史资料描述了他那个时期就医的范围:医生认为有意义
的症状和体征、所用的治疗方法、病人的职业和家庭背景以及病人与医生的关
系。就像医生对病人有道德上的义务一样,病人也有信任医生和配合医生的
责任。据累塞斯看来,最为重要的是病人要遵守医嘱。"博学的医生加上服从
的病人",累塞斯说,"疾病不久后就会康复"。不幸的是,不是所有的病人都是
顺从的,也不是所有的医生都是博学的甚至称职的。累塞斯看到过一些冒名
顶替的骗子,他们声称能够治疗癫痫,在病人的后脑部切一个口子,然后假装
取走了石头或者血块。另一些骗子假装从病人的鼻子里取出蛇,从耳朵或牙
齿里取出小虫,从病人的舌头下取出青蛙或者从伤口或溃疡处取出骨头等。

在给一些有钱有势的病人治病时,累塞斯显得很机敏,甚至很大胆。曼苏
尔患上了很难治愈的严重损害身体的疾病,在给他治疗前,累塞斯向他要了匹
跑得最快的马。第二天,累塞斯让曼苏尔泡在热水池中,给他实施各种治疗。
忽然,累塞斯用刀威胁病人并且大声辱骂,曼苏尔狂怒地从热水池里爬出来,
但是这时累塞斯已经跑到门外,骑上仆人早就准备好的快马跑掉了。后来,累
塞斯给曼苏尔写了一封信,解释激怒他是想利用恐惧和生气作为手段提高他
体内固有的热量,使他的病能够在瞬间得到治愈。已经从疾病和愤怒中恢复
过来的曼苏尔送给累塞斯很多礼物。

在累塞斯的一份病史中,第一次以书面的形式描写了"玫瑰花粉热"(rose-
fever)——19 世纪通用的疾病名称。累塞斯注意到他的一个病人在每年春天
都会出现卡他症状(流涕)或者感冒。在确信引起疾病的原因是玫瑰的香味
后,累塞斯建议他的病人避免接触有刺激气味的东西,例如玫瑰、草药、洋葱和

大蒜。如果症状特别棘手,他建议在脖颈处拔火罐或者从太阳穴的动脉处放血。

累塞斯在《天花和麻疹》一书中提供了关于疾病的概念、诊断和治疗等有价值的信息。在古代,疾病通常根据它表现出的症状来定义,诸如发烧、腹泻、皮肤损害等等。因此,累塞斯关于天花和麻疹的论述,在创建特殊疾病的概念上是一个主要的里程碑。根据累塞斯的观点,天花是妊娠的时候胎儿获得了来自母亲血中的不洁物所致。当孩子到了青春期后,这些不洁物倾向于以一种类似葡萄酒发酵的方式溢出来。而妊娠时获得不洁物这个问题普遍存在,所以很少有孩子不得天花。累塞斯把麻疹作为一种单独的疾病,认为它是由胆汁质的血造成的,但是即使是最有经验的医生也不能轻易区别麻疹和天花。为了保护医生的名声,应该等到疾病的本质已经清楚的时候再宣布他们的诊断。在天花发病前,正确的处理可能减轻它的毒力,防止致盲。但是一旦疾病发生了,医生应该采取包裹、擦拭、发汗、通便和放血等促使疹子发出来,并且采取特殊的预防措施防止失明。根据累塞斯的观点,脓包变硬或者成疣样而不是彻底地成熟,预示着病人会死去。有各种药物用来除去痘痕,包括:绵羊的粪、醋、芝麻油、烤公羊蹄子里的液体等等,和现代的去皱霜的作用一样,但是天花疤痕几乎普遍存在。实际上,一旦天花出现,药物除了使它变得更糟之外,没有任何作用。但是,细致的饮食疗法会给医生和病人带来舒适、希望以及某种控制疾病的感觉。

伊斯兰教的"医学王子"阿维森纳(Avicenna,980—1037)是第一个用阿拉伯文创作了完整的哲学体系的学者。批评家抱怨说他的影响抑制了哲学体系的更进一步发展,因为没有医生愿意向哲学、自然科学、医学大师挑战。根据阿维森纳自传记载,他十岁的时候就掌握了古兰经,这使他的父亲和老师都非常吃惊。在法学和哲学上超过了自己的老师后,阿维森纳开始转向自然科学,不久后,他开始给专职医生讲授医学知识。但是,当阿维森纳开始学习临床医学的时候,他意识到有些东西是课本上学不到的,只能从经验中获得。从那以后,阿维森纳白天为富有的赞助商工作,晚上给学生讲课、口授他的书或者喝酒。最后,酒、女人和工作毁掉了他的身体。因为不愿意等待身体慢慢恢复,他尝试了一种猛烈的治疗方法,每天服用八次含有药物的灌肠剂。这种疗法导致了溃疡、癫痫发作、绞痛和极度的虚弱。当力量耗尽的时候,他放弃了所有的治疗死去了。他的一些竞争对手说他实际上是死于自己给自己开的过量的鸦片。他的敌人幸灾乐祸于他的医学不能挽救他的生命,他的形而上学也不能挽救他的灵魂。

阿维森纳伟大的医学论著《医典》是为医生写的,但是它的缩略本被称作《医学诗》,是写给外行看的医学理论的介绍。在阿维森纳的《医典》指导下,传统的治疗师仍然依靠触脉和观察尿液诊断疾病,治愈西方医学里说不上名字的疾病,向病人解释他们的情况来安慰病人,照顾那些不接受也负担不起现代精神治疗方法的病人。阿维森纳的追随者们学会了根据脉搏的幅度、强度、速度、弹性、充盈度、规律性和节律性以及尿液的颜色、密度、通明度、混浊度、沉淀物、数量、气味和是否有泡沫等寻找诊断线索。除了诊断,医生们还发现在阿维森纳的论著里有很多关于在不同情况下治疗疾病、维持健康的实用的建议。例如旅行者要减轻虱子的骚扰,方法是用在水银里浸过的羊毛绸带擦拭身体,并把它围在脖子上,很像防跳蚤的领子,直到完全消灭虱子。

幼儿期形成正确的生活习惯将为一生保持健康奠定基础。阿维森纳关于幼儿护理的建议,除了每日服用含有白蚂蚁或晒干的蚯蚓的大麦粥来治疗乳汁不足外,大部分都是明智的。阿维森纳认为老年病人的养生之道在于强调加温加湿的措施,诸如令人放松的橄榄油浴。煮过狐狸或蜥蜴的橄榄油对于治疗严重的关节疼痛更有效。医生一定要擅长评估水的质量,因为糟糕的水可能导致疾病,比如脾大、便秘、痔疮、腹泻和精神疾病。含有金属物质的水和水蛭滋生的水都是很危险的,但是阿维森纳注解说含有铁的水能够增强内脏器官功能,阻止腹泻,刺激性器官。

在阿维森纳的病史记录中,闪烁着医学哲学规律、精神和肉体之间的关系的光芒。像埃拉西斯特拉塔(Erasistratus)一样,阿维森纳利用脉搏作为“测谎器”示范生理现象怎样出卖了人们隐藏的想法。在治疗一例患相思病的病人时,阿维森纳随意地把手指放在病人的手腕上,观察到在提及他爱人的名字时,病人的脉搏出现不规律的跳动。另一个具有挑战性的病例涉及一个年轻的男人,他患上了忧郁症,产生了自己是一头牛的错觉。那个男人像牛一样大叫着,拒绝吃东西,乞求把他杀了炖汤喝。当阿维森纳说屠夫不久后就来宰杀他时,那个男人立刻欢呼起来。阿维森纳拿着屠夫的刀走进病房寻找那头牛,那个年轻人快乐地叫着被捆绑起来,但是经过全身的检查后,阿维森纳宣布那头牛太瘦了不能杀。病人听后开始急切地吃东西,不久后就恢复了力气,错觉也消失了。

阿维森纳希望医生能够掌握治疗各种创伤的外科技术。尽管手术前医生可能给病人开减轻疼痛的药,但是病人仍然不得不被绑起来由助手按牢。手术后，伤口用温水、醋或者白酒清洗。但是手术后的感染非常普遍，以至于在波斯人的语言里伤口和脓肿是同一个词。

阿尔布卡西斯（Albucasis，936—1013）为阿拉伯外科医生提供了更加专业的指导。他是一个禁欲者，大部分时间都致力于为穷人工作。阿尔布卡西斯给其他的医生提供了更加苛刻和实用的建议。阿尔布卡西斯认为，明智的医生应该承认有些疾病是不能治愈的，把这种病人留给神圣的神来处置可以捍卫自己的名声。但是阿尔布卡西斯对文章主题的选择可以证明，他愿意处理危险的情况。他的书《外科学和外科手段》就是和这个重要主题有关的第一批全面的并且有插图的论著之一。在那时，放血、拔火罐和烧灼是外科实践的主要形式。这本书和累塞斯有关天花的论著是被印刷成英文的最早的阿拉伯经典著作。在讨论"从头到脚"使用烧灼术时，阿尔布卡西斯称赞烧灼术是一个能够广泛应用于几乎任何一种疾病的外科方法，无论是器官结构病变还是功能性病变。他使用烧灼术止血、防止破坏性的损伤扩散、增强气质上变冷的器官功能和去除腐败物质。他认为烧灼术是通过抵消大脑中过多的潮气和寒气，治愈头痛、癫痫、昏睡和中风这些疾病的。外科医生把手放在病人两眼之间的鼻根部，在病人刮干净了的头部实施手术，烧灼他中指所指的地方。当吱吱声停止的时候，如果骨头暴露出来了，烧灼就完成了，如果没有暴露出骨头，烧灼就重复进行。一些外科医生认为伤口应该敞开，但是阿尔布卡西斯建议不去过多地干预伤口更安全。如果烧灼不能治愈慢性偏头痛或者急性感冒，阿尔布卡西斯建议动脉放血治疗。

阿尔布卡西斯和阿维森纳都对放血疗法的理论和实践进行了详细的讨论。除了太老或太小的病人外，放血疗法对于所有病人在保持健康和治疗疾病方面都很有价值。药物可以通过通便、呕吐、稀释来辅助身体去除有害液体，但是放血术可以立刻移出同样比例的液体，就好像它们在血管里一样。像盖伦保证的那样，放血甚至对治疗出血也有用，因为它把血转移到身体的另一边。医生通常所选择的放血部位大约有 30 个，16 个在头部，5 个在手臂和手掌上，还有 3 个在腿和脚上。尽管肘部的静脉放血有损伤神经的危险，但通常被用来治疗胸部、腹部和眼睛的疾病。

病人的体质和血的颜色决定了放血的数量。如果血开始是黑的，医生会继续放血，直到血的颜色变红；如果血很稠，继续放血到变稀。对于虚弱病人，可以分次少量放血。但对于那种躁动易怒、血液过多、发热的病人，则应该放血直到他昏厥为止。阿尔布卡西斯警告医生、放血的时候要一直把手搭在病人的脉搏上,避免把病人的死亡误认为是昏厥。在某些情况下,水蛭吸血、拔火罐和烧灼术比静脉切开放血更好。拔火罐无论是否刮破都被认为比静脉切开放血对身体的损伤更小。水蛭吸血法有时更合适,因为水蛭能够到达拔火罐不能到达的身体部位。从深层组织里吸血,水蛭是最好的,但是对水蛭的选择必须认真。大头的水蛭,黑色的、灰色的、绿色的或者是身体上长毛的、有蓝色花纹的,这些水蛭据说会引起感染、出血、发烧、昏厥甚至瘫痪。阿尔布卡西斯介绍了移出吸在喉咙处的水蛭的技术,但他没有解释水蛭怎样达到喉咙处的。

　　给伊斯兰教女病人看病特别困难,因为一个贞节的女性不能把她的身体暴露给男医生。如果一个女性需要做手术,阿尔布卡西斯建议找一个称职的女医生、太监或者有经验的助产士。助产士应该知道正常分娩的征兆和方式,有足够的智慧和机敏,能够熟练地处理异常胎先露、产程延长等情况,并且掌握死胎取出术。有趣的是,阿尔布卡西斯说女医生是"不普遍的"但不是"不存在的"。另外提及"太监"也是相当值得注意的,因为穆斯林法律禁止阉割术。然而,阿尔布卡西斯在为提到阉割表示歉意后,又描述了阉割手术的某些细节。

　　阿拉伯科学家对药理学、炼金术和光学也表现出了极大的兴趣。关于药用的植物和药的阿拉伯论著,在药剂学发展成一门独立的专业方面起了很大的作用。阿尔·肯迪(al-Kindi,约801—约866)的"药物处方一览表"可以作为关于药剂学、植物学、动物学和矿物学的阿拉伯论著的代表。在处方一览表中出现了不被希波克拉底和盖伦所知道的波斯和印度的药物,另外一些新的药物制剂也出现了。对阿尔·肯迪讨论的药物进行语言学上的分析可以发现,这些药物33％来自于美索布达米亚人和闪族人,23％来自于希腊,18％来自于波斯,13％来自于印度,5％来自于阿拉伯,3％来自于古埃及。不幸的是,阿尔·肯迪的许多作品遗失了,包括270部关于逻辑学、哲学、物理学、数学、音乐、占星术和自然史、医学的论著。阿尔·肯迪对视觉原理和实用眼科学的兴趣很可能来自于中世纪眼病的高发。虽然,视觉原理看起来像是学问的一个深奥分支,但是阿尔·肯迪认为它是打开自然界最基础的秘密的钥匙。他的关于光学著作的拉丁文版本在西方的科学家和哲学家中非常有影响。

190

伊本·阿尔·纳菲斯的奇怪案例

　　西方的学者长期以来都持有这种观点:阿拉伯医学的主要贡献就是保存

了古希腊人的智慧,而中世纪阿拉伯作者没有任何原创作品。因为被认为有价值的阿拉伯手稿大多数都是和希腊原著密切相关的翻译版本(所有其他作品都作为糟粕遗弃了),所以由此论定了之前的假设——阿拉伯医学缺乏原创性。但伊本·阿尔·纳菲斯(Ibn an-Nafis,1210—1280)的奇怪故事和肺循环的发现证明了之前关于阿拉伯文献的假设是不合理的。在1924年一位埃及医生(Muhyi ad-Din at-Tatawi)提交他的博士论文给德国弗赖堡医学院之前,伊本·阿尔·纳菲斯的作品一直被人们忽略。如果Tatawi论文的副本最终没有引起历史学家梅耶霍夫(Max Meyerhof)的注意,也许伊本·阿尔·纳菲斯关于肺循环的发现会再次被遗忘。20世纪50年代,伊本·阿尔·纳菲斯一些曾经被认为遗失的作品再一次被发现了。

　　作为博学的内科医生、技术娴熟的外科医生和天才的研究者,伊本·阿尔·纳菲斯受到同时代人的尊敬,人们把他描绘成永远不知疲倦的作家和虔诚的教徒。他的作品包括内容广泛的《医学艺术》、组织合理的《眼科学》和《伊本西那医典注解》。根据传记作者记载,伊本·阿尔·纳菲斯在作为埃及首席医生期间病倒了。他的同事建议他喝酒治疗,但是他拒绝那样做,因为他不希望带着血管里的酒去见主。

　　关于阿尔·纳菲斯怎样发现了肺循环理论这一点还不清楚,但是我们知道他对盖伦的理论是持批评态度的。像盖伦一样,阿尔·纳菲斯不能进行人体解剖。在他的《伊本西那医典注解》中,阿尔·纳菲斯解释说宗教的法律禁止解剖人体,因为损毁尸体被认为是对人类尊严的侮辱。在前伊斯兰阿拉伯战争期间,胜利者有时候蓄意破坏敌人的尸体,以侮辱对手。伊斯兰教的法规禁止仪式上对尸体的破坏,正统的法律专家认为,科学的解剖本质上同样侵犯了人体的尊严。让一个拒绝用酒来救命的医生违反宗教法规、承受良心的谴责来满足对科学的好奇,看来是不可能的。在20世纪,为了抵制器官移植方面的进步,伊斯兰教的神学家再次重申禁止损毁尸体。普通人看来非常热心于接受器官移植,但一些宗教权威企图禁止这类手术。

　　在一次关于心脏的结构和功能的相当常规的讨论中,阿尔·纳菲斯违背了已经被接受的对血液运动的解释。阿尔·纳菲斯在对两个心室的描述上接受了盖伦的理论:右心室充满血液、左心室充满生命的灵魂。然而,他的下一个论述大胆地反驳了盖伦关于隔膜上的气孔的说法。阿尔·纳菲斯坚持说在两个心室之间没有通道,无论是可见的还是不可见的,他认为在两个心室之间的隔膜比心脏的其他部分更厚,这样才能防止血液或灵魂在两者之间进行有

191

害的不正常的流通。为了解释血液的通路,阿尔·纳菲斯推断说血液在右心室经过净化后,被转移到了肺,在肺里被空气混合和稀释。然后血液中最好的部分被净化并且从肺部转移到左心室。因此,血液只有通过肺才能到达左心室。

也许,一些并不确切的阿拉伯、波斯或希伯来人的手稿涉及对阿尔·纳菲斯古怪的学说的评论,但是还没有证据说明后来的学者对这些反盖伦的推测感兴趣。虽然阿尔·纳菲斯的理论没有对后来的作者产生影响,但是,在 13 世纪他大胆陈述自己的理论的事实,引起了我们对科学史上的进步和原创性假设的质疑。因为只分析了一小部分相关文献,所以这一问题可能在相当长一段时间内还无法有答案。

192 伊斯兰教医学的幸存

伊斯兰教医学在中世纪末期并没有消失,而是继续发展并传播到了其他地区。19 世纪,传统的行医者面临着越来越大的来自于西医的竞争和政府官员的压力。1838 年,奥托曼苏丹(Ottoman Sultan)穆罕默德二世在伊斯坦布尔建立了第一所西方式的医学院和医院,供职人员都是法国医生。苏丹宣称传统的伊斯兰教医学已经停滞没有生气了。其他的伊斯兰国家最终纷纷效仿,企图禁止传统医学的实践。

20 世纪规范医学实践的法律使传统的行医者趋于地下状态,即使这样,通过努力仍然能够找到他们。例如,在法国统治下的阿尔及利亚,传统的行医者和他们的病人都避免在公开场合交谈,因为没有正规的法国行医执照的人做手术是违法的。然而,优难尼(yunani)医生却仍然做眼科手术、拔牙、拔火罐、烧灼、放血、辅助难产妇生产等事情。虽然有麻醉药,但大多数传统行医者在手术前并不使用。一些治疗师虽然宣称他们的动作很轻、病人不会有痛苦,但是他们却需要强壮的助手约束病人。许多人因为信任传统治疗法,也为了节约看病的费用,采用优难尼药物和烧灼术给自己治病。

在英国统治下的印度次大陆,穆斯林和印度的传统医学体系保留了下来。在 20 世纪 60 年代,西医太昂贵了,很少普及到农村地区,巴基斯坦政府命令传统的受过教育的医生可以注册、获得执照开业。西医拼命反对这种对对手的官方认可。有了巴基斯坦和印度政府的官方认可和卫生部的规定,男性和女性优难尼行医者(也就是 tabibs 和 tabibas)分别活跃在城镇和乡村。许多行

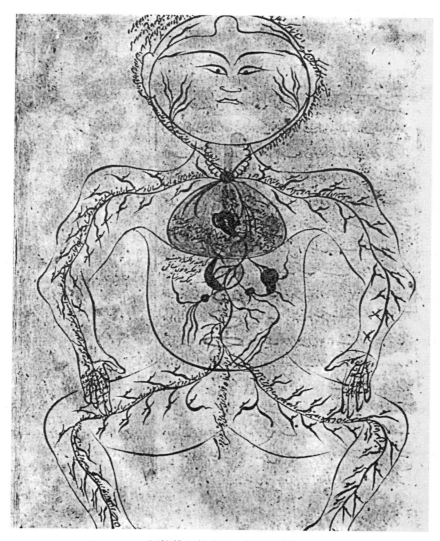

阿拉伯文献中的人体解剖图

医者是通过当学徒学会的技术,其他一些是通过在优难尼医学院的学习获得的行医资格,在医学院的课程包括阿维森纳的《医典》和现代医学标准教材。优难尼医生仍然靠观察脉搏、尿液、大便和舌头诊断疾病,靠传统的药物和饮食治疗疾病。对优难尼治疗方法的科学分析证实,许多药用植物有治疗价值,但是还有许许多多传统药物没有被研究。尽管在中世纪伊斯兰教成功地吸收了希腊、波斯和印度传统医学是事实,但是,总的来说,现代的穆斯林社会还没有成功地建立现代医学和伊斯兰教的完全融合。虽然在 20 世纪 80 年代,伊斯兰教原教旨主义爆炸性地复苏，但是只有印度和巴基斯坦两个国家在努力地把伊斯兰的医学传统合并到现代卫生保健计划中。

194 推荐阅读

Aberth，J. (2000). *From the Brink of the Apocalypse：Confronting Famine，War，Plague，and Death in the Later Middle Ages*. New York：Routledge.

Albucasis(1973). *Albucasis on Surgery and Instruments*. Edited by M. S. Spink and G. L. Lewis. Berkeley，CA：University California Press.

Arnaldez，R. (2000). *Averroes：A Rationalist in Islam* (Trans. by D. Streight). Notre Dame，IN：University of Notre Dame Press.

Van Arsdall，A.，trans. (2002). *Medieval Herbal Remedies：The Old English Herbarium and Anglo-Saxon Medicine*. New York：Routledge.

Avicenna(1930). *A Treatise on the Canon of Medicine of Avicenna Incorporating a Translation of the First Book* (Trans. by O. C. Gruner). London：Luzac.

Avicenna(1974). *The Life of Ibn Sina* (Trans. by W. E. Gohlman). New York：State University of New York Press.

Berger，M. (1999). *Hildegard of Bingen：On Natural Philosophy and Medicine：Selections from Cause et Cure*. Rochester，NY：D. S. Brewer.

Boeckl，C. M. (2000). *Images of Plague and Pestilence：Iconography and Iconology*. Kirksville，MO：Truman State University Press.

Brody，S. N. (1974). *The Disease of the Soul；Leprosy in Medieval Literature*. Ithaca，NY：Cornell University Press.

Brown，P. (1980). *The Cult of the Saints. Its Rise and Function in Latin Christianity*. Chicago，IL：University Chicago Press.

Bullough，V. L. (2004). *Universities，Medicine and Science in the Medieval West*. Burlington，VT：Ashgate.

Cadden，J. (1993). *Meanings of Sex Differences in the Middle Ages：Medicine，Science and Culture*. Cambridge：Cambridge University Press.

Cameron，M. L. (1993). *Anglo-Saxon Medicine*. Cambridge：Cambridge

University Press.

Carmichael, A. G. (1986). *Plague and the Poor in Renaissance Florence.* New York: Cambridge University Press.

Cockayne, T. O. (1864—1866). *Leechdoms, Wortcunning and Starcraft of Early England. The History of Science Before the Norman Conquest.* Collected and edited by the Rev. T. O. Cockayne(1807—1873). 3 Volumes. Bristol, UK: Thoemmes Press, 2001.

Cohn, S. K., Jr. (2002). *The Black Death Transformed. Disease and Culture in Early Renaissance Europe.* Oxford: Oxford University Press.

Fakhry, M. (2001). *Averroes(Ibn Rushd): His Life, Works and Influence.* Great Islamic Thinkers Series. Oxford: Oneworld Publications.

French, R., Arrizabalaga, J., Cunningham, A., and García-Ballester, L., eds. (1998). *Medicine from the Black Death to the French Disease.* Brookfield, VT: Ashgate.

García-Ballester, L. (2001). *Medicine in a Multicultural Society: Christian, Jewish and Muslim Practitioners in the Spanish Kingdoms, 1222—1610.* Burlington, VT: Ashgate. 195

García-Ballester, L. (2002). *Galen and Galenism: Theory and Medical Practice from Antiquity to the European Renaissance.* Burlington, VT: Ashgate.

García-Ballester, L., French, R., Arrizabalaga, J., and Cunningham, A., eds. (1994). *Practical Medicine from Salerno to the Black Death.* Cambridge: Cambridge University Press.

Getz, F. (1998). *In: Medicine in the English Middle Ages.* Princeton, NJ: Princeton University Press.

Gottfried, R. S. (1986). *Doctors and Medicine in Medieval England, 1340—1530.* Princeton, NJ: Princeton University Press.

Green, M. H. (2002). *The Trotula: An English Translation of the Medieval Compendium of Women's Medicine.* Philadelphia, PA: University of Pennsylvania Press.

Green, M. H. (2000). *Women's Healthcare in the Medieval West: Texts and Contexts.* Burlington, VT: Ashgate/Variorum.

Herlihy, D. (1997). *The Black Death and the Transformation of the West*. Cambridge, MA: Harvard University Press.

Khan, M. S. (1986). *Islamic Medicine*. London: Routledge & Kegan Paul.

Kreuger, H. C. (1963). *Avicenna's Poem on Medicine*. Springfield, IL: Thomas.

Matossian, M. K. (1989). *Poisons of the Past. Molds, Epidemics, and History*. New Haven, CT: Yale University Press.

McNeill, W. H. (1989). *Plagues and Peoples*. New York: Anchor Books.

Moore, R. I. (2000). *The First European Revolution, c. 970—1215. The Making of Europe*. New York: Blackwell Publishers.

Rhazes(1948). *A Treatise on the Smallpox and Measles* (Trans. from the original Arabic by W. A. Greenhill). London: Sydenham Society.

Scott, S, and Duncan, C. J. (2001). *Biology of Plagues: Evidence from Historical Populations*. New York: Cambridge University Press.

Siraisi, N. G. (1990). *Medieval and Early Renaissance Medicine: An Introduction to Knowledge and Practice*. Chicago, IL: University of Chicago Press.

Stannard, J. (1999). *Herbs and Herbalism in the Middle Ages and Renaissance*. Edited by K. E. Stannard and R. Kay. Brookfield, VT: Ashgate.

Stannard, J. (1999). *Pristina Medicamenta: Ancient and Medieval Medical Botany*. Edited by K. E. Stannard and R. Kay. Brookfield, VT: Ashgate.

Ullman, M. (1978). *Islamic Medicine*. Edinburg: Edinburg University Press.

Voights, L. E. , and McVaugh, M. R. (1984). *A Latin Technical Phlebotomy and Its Middle English Translation*. Philadelphia, PA: American Philosophical Society.

第六章 文艺复兴与科学革命

发生于 1300 年至 1650 年的欧洲文艺复兴运动,在标志着艺术和科学复兴的同时,也伴随着社会、政治、经济和思想等领域复杂而又阵痛式的转变,是一个探索文字、世界、思想和人体自身的新时代。文艺复兴甚至可以说是彻底地改变了欧洲文化,并且以影响深远的和永恒的方式产生了现代世界。但与此同时,那个年代也同样泛滥着迷信色彩、神秘主义、狭隘的思想观以及流行病。在文艺复兴时期,欧洲经历了从中世纪经济、社会、宗教信仰模式的瓦解,到商业、城市和贸易的繁荣以及现代国家的成长。尽管如此巨大的变革似乎同过去已完全决裂,然而实际上它在很多方面仍处在中世纪的自然顶峰。学者们认为,文艺复兴不仅仅是个人主义的时代,例如像血缘关系的重要性、宗教和专业领域之间联系的增长这两者所显示的那样;最重要的是,乡镇和城市成了被传统乡村生活包围的岛屿。此外,中古史学家认为,当代社会的框架在 10 世纪晚期到 13 世纪早期的时候就已经形成了。

作为一个科学和哲学繁荣发展的时代,即便没有治疗技术的进步,文艺复兴时代对于医学来说也十分重要。与现代欧洲相比,大约 1500 年时的死亡率差不多是现在的三倍,人类平均期望寿命差不多也只是现代的一半。战争、饥荒和流行病的频繁出现使世界充满了对末日临近的恐惧。然而,文艺复兴与医学复兴的确切关系却依然非常复杂。可以这样讲,广义的医学复兴开始于 12 世纪,到 16 世纪轮廓分明,直到 17 世纪掀起医学革命的浪潮。

改变世界的发明

英国科学哲学的先驱、大法官弗兰西斯·培根(Francis Bacon,1561—1639)曾经说过,如果我们从"原因、影响和结果"方面考虑人类创造力的全部产物,那么最重要的三大发明就是"印刷术、火药和指南针"。培根进一步指出，三大发明改变了整个世界的状态和面貌，这是古人无法想象的。

在印刷术传入欧洲四年之后，1454 年欧洲出现了第一本运用活字印刷术印刷的书籍。15 世纪 60 年代，整个欧洲遍布着新成立的印刷社，这也引起了信息交流的革命。从某种意义上说，正是这场革命使得文艺复兴得以持久地延续。在 1501 年以前，以活字印刷的方式出版的书被称为"古版本"，这是一个来自拉丁文的词，意思为"诞生"，寓意为印刷书籍的开始。

这场"印刷革命"加速了文字化的趋势、思想的传播以及地域文学的建立，实现了"雕版文化"和"图形文化"向"印刷文化"的转变。对教育问题的兴趣不再只限于高等教育和学院课程，而是也包括了基础教育的改革。与过去长时间的艰苦手抄本相比，在短短的几十年里，数以百万计的书本被印制出来。到 15 世纪末，有大约三百个欧洲城镇成立了出版社。学者们赞扬印刷术是"一门保存了其他所有艺术的艺术"，而文化的倡导者们则说"印刷术是对不识字的人的羞辱"。在许多国家，审查制度对印刷者是一个严重的威胁，因为印刷异端邪说等材料的人会被囚禁或判处死刑。

然而，印刷社在文艺复兴和科技革命中所担任的角色曾经令学者们争论不休。神学、法律和经文典籍比科学和医学的作品要出现得早。大约 1466 年格森（Jean Charlier de Gerson）所著的一本关于手淫的书"De pollutione nocturna"在科隆出版了，这可能是第一本印刷的医学书籍。一些史学家强调了出版社在标准化、保存文献以及增加可利用文献方面的重要性。当然，由于粗心或者无知，一些印刷商也会犯一些错误，在抄写员还来不及对手稿进行修正时，就使得这些错误快速地传播。但是校正员及熟练的编辑明白错误被传播的危险，尤其是医学和外科学方面的文章以及相关注释和说明犯错的话就更危险了。在为一个出版商编辑医学文献的时候，素以对迷信和守旧的抨击而闻名的法国人文主义者弗朗西斯·拉伯莱斯（François Rabelais，1490？—1553）公开声称："一个错词会杀死数以千计的人。"

199 　　咨询文献尤其是关于健康和饮食方面的文章的大量出现，是印刷革命的一个重大成果。使用本国语的流行文章告诉人们，什么药物、食品和香料对他们的健康有好处或坏处，根据医学理论选择合理的食品。卫生学在书中依旧讨论卫生或食物疗法的作用是依据六个非自然因素：食物和饮酒、空气和环境、运动和休息、睡眠和觉醒、排泄和充实、心灵或情感的激情；给有钱的读者提供关于性、服饰、化妆品、健康、家庭生活、怀孕和分娩、哺乳、育儿及其他建议的文章也采取了类似的形式。医学作家们不得不去发掘让医学理论与来自新世界的可用作食物和药物的植物——马铃薯、番茄、烟叶——相适应的方式。书中的建议非常详细,不会使咨询者或病人感到尴尬。咨询建议的人中,生病的人相对较多,想获取一些关于生活方式的建议从而保持良好健康的人相对较少。咨询文献的作者们经常抱怨说,人们只有在生病之后才担心饮食和注重养生之道。

与手抄本相比,有些印刷书籍的低级趣味引起了不可避免的抱怨,也有人害怕文献泛滥会产生破坏性的结果,除此之外,学者们以及日渐增长的文化群体更乐于接受这一新的财富而不去抱怨雕版文化的结束。与教授或手抄本的持有者相比,印刷的课文能更直接地教导学生。大量生产的书籍使年轻人可以通过阅读来学习甚至自学。如果没有源自中国的造纸术,由印刷社掀起的知识革命是不可能发生的。以最早的印在羊皮上的书之一为例:古登堡圣经(Johannes Gutenberg Gutenberg's Bible)需要 300 只羊的羊皮,如果这样下去,那么欧洲人在把预定的书印完之前就会把所有的羊都用光。尽管印刷的书籍不像手抄本那样难以获取,但它们还是非常昂贵的,被锁在图书馆的架子上以防被盗。

火药武器在医学史上也有着重要的地位,因为它迫使外科医生去解决希波克拉底和盖伦所不知道的问题。或许是中国人发明了火药和指南针,但也有人宣称自己更早或独立发明了它们。欧洲人依靠指南针周游世界,带回了新的植物、动物和治疗方法;留下的却是一系列足以改变世界的生态上和人口数量上的大灾难。

医学人文主义

200

通常认为科学革命发生在 16、17 世纪,是与哥白尼(Nicolaus Copernicus,1473—1543)、开普勒(Johannes Kepler,1571—1630)、伽利略(Galileo Galilei,1564—1642)和牛顿(Isaac Newton,1642—1727)这些伟人联系在一起的一场物理学的巨大变革。一些学者一直试图探索一个问题:为什么科学革命发生在 17 世纪的欧洲,而没有发生在数个世纪之前科学和技术方面就达到一个较高水平的中国和穆斯林地区呢? 另一些学者认为问题的答案就是欧洲的科学革命是史无前例的,毕竟,在科学革命期间,占星术、炼金术、巫术、宗教和理论流行一时;而其他一些学者认为科学革命隐喻着一个从前现代世界观到现代世界观的转变,其中科学已经深刻地成了生命和思想的核心。经历了历史上被称作文艺复兴时期的作家们经常对一些改革性的理念怀有敬畏之心,比如哥白尼的理论。英国诗人和牧师约翰·唐尼(John Donne,1572—1631)认为,日心说可能是真的,但他悲叹新哲学"怀疑一切"。确实,世界已经失去了它传统的一致性,人们不知道去哪里找太阳、地球和行星。但是诗人们和人类的思维最终会适应,即使将地球和太阳的地位倒错。亚历山大·鲍勃(Alexander Pope,1688—1744)在《关于人类的学说》(1734)中,认为这种现象是令人兴奋的而不是令人恐惧的,并希望关于宇宙的新想法会告诉我们"为什么上天把我们造成现在这个样子"。

正如文艺复兴改变了艺术一样,科学革命也彻底改变了关于宇宙本质和人类本性的认识。大约在 1450 年至 1700 年这一时期,中世纪的经院哲学被一种对自然的新认识所取代。没有人文主义学者的工作,关于解剖、生理和医学教育的新思维模式不可能建立。如同中世纪学者一样,人文主义者也致力于著书立说,并通过经典理论把实践与经验结合起来。尽管这个时期的学者们的叛逆和对学术的热情是史无前例的,但是宗教依然渗透在文艺复兴的生活之中,同样影响着学者、艺术家、探索者及自然哲学家们看待世界甚至新世界的角度。即使是代表新思维人文主义,在这个时代也有一半的书籍与宗教相关。

201　　　　一个很好的例子就是,在西欧的大学中,人文主义和人文主义学者在变革学术性的中世纪课程方面起了关键作用。大学的教员们都在争论着资金、狂妄的名人学者、全职和助理的职位、退休金、服饰,并抱怨城镇和师生生活的紧张,学生们则试图就教学方面的不足对教授发难,换句话说,学术氛围仍旧同以前一样。尽管中世纪学术传统的许多方面仍然照旧,人文主义学者,尤其是意大利大学里的学者,推动了一场真正的知识革命。但是,由于许多原因,17世纪时当其他地区的大学为学生和教员展开激烈竞争的时候,意大利的大学开始衰败了。

尽管人文主义学者关注艺术和文学的程度比科学要高,但是他们的新视角也满足了医学科学的需求。作为刚刚净化的盖伦学说的忠实信徒,人文主义学者反对腐朽的中世纪译本。但出于对旧时代权威的敬畏,他们对建立独立于古希腊传统之外的新医学的尝试同样表示怀疑。英国杰出的医学人文主义者托马斯·林耐(Thomas Linacre,1460? —1524)和约翰·盖阿斯(John Caius,1510—1573)的工作力证了那个时期学术成就和医学教育的本质。

托马斯·林耐于 1496 年获得帕多瓦大学医学博士学位,之前,他在佛罗伦萨和罗马研究希腊文。做学者之余,林耐还做着一份有利可图的私人医学实践工作,同时教授希腊语、做亨利七世的私人医生。林耐编辑并翻译了盖伦关于卫生学、治疗、疾病症状、脉搏及其他方面的著作。林耐也是一位享有盛誉的文法家。他的最后一本书——关于拉丁文语法的研究——在他死后出版。作为内科学院的奠基者和引路人,林耐帮助塑造了英国医生的职业特征。林耐和其他几位知名的英国内科医生获得了决定谁可以在大伦敦地区行医的权力。皇家医学院有权力对无照行医者进行罚款和拘禁。在林耐上过学的剑桥和牛津大学的毕业生可以不受这些严厉的处罚。在林耐的弟子约翰·盖阿斯的领导下,内科学院的权利和威望增强了,从宗教权力机构接管了内科医学执照的审批权,并通过严格的管理提高合法内科医生的地位。然而,由于缺乏对英国医学人文主义的洞察力,盖阿斯遇到了困难。

在高等教育机构的发展方面,英国的大学和职业学校落后于与其一海之隔的欧洲大陆。因此,像其他英国学者一样,盖阿斯不得不去国外学习。在放弃了理论研究后,盖阿斯成了帕多瓦大学的一名医学生,在那儿他遇到了解剖学家安德烈·维萨里(Andreas Vesalius,1514—1564)——文艺复兴时期解剖学界的新星。他俩都参与了盖伦学说拉丁文版的编辑和出版,但在盖伦关于解剖的描述和实体解剖有不同时,他俩的态度截然相反。维萨里坚持"人体是真正的书本",盖阿斯却坚信只要盖伦的所有著作被严格编订后,医学知识就基本完备了。

1546 年,盖阿斯被理发师和外科医生联合会指派为解剖教员。从 1540 年开始,理发师和外科医生联合会每年可获得四名被处决的重犯尸体用于解剖示教。经过盖阿斯和其他一些知名内科医生的努力游说,内科学院在 1565 年也获得了类似的待遇。内科学院的其他领导者普遍忽视无照行医者,特别是伦敦以外的。盖阿斯却想在全国范围内控制行医执照的审批。虽然他提高医学教育和实践水平的目的值得赞美,但通过审查执照来限制行医人数的努力产生了负面作用,特别是对于穷人和妇女们。属于医学贵族阶层的医生人数稀少,显然不能满足普通人的需要。这种精英制度是不必要的。因为大学禁止妇女入学,女性行医者很容易成为执照改革的目标。除了反对无证行医、江湖庸医、巫术和迷信,盖阿斯也热衷于同那些公开批评盖伦的人进行斗争。

正如在他对一种被称为"英国出汗病"的报告中所展示的那样,对古人的敬重并没有损害盖阿斯的观察和描述现象的能力。他非凡的著作《给出汗病的建议》(1522)是英国第一个用英文写的关于"英国出汗病"的原始记录。如果盖阿斯知道他用本国文字描述的"英国出汗病"在当今会被认为是他最重要的医学著作,他很可能会痛苦。在 1480 到 1580 年间,"英国出汗病"或"不列颠汗症"至少五次严重爆发。这种疾病具有如下特征:大量出汗、发热、恶心、头痛、痉挛、后背和肢端疼痛、谵妄、幻觉和深度昏迷。大约 24 小时该病进入关键阶段,病人死亡或疾病突然结束。甚至在强壮的健康男性中这种疾病的死亡率也相当高。大部分病人陷入昏迷并在 24—48 小时内死亡。这种疾病似乎只出现在英国人身上,但一些原本是苏格兰人、爱尔兰人、威尔士人但后来生活在英国的人也未能幸免。

对于盖阿斯而言,一个被该病侵袭的城市,如果因病死掉一半人口已实属幸运。在仔细评价该病的临床表现和自然进程后,盖阿斯总结出:出汗病是一种新的疾病。一些史学家认为,这种疾病是在 1485 年由亨利七世的佣人从法兰西和佛兰德斯(Flanders)带到伦敦的。这种疾病可能是流感的一种致命株型,或麦角中毒(对真菌毒性的一种反应),或食物中毒,或是一种未知的已经绝迹的病症。但该病的流行和产生的明显地区性原因仍不清楚。

验尸、艺术和解剖

文艺复兴时期的艺术家和解剖学家们与解剖学革命有着密切关联。盖伦死后,通过解剖人体来研究人体解剖学和从书本上学习解剖一样,并未完全被忽视。在中世纪,不能自由地从事人体解剖,只有希罗费罗斯(Herophilus)和埃拉西斯特拉塔(Erasistratus)进行过浅显的研究,但人体解剖并未被绝对禁止或放弃。12 世纪到 17 世纪期间,人们对解剖学和活体解剖的兴趣缓慢增长,但是中世纪的尸体解剖通常是为了查明可疑死因或瘟疫爆发的原因,或是在据称为圣徒的人体内寻找特殊信物。这样的验尸所能提供的信息就像一些原始种族用以确定死者是否因为巫术而丧生所作的宗教仪式差不多。

13、14 世纪,人体解剖在南部欧洲有医学系的大学里实践得很有限。1405 年,博洛尼亚大学校规认可了解剖实践。1442 年,博洛尼亚市每年提供两具尸体给该大学作为解剖之用。15 世纪大多数欧洲主要大学都得到了类似许可。医学院学生可以观看到次数有限的一些解剖了。然而,当时测验和论文需要的是被认可的教材上的知识,而不是进行实践示范的能力。他们参加解剖实践主要是为验证古代权威们的著作以及准备考试。和今天捧着"详尽的说明书"依样画葫芦的实习生相比,中世纪和文艺复兴时期的学生也没有多大区别。实验是教授一种标准技术或确认一些被认可了的事实,而不是做新颖的观察。

欧洲各地的解剖展示各不相同,但是典型的公开解剖展示都是用可憎的死刑犯的尸体。在向罗马教皇特赦致谢的仪式之后,一个既是理发师又是外科医生的人进行尸体解剖,一位博学的学者负责对人体结构进行讲解。一般来说,盖伦学派和亚里士多德哲学派之间的争论比被破坏的尸体更引人注目。在明晰的解剖学模型的指引下,解剖展示继续为公众提供教育和表演。第一届国际卫生学展览会(1911)上展示了直观的器官模型,20 世纪 30 年代,欧洲和美国的博物馆展出了各种直观的男人和女人的解剖模型。

到 1400 年左右,在大多数医学院人体解剖已成为了一门课程。一些医院也实施解剖。虽然在 16 世纪,让医学生直面一些关于人体本质的新思想已经没有什么危险了,但是文艺复兴时期大学里的医学课程仍然反映出对古代权威的认同。学生们被要求精通阿维森纳、盖伦和希波克拉底的著作。医学生的数量很少,尤其在北欧。整个 16 世纪,巴黎每年获得医学学士学位的人不足 20 人。

对于老师和学生而言,学习解剖是对盖伦教科书的一种补充。盖伦的著作很复杂,需要简化的指南。早期最出名的解剖手册之一是蒙迪诺·德·卢西(Mondino de Luzzi,约 1275—1326)编著的《解剖》(1316)。1314 年至 1324 年间,他在博洛尼亚大学任讲师。蒙迪诺的《解剖》简洁而实践性强。这本受人欢迎的教科书在 1478 年出了第一版,至少再版了有 40 次。但医学人文主义者反对蒙迪诺的教材,采用新修正的盖伦解剖书,特别是《局部解剖的运用》和《解剖步骤》。一些早期教材里有简单的图表,但是简单的线条和描画几乎不能阐述解剖原理。15 世纪艺术透视学的应用使解剖插图这门新艺术成为可能。

文艺复兴时期的艺术与科学,特别是与解剖学、数学和光学的特殊关系的发展,同古希腊理想主义的灵感一起赋予文艺复兴艺术大量鲜明的个性。艺术家和内科医生都需要精确的解剖知识。艺术家们注重于准确表现动植物,科学地运用透视学,最重要的是他们认为人体是美的,值得研究。为了使他们的艺术接近于真实的生命和死亡,艺术家们参加公开的解剖和处决,通过研究完整的和分解的人体来了解肌肉和骨头的结构。

虽然有许多文艺复兴时期的画家、雕塑家们转向研究解剖,但没人能在科学和艺术想象力方面超过利奥纳多·达·芬奇(Leonardo da Vinci,1452—

1519)。他是一位伟大的画家、建筑师、解剖学家、工程师和发明家。达·芬奇的笔记显示了他难以逾越的天才和对智慧的永不知足的好奇心,也带来了一些问题,比如如何在科学史和医学史中为达·芬奇定位。他的笔记充满了天才的计划、观察和关于人类、动物、光、机械等等的假说。弗洛伊德从心理上分析了达·芬奇,称这位艺术家为"培根和哥白尼的先驱者"。但是这些天才的计划都没有完成,成千上万笔记和草稿都没有出版。这位神秘的左撇子艺术家用一种密码保存他的笔记,一种类似镜面反射的写法。有人推断,如果达·芬奇系统地完成了他的野心勃勃的计划或有意识地出版并推广他的作品的话,他就能引起好几门科学定律的革命。与此相反,达·芬奇的遗产也被评价为"失败的典型",因为那些未完成、未构建的和无人知道的东西不能被认作对科学的贡献。把达·芬奇看作他那个时代的典型当然是不现实的,况且有许多与他同时代的天才人物。尽管如此,达·芬奇的工作显示了在 15 世纪物质条件下,一个天才可以达到的思想境界和工作成就。

达·芬奇是一位农妇与一位佛罗伦萨律师的私生子,他在父亲身边长大。14 岁时,达·芬奇做了安德里亚·德尔·韦罗基奥(Andrea del Verrochio,1435—1488)的学徒。韦罗基奥是一个画家、雕刻家、佛罗伦萨的首席艺术教师。韦罗基奥坚持要求他的学生都学解剖。10 年不到,达·芬奇就被看作一个非凡的艺术家,得到了财富和有力的资助。除了这些好处,达·芬奇过着永无宁日、非常冒险的生活:为许多资助者工作、被指控为同性恋。他制订了大量关于机器、雕塑和著作的计划,又放弃了其中许多。艺术把达·芬奇引向解剖学,他以一种近似病态的痴迷进行动物和人体的解剖研究达 50 年之久,解剖猪、牛、猴子、昆虫等等。达·芬奇被授权可在佛罗伦萨的一家医院研究尸体,这位艺术家在尸体堆里度过了许多不眠之夜。在计划撰写革命性的解剖论著期间,达·芬奇解剖了约 30 具尸体,其中包括一个七个月大的胎儿和一位老人。

关于对人体的表面解剖的研究促使达·芬奇去探索解剖学总论、比较解剖学和生理学实验。达·芬奇相信自己能够通过解剖和实验来揭示控制运动甚至生命的机制。他建立了模型研究肌肉活动和心脏瓣膜开闭的机制,并通过活体解剖观察心脏的跳动。比如,在一头猪的胸壁打了一个孔,用针固定切口,观察心脏的跳动。尽管意识到心脏实际上是一块强有力的肌肉,但是他还是接受了盖伦的关于血液的运动和分布的观点,包括隔膜上的假想的孔。就像他的许多工作一样,达·芬奇关于"自然人"解剖的伟大著作最终也没完成。

他的手稿散布在不同的图书馆里，有一些可能丢了。

　　达·芬奇始终相信所有问题都能简化成机械和数学问题，他藐视占星术和炼金术，也不相信医学。实际上他相信，通过避开医生和他们的药来保持一个人的健康很容易做到。像卡托(Cato)和普林尼(Pliny)一样，他诋毁医生是危害生命的人，贪财却没能力作出可信的诊断。但是达·芬奇的笔记里也包括一些与盖伦的某些治疗方法一样奇异的处方，诸如用坚果仁的混合物来打碎膀胱里的结石。

安德烈·维萨里和人体结构

　　正如哥白尼和伽利略开创了地球和天体运动方式的新思维，安德烈·维萨里(Andreas Vesalius，1514—1564)改变了西方关于人体结构的旧观念，《人体的结构》于1543年出版。同年，哥白尼出版了一本革命性的论著，指出太阳是宇宙的中心而不是地球。维萨里继承了人文主义的医学传统，重新发现了希波克拉底和盖伦的原著；他是第一代整理盖伦著作的学者之一。《人体的结构》被认为是第一本建立在对人体的直接观察基础上的解剖书，被称为解剖史上的一座里程碑。1998年，为了表彰这本书在西方医学史上的地位，学者们开始出版一套五卷本的第一版《人体的结构》译本。从工作领域来看，维萨里既可以被看作典型的学者和人文主义者，同时也是医生、解剖学家和艺术家。与林耐和盖阿斯不同，维萨里能够明确、公开地指出前人的错误。通过学识和观察，维萨里逐渐意识到人体解剖必须通过"人体之书"而不是盖伦的书本来学习。维萨里认为他的工作是自盖伦时代以来解剖知识的第一次真正进步。 207

　　一位名叫卡尔达诺(Girolamo Cardano)的米兰医生运用占星术推算出，维萨 208 里在1514年12月31日上午5时45分出生于比利时的布鲁塞尔。维萨里降生在一个医生、药师和皇家特权的环境。他的父亲是查理五世的贴身药剂师，经常随皇帝旅行。年轻时，维萨里通过解剖小老鼠和其他小动物自学解剖学。虽然他在极端保守的巴黎大学和卢万大学学习过，但他好奇的天性并没有被高等教育所磨灭。

　　维萨里在巴黎大学学习时，担任了雅各布·西尔维斯(Jacobus Sylvius，1478—1555)的助手。西尔维斯是一个极端保守的人，把解剖人体只作为追随盖伦研究的一种手段。很不幸，巴黎大学的学术气息令人窒息，维萨里决定即

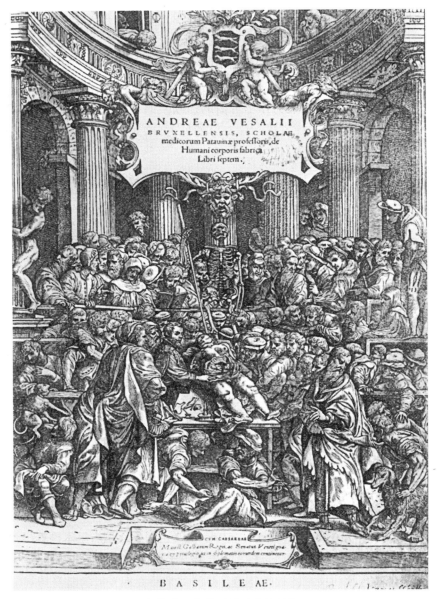

安德烈·维萨里展示人体结构

使放弃学位也要离开。1537 年秋,维萨里到一所历史悠久但相当富有朝气的
院校帕多瓦大学医学院注册。1537 年 12 月,他获得了医学博士学位,被任命
为解剖学和外科学讲师和示范者。他抛弃了传统的授课方法,在讲课的同时
进行解剖示范。维萨里的授课历时三个星期之久,从早晨持续到晚上。为了

使尸体腐烂的问题最小化,解剖安排在冬季学期。许多尸体被同时解剖,以便清楚展示人体的不同部分。解剖先从研究骨骼开始,然后是肌肉、血管、神经、腹腔和胸腔的器官及脑。

1538 年,维萨里开始意识到盖伦解剖学和自己的观察有不同之处,但当年轻解剖学家公开向盖伦理论挑战时,西尔维斯斥责这个以前的学生为"Vesanus"(疯子)、肮脏、邪恶、说谎的人,在现在看来都很过分。作为回应,维萨里告诉学生,从屠夫那里学到的有时也比某些有名教授讲课来得多。谈起以前老师的解剖技巧,维萨里说西尔维斯和他的刀呆在餐桌上的时间比解剖室里的时间还要多。1539 年,帕多瓦法庭的一位法官孔塔里尼(Marcantonio Contarini)对维萨里的工作很感兴趣,于是他把死囚的尸体送给维萨里,并使死刑的执行时间更适合尸体解剖。

最后,为了显示自己和盖伦的不同,维萨里安排了一堂公开解剖课来说明人类和类人猿的骨骼有超过二百处的不同,同时提醒听众:盖伦的著作是以类人猿的解剖为基础的。暴怒的盖伦派学者的敌对反应是不可避免的。维萨里派的解剖学家被诋毁为"医学界的路德",以此认为医学创新者就如同马丁·路德(Martin Luther,1483—1546)对宗教的影响一样危险。厌倦了争论,维萨里做了神圣罗马帝国和西班牙国王查理五世的宫廷医生,同时致力于《人体的结构》的写作。不久维萨里就发现,宫廷生活和风风雨雨的学术世界一样令人不快。

国王、主教和贵族也许可以资助科学家的研究,但这类顾客常常也是最难侍候和最麻烦的。查理五世患有痛风和哮喘病,由于他对江湖医术的偏好更加剧了其说不清的不适。国王还经常把自己的医生借给其他皇室。因此,在法国国王亨利二世比武受伤后,维萨里和法国外科医生巴累(Ambroise Paré)一起参与了治疗。维萨里和巴累在四个被斩首的囚犯头颅上进行试验,以确定国王受伤的性质,准确预言了亨利二世所受的是致命伤。也许是出于对传统的尊重,这个让人十分疑惑的理由,也许是为了从皇宫工作中解脱,或为在"活人"身上进行尸解而赎罪,维萨里到圣地去朝圣。也有可能是为对寻找回帕多瓦大学执教的机会。很不幸,维萨里死在海路归途中。

是什么促使维萨里在当时非常保守的学术气氛下,反对盖伦的权威、要求解剖学家只用"人这本完全可信的书本"来学习呢?维萨里把自己从盖伦理论中的觉醒归于发现盖伦从未解剖过人体。一本名为《关于放血疗法的信件》的小册子称,静脉切放血术中遇到的实际问题使维萨里对盖伦教条不得不产生疑虑。静脉切放血术是 16 世纪医学家激烈争论的焦点。没有人同意放弃放血疗法;更有甚者,医学人文主义者抨击那些被他们称为"腐朽的阿拉伯方法"并号召回到纯洁的希波克拉底和盖伦的教导来。

不幸的是,即使"纯化"了后,盖伦的教义在静脉系统的理论上还是模糊不清。当希波克拉底的教科书自相矛盾或和盖伦的理论有冲突时,哪一个权威可以告诉医生该怎样选择静脉切开的位置、放多少血、放血的速度怎样或者多少时间放一次血呢?维萨里苦苦思索这些问题,考虑是否能用解剖研究的事实来验证假说的有效性。因为无法忽略解剖研究和临床经验的联系,维萨里愈加质疑医学人文主义者。他实在不能忍受这些人对人体的真正工作的忽视,却对一些鸡毛蒜皮的小事争论不休。

《人体的结构》是实事求是地描述人体的一次革命性尝试,它依据的是从解剖实践中得出的事实,而不是屈服于盖伦的理论。维萨里同样证明了解剖发现的真相可以通过文字和图解得到很好的说明。为配合这本书他精心准备了约 250 幅插图,并将安排插图的具体细节送给出版商以便补充和澄清课本中的描写。具有讽刺意义的是,维萨里式解剖的批评者抨击《人体的结构》是错误的、容易让人误解的、会引诱学生远离直接观察。事实上,通篇著作都强调了解剖的重要性,并详细指导了供解剖用的尸体的准备以及在特定解剖材料上进行更为精细的工作所需的工具。《人体的结构》是为严肃的解剖学家准备的,但维萨里同时也出了一本叫做《摘要》的小册子,使医学院的学生们也可以欣赏到"人体构造的和谐"。《摘要》包含了 11 张插图,分别展示了骨骼、肌肉、内脏、神经、静脉和动脉。器官的图片可以被剪裁下来由读者自行装配。这本著作及图解常常被以拙劣的翻译和摘要的形式广泛地剽窃和转载,同时还不注明文章和图解的来源。

作为对指责的回应,维萨里斥责那些"自封的普罗米修斯"——他们宣称盖伦总是对的并争辩说那些所谓的错误是人类自古典时代以来退化的证据。维萨里则说盖伦学派的人连第四腕骨和埃及豆都不能分别,却要破坏他的工作,就像他们的先人破坏希罗费罗斯和埃拉西斯特拉塔的工作一样。回忆以前所受盖伦的影响,维萨里承认自己曾经用牛头来说明"精彩网络"——盖伦认为的人脑颅底的血管网状结构。因为无法在尸体中发现"精彩网络",解剖学家在没有统一观点的情况下随意地断定这种结构在人死后很快消失。当维萨里最终确定了盖伦的错误后,他公开宣布这种网状结构在人体根本不存在。

与他在解剖学上的创新之举相比,维萨里在生理学和胚胎学上并不比亚里士多德和盖伦有更进一步的研究。他极尽详细地描述了心脏、动脉和静脉的结构,对盖伦宣称的血液由中膈上的孔从右心流到左心提出了质疑,但仍不清楚血液流动的方式。虽然盖伦的理论在一些解剖细节上受到挑战,但他的整个理论体系仍保持完整。例如,排除了"精彩网络"在人体中的存在,维萨里不得不找出另一个地方以产生动物灵气。为了解释盖伦对灵气的产生过程的种种说法,维萨里总结,盖伦认为这些过程只发生在"精彩网络"中,最终的调节可能包括大脑和脑室。因此,维萨里把灵气的产生归因于总脑动脉附近而

211

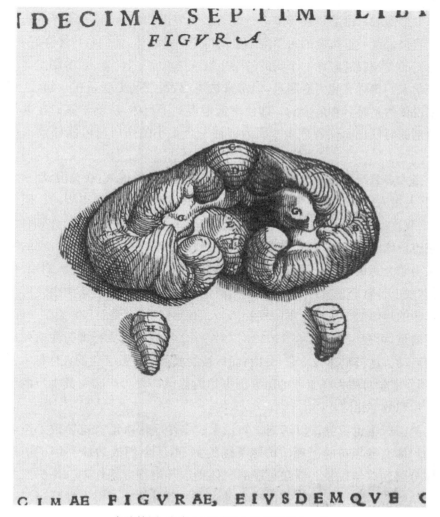

大脑简图,出自 1543 年《人体的结构》一书

不是不存在的"精彩网络"。

　　历史学家们总体上承认,自16世纪以来,解剖学研究成了西方医学的奠基石。受维萨里新解剖学的鼓舞,医生们注重对身体进行直接观察,认为这是获取解剖知识的唯一手段。但是解剖学知识和人体解剖的权利被当作确立特定的专业身份和声称拥有超越生命和死亡的力量的一种方式。然而将人体解剖强调为医学教育的一个重要方面,增加了对供应明显不足的尸体的需求以及对人体解剖的广泛偏见。直到最近,解剖学家还被迫通过危险和非法的手段来获得尸体。作为一名巴黎医学生,为了从无名者的公墓中收集骨头,维萨里要和野狗搏斗。在卢万大学他偷了一名被绞死的强盗的尸体,把骨头藏在外套下带回城。维萨里在哪里进行他著名的演讲和演示,哪里就有盗墓案发生。有报告说一群机灵的医学院学生获得了一具尸体,他们给尸体穿好衣服,使他们的"战利品"好像一个喝醉的学生被拖进教室一样"走进"解剖室。尽管解剖学家们自称有魄力有胆量,但常常被盗尸者、绞刑吏联系在一起,这对他们来说依然是耻辱和危险的。即使幸运地得到了尸体,解剖学家们在进行常规解剖的时候也面临着危险。因为即使一个很小的伤口也可能导致致命的感染。

　　当大多数欧洲国家为解剖学研究合法化立法之后很久,在英国、加拿大和美国,大量人体解剖的教学素材还是通过尸体采集的方式而得到的。胆子太小、不敢自己采集尸体的解剖学家们求助于那些被称为通过盗墓、诈骗和谋杀来获得尸体的"掘尸人"或"盗墓贼"。在英国,参与谋杀乔治二世行动的罪犯被认为罪大恶极、死有应得,他们的尸体被交给皇家外科医学院解剖用,作为对其"加上特殊邪恶标记的惩罚"。当英国在1832年的解剖条例中允许把无人认领的尸体给予解剖医学院校后,穷人的最终归宿实质上和罪犯是一样的。有趣的是,可视人体工程在1993年以对一个39岁罪犯执行毒药注射死刑而开始启动。这具尸体被冷藏、分段,而后被制成第一个数字化的人体标本。今天,用作医学可视人体工程的国家图书馆内提供一具男尸和一具女尸的珍贵镭射片和数字化图片。

　　美国医生也曾尝试以解剖学知识来建立专业化认证。这导致了声名狼藉的尸体交易黑市的出现。仿照英国的例子,医生们成功地利用了法律把尸体分配到医学院校。但是可耻的尸体攫取和解剖室恶作剧事件仍然常常使公众愤怒。那些倡导改善医疗和外科训练条件的人不得不提醒当局者及其他门外汉:如果外科医生不在尸体上实践的话,病人将被作为学习实践对象。有一句被全世界的医学检查者和病理学部门引用的拉丁格言——"这里是死人乐意帮助活人的地方"——强调了医生和研究者们必须从尸体解剖获得见识。 213

20世纪初,解剖课成为美国每一所医学院校的必修课程。在20世纪末,用来进行正规解剖学训练的时间锐减,缺乏培训教师成为比缺少尸体更为严重的问题。许多医学教育者声称,电脑扫描图像和三维图像技术提供了比传统解剖学更好的教学工具,尽管标准化模型忽略了人体的多样性。另外一些人坚持认为,从传递人类道德和成为一名医生的意义上来说,人体解剖是不可缺少的一部分。法国解剖学家比沙(Marie François Xavier Bichat,1771—1802)强调进行解剖的重要性,"打开一些尸体",他写道,"你将会立刻驱散那些仅凭观察驱散不了的黑暗"。

内科与外科

盖伦和维萨里至少在一个重点上完全一致,他们都认为内科和解剖之所以退化是因为内科医生已经放弃了外科和解剖的实践。在中世纪,内科在理论和实践上的差别被有学识的内科医生扩大了。大学机构的权力加剧了这种紧张的关系,为了提高医药机构的尊严,有关人类自然属性的理论、逻辑和世界观被普遍加以强调,尤其在治疗艺术中的实验和机械方面。然而,科学革命对医疗实践基本没产生什么影响,即使是受过最良好教育的内科医生也对古希腊怀疑论的由来持怀疑态度。他们不承认自己的局限性,而是试图维持医疗原则绝对可靠的幻象,并且把错失归咎于病人和药剂师。

然而,在这个时期,病人们依旧可以根据自己的预算情况和医疗状况,从不同领域中选择指定医疗人员。有证据证明,病人们希望自己雇来的治疗者能对自己的病情有明显的治疗效果。例如,据原始资料记载,在博洛尼亚的一所医学院的司法部门,就有病人起诉医疗人员违反协约的案例。就是说,治疗者签下协议答应在一定时间内治愈病人却没有完成。然而,当这些治疗者是内科医生时,法庭只认可因提供服务不周而非结果不尽如人意而提出的赔偿。因为内科医生是专业人员而不是工匠。

内科医生或许一直陷于日渐复杂的关于疾病本质和原因的争论,但是他 214
们的治疗方式远远落后于他们的理论。明智的或者愤世嫉俗的外行人记录道,存活和死亡看起来并没有受到医疗行为的影响。一位国王可能拥有世界上最好的内科医生,但生病之后恢复健康的机会并不比那些一个医生都没有的穷人大多少。如果说治疗是内科中最薄弱的一环,那么心理安慰便是医疗工作者最大的贡献。在这种情况下,骗子们反倒能以更低的价格来使患者更舒服一些。

尽管外科学和内科学并不能完全分开,但传统和法律划定了实施者的权力范围。总体规则是:外科医生被认为应治疗外伤,而内科医生应治疗身体内部的疾病。外科医生治疗外伤、骨折、关节脱位、膀胱结石、截肢、皮肤病和梅毒。外科医生在内科医生的指示下施行放血术,但又被期望在术后治疗方面听从于内科医生。外科学本身因地位、能力和特权分为不同的范围,分别为外科医生、理发-外科医生、理发匠。

在公开声称拥有医疗知识的人中,只有一小部分是受过大学教育的内科医生。但是他们尤其关注医学职业的地位。内科医生自认为是学问的代表,正如盖伦所说,内科医生们声称,"要想成为一名优秀的内科大夫,首先要成为一位哲学家"。内科医生们辩称,医学是一门从经典书籍中学习的科学,而不是从经验中得来的知识。优秀内科医生的工资可以比外科医生的高好多倍。内外科医生地位的不同也可以从他们愿意提供的服务上看出来。比如说,在对瘟疫(一种一旦染上就等于被宣判死刑的疾病)作病情评估的时候,内科医生站在外边向外科医生大喊医疗建议,而外科医生在里边检查和治疗病人。即使从事如此危险的工作,外科医生的工资仍然很低。比如,1631年在一家已有两名医生死于瘟疫的隔离医院学习的一名外科学徒工,最后得到的报酬仅仅够买一套新衣服,可以使他把在隔离医院穿了八个月的衣服烧掉。如果病人请不起内科或外科医生的话,还可以咨询有权利配药和卖药的药剂师。

215　　在许多地区,受过基本教育或通过操作技术考核的人员可以得到医师资格证。博学的内科医生们把资格证看作是一个瞭望孔,通过这个孔就可以看到那些没受过教育而无知的竞争对手们通过了合法的认证。这个瞭望孔——技术和经验的展示——对女人们尤其重要,因为她们没有机会获得大学学位。多数女性医疗工作者是内外科医生的遗孀,但也有一些是因为她们有着解决特定问题的技术而获得了执照。在瘟疫爆发的时候,女性医疗工作者有时会被公共卫生机构召集起来去治疗隔离院里的女病人。

今天,专业化被认为是一种职业走向成熟的标志。然而,在前现代时代,一些人比如眼科、接骨或截肢的专家,比那些内科大夫受的教育要少一些。有执照的医生们总是抱怨那些来自四处游荡的江湖医生的竞争。并不是所有受过教育的医学人士都同意内科医生所说的关于内科医生和江湖医生的区别。尤其是在瘟疫横行的年月，那些学识渊博的医生们写的东西制造了许多"烟雾"，却没带来光明。

安布罗斯·巴累和外科艺术

当然，在整个欧洲，内科医生和外科医生在教育、培训、身份和法律地位方面是各不相同的。但几乎在各地，战争都为有事业心的外科医生提供了极好的机会。战场常常成为最佳医学学校。在这种环境下，对安布罗斯·巴累（Ambroise Paré，1510—1590）——一个"未注册"的理发师-外科医生来说，通过实践去思考、学习，有可能为外科学带来骄傲和尊严。对巴累来说，外科是一种神圣的职业，无论从事该职业的人地位多低。据同事们描述，巴累是一个独立的、有创举的、和善的、大度的、干劲十足和雄心勃勃的人。巴累坦诚地承认他对外科学的主要贡献是简单的，其创举并非必要。但是他打破传统，敢于遵循自己的方法进行观察，为外科学指明了复兴之路。不同于前一代革新派外科学工匠们，巴累和其他16世纪的先驱者们以低微身份脱颖而出，因为印刷业允许他们在本国出版通俗课本。巴累的著作在生前就被收集和再版了多次，并被翻译成拉丁语、德语、英语、荷兰语和日语。巴累是一个很虔诚的人，只相信最终的权威论断，总是乐意向古代权威、同时代的内科医生、外科医生甚至江湖医生学习可行的治疗方法。

巴累的背景和早期生活鲜为人知，甚至他的出生日期、宗教信仰也无从考证。巴累很少谈及他的训练和学徒生活，更不必说在巴黎的九或十年里他曾学习了三年外科的经历。尽管学徒时期理应学习，但苛刻的师傅们常压榨学生，却忽视了自己的教学义务。为获得更多的实践经验，巴累在帕特迪厄工作，因为那个医院提供各种各样的病例，并有参与尸体解剖和解剖演示的机会。医院的条件如此糟糕，以至于在一个冬天有四名病人冻伤了鼻尖，巴累不得不将它们切除。

巴累在外科学课本中生动逼真地描述了战争的恐怖和不为希波克拉底和盖伦所知的由不同武器引起的各种创伤。一场战役后，空气中弥漫着腐败尸体的臭气，伤口开始化脓、溃烂，长满了蛆虫。经常有士兵因缺少食物和护理或因廉价的治疗而死亡。例如，外科医生认为轻度摔伤的最好治疗方法是卧床休息、放血术和发汗剂。而这种高档而费时的治疗只适用于军官和贵族。

216

一个普通士兵经常只是被用布包扎一下,盖上一些干草,用肥料埋住脖子以下的部分来促使发汗。

正如弗兰西斯·培根所说,火器这样一件轰动世界的发明,前人是无法了解的。尽管火药早在 13 世纪就引入了欧洲,但直到 14 世纪,火炮的最初蓝图才出现。因此,为了寻找对火器伤害的合理疗法,内科医生不得不用类比法来讨论。约翰·维戈(John of Vigo,1460—1525)是第一个特别描述新型战争中外科问题的人之一,他认为火器伤是有毒的。传统上,有毒的伤口如被蛇咬伤,要用烧灼来中和。因此,为了使火器造成的裂开、非常深的伤中和,维戈推荐使用沸油。当巴累开始军医生涯时,他用了维戈的方法。沸油供应耗尽时,他不得已在剩余病人的伤口上覆盖使用蛋清和玫瑰油调制而成的药膏来治疗。通过比较两种方法的伤口愈合过程,他发现用温和的覆盖物比用沸油治疗愈合更快。基于这一观察结果,他决定当能从经验中学到东西的时候,绝不再依赖课本知识。在著作中,巴累激励别的外科医生以自己为榜样。

当必需用到烧灼的时候,巴累喜欢用“真正烧灼”(烧红的烙铁)而不是“潜在烧灼”(强碱、强酸、沸油等)来帮助肌肉愈合。巴累推荐一种用生洋葱和盐制成的敷料。一位年长的女者教过巴累用切开的洋葱治疗烧伤。通过自己的试验,巴累认为这种疗法是有效的。在 20 世纪 50 年代,科学家们报道,洋葱含有一种温和的抗菌成分。因此,在没有现代抗菌药的情况下,洋葱在防止严重烧伤后的细菌感染方面非常有价值。在一些病例中,巴累推荐使用他那著名的小狗油,他花费了许多精力和钱财才得到这个秘方。但他公开了这个处方以利于所有外科医生和病人。为制备小狗油止痛膏,医生要在百合花油里烹两只新生的小狗,直到骨头溶解。再将油与松节油和一磅蚯蚓混合,然后在慢火上煮。巴累确定小狗油能缓解疼痛并促进伤口愈合。

当内科医生要求巴累解释为什么很少的黑火药就会引起病人的死亡时,巴累检查了黑火药的成分,看其中是否有一种特殊的火药或毒液。结论是两者都不存在。实际上,幸运的是,士兵们都忽视了医学理论,即饮用溶有黑火药的酒以刺激伤口愈合,或将黑火药作为干燥剂洒在伤口上。引用希波克拉底的“空气、土壤和水”理论,巴累争辩说战场上的有毒气体败坏了体液和血液,因此在战斗中即使很小的伤口也会化脓而导致病人死亡。最后巴累提出许多死亡是上帝的旨意。说巴累埋怨上帝导致感染是不公平的,因为每当一名病人康复时,巴累总是说是上帝治愈了他,而自己只是包扎了伤口。

战场上的外科手术包括截除上肢和下肢——一种可能因为出血过多而导

致死亡的手术。许多病人在截肢后死亡是因为烧灼破坏了可用于覆盖伤口的皮瓣，增加了感染的可能性。结扎是一种被忽视的用于修复撕裂的血管的古老技术，巴累提醒同代人并展示它在截肢中的价值。如果外科医生熟练而巧妙地完成了自己的工作，那么富有的病人会被配以精巧的装备以允许不同程度的活动。同时，巴累也制作了适合穷人使用的木腿。

遭受一次小腿复合性骨折时，巴累幸运地避免以常规的截肢方法来治疗（单纯性骨折中没有外伤，而复合性骨折包括皮肤破裂，此类外伤经常导致严重的并发症）。1561 年，巴累被马踢了一下，导致左腿两根骨头断了。他害怕再次被踢，于是跳到后面然后摔倒在地上，导致骨头刺破了肌肉、短袜和靴子。村子里能找到的药品只有蛋清、小麦粉、干燥的烟灰和融化的黄油。这些并不能使巴累极力忍受的疼痛得到缓解。由于知道这类创伤的通常结果，巴累担心要为保命而失去腿。他包扎了伤口，在小腿上上了夹板，在挤干脓肿之后涂上了玫瑰药膏，结果骨折好转了。

巴累除了有着仁慈的名声外，还有着强烈的好奇心，喜欢做人体实验。当查理九世称赞他收到的礼物——肠结石（在动物胃肠道内发现的难以消化的硬块）——的功效时，巴累争辩这种石头并不是一种有效的解毒剂。为了解决这个争论，国王允许巴累将一个因偷了两只银盘子而被判绞刑的厨师作为活体标本实验。这个厨师服用了肠结石和药剂师给的毒药，不幸地证明了巴累对肠结石功效的论断是对的。巴累认为许多流传甚广、贵得惊人的"解药"如独角兽的角和干尸粉与肠结石一样没有功效。贵族们用独角兽的角做的容器喝水、旅行时带着它以防病，就好像现代旅行者带着奎宁、苯海拉明以及白陶土和果胶制剂。真正的独角兽的角非常昂贵，因为传说只有美丽的处女才能捉到这种害羞的生物。大多数所谓独角兽的角的来源是犀牛和角鲸。

巴累对独角兽的存在表示怀疑，他对宣称是独角兽的角做了一系列实验，例如检查独角兽角对毒蜘蛛、蟾蜍、蝎子和中毒的鸽子的行为和生存的影响。在所有的实验中，独角兽角均没有任何医疗功效。无视巴累的研究成果及其他人的怀疑，药剂师们极力维护"真"的独角兽角的品质（高质高价）。基于美学和医学，巴累反对使用干尸粉；他认为用这种据称取自异教徒尸体的药物，对于基督徒来说是可耻的。巴累揭露那些令人怀疑的、被作为来自古埃及木乃伊而销售的昂贵药粉，实际上是在法国用那些在炉子里烘干的尸体制作的。一些内科医生建议用木乃伊粉来治疗擦伤和撞伤，因为它可以阻止血液在那个部位凝结。提倡将木乃伊作为药物来使用要求内科医生选择高质量的、闪黑光的粉末,因为劣质的产品里全是骨头和尘土,气味难闻,而且没有疗效。即使到了17世纪,内科医生仍会开出一些令人恶心的治疗方案,包括木乃伊粉、毒蛇粉、干动物尸体、人的胎盘、田鼠尾巴或未埋葬的人类的头盖骨。这些治疗方法在伦敦药典的各种版本里也能找到。

反对传统疗法需要勇气和独创力,当巴累出版了关于毒物和解毒剂的研究著作时,药师和医师们认为他侵入了自己的领域而对其进行抨击。一位批评者宣称:我们必须相信独角兽角的价值,因为所有的权威都肯定了它的作用。巴累回答道,就算只有他一个人,也要坚持真理,而不愿加入到错误者的行列中去。他争论道,被长期接受的观念不一定是对的,因为它们是建立在观点而不是事实上的。

尽管巴累是16世纪法国医学界的代表,由于路易十四(1638—1715)的促成,查尔斯·弗朗哥斯·费利克斯(Charles-François Félix,1635? —1703)得到了一次难得的机会展示外科手术的艺术。在长达数月内,内科医生给国王使用了催吐剂、泻药、水蛭放血疗法等危险的治疗方案。国王的病是由于异物滞留在直肠部而引起的感染、脓肿以至瘘管。1686年11月18日,绝望的国王转而向外科医生求助。费利克斯的反对者认为,他应该先在巴黎的一家医院练习将给国王做的手术。接受手术的一部分病人没有活下来,不过这些病人是被毒死的,而且他们的尸体被秘密丢弃了。不管如何,国王的手术成功了。康复的国王很高兴地给外科医生颁发了奖金和荣誉,同时对内科医生极为不满。

玄学:占星术和炼金术

科学家和学者曾把16、17世纪看作是"理性主义"开始取代巫术甚至宗教思维或者至少是将神秘主义推向了边缘的时期。20世纪70年代以来,许多历史学家花费了很多力气去寻找证据,证实那些被认为是使用理智的、基于实验的、科学的方法的创始者们其实对占星术、炼金术和其他形式的神秘和玄虚现象更感兴趣。从准确的历史学角度来讲,这个时期使用"科学"和"科学家"这些词可能不太妥当,但是历史学家们写道,占星术和运用自然力的奇术可以被认为是"应用科学"的合适的例子。

历史学家通常强调文艺复兴时期艺术和科学的胜利,但是最近学者们开始关注这个年代迷信和玄术在很多方面的盛行。医学同其他艺术和科学一样，一直受到占星术、炼金术和其他各种神秘主义的干扰。由于艺术、科学和巫术的混合引发了对医学理论、哲学和实践的新挑战。一种被称作星占医学的占卜形式以人体状况和健康受天体运动影响的假设作为基础。从更广泛的角度而言，占星术是预言的一种。实际上，星占医学需要知道病人发病的确切时间；利用这些信息和对天象的研究，星占医学家可以用数学方法预测出疾病进程并避免危险的趋向。在治疗上，星占医学家的意见决定治疗的内容和时间、药物的选择和符咒的应用。例如，太阳控制慢性病，土星同忧郁有关，而月球控制潮汐和静脉中的血液流动，影响着外科疾病的发生、出血、腹泻和其他急性病。但是天体和人体之间的关系是如此复杂、不可计数，而且自相矛盾，以至于在实践中一个方案的实施不可能不打破一些规则。虽然星占医学在文艺复兴时期占据了显赫的位置，但是它被认为是中世纪教条的延续，不必和学术性的医学理论联系起来。医师或许持续研究着星占医学，但许多文艺复兴时期的医学论文漠视甚至直接谴责了星占医学。

　　甚至在 21 世纪，一个对主流书店进行的调查显示，星占学比天文学吸引更多的读者。化学家从今天鲜有拥护者的炼金术中获得知识，并乐于长期和星占学家从事的迷信活动作斗争。然而，炼金术士在科学历史上扮演了一个模棱两可的角色，时而被赞为现代化学的先锋，时而又被贬为骗子。

　　普遍认为，炼金术的目的是把普通金属变成金子，但炼金术的定义包括广泛的含义和实践活动。在对中国医学的讨论中我们已经看到，这门艺术包括寻找健康、长寿和长生不死的万能药。在西方历史中，炼金术的任务不是为制造金子和银子，而是为了制药，这个观点可在炼金术士、医师、药剂师冯·霍亨海姆(Philippus Aureolus Theophrastus Bombastus von Hohenheim，1493—1541)的著作中找到。很幸运，他通常被称为巴拉塞尔苏斯(Paracelsus)，比塞尔苏斯(Celsus)地位更高，这种说法被 17 世纪的巴拉塞尔苏斯学派的人接受。他们相信化学药物式炼金术(Spagyric)技术的发展会引起治疗学的革命(Spagyric 来自希腊文字，意思是分开和聚集)。人们对巴拉塞尔苏斯的早年生活和教育背景所知甚少，虽然他留下了大量关于医学、哲学、占星学和神学的著作，但只留下了一幅可信的肖像。巴拉塞尔苏斯在医学史上的地位暧昧不明，但是在德国现代史上，巴拉塞尔苏斯是纳粹时期的主流文化偶像。

　　在巴塞尔大学度过一段短暂的学生生涯之后，巴拉塞尔苏斯厌倦了学术教条,开始学习炼金术。为了得到更多关于炼金术的知识,巴拉塞尔苏斯咨询炼丹术士、星占学家、吉普赛人、巫师和农民,而不是向学者和教授请教。虽然没有证据表明他曾获得正式的学位,但是巴拉塞尔苏斯自称是"双料医生",大概是指上帝和自然都赠他以荣誉。不管怎样,巴拉塞尔苏斯得到了一个医学教授和巴塞尔市医师的任命。虽然有教职在身,但是他似乎对现在被称为媒体的场景更感兴趣。为显示对古代教条主义的反感,他公开指责传统的药剂师和内科医师是"被错误肯定的一群蠢驴",并焚烧了阿维森纳和盖伦的著作。巴拉塞尔苏斯穿着炼丹术士的羽毛裙而不是学者的长袍,他用方言演讲而不用拉丁文。尽管这些在公众面前的表演激怒了他的同事,但他却是因为对医学服务收费而产生的纠纷而不得不离开的巴塞尔。他的敌人幸灾乐祸地指出,巴拉塞尔苏斯在年仅 48 岁时就猝死了,他的死因神秘而非正常。被他嗤之以鼻的医学体系的奠基人希波克拉底和盖伦却比他长寿而且多产。

为反对体液病理学的概念,特别是阿维森纳和盖伦提出的教条,巴拉塞尔苏斯试图代之以身体是一个化学实验室的概念。在这里,重要的器官运行及其功能被一种称为元气的神秘力量管理着。疾病实际上是化学功能的混乱而不是体液的失衡,因为生命是一个化学现象,医生应该研究化学分析而不是人体解剖。解剖学研究自身与解决关于人体重要功能的前沿问题没什么关系。

222 因为人体和疾病都是化学现象,因此特定的化学物质可以作为药物。特定药物的治疗功效取决于它的化学特性而不是它的温度、干燥度,也和体液学说没什么关系。

223 在乐观主义的驱动下,巴拉塞尔苏斯宣称,当我们了解了生命和死亡的本质的时候,所有疾病都可以被治疗。为每一种疾病找到所需要的特定药物的挑战看起来难以完成,并不是因为药物的不足,而是因为自然界是一个庞大的药剂店。面对自然界丰富到让人尴尬的资源,炼丹师可以通过分离方法、教条主义以及七大行星、七大金属和人体部分相对应的炼金术逻辑关系来得到导引。

224 巴拉塞尔苏斯反对盖伦矛盾的疗法,更喜欢顺应自然的治疗观念,然而,要发现传统上来说是一种复杂混合物的药物的性质,只能用炼金术的方法从非纯净物中提取出纯净物,即从没有用的物质中提取出有用物质的方法来实现。在 16 世纪治疗师所知的众多医用材料中,毒药往往具有特殊的重要性,因为毒物明显是非常强力的试剂。巴拉塞尔苏斯认为炼丹术使分离出深藏于

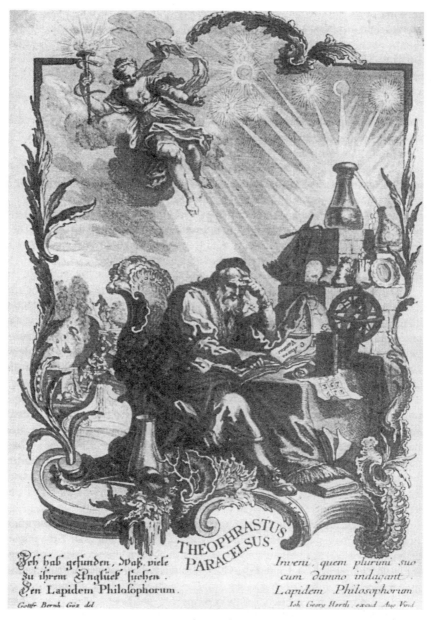

巴拉塞尔苏斯

这些强力物质中的有疗效价值的成分成为可能。盖伦学说的支持者谴责巴拉塞尔苏斯是以毒药作为药物的危险的激进分子。而巴拉塞尔苏斯则嘲笑他的批评者们使用不安全的泻药、价格昂贵的解毒制剂和木乃伊的粉末、牲畜的粪

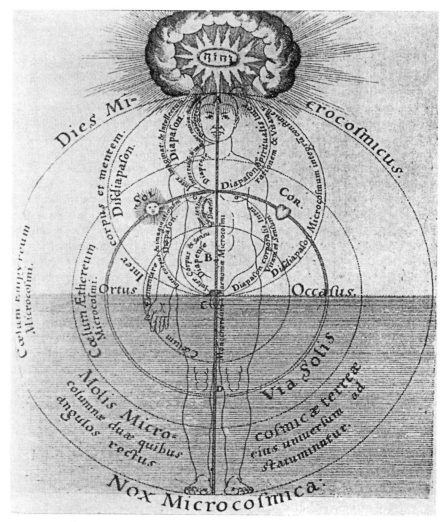

微观宇宙——17世纪的炼金图,它把人体描绘成世界的灵魂。

尿混合而成的有毒物质。他宣称所有药物都能成为毒药,但是炼金术艺术可以"纠正"其毒性。

在替代制作过程复杂的草药时,巴拉塞尔苏斯和他的追随者更喜欢应用纯药。特别是汞、钾、铅、铝、铜和硫等矿物质。决定一种新的化学药物是否真正具有特定的治疗价值显然是一件有风险的事。幸运的是许多引起快速化脓的毒物并不足以致死。而且在某种情况下,炼丹术的纯化过程中可能会丢失除可溶成分以外的几乎所有物质。另一方面,某些纯化中的尝试导致产生了有趣的新物质。比如用来创造烈性白酒的酒精被制成了医学兴奋剂。在一个偶然的机会中，混乱的炼金实验室出现了全新的和有趣的药物。正因为有特殊的兴趣，才使巴拉塞尔苏斯成为现在被称为"甜矾"的乙烷醚麻醉剂的发现者之一。巴拉塞尔苏斯的药物并不一定都是有毒金属的分离物。如他的鸦片酊———一种诱导睡眠的止痛药——是葡萄酒中的重要成分。

尽管巴拉塞尔苏斯嘲笑传统的尿检查，但他接受了包含着来自全身废液的尿液一定隐含有价值的诊断线索的基本思想。与通过观察进行尿检查不同，他提出对尿液进行化学分析、蒸馏、凝结化验有助于诊断的观点。给出了定性和定量的分析，他的化学分析同肉眼观察具有同样价值。对于尿液分析，巴拉塞尔苏斯学派的人忽视了许多重要的残留物，把注意力集中到蒸馏物上了。一项归因于巴拉塞尔苏斯、但又被普遍认为具有欺骗性的工作是：通过一个单纯设计成人身体的复制品的测量圆柱体来测量体积与特定重力的方法用来对尿液的化学检查进行解释说明。

为替代疾病的体液概念，巴拉塞尔苏斯试图提出一个以化学过程分析为基础的系统。由于广义上的模糊和不连续，他的化学概念实际上仅包含代谢性疾病、饮食紊乱和某些职业病。例如，他确实举出了人体化学上出现的代谢性疾病的病例，即个体代谢产物形成局部流程主要在关节。用发酵的酒可分析出酒石的成分。他也指出呆小病和甲状腺肿大的关系（饮食中缺碘引起）。根据巴拉塞尔苏斯的理论，冶炼工人、炼金术士具有症状是因为他们的肺和皮肤吸收了危险的有毒尘埃和空气形成的混合物，这些混合物在体内积聚。这些例子给我们一个印象：巴拉塞尔苏斯有理由反对盖伦主义并找到了治疗系统的关键。但是巴拉塞尔苏斯的文献非常晦涩深奥。不过，后来化学或巴拉塞尔苏斯医学的倡导者参与到药物学和生理学、诊断学和治疗学的改变中。化学药物医师学会在 1665 年成立了。在化学药物的成功例子的驱使下，即使最传统的内科医生也开始考虑盖伦主义的局限性，并尝试很多新的治疗方法。尽管有学院派内科医师的反对和禁止使用新化学药剂的风险，英国化学药物师们依然获得了非常大的认可。在 17 世纪 70 年代中期，即使那些反对巴拉塞尔苏斯的哲学家们也开始接受新的化学药物疗法。而且，人们争论要将生命化学哲学作为自牛顿革命以来进入医学领域的机械系统的另一种选择。支持机械论的医生和支持化学药物论的医生之间的争论一直持续到 18 世纪。

除了关于知识分子连续性的证据，文艺复兴的学者们似乎都相信，通过重新理解和吸收希腊文学家的经典，他们对中世纪和阿拉伯历史的研究取得了

225

重大突破。同样,很多内科医生确信医学还在经历快速而重大的变化。内、外科医生获得的解剖学和药剂学知识也促进了关于人体的本质和疾病的原因的激烈争论。这并没有自动改变他们的处方和治疗原则的本质或效能,但是这使医生们追求知识成为可能并使他们渴求知识。

226　梅毒——文艺复兴的灾难

　　流行病的模式或诊断方法的转变就跟艺术、科学和学术成就的转变一样引人瞩目。尽管麻风病没有完全消失,瘟疫的余波在欧洲持续爆发,但先前稀少的、尚未出现的或未被认识的疾病,比如梅毒、斑疹伤寒、天花和流感成了公共健康的主要危害。许多疾病值得详细记传,但没有一个比梅毒——"文艺复兴的灾难"更能引起人们的兴趣。因为梅毒是一种性传播疾病,就像社会和医学之间的紧密联系一样,它是全世界人类接触的不洁途径的一个特别敏感的追踪器。

　　就像嘲弄对维纳斯——罗马爱神——的颂扬,"花柳病"(venereal disease,VD)一词长期被用作和性有关的事物的委婉用法。但在一个以性解放为骄傲的时代里,更明晰的"性传播疾病"(sexually transmitted disease,STD)的说法取代了"花柳病"。任何能通过性接触传播的疾病被认为是花柳病,其更严密的定义包括那些除了性接触不会或很少由其他机制传播的疾病。直到 20 世纪下半叶,在富有的工业化国家里,梅毒和淋病一直是主要的性病,但是那些所谓次要的如软下疳、淋巴肉芽肿性性病和腹股沟肉芽肿也可导致严重并发症。如果性传播疾病(STD)定义稍宽一些,疥疮和阴虱也可归为STD 的成员。性传播疾病家族的现代新成员有生殖器疱疹、滴虫病、非淋菌性尿道炎和艾滋病。生殖器疱疹在各种疾病中胜出,成了美国最可怕的性病,直到 20 世纪 80 年代,更可怕的现代瘟疫艾滋病出现。

　　撇开性病的古代记录,许多文艺复兴时代的医生认为 15 世纪结束以前欧洲不存在梅毒;而其他一些人争辩说确实有一次和文明一样古老的性病灾难,表现形式多样包括淋病和梅毒。只要大致看一下多数性病的自然病程,就会明白产生这种混乱的争论是不奇怪的。对淋病和梅毒的诊断不能单靠症状。在 20 世纪的实验室中,梅毒可被华氏实验所确诊,淋病的诊断需要确认找到奈瑟氏淋球菌。这种细菌是由艾尔伯特·奈瑟(Albert Neisser,1855—1916)于 1879 年发现的。

淋病通常被认为是最古老的、也是最常见的性病。这种古老的疾病或许是由盖伦命名的。淋病实际上是"精液流"的意思。俗称有 clap，dose，strain，drip 和 hot piss 等等。淋病的症状在感染后三到五天出现，但可能有十天的潜伏期。疼痛和脓性物从尿道流出是男性患者的首发症状。最后，炎症反应可阻塞尿道，导致危害生命的尿道狭窄。外科医生能用探条(一种弯曲的金属杆)来扩张狭窄的尿道或通过导管来解除尿潴留从而解决问题。阿维森纳用一个银注射器将药物送到膀胱或将一只虱子放入尿道(如没有虱子，跳蚤和臭虫也可以)。镇痛剂或鸦片剂使疼痛和焦虑有所缓解，但是对于心理影响来说，没有什么可以胜过那些含有各种染料、能够使病人排出五颜六色的液体的骗人药方。

淋病对于女性来说，常表现为隐性感染，它能破坏体内器官，引起腹膜炎、心内膜炎、关节炎、死胎和不育。新生儿出生时眼睛会感染淋球菌；直接将青霉素和硝酸银滴到眼内可防止这种致盲形式。卡尔·西格蒙·克理德(Karl Siegmund Credé)在莱比锡的产科医院里应用了将青霉素和硝酸银滴到新生儿眼内的方法。如果淋球菌广泛地在血流中散布，一些不常见的并发症如眼睛损害、关节炎、结膜炎、心内膜炎、心肌炎、肝炎、脑膜炎将在男性和女性中产生。许多求诊于关节炎及痛风的病人很可能是受到了淋球菌的感染。

公共卫生专家曾以为青霉素可以消灭淋病，但直到 20 世纪后期，淋病仍是地球上最普遍的性病和最流行的细菌性疾病。自从 20 世纪 70 年代发现了青霉素的耐药性之后，这种抗生素就再也没有用于淋病的治疗。淋球菌的耐药性趋势使淋病的治疗不容乐观；耐抗生素的超级淋球菌菌株已经在全世界出现。到 2002 年，包括对喹诺酮和其他多重耐药性的淋球菌从亚洲传播到夏威夷再到加利福尼亚。以前淋病用喹诺酮或头孢菌素中的任何一种就可以治愈。如今在一些地区，60%—80%的淋球菌均对喹诺酮类有耐药性。那种只缓解症状而不能治愈细菌感染的疗法会造成麻烦，因为误以为已经痊愈的病人会很容易感染别人。

有一种梅毒螺旋体(螺旋性细菌引起的梅毒)被称为"伟大的模仿者"，因为在疾病发展过程中其症状与许多其他疾病很相似。梅毒引起的症状可与结核、麻风疥疮和多种皮肤癌混淆。在特殊细菌和免疫学检查运用之前，这种高度的相似性对诊断来说具有如此的挑战性，以至于有人说"谁完全通晓了梅毒，谁就通晓了所有疾病"。未经治疗的梅毒会经过三个不断加重的阶段，可出现发热、头痛、咽痛和局限型皮疹、胶样肿、皮肤斑片状损害、淋巴结肿大、口疮和眼炎。这些症状可在感染后几周或几月里出现,无需治疗也会消退。在第三阶段出现的慢性小血管阻塞、脓肿和炎症会导致心血管系统和其他主要器官永久性损害。神经性梅毒可导致视力损害、肌肉协调性的丧失、偏瘫和神智不清。一个患梅毒的妇女可出现流产、死产,分娩下的婴儿有视力和听力损害、智力低下和心血管系统疾病。

如果按照病原因子而不是传播方式进行疾病分类的话,梅毒属于密螺旋体病。密螺旋体病是由螺旋体的密螺旋体属(螺旋体形的细菌)引起的。尽管这些微生物生长缓慢,但是一旦感染适宜的宿主,它们就无情地坚韧持久地增殖。梅毒是临床常见的四种密螺旋体病之一,其他三种是品他病、雅司病和非性病性梅毒。就免疫学和微生物学检查来说,这些致病微生物实质上完全相同;但是各自的区别容易在自然发生的感染中暴露出来。

有些细菌学家认为品他病、雅司病、非性病性梅毒和梅毒是由适应了不同类型的气候和人类行为的同一祖先螺旋体的变种引起的。根据通常被称作单元论的理论,非性传播密螺旋体病是一种在儿童中传播的古代疾病。随着人们迁移到气候温和的地区并且穿上了衣服,非性交传播疾病得以抑制。在这些条件下,许多人长大到成年也没有获得免疫力。在墨西哥和中美洲流行的品他病以不同颜色和严重的皮疹为特征。在品他病密螺旋体被发现之前,品他病一直归属于真菌性皮肤病。雅司病由雅司病密螺旋体引起,在温热、潮湿气候中盛行。与梅毒相同,雅司病导致组织、关节和骨的破坏。非性病性梅毒或非性交流行性梅毒通常发生于温暖、干旱地区的农民和儿童身上。与梅毒一样,非性病性梅毒具有潜伏期,并且被折磨者可能在很多年里都具有传染性。

229　　尽管对密螺旋体病理研究取得许多进展,医学史家们对梅毒起源的确定性原因的认识并不比医学权威们对根除性传播疾病的认识多。可靠的梅毒报导首次出现在 16 世纪,当时这种引起受害者产生令人憎恶的皮疹的疾病有许多名称。法国人称它为"那不勒斯病";意大利人称它为"法国病";葡萄牙人称它为"卡斯蒂利亚病";在印度和日本被叫做"葡萄牙病",也有称作为"坎顿病"、"巨痘病"和"梅毒性病"的。现在采用的命名是由吉罗拉姆·伏拉卡斯托罗(Girolamo Fracastoro,拉丁语写作 Fracastorius, 1478—1553)提出的。他是意大利的一名内科医生、科学家、数学家、天文学家、地理学家和诗人。在名为《西菲利斯》或《法国病》(1530)的诗体长文中,伏拉卡斯托罗讲述了一个叫作西菲利斯的牧羊人的故事:由于诅咒太阳,他带来了这种惩罚的首次爆发。为了惩罚人

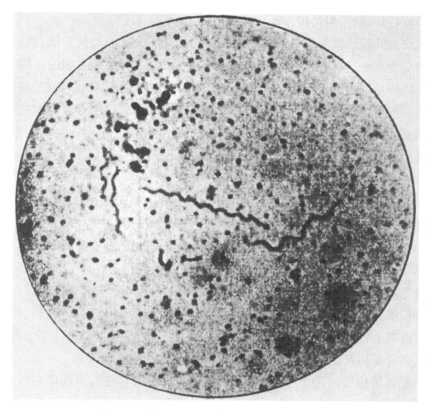

1905年，F. R.肖丁和P. E.霍夫曼绘制了梅毒螺旋菌图

类的这种亵渎，太阳向地球射出致死性的疾病光线。西菲利斯是这种疾病的第一个受害者。但是，这种痛苦迅速波及每一个村庄和城市，甚至国王本人。

调查有关这种"性惩罚"起源的历史证据就像进入了一个迷宫。如果把伏拉卡斯托罗和他同时代的人以及其后医学作者们的推测都包含在内，我们会得到许多理论，但是对于16世纪提出的梅毒的起源是什么这个问题，并没有确定性的回答。16世纪的占星术者把这种恶性疾病的起源归咎于1485年木星、土星和金星的有害连接，产生出播撒整个宇宙的微细毒物，引起了欧洲可怕的瘟疫。直到今天占星术的追随者们仍然认为这一理论从未被反驳过。但是，更加科学可信的理论仍被热烈地辩论着。

所谓的梅毒起源的哥伦布理论基于西半球是新的动植物和新的疾病发源地的观点。许多文艺复兴时的医生设想"巨痘"是被哥伦布和他的船员们从新大陆带到旧大陆的实体之一。15世纪是一个伟大的航海、商业膨胀和战争的时代，其间以前相互隔离的人们突然沉入全球性的细菌池中。在这种情况下，

230

许多流行病盛行，但是仅梅毒被认为是"文明人的名片"。

　　许多间接证据支持哥伦布理论：航海时间的选择、船员的分散、他们从水手转变为战士、他们出现在被首次报道这种疾病的地方、医生们的证明、随后梅毒的传播和它的变化的临床类型。实际上，虽然其他解释也同样似是而非，但是一些历史学家们指责哥伦布带来的梅毒引起了人们生理和心理的堕落。虽然支持哥伦布理论的证据集合起来很有说服力，但是重要的是不能把巧合混淆为原因。而且，把"毒痘"和不道德、人类痛苦、上帝的意志联系起来的定论有点可疑。

　　西班牙医生伊拉（Rodrigo Ruiz Diaz de Isla，1462—1542）可能是第一个宣称梅毒是由哥伦布的船员从西印度输入到欧洲的人。在一本 1539 年才出版的书里，伊拉声称已经治疗过几个在 1493 年回到巴塞罗那的水手，他们患有以令人作呕的皮疹为特征的怪病。对哥伦布理论的支持还可以在西印度统治者瓦尔德斯（Gronzalo Hernandez de Oviedo y Valdez）1525 年的报告中发现。根据瓦尔德斯所说，在美洲感染梅毒的海员在围攻那不勒斯（1494）时加入了查理七世的部队。1495 年法国军队被赶出意大利时，感染的军士和随军人员引发了梅毒在整个欧洲的流行。

　　证明哥伦布理论至少需要 1492 年前在美洲就存在梅毒的确定性证据。在哥伦布航海以前欧洲就存在梅毒的明确证据则驳斥这一理论。但是，由于古生物病理学上的困难，在哥伦布之前的美洲和欧洲的梅毒诊断证据仍然存有疑问。这种争论在历史学家们之间继续着。最近把梅毒和非性传播密螺旋体病感染的区别模糊化的倾向使得问题更加复杂化。

　　所谓的麻风病理论是基于梅毒——这种伟大的模仿者——本来已经隐藏在大批中世纪麻风病患者中的可能。关于 1492 年以前欧洲的"性麻风病"和"先天性麻风病"与这一理论相适应。但是，必须谨慎调查中世纪的有关麻风病与性联系的线索。根据 16 世纪的一个相关意见，这一新的性病是由麻风病患者和患有淋病的妓女通过性交产生的。为了确定一些麻风病患者是否确实患有梅毒，科学家们试图在麻风病患者墓地发现的尸骨中寻找梅毒病变。目前证据仍模糊不清。

　　另一种被称作非洲或雅司理论的假说与哥伦布理论基本相反；根据这一理论，梅毒是欧洲人把非洲的和欧洲的细菌在美洲混合而带到新大陆的许多灾难之一。在最初的 20 年里，随着当地美洲人可能被天花和其他外来疾病带到灭绝的边缘，欧洲人正向西半球输入非洲奴隶。如果被带到欧洲和美洲的非洲人感染了雅司病,气候的变化和穿着有可能抑制密螺旋体的非性交传播。在这种情况下,雅司病只能作为一种性病继续存在。

如果这是真的,非洲理论将解释在梅毒的出现和哥伦布及其船员们探险之间的明显关系。它也可以作为罪恶的奴隶制的一个大陆间微生物报应模式的教训。但是,该理论是立足于相当薄弱而且富有争议的证据基础上的。欧洲和非洲在古代就有着人员的交换流动,雅司病在哥伦布航海几百年前就应该从非洲传到埃及、阿拉伯、希腊和罗马。因此启动 15 世纪的灾难需要一些其他的导火线。各种理论的支持者提出了许多有独创性的观点,但是任何一种理论的证据似乎都不具有完全的说服力。梅毒起源的问题由于早期文学将淋病和梅毒两词混淆使用而变得更加复杂。

无论梅毒起源什么样,伏拉卡斯托罗相信在早期可以通过精心控制的生活制度治愈该病,包括锻炼以促发大量出汗。一旦该病在内脏扎下了根,治疗所需的药物几乎与疾病一样有害。在另一种想象中,伏拉卡斯托罗讲述了一个名叫伊尔塞斯(Ilceus)的温和的园林工人的故事。他杀死了一只祭祀给阿波罗神和他的姐姐黛安娜的鹿,得到了一种可怕的疾病作为惩罚。上帝诅咒说在他们的国度里将不会找到治疗药物,但是,伊尔塞斯旅行到了地球深处的一个大山洞里。当地的仙女把他投入到纯水银(汞)的河里治愈了他的病。

与仙女不同,医生们喜欢把汞与其他成分联合应用,如猪油、松节油、祭香、铅和硫。最奇特的处方可能出自吉奥瓦尼·德·维戈(Giovanni de Vigo,1450—1525),他把活青蛙加到水银药膏中。伏拉卡斯托罗喜欢富含汞、黑嚏根草和硫的药物。病人涂上这种混合制剂后用呢绒裹起来卧床休息,直到疾病被汗水和唾液冲刷出体外。另外一种消耗疗法包括饥饿、泻药、发汗和汞剂诱发唾液分泌。如果这种 30 天的疗法没有治愈梅毒,它却可以对肥胖者减肥取得惊人的成绩。

汞与性疾患的关系如此密切,以至于庸医把汞作为对梅毒的操作性定义:如果汞起了治疗作用,那么病人就是梅毒患者。汞与梅毒的联系可能来自汞治疗皮肤病的信心。通过汞制剂药膏对疥疮和其他皮肤病疗效的类比推理,医生们设想汞也能治疗梅毒性溃疡。无论如何,梅毒使得庸医们获得了众多的患者,使得他们达成了炼金术士的梦想——把汞变成金子。病人坐在温暖密闭房间里的浴盆里,一天接受几次汞剂药膏的擦洗。那些宁愿读莎士比亚的书而不愿读古代医学文章的人将会发现许多有关梅毒的痛苦和"臭名昭著的浴盆"的联系。其他有关"揩擦和浴盆"的证据说明这种治疗方式广为人知。

如果到 20 世纪末期梅毒与汞剂涂擦的关系没有被彻底忘记,那么道德组织定会对鹅妈妈童谣里的押韵诗"擦啊,擦啊,三个人在盆里……"进行审查。

　　虽然直到最近才有汞毒性的明确证据,但是在文艺复兴时期的开业医生中对汞危害的怀疑并不罕见,贝纳迪诺·拉马齐尼(Bernardino Ramazzini, 1633—1714)在关于劳动者疾病的巨著中写有一章"施行汞剂涂擦者的疾病"。拉马齐尼聪明地提出,汞具有毒性,所以汞剂涂擦应该由最低层的外科医生完成,因为较高阶层的医生不会从事"如此不舒心的服务和充满危害的工作"。庸医们意识到,没有任何金钱可以补偿对他们自身健康的损失,于是让病人们互相涂擦汞剂药膏。19 世纪初,一些汞性药物的批评家发现,过多的唾液分泌和口腔溃疡病是"致病的汞剂刺激"的症状,而不是梅毒治愈的标志。

　　即使认为汞是一种极好药物的内科医生也不会让病人脱离他们完整的治疗措施。梅毒患者要使用速泻剂、灌肠剂、发汗剂和滋补药,并且接受异乎寻常的饮食限制。许多治疗性的养生法,包括伏拉卡斯托罗提出的,都强调发热、锻炼和出汗。事实上,在进入 20 世纪之后,升温疗法——也叫做热疗法——被应用于梅毒和淋病。结核菌素、细菌疫苗、疟疾和发热柜被用作治疗性升温实验。20 世纪上半叶,疟疾热疗法被用于治疗患有晚期神经性梅毒的病人。局部麻痹的病人被施行静脉注射。病人注射了被疟原虫感染的血液(可以引起相对温和的疟疾的病毒),可能导致高达 106 华氏摄氏度的高烧。在高烧的 12 个周期之后,医生抽取病人的一些血液供之后使用,并给病人提供奎宁来治疗疟疾。医生们主张疟疾在病人与病人之间的感染传播。自古以来,发热理论经历过许多次改变,但疾病中发热的意义仍然不可思议。发热疗法的合理性在于较高的体温成为一种防御机制,可能在致病微生物杀死宿主之前破坏或抑制它们的活性。升高体温并非没有危险。毫不奇怪,接受治疗性升温后,许多病人要忍受定向力障碍和各种不舒服的副作用影响。

　　在梅毒流行的第一期,唯一对汞发起尖锐挑战的是一种叫做愈创木脂或"神木"的药物。愈创木脂来自南美和西印度土生土长的常青树木。为了解释这种药物的发现,曾经推崇过积极的锻炼、出汗和汞治疗的伏拉卡斯托罗也提供了一个关于一群西班牙水手观察到的美洲土著用神木治愈梅毒的故事。根据某种学说,如果梅毒起源于美洲,应在同一地区找到治疗的药物。进口的神木成为内科医生和他们的富裕病人的药物,而汞仍作为贫穷的病人的治疗药物。巴拉塞尔苏斯攻击那些开神木处方的人,抱怨他关于汞治疗价值的工作受到富裕商人和那些推崇昂贵无用的愈创木脂疗法的内科医生的压制。

233

优立奇·瑞特·范·赫顿（Ulrich Ritter von Hutten，1488—1523），一234
个最富影响和激情的早期抗汞制剂者，他既是性病的受害者，又是医生开出的
有害药物的受害者。1519年，赫顿发表了关于愈创木脂和梅毒的非常私人化
的报导。在九年时间里，赫顿接受了11次汞治疗，声称愈创木脂使他彻底无
痛苦地痊愈。他热情地督促所有性病患者追随他的医疗模式。但是，可能是
因为三期梅毒的并发症，赫顿在痊愈后仅仅几年就去世了。

当然，对汞和神木有许多小的挑战，包括基于金、银、砷、铅和各种植物的
制剂。神木的广泛使用略长于100年，但汞直到20世纪40年代仍被视为抗
梅毒药。随着体液病理学逐渐被以解剖学发现为基础的实体病理学所取代，
多量唾液不再被解释为疗效的表现，小剂量汞治疗得到新的重视。因为梅毒
的性质难以预言，许多病史证明了各种所谓药物的疗效。

也许汞的药用除了证明治疗性错觉和强制性行为之间的密切关系外并不
能说明什么。汞剂治疗梅毒已被总结为医学史上可能的最大骗局。因为医学
界和公众确信汞能治疗梅毒，所以病人不采用汞的治疗方法的临床试验几乎
不可能实施。但是，葡萄牙军队医院的监察将军注意到1812年英国军队在葡
萄牙时期所进行的一项有趣而未加策划的临床实验。患梅毒的葡萄牙士兵通
常不予治疗，英国士兵则被提供了积极的汞治疗。与期望相反，葡萄牙士兵似
乎比英国士兵恢复得更快、更彻底。大约100年后，挪威调查者提供的对几乎
有2 000名未经处理的梅毒患者的研究进一步支持治疗性的抑制作用。1929
年，根据奥斯陆研究，即1891—1910年对随访观察对象的后续调查显示，至少
有60%未经处理的梅毒患者比接受治疗者经受更少的长期疾病。对淋病和
梅毒关系的困惑使对性病的药物评价更为复杂。许多医生认为，淋病本质上
是梅毒的一种症状，因此，汞对于所有性病患者都是一种合适的治疗方法。

杰出的英国外科医生、解剖学家约翰·亨特（John Hunter，1728—1793）235
在18世纪试图用给自己注射取自病人的脓液的方法来解决梅毒与淋病的诊
断的困惑（或据一个不那么英勇的版本：是给他的侄子注射）。不幸的是他因
而得出淋病是梅毒的一个症状的结论更增加了诊断的困惑性。回顾起来，他
的结果可以被最好地解释为或许他的病人既患有梅毒又患有淋病。

《一种对性病的实际论述》或《对这些疾病的应用性接种的重要的实验性
研究》的作者菲利普·利可（Philippe Ricord，1799—1889)通常被认为是第一
个区分出淋病和梅毒的人。他的工作使得梅毒这一术语广泛地代用于非特异
的梅毒性病。据利可所说，梅毒的主要症状就是下疳，而只有初期的下疳有传

染性。找不到梅毒的动物模型,而且认为用健康人做试验是不道德的,他只把他的治疗方法使用在已经患了梅毒的病人身上。使用一种他称为"自动接种"的方法,他从病人身体一处破损处抽出脓汁注射到另一个部位,看其是否能被接种上。尽管利可声称他的试验证明只有初期破溃的脓液才能在接种的部位发生下疳,但许多内科医生报道说二期梅毒也有传染性。

20 世纪初,随着"梅毒病原菌"的发现和华氏反应作为一种诊断性实验的确立,所有关于梅毒和其他性病区别的徘徊不定的猜疑都得到了解决。1905年,肖丁(Fritz Richard Schaudinn, 1871—1906)和保罗·埃里希·霍夫曼(Paul Erich Hoffmann, 1868—1959)鉴定出梅毒病原因子——苍白螺旋体,后来命名为苍白密螺旋体。这一发现很快由野口佳穗(Hideyo Noguchi, 1876—1928)加以证实。1906 年,奥古斯特·范·瓦色曼(August von Wassermann, 1866—1925)发现了梅毒的一种特异性血液反应,使诊断性筛选成为可能。华氏反应重新定义了梅毒的自然病程,尤其是二期和三期、潜伏性和先天性梅毒。瓦色曼及其合作者是带着后来被证明是错误的假设走上研究之路的。所以有后人把他们比作哥伦布,因为他们在寻找"他们自己的'印度'中,意外地发现了一个新的'美洲'"。20 世纪早期,华氏血液测试被广泛作为领取结婚证的先决条件,目的是为了防止将梅毒传染给小孩。优生学的倡导者将这些测试视作防止缺陷婴儿出生运动的一部分。当野口佳穗证明了苍白密螺旋体存在于梅毒性麻痹患者脑内(这些患者患有麻痹性痴呆)时,从最初的下疳到麻痹性精神错乱和死亡的梅毒自然史完整了。在野口佳穗建立起苍白密螺旋体和梅毒性麻痹之间的联系时,纽约州立医院首次承认患有这种形式的精神错乱的病人占了精神疾病患者的 20%。这些病人一般在五年之内死亡。

在微生物因子鉴定和敏感的诊断性试验发现后不久,新药使公共卫生部门得以发起根除性病的运动。当然,通过道德上的诚实、正直加以预防在理论上是可行的。但是,在实践中这种方法从未战胜过性病。自 17 世纪以来避孕套就被推崇为安全用具。但是诡辩的观察家们奚落这些器具是"对付疾病的薄纱"和"爱的阻碍"。保罗·艾利希(Paul Ehrlich, 1854—1915)在 1910 年引入了一种比以前任何一种梅毒的治疗方法都似乎更安全有效的砷性药物:砷凡钠明,使得梅毒更容易被看作是对公民健康的一种微生物性的威胁,而并非是神灵对非法性行为的惩罚。当原幸治(Sakahiro Hata, 1873—1938)建立了一套系统测试进入被密螺旋体菌感染的兔子体内的药物活性后,有可能成

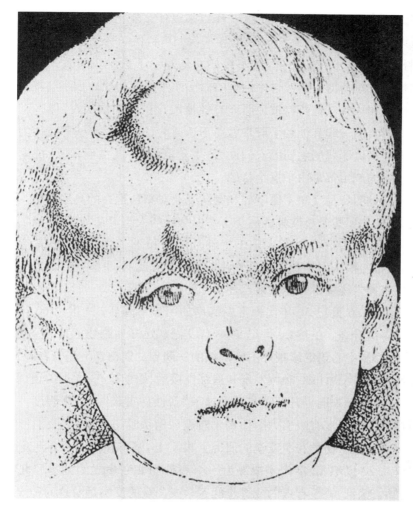

先天梅毒——头上长梅毒瘤的儿童,1886 年

功找到治疗梅毒的特定疗法。艾利希一直在测试一种人工合成的被称为阿托
西耳(Atoxyl)的砷剂来治疗由锥体虫导致的失眠。阿托西耳消灭了试管中的
锥体虫,但是却导致了病人的失明。艾利希希望能创造一种对锥体虫致命但
是对人类安全的人工合成的相关砷剂。1907 年合成的标号为 606 的合成药
品被证明是"魅力的子弹"。它可以有效地治疗梅毒的密螺旋体菌,同时对人
类相对安全。

　　洒尔福散(Salvarsan,抗梅毒药物)帮助医生和病人们把梅毒看成是一种
医疗问题而不是道德问题,但是这个转变非常困难和缓慢。尽管治疗方面进

步了，但人们对性病的态度自 1872 年以来没什么变化。1872 年，埃米尔·诺格拉斯博士（Dr. Emil Noeggerath）在一次妇产科医学会议上的发言震惊了他的同行们。他公开宣称 90％的不育妇女是嫁给了患淋病的人。可能这些医生是被诺格拉斯博士直接讨论性病的做法而不是他的统计数字给震撼了。当砷凡钠明和一些其他药物被证明能有效地治疗主流的性病时，那些正直的人担心上帝会用一些其他的手段来惩罚不道德的行为。对那些坚持认为疾病是对个人和集体罪恶的惩罚的人们而言，生殖器疱疹、艾滋病、缺乏抗生素的病毒性疾病的产生都是由于这个目的。

砷凡钠明贸易反映了医学界和制药工业对新药抱有的高度期望。有道德的人、庸医和那些通过欺骗性病受害者而赚钱的人谴责艾利希的"修饰过的毒药"。但是，大多数内科医生乐于把砷凡钠明和汞一样视作"密螺旋体的克星"。尽管一些医生乐观地预言砷凡钠明将根除此病，更多谨慎的或有预见性的观察家警告说梅毒可能挫败这种治疗幻想。

经过了 20 世纪 50 年代梅毒发病率的明显下降后，20 世纪 60 年代梅毒感染率再次升高。虽然 20 世纪 80 年代艾滋病迅猛地遮蔽了其他公共健康问题，疾病控制中心仍继续报导不断增加的一期和二期梅毒。尽管有砷凡钠明、青霉素、性病控制计划、病例发现和追踪性接触、婚前检查、无尽的道德宣传以及教育运动，都未能提升控制艾滋病这一"新性病灾难"的乐观程度。艾滋病和梅毒都提出了富有吸引力的生物学难题。解决这一难题，需要对社会和环境力量以及微生物学和免疫学的研究。事实上，坚持在有 500 年历史的梅毒和仅仅从 20 世纪 80 年代才被视为一个病种的艾滋病之间画等号几乎不可能。恐惧、偏见、缺乏有效的或进步的医学或公众的反响是对这两种疾病的典型反应。声名狼藉的图斯克杰研究（Tuskegee Study）历史指出了一条通过特异性疾病的特征揭露深层社会和文化的病理学的方法。

梅毒和人体实验

1932 年，美国公共卫生部发起了以一种非常不严格的奥斯陆研究模式进行、而并不是以治疗学的怀疑为动机的关于未经治疗梅毒自然史的研究。在亚拉巴马贡县（得到过图斯克杰研究所的私人帮助）、图斯克杰退休军人管理局医院、亚拉巴马贡县卫生局以及其他单位进行的实验被称为图斯克杰研究，尽管 20 世纪 70 年代图斯克杰研究所宣称 20 世纪 30 年代后就很少或不再与实验有关。在保证提供免费医疗和安葬费（尸体解剖后）的前提下，共征集到600名贫穷黑人作为研究对象；其中400名在研究伊始被诊断为梅毒患者，200名被选作未感染的对照者。

从1936年到20世纪60年代，关于黑人男性中梅毒自然进程的图斯克杰研究以研究报告的形式定期发表。当纠纷产生时，联邦和地方政府对这些研究者进行了各种各样的援助。比如说，外科医生助理秘书长冯德勒（R. A. Vonderlehr）利用他的影响力施加压力，使得梅毒自然进程的图斯克杰研究的试验对象没有从别的没有参加研究的内科医生那里得到任何有效治疗。1943年，当被告知兵役委员会可能会强迫一些试验对象接受性病的治疗时，冯德勒要求委员会将参加实验的人从名单上划去。冯德勒毫不怀疑当研究者描述完成这个研究的科学重要性后，委员会一定会合作。在整个实验过程中，从事研究的医生故意阻止可以采用的治疗，并且欺骗受试者，使他们确信自己正受到"坏血"的适当治疗。1970年，一名公共卫生部官员声明图斯克杰研究与控制性病的目的是不相容的。因为这项计划差、实施不良的研究没有得到"预防、发现和治愈"一例梅毒的结果。但是，直到1972年调查报告引起公众对实验的关注时，该研究才告终止。

图斯克杰研究的八名幸存者，包括95岁的肖恩（Shaw）和自称110岁高龄的弗雷德·西蒙斯（Fred Simmons）在1997年出现了，克林顿总统对臭名昭著的图斯克杰研究作了公开道歉。总统的目的是通过确定规则重建生物医学研究系统的信用。这些规则保证所有的科研项目均遵循最高道德标准，并保证研究人员的工作和社区紧密结合。卫生服务部门宣布计划成立一个进行生物伦理培训的图斯克杰中心，以纪念在图斯克杰研究中的遇难者。同时修订了国家伦理委员会的章程。

图斯克杰研究没有发现任何有关梅毒自然史的有价值的东西，而是讲述了一个种族歧视、贫穷、愚昧的混乱故事。一些分析过图斯克杰研究的历史学家们总结道："与其说这个研究揭露了梅毒的病理，倒不如说它揭露了种族主义的病理。"官方调查普遍集中于为什么在20世纪40年代青霉素作为治疗该病可选药物后此研究仍被准许继续进行的问题上。通常设想是在20世纪30年代可采取的治疗方法比疾病本身和无疗效更差，在这种情况下阻止治疗是有道理的。在20世纪30年代，医生们不再赞誉砷凡钠明是梅毒的神药，而是让病人长期接受昂贵痛苦的治疗方案，包括多次砷凡钠明肌肉注射合并应用汞或铋剂软膏。可能在青霉素出现以前的年代里，对富人实施和阻止穷人受治在伦理上都是可行的。

　　奥斯陆试验和图斯克杰试验都涉及了自然获得的梅毒,而其他研究却涉及了故意感染人。一些研究者把自己作为试验对象,但吉尔伯特(Camille Gibert,卒于1866)医生和奥齐亚-蒂雷纳(Joseph Alexandre Auzias-Turenne,卒于1870)医生在1859年使用住院病人进行这种试验。奥齐亚-蒂雷纳自称是"梅毒接种"的发明人,也就是说,用从处于病情不同阶段的病人身上取得的"梅毒病原体"的减弱形式而制成的一系列接种。奥齐亚-蒂雷纳认为试验会解决关于症状和二期梅毒是否传染的争论。为证实二期梅毒具有传染性,奥齐亚-蒂雷纳给四名未患性病的住院病人接种了从另一名处于二期梅毒的病人身上取得的纯化物质。这四名病人都感染了梅毒。医疗界谴责这种试验是不道德而且是没有必要的。一般来说,医生和公众反对可能会危害病人的试验,不论是对穷人还是富人。但是,奥齐亚-蒂雷纳觉得自己胜利了,因为他的工作迫使利可承认二期梅毒有感染性。

　　试验动物——比如家兔——用于很多对梅毒密螺旋体苍白球的研究,但是研究人员认为,一些问题只能通过在人身上作试验才能回答。比如,在1916年,威尔(Udo J. Wile)给家兔注射了从中枢性梅毒患者身上取得的梅毒密螺旋体。研究是为了证实中枢性梅毒的病原体是不是引起梅毒的菌株。威尔打开那些由于患梅毒而致精神错乱的住院病人的头盖骨获取脑组织的样本。野口佳穗和其他科学家也曾研究过保存的或新鲜的痴呆患者的脑组织,但是威尔认为,在活的大脑组织中找到活的密螺旋体的存在很重要。他警告说,这些发现对于病人的管理有重要影响,因为很多内科医生认为痴呆患者不会传播这种疾病。

血液循环的发现

　　科学革命被普遍认为是物理学革命,但是如果把关注的焦点从天文学和物理学转移到医学和生理学上来的话,我们也能把科学和医学整合进这一时代背景下:一系列政治、宗教和社会变革。如我们所见,在16世纪,维萨里和帕拉塞尔苏斯就对自然界和人体内微观世界的陈旧观点提出了挑战。17世纪威廉·哈维(William Harvey)发现了血液循环,从而改变了心跳、脉搏和血液流动的看法。对于微生物的革命性的见解更加强了由哥白尼、开普勒、伽利略否定地心说创立日心说引起的冲击。

血液总是和与这种液体组织的生理角色不相关的神秘东西联系在一起，总是用于宗教仪式、庆祝丰收、符咒和药物上，没有哪一部恐怖电影没有血淋淋的场面。力量、勇气和年轻的活力被认为存在于血液里。甚至文艺复兴时期的医生和思想家也认同青春血液的治疗作用。教皇英诺森八世（1432—1492）濒死时，他的医生就企图用人血作为使其复活的手段。使用血液的过程不很清楚，但结果可想而知，三个年轻的供血者死了，教皇死了，医生也逃走了。

以现代情感看来，在哲学家、医生甚至普通人都相信血液的神奇魔力的同时，又对放血疗法有着普遍的热情简直是自相矛盾。然而，几百年来，盖伦理论及其医学实践要求放血疗法，并把放血作为一种把人体中的腐败物除去的合理化手段。罗马的博物学家老普林尼（Pliny the Elder，23—79）甚至对野生动物也施行放血术。施行者常常使用箭、小刀、柳叶刀、锥形管和水蛭把病人静脉切开。实际上，比起现在的止血术来，外科医生更善于运用针和手术刀来放血。

尽管文艺复兴时期的解剖学家反对盖伦在人体结构上的错误理论，但他们对人体结构功能的概念却没有什么变化。当内科医生们遇到职业上、政治上、智力上和神学上的雷区时，总以古代教条作为防御边界。维萨里甚至避开对盖伦生理学的直接攻击，而模糊了关于血液和灵魂的区分问题。当科学的询问将触及异端的边缘时，维萨里发现可以将批评造物主对古人和奇迹的独创性作为权宜之计。但是，除了在精神分布和血液流动的相互关系上的争论外，另一些16世纪的科学家对盖伦的心脏在左或右的观点提出了挑战。

米盖尔·塞尔维特（Michael Servetus，1511—1553）是第一个描述肺循环的欧洲人，他的一生都在和充斥在文艺复兴世界中的教条主义作斗争。如果有愿意为信仰牺牲两次的人的话，这个人就是塞尔维特。他对传统的攻击如此猛烈和大胆，以至于他的肖像被天主教徒焚烧，他的身体则被清教徒焚烧。在塞尔维特和宗教教条作斗争的同时，他也证明了用当代的解剖知识已足以证明一个异端——肺循环或小循环中血液的运行途径。

塞尔维特离开了祖国西班牙去学习法律，但是不久他就像帕拉塞尔苏斯一样加入了彷徨的天才和持异见者行列。他们的一生注定要扰乱整个宇宙。在他出版了第一篇论文《论三位一体之谬误》（1531）后，所有天主教和新教的理论家都认为他是最该死的异端。塞尔维特发觉有必要把工作转入地下，他启用了一个新名字叫迈克尔·阿维森纳(Michael Villanovanus)。塞尔维特到里昂之前,曾在巴黎大学用过这名字,在那里出版了亚历山大时期的天文学、地理学家托勒密(Ptolemy)所著的《地理学》的新版本。即使在编辑这样古老的经典之作时,他也不能够抗拒表达危险观点的机会。谈到法兰西时,塞尔维特提及帝王安抚疗法(Royal Touch),国王用这种疗法神奇地治愈了许多淋巴结结核患者(颈部淋巴结的肺结核)。塞尔维特说:"我看见国王触摸过许多这样的病人,但我从没看到哪一个被治愈了。"

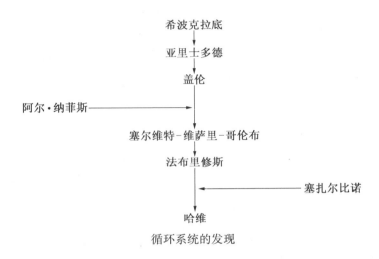

循环系统的发现

塞尔维特回到巴黎大学学习医学,并以教数学、地理学和天文学来维持生活。当他打破天主教规定允许的占星术和禁止的审判占星术(用于预测)之间的界限时,塞尔维特受到被逐出教会的威胁。对审判占星术进行的攻击可追溯到圣奥古斯丁(St. Augustine,354—430)时代,15 世纪末对审判占星术理论上的否定和哲学上的质疑明显加强了。尽管塞尔维特的第一个冲动是保护自己,但于事无补,他不得不又回到地下生活。1537 年医学和占星术的分道扬镳便归因于这场在法国学者圈子中巴黎医学团体对这个阿维森纳占星家的非难。

　　就像是为了寻找更多的麻烦,塞尔维特寻求和约翰·加尔文(John Calvin 1509—1564)的合作。加尔文是法国新教的革新者,他建立了一个宗教系统,这个系统以宿命论的教条和神的唯一拯救为基础。除了批评加尔文的《原理》,塞尔维特还把自己的一本激进论说《基督教的复兴》(1553)的副本送给加尔文。加尔文从书上撕下数页送到宗教裁判所,并告知是塞尔维特出版了这

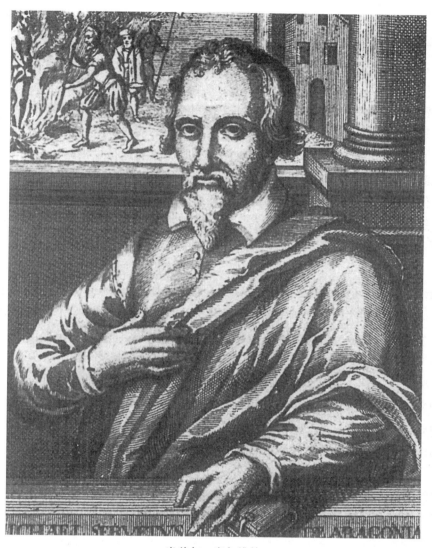

米盖尔·塞尔维特

本充斥着邪恶的亵渎圣灵的言论的书。塞尔维特被捕被囚禁,但在被审判、定罪和被焚烧肖像前,他设法逃了出来。四个月后塞尔维特在加尔文的地盘日内瓦露面,在那里被捕获并被判处"毫无仁慈的火刑"。试图将判决改为"仁慈的火刑"(绞死后焚烧)的努力没有成功,几乎所有新出版的《基督教的复兴》被焚毁。1903 年,日内瓦的加尔文主义者集会表达了悔意,并为这个殉难者树立了纪念碑。而且,对案例的回顾发现死刑判决是非法的,因为恰当的判决应该是放逐。

244

根据塞尔维特对肺循环的叙述被湮没在 700 多页的《基督教的复兴》里这一事实，很明显其激情和动机来自宗教而非医学或科学。根据塞尔维特的观点，要理解上帝和人类的关系、圣灵的精神，就必须先了解人体内的精神。而其中血液流动的知识又有特殊的重要性，恰如《旧约全书》所说的"肉体的生命来源于血液"。我们称之为心血管系统泵出机制的流行知识可追溯到盖伦时代。塞尔维特认为输送到肺脏的血液大大多于其营养所需的量，这一事实证明心脏中膈的孔道并不是血液进入左边心脏的重要途径。根据盖伦的系统，血液的供氧是左心室的功能。但是塞尔维特认为，血液的颜色变化表明血液的供氧作用发生在肺部。在肺部空气和血液混合起来产生有活力的精神，然后鲜红色的血液被输送到左心室。塞尔维特没有进一步考虑到体循环的可能性，很明显，他非常满意于把生理学和精神统一性的理论结合起来。

塞尔维特对 16 世纪的科学到底有多大影响呢？回顾过去，塞尔维特看来是一位英雄人物。但如果同代人知道了他的工作，他们未必会同情这个命运不济的异端。此外，历史学家们相信，只有三本《基督教的复兴》从火焰中保存下来。塞尔维特对解剖学家的影响也并不比 13 世纪描述了肺循环的阿尔·纳菲斯(Ibn an-Nafis)大。他的思想和资料的确切作用并不确定，尤其是那些异端的、危险的、颠覆性的、和教条相反的文献并没有保存下来。不论塞尔维特对生理学的进步有无影响，他的一生仍然深刻揭露了文艺复兴时期的黑暗面和宗教的偏执。他的《基督教的复兴》证实，在 16 世纪一个仅受过相当局限的医学和解剖学训练的人也能理解肺循环。

里奥多·哥伦布(Realdo Colombo，约 1510—1559)的人生虽然比不上塞尔维特那样富有传奇色彩，但他是一个更有影响力的科学家和教师。哥伦布是一名药剂师的儿子，曾给威尼斯著名的外科医生当了七年学徒。七年后他在帕多瓦大学学习医学、外科学和解剖学。学校记录显示，他是一个杰出的外科学学生。维萨里自 1537 年就任外科学和解剖学教授，1542 年离开大学出任《人体的结构》的主审，哥伦布接任了他的职务。1544 年维萨里辞职后，哥伦布就任长期教授。哥伦布没有对前任表现出多大尊敬，反而成为《人体的结构》最鼓噪的批判者，昔日的同事成了最紧张的对手。维萨里把哥伦布描述成一个恶棍和无知的家伙。

从开始发表论文到去世，哥伦布一直致力于发现维萨里著作中的错误且自夸自己在外科学、尸体解剖、局部解剖、活体解剖上的能力。但是哥伦布想要出版一本超过《人体的结构》的带图解的解剖学论著的计划失败了。1545

年哥伦布离开帕多瓦大学去比萨任教授。三年后他永久定居于罗马。不久解剖学家加布里洛·法罗比奥（Gabriele Fallopio，1523—1562）控告哥伦布剽窃他和其他解剖学家的发现。法罗比奥的《观察解剖学》的主要内容也是对《人体的结构》一书的一系列注解。

早在 1545 年，哥伦布就论述了肺循环，但他的论著《解剖学》(De re ana-tomica)直到 1559 年才出版。除了要求读者相信他局部解剖和活体解剖的发现，哥伦布吹嘘自己独立发现了肺脏产生精气的机理。肺脏吸进空气后，来自右心室的血液通过肺动脉和空气混合。血液和空气被肺静脉吸收后送到左心室以分布全身。虽然阿尔·纳菲斯和塞尔维特也描述了肺循环，但哥伦布对他们的工作一无所知，他的结论是他自己通过局部解剖和活体解剖发现的。而且哥伦布接受的正规训练比维萨里少，对盖伦关于肺脏、心脏和血液的著作显然不如维萨里熟悉。尽管哥伦布有创新力且大胆，但他对心脏、血液和呼吸作用的论述仍相当保守。无论如何，盖伦的教条还是有着坚固的地位，客客气气的异议或修正根本不能损其毫发。

从一项科学发现或具体观察到使医生或科学家接受新理论，这种关系很难建立，一个很好的例子就是安德烈·塞扎尔比诺（Andrea Cesalpino，1519—1603）。他是比萨大学的医学和植物学教授，一个博学的人。他被誉为体循环和肺循环的发现者，他将对文艺复兴革命的赞赏和对亚里士多德的崇敬结合起来。他的医学观点来自于亚里士多德的哲学框架，于 1571 年写成了《论植物》。虽然他还写了几本有关医学实践的书，但他的主要作为还是在植物学方面。

塞扎尔比诺确实有寻找词汇的天赋，有许多具有先见性的词汇，比如循环、毛细血管等，至今仍在子孙后代的耳朵里回响。他对心瓣膜的描写，心脏、肺脏与血管的连接有着非常好的定义。塞扎尔比诺也用非常诗意的语言把心脏说成血液的源泉，通过四根血管灌溉全身，就像天堂里流出的四条河流。尽管同代人忽视了塞扎尔比诺关于心脏的观点，现代塞扎尔比诺的拥护者却努力收集他关于循环的论著并加以整理，使不太热心的读者也注意到这些。就像塞尔维特一样，塞扎尔比诺是值得研究的，其一系列观点反映了 16 世纪解剖学家的普遍观点。塞扎尔比诺痴迷于亚里士多德的心脏和内热运动的首要性。作为亚里士多德的拥护者，他用哲学论据和解剖学证据抨击了盖伦的理论。凭着这些工作，塞扎尔比诺在生理学历史中占有了一席之地，但他的地位比不上威廉·哈维。

　　哈维认为,他在帕多瓦大学时的老师吉罗拉马·法布里修斯(Girolamo Fabrici,约 1533—1619)证实了静脉瓣的存在这一事实,是使哈维想出血液循环运行模式的一个主要因素。所以静脉瓣结构的发现在血液循环的历史中占有重要地位。当时许多解剖学家也描述了静脉瓣,但应该说正是法布里修斯的工作直接鼓舞了哈维。

　　法布里修斯从帕多瓦大学毕业并获得博士学位后,开了盈利性的诊所并教授解剖学。最后他代替加布里洛·法罗比奥做了外科学和解剖学教授。教授解剖学是一件麻烦而恼人的工作。和法罗比奥一样,法布里修斯尽可能逃避责任。有时课还没讲完他就离开了,使那些想向帕多瓦大学著名解剖学家讨教的学生十分恼怒。法布里修斯把教学看作是和他的研究及个人实践相冲突的负担。学生们抱怨他明显对教书这件事漫不经心。学生们认为老师应该热情,而学生才应是无聊和漫不经心的。

247　　直到 1603 年《静脉瓣》才出版。但法布里修斯说他从 1574 年就开始研究静脉瓣的结构、功能和分布。法布里修斯猜想形成静脉瓣的机制是阻止血液从心脏流向全身使全身各部分都能平均分得所需的营养。动脉不需要静脉瓣,因为动脉依靠厚血管壁的连续搏动来防止扩张、膨胀或血液聚集。法布里修斯记录道,如果在一个活人的胳膊上用中等的力量捆上绷带,就可以看到顺着静脉行走途径出现的小疙瘩。精确的解剖证明这些膨胀处和静脉瓣的分布是相对应的。哈维被法布里修斯证实的静脉瓣结构所吸引,他重复了这些实验,观察到绷带不解开血液就不能通过。法布里修斯相信这些静脉中的瓣膜结构的功能除了调节血流方向外还调节流量。和法布里修斯不同的是,哈维意识到静脉血液是流向心脏的而不是流向外周。

威廉·哈维和血液循环

　　威廉·哈维(William Harvey,1578—1657)是托马斯·哈维七个儿子中的长子,也是这个商人和地主家庭中唯一成为内科医生的人。1597 年从剑桥大学盖阿斯学院获得人文学学士学位后,哈维跟随英国伟大人文学者们的足迹进入了帕多瓦大学。1602 年,哈维回到英格兰,成功地建立了一家私人诊所。他与伊丽莎白女王一世和詹姆士一世的御医兰斯洛特·布朗(Lancelot Browne)的女儿伊丽莎白·布朗(Elizabeth Browne)结婚,这使他有机会接近宫廷高层和知识界。哈维很快就飞黄腾达起来了,他先后成为内科学院的成员和圣·巴塞洛谬医院的内科医生、内科学院卢莱因讲座的演讲者以及詹姆士一世的特命医生。查理一世在1625年成为国王时,哈维继续担任这一职务。1631年,哈维被提拔为常任医生,1639年又成为常任医生中的高级医生(看上去好像很奇怪,在宫廷医疗界,常任医生比特命医生享有更高的声誉)。

作为国王的一名御医,哈维负责许多特殊的任务,比如用巫术诊断——詹

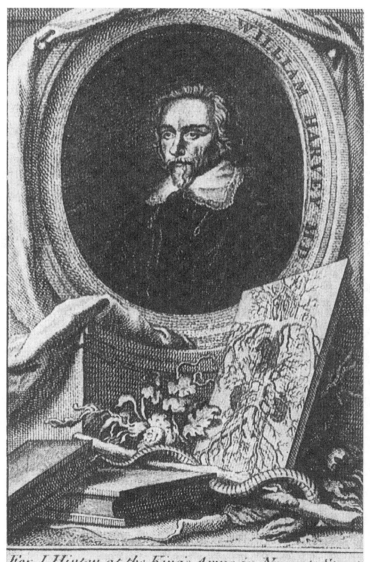

威廉·哈维

姆士一世对巫术非常感兴趣。哈维的职责也包括经常陪同查理国王旅游以及在内战中负责医疗。根据国王要求，哈维对自称是英格兰最老的人托马斯·帕尔(Thomas Parr)的尸体进行了解剖。这是他解剖的最不寻常的一个尸体。帕尔在 1635 年被带到伦敦拜见查理一世，并在女王的个人餐馆作了展示。伦敦的生活危害了帕尔的健康，他很快便去世了，死时估计有 152 岁。哈维从尸体解剖结果推断帕尔死于胸膜肺炎，而其他人认为是老死。

哈维对实验生物学和人体生理学起了革命性的推动作用，但从职业上和社会上来说，他是一个性格保守和外在中庸的人。这使他在政治阴谋和职位竞争中受到了保护。在查理一世的追随者和奥利弗·克伦威尔(Oliver Cromwell，1599—1658)领导的议会力量之间的战争中，哈维对国王忠心耿耿。1649 年帝制被废除，查理国王被当众送上断头台，哈维引退回到了伦敦附近的农村与兄弟们一起生活。由于被痛风病和恶化的健康所折磨，他沉湎于鸦片，不止一次试图自杀。

根据对他的卢莱因讲座的记录，哈维在 1628 年《论动物心脏和血液运动的解剖学专题论文》(通常被称为《心血运动论》)出版之前很久，就已经对心脏和血液的运动有所认识。可能是哈维延误了该书的出版，就像他在书中所承认的。因为他关于血液运动的观点是如此新奇和史无前例，以至于他害怕由此可能产生的影响，他期望反对者能最大可能地表现出宽容。

正如几百年来所有的医学生一样，哈维日复一日地被灌输盖伦的理论，而且在非常保守的职业中，对这种理论的掌握程度被作为成功和进步的凭证。哈维怎么可能摆脱过去的束缚呢？当时的一代医生都逆来顺受地接受了盖伦的理论，而哈维竟然意识到他所学的关于心脏和血液运动功能的那些伟大、优雅的教条是错误的，实在令人惊奇。阅读《心血运动论》时，最令人震动的是，理论上讲，哈维的实验和观察是完全可以在几百年前进行的。17 世纪，望远镜和显微镜这些新仪器实际上已经为科学和想象展开了一个崭新的世界，但是哈维的工作没有借助显微镜。

像哈维很尊敬的亚里士多德一样，他在研究最终原因时，提出了看似简单、实际深奥的许多问题。在考虑心脏和血管的功能时，他与亚里士多德的观点很接近，即心脏为身体最重要器官。同时揭示了盖伦纲要中的错误。哈维想知道为什么结构相似的左右心室一个管血流、一个管生命灵气，有着不同的功能？为什么肺看起来仅需要供给它自身那么少的营养？为什么除了肺运动外右心室也要运动？如果说存在两种不同的血液——经静脉从肝脏来的营养血液和经动脉来的管灵气分配的血液——那么为什么这两种血液如此相似呢？哈维的同代人可不像是准备提出和辩论这些问题的人。

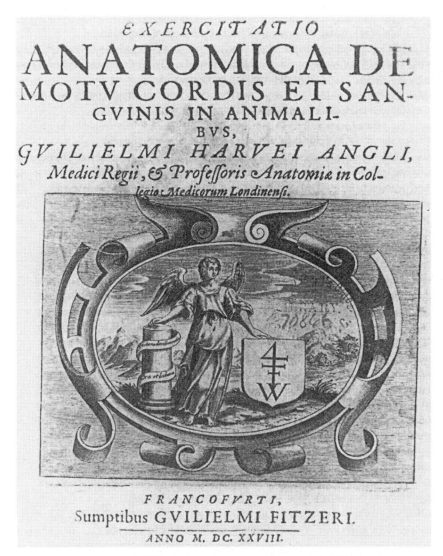

威廉·哈维的《心血运动论》(国立医学图书馆提供)

　　运用建立在解剖标本、活体解剖以及亚里士多德和盖伦观点上的工作，哈维证实所有成人体内血液都通过肺从右心流到左心。同时，他也证明了心脏是肌性器官，其重要的运动是收缩，而不是舒张，他最激进的观点是心脏的搏动是产生持续血液循环的动力。

251　　　　恒温动物心脏的收缩和舒张是如此迅速而复杂,以至于哈维起初担心这种运动只有上帝才清楚,但是通过观察蛇、蜗牛、蛙以及鱼类这些有简单心血管结构及缓慢心跳的动物,他解决了这个问题。在冷血动物以及因大出血濒临死亡的狗身上,哈维成功创造了能从本质上演示这种缓慢心跳的模型。通过对观察和实验的分析可以知道,很明显心脏的运动类似一架各部分同时运动的机器,其中一部分协调其余各部分的运动。

　　　　哈维也提出了一个被现代读者认为是最引人注目但相当简单的问题,因为这个问题的答案似乎与盖伦的理论完全相悖。如果认为他在这方面的工作被过于强调了,那么请将他所在的 17 世纪在观念以及方法学上的背景移除,让他看起来在外表和方式上更现代。哈维问自己:心脏的每一次搏动向身体运送了多少血液? 最为精确的计算证明,每小时心脏泵出的血量超过了整个机体的重量。假如每次心搏泵血两盎司,每分钟心跳 72 次,那么一小时泵血量为 8 640 盎司(2×72×60)或 540 磅。无论对人、绵羊、狗以及牛,一小时的泵血量总是超过整个机体的血量,这已通过放血得到证实。对此还有疑虑的读者可以去宰牛场观看熟练的屠夫给一头牛放血。屠夫通过切断活着的动物的血管,可以很快放尽其全部血液。

　　　　很显然,这些论据对盖伦理论是一个致命的打击。但是,这种在现在看来无可争议的事实,在哈维时代显然不是这么一回事。在那个连医生也更喜欢通过观察而不是测量和计算的时代,来自实验和生理学数据上的争论相当引人瞩目。此外,哈维工作的反对者似乎更合乎逻辑,至少相对以被接受的盖伦理论是这样。例如某些反对观点认为心脏仅能从造血的肝脏获取一部分血。这些血在相当程度上受心脏热量的影响,成泡沫状并膨胀从而充满心脏及动脉。进一步说,各种关于每分钟心搏出量想象为每搏输出量乘以每分钟心搏数是无意义的,因为不见得每次心搏血液都是被泵出去的。

252　　　　解决了心脏和血液运动的机械问题以及论证了静脉瓣的真实功能后,哈维总的来说已经抛弃了关于灵气产生及不同灵气分布的观点。他已经证明了盖伦理论的错误,在没有使用显微镜的条件下,基本上发现了有关心血管的结构和功能。但正由于没有利用显微镜,哈维工作中存在的主要问题是不能把动静脉系统联系起来。他不得不以“吻合”或“血管毛孔”的假设使动静脉联系起来。由于马赛洛·马尔比基(Marcello Malpighi, 1628—1694)等科学家利用显微镜拓展了解剖研究的界线,毛细血管网的发现才完善了心血管的整体理论。

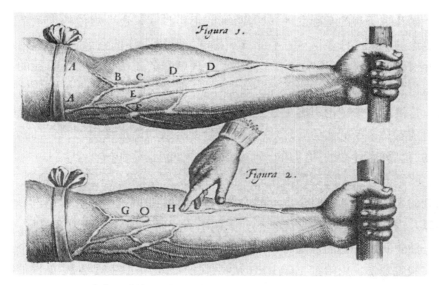

威廉·哈维证明了血液循环系统中静脉瓣膜的作用

哈维去世时还有一项尚未完成的工作,他打算出版一部对疾病看法的著作。可惜这部书的手稿已在内战时被焚毁。由此只能通过散于他幸存的著作中的内容了解哈维怎样运用循环理论来解决疾病以及医疗实践上的问题。《心血运动论》认为,对循环理论的新理解可能会解决医学、病理学以及治疗上许许多多的神秘问题。哈维间接提到了他的《医学观察》一书,可惜未能见到这本书的出版。

253

如果不能正确地解释一些神秘的生命现象,诸如心、肺、肝、动脉、静脉以及灵气等的作用,要想取代盖伦理论谈何容易,而所有这些技术、理论的方法和目的已远远超出了哈维的能力。对于 17 世纪的医生来说,新循环理论所带来的问题比它所能回答的更多。假如哈维是正确的,又怎么说明盖伦对一些生命现象的完美解释呢? 例如,如果组织不消耗血液,又怎样摄取它的营养呢? 如果血液不是持续地由肝脏摄取食物形成的,那么它是怎么合成的呢? 如果血液循环于一个连续封闭的系统,那么动静脉系统又有何用、机体又怎样完成灵气和内热的产生和释放呢? 如果静脉血不是由在盖伦理论中担任中心角色的肝脏产生的,那么这个器官的作用是什么呢? 如果灵气既不在肺脏或在左心室中由空气和血液混合产生,那么呼吸又有什么作用呢? 如果整个血液是不断循环的,动脉血和静脉血的区别又在哪里呢? 如果盖伦关于人体的解剖和生理学观点不正确的话,那么指导医疗实践的理论又该是什么呢?

　　同几乎所有的基础发现一样,哈维的工作激起了连珠炮似的大量新问题和争论的热潮。许多反对者不能或不愿理解哈维工作的含义,其他人则认为放弃对健康与疾病、诊断与治疗提供了合理解释的盖伦理论是不可能的。假若盖伦理论成为哈维的激进理论的牺牲品,那么医学还有什么可以遗留下来的? 持续循环的理论引出了许多哈维都不能回答的难题,这些问题刺激哈维的追随者从事新的实验验证,而反对者指责哈维理论是无用的、错误的、不可能的、荒唐的、异端的、有害的。

　　哈维充分意识到他的工作的革命性,他猜想 40 岁以下的人很难理解它。哈维的工作被认为是科学史上的一次革命,可以和牛顿相媲美。尽管疾病、年龄以及内战期间遗失的早先资料和手稿阻碍了哈维实现他的所有目标,但他还是活着看到了他的追随者在他的思想和方法的启示下,建立起了一个全新的实验生理学。由哈维工作引出的问题促使一批"牛津生理学家"如罗伯特·波义耳(Robert Boyle)、罗伯特·胡克(Robert Hooke)、理查德·洛厄(Richard Lower)、约翰·梅洛(John Mayow)和克里斯托弗·雷恩(Christopher Wren)从事这项新的研究项目,从而获得了对人体功能更好的理解。

254　哈维富于矛盾的影响:用柳叶刀和水蛭治疗

　　哈维的工作开创了研究的新领域并引起了激烈的争论,但是并没有威胁到放血治疗学家的生存。除了引起关于施行静脉切开术合适的位置的争论,循环的发现似乎激起了人们对放血及类似方法的兴趣。哈维担心持续封闭循环理论是否和静脉切开术相容。实际上,哈维为静脉切开术作为缓解因多血症引起的疾病的一种主要治疗手段辩护过,接受哈维理论许多年后,医生们表现出的对放血疗法促进健康的热衷不亚于以前盖伦的理论。

　　医生除了决定放血量之外,还要选择放血最佳部位。随着循环系统知识的增加,放血部位的持久讨论具有了更多创新性。许多医生提倡选择在损伤处较远距离的部位,其他一些人认为应选择在靠近腐败处,目的是除去变质血液、吸引鲜血修复坏死区。合适的位置决定放血的作用,即消除作用(除去血液)、引导作用(加速上端血量)或驱散作用(加速下端血液的移去)。引导作用还是驱散作用的讨论是弗朗斯瓦·魁奈(François Quesnay,1694—1774)重农主义体系的中心话题——第一个所谓科学面向经济的讨论(重农主义指社会必须让自然经济规律起主导作用的思想)。外科学教授兼路易十五的内外科医生魁奈和内科医生让·巴普蒂斯特·席尔瓦(Jean Baptiste Silva，1682—1742)的争论以医学问题的思想冲突为起点，把包括放血疗法在内的社会和经济的理论合理化推向高潮。

　　放血疗法适用于炎症、发热类疾病以及出血。身体虚弱的病人可用较温和的方法如杯吸法和水蛭放血。19世纪，几乎每家药剂房都有一罐活水蛭，用于癫痫、痔、肥胖、结核以及头痛(顽固性头痛把水蛭放于鼻孔内)。19世纪上半叶，人们对水蛭的狂热到达了顶峰。那时医用水蛭需进口，因为整个西欧水蛭都已被捕捉殆尽。一位影响极大的法国医生弗朗西斯·维克多·约瑟夫·布鲁塞(François Victor Joseph Broussais，1722—1838)是无可争议的水蛭

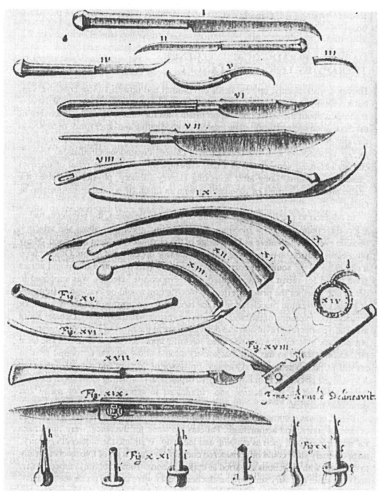

1666年，约翰·舒尔特(Johann Schultes，1595—1645)在文章中描绘的放血工具

255　运用冠军。他相信几乎所有消化道炎症引起的疾病都可用水蛭减轻。但使用水蛭最怪异的也许是一名试图用 50 条水蛭自杀的年轻妇女。

　　水蛭通过吮血生存,它们附着在鱼、蛙、人及几乎任何动物上。积极的一面,水蛭是一个极好的鱼饵且有助于控制栖息在池塘和湖中的蜗牛数量。另外,不像蜗牛(血吸虫、蜗牛热的宿主),水蛭不是在人类寄生虫病中起重要作
256　用的中间宿主。水蛭是神经学家最喜欢的实验动物,因为对他们来说水蛭的神经节太完美了。

　　相比其他医疗方法,水蛭吸血至少不会带来疼痛。吸血量用水蛭数来控制。应当注意的是,整形及修复外科在 20 世纪 80 年代发现了水蛭的新用途:水蛭唾液的抗凝作用提高了需修复区的血流量,因此对治疗有辅助作用。水蛭吸血还被作为一种吸干宿主皮肤上的血液凝结块、增加修复区的粘连性的方法。一旦吸足了血,水蛭会自动地从皮肤上脱落。确实,水蛭治疗的成功促发了水蛭热的新时代,以至于 1990 年科学家还聚集一堂讨论水蛭的生物医学作用范围。研究报告指出,水蛭可产生一系列有抗凝、抗菌和麻醉作用的蛋白酶。另外,病人特别是儿童会更喜欢这些活的医疗工具。不远的将来,最佳的水蛭蛋白将是纯化而且非常昂贵的药物。富有创新力的制药公司将利用分子生物学的强有力技术合成水蛭蛋白并申请专利。

　　盖伦去世几百年后,医学总是被病人因多血症招致的危险困扰。如果多血症引起疾病,静脉切开术显然是一种治疗方法。因此,自发出血以及静脉切开对于保持健康就像月经对于健康的妇女一样自然。在这种理论框架下,放血疗法是一个合理完美的治疗手段。为了说明放血的持续作用,医生们试图为前辈找到更现代的解释。例如对充血性心衰的病人,放血可能使其减轻痛苦,因为高血容量是引起此病症状的病因之一。直到 19 世纪,许多医生还认为"无用的多余的血"是所有疾病的基本病因。

　　日趋活跃的治疗法包括大量放血和大剂量药物成为美国"勇敢者"医学院校的基础。最好的例子就是乔治·华盛顿(George Washington)1799 年的死。诉说喉咙痛后的 48 小时里,华盛顿在三名杰出医生的监护下被施行放血、促泻、发疱直至死去。在大西洋的另一边,杰出的外科医生约翰·布朗(John Brown,1810—1882)为治疗自己的咽喉痛在颈部运用 6 只水蛭和芥末胶、在耳后放了 12 只水蛭,为起到更好的作用他通过静脉切开放出了 16 盎司的血。

257　　　对放血疗法效果的质疑需要不盲从的态度和极大的勇气。医生及化学哲

学家让·巴普蒂斯塔·范·海尔蒙特(Jan Baptista van Helmont，1579—1644)敢于反对在医学上占据主导地位的放血疗法是很少见的。他认为放血是浪费病人生命活力的一种危险做法。他不仅拒绝使用放血疗法，而且否定多血是疾病起因的信条。为了回应整形医生的攻击，他建议用一个临床实验来解决这个问题。为了证明放血不是有益的，他建议选取200至500个随机抽取的病人，通过抽签分成两组，他不用静脉切开术治疗分配给他的病人，他的对手则用他们认为合适的放血疗法治疗另一群人，每组死亡的数字作为衡量成败的依据。

　　直到19世纪法国医生亚历山大·路易斯(Pierre Charles Alexandre Louis，1787—1872)运用数据系统(收集大量住院病人数据，估计疗法的方法)来衡量治疗方法之后，这种放血测试才得到实施。但即使关于静脉切开效用的统计学研究是对的也没有多大地影响放血疗法的流行。对数据系统的批判者指责路易斯的支持者过分注意诊断而忽视了治疗。许多医生认为路易斯企图评价放血疗法的功效的做法草率、鲁莽，因为他没考虑年龄因素。甚至其支持者亦勉强同意修改他们的治疗方法并怀疑从巴黎医院获取的数据应用于其他地方的可行性。原以为放血疗法对治疗肺炎非常有效，路易斯的研究却证明放血疗法并没有什么作用。一些人则认为数据证明静脉切开术无效实际上可能是因为静脉切开术的施行过于保守。这诱发了在心内膜炎、多关节炎、肺炎、创伤和其他一些疾病的治疗中实行多处快速放血疗法试验的倾向。病人存活的轶文而不是统计数据被用作疗效的依据。

　　疑虑和统计数据没有说服大多数医生，他们继续相信放血疗法是理性的、经过时间检验的体系中最有力的治疗方法之一。只有博学的医生才能判定从静脉或动脉，用水蛭、柳叶刀还是杯吸法进行放血。这种疗法的推崇者认定大多数病人是由于害怕而不是因失血而死去。哈维发现血液循环两百年之后，许多医学权威依然教导学生通过放血至晕厥治疗出血，他们认为静脉切开可导致血凝而止血。

　　一些医生建议，放血疗法在治疗人和动物的疾病方面有广泛应用。因为它确实对治疗许多失调有效果。对放血疗法的价值的一种假设就是，铁结合蛋白是机体对抗感染和肿瘤形成的防御机制的一部分。铁储存量的降低似乎和一些感染性疾病有关，过量摄入铁会增加特定病原体的增殖、加重炎症反应。现代医学把放血疗法看成对铁负荷过大的一种疗法。当然，严重的缺铁性贫血对健康是有害的，但是最理想的铁离子水平是不是因不同的生理条件和微生物而不同这一点还不清楚,仍然是一个挑战。

总的来说,假如放血疗法在19世纪末消亡的话,那么医生就永远抛弃了医学黑暗世纪的魔杖。但是据1923年版的威廉·奥斯勒(William Osler)爵士的《医学实践与原理》——一本被认为是数代美国医生的"圣经"的书——认为经过一个阶段的相对否定之后,放血逐渐风行于心衰和肺炎的治疗。的确,1900年左右,放血术又死灰复燃,特别是在治疗肺炎、风湿热、脑出血、动脉瘤方面。此外,奥斯勒还认为癫痫与月经有关。据说放血对镇痛、呼吸困难有效,并对治疗发烧有重要作用,因为它能使人体体温降低。一般来说,医生和病人都反对不采取任何治疗手段放任自流,对于高烧病人而言,除了放血也没有什么别的疗法了。从实际角度出发,被几百年精深的医学理论支持的放血术已使医生、病人及其家属确信这一疗法是重要、可行的。那些观察者发现,比起不安、谵妄、烦躁不安的病人来说,被放血者普遍比较安静,特别是放血至昏厥的人能得到更多休息而更少麻烦看护者。

输血

作为一个科学家,哈维不盲从教条和迷信的性格令人敬佩。但作为一个实践家,他不是特别富有创新能力。他似乎没有考虑到治疗性输血的可能性。当然,哈维的门徒忙于注射药物、毒物、营养物、色素以及输血到动物和人的静脉。很多年来这种输血以及将医学物质输入血液并没有成为一种标准的治疗法,但是17世纪的实验者提高了这种诱人的可能性。从1660年到1680年左右,人们对输血的兴趣高涨,许多国家宣布这种危险的、实验性的操作为非法。许多基于循环理论的早期实验者在对放血疗法表现出持续兴趣的同时,对输血试验却显得犹豫不决。

尽管对第一次输血实验产生了极大的期望值,但是直至第一次世界大战后,输血术才满足成熟医学技术的四个中心原则,即简单性、确定性、安全性、有效性。防止外来物的入侵和识别自己和异己的免疫学机制是输血成功的主要障碍。不像20世纪的移植外科医生,17世纪的医生对不同个体和物种之间的免疫屏障还没有形成理论框架。在四元素说和四种体液学说足以解释微观、宏观世界的时候为什么他们要猜想不同血型之间的差异呢?

接受了哈维理论后,大量的输血实验导致对优先权的竞争。英格兰的克里斯托弗·雷恩、理查德·洛厄和罗伯特·波义耳以及巴黎的丹尼斯(Jean

Denis)最早进行了输血研究。根据斯普拉特(Thomas Sprat)的《皇家社团史》(1667)记载,克里斯托弗·雷恩是第一个将各种物质注入动物静脉的人。在皇家社团会议的实验展览期间,实验动物因静脉被注射了各种液体和药物而表现出泻、吐、中毒、死亡以及起死回生等现象。狗、鸟以及其他动物被放血至临近死亡,有时从其他动物身上取血输给它可以使它起死回生。

理查德·洛厄推测血液从活体取出后可能发生性质变化,决定在活体动物间通过连接供者的动脉和受者的静脉进行输血。1666 年 2 月在牛津大学表演时,理查德·洛厄放血使一条中等大小的狗濒临死亡,然后从另一条较大的狗的颈静脉取血救活了那条狗。用其他的供者,理查德·洛厄得以几次重复这个过程。当被取血的狗的颈静脉缝合起来后,它跑向它的主人,显然这个奇异的经历对它没有什么不良影响。这些引人瞩目的实验使观察者推测有一天能把强壮者的血液输给病人以改良不良血液从而治愈疾病;这种方法也许还能通过将一名贵格会教徒(基督教新教的教友派或"公谊会"教徒的别称)的血液输给大主教来改良他的性格。

与理查德·洛厄在动物身上从事输血实验的同一时期,蒙特利尔的哲学和数学教授兼路易十六的内科医生丹尼斯(Jean Baptiste Denis,或 Denys,约 1625—1704)已准备跨越物种界线在人类身上进行治疗试验。1667 年 3 月,在连续 19 次从狗到狗之间的输血实验成功后,丹尼斯把小牛血输到狗身上。因为没有观察到即刻产生的副作用,他得出结论即动物血能用于治疗人的疾病。丹尼斯认为动物血的治疗作用可能优于人血,因为动物血液没有感情、罪恶和其他不道德的人类天性的腐蚀。人类可食用动物肉获取营养,因此有理由推断动物血亦可被人类吸收。实践中,动物血可直接从动脉输出。

260

在外科大夫和解剖学教师埃默兹(Paul Emmerez)帮助下,丹尼斯在一个患顽固热的 15 岁小男孩身上验证了他的想法。为了减少多余的热量,医生在两个月里对小男孩进行了二十几次放血治疗。由于疾病原因和医疗行为引起患儿迟钝、淡漠、嗜睡,医生宣布小男孩不可避免将变成一个傻瓜,什么事也不适合做了。1667 年 6 月 15 日,埃默兹从患儿手臂静脉抽取了 3 盎司血,然后丹尼斯注射入 10 盎司羔羊血。手术引起了巨大变化,小男孩获得了以前的神智、活泼及食欲,唯一的副作用是手臂有发热的感觉。

在这个令人鼓舞的结果下,丹尼斯又注射了大约 20 盎司的羊血到一个 45 岁的健康的有偿志愿者体内。病人同样感到除了手臂发热外,没有其他副作用。在另一次试验中,一个躁狂者被输入了大量小牛血。尽管治愈了躁狂,但也使病人出现了手臂痛、背痛、快而无规律的抽搐、出汗、腹泻、呕吐以及血尿等症状。检查这个可怜人的健康状况和以前的治疗措施,丹尼斯找不出充足理由指责输血对病人产生了生理问题。但是,在另一个病人死亡后,他结束了第一阶段的输血实验。

一个 34 岁、有 8 年左右精神病史的男子,在两次输入小牛血之后病情有所缓解。当症状又发作后,再次施以同样治疗导致病人死亡。当然,病人在护理下死亡不是没有先例,但是这个病例引起了对输血的强烈反对,并出现了大量有关的小册子。起初,丹尼斯把病人的死因归于过分沉浸于烟、酒、女人,但他后来暗示一个寡妇故意毒死了病人。尽管法庭没有判丹尼斯治疗不当罪,但无论什么程度和目的,输血都是有罪的。此后,丹尼斯和埃默兹放弃了实验医学,回到了那些正统的、比输入小牛血更令人厌恶也更危险的常规医学中。

英国科学家对丹尼斯的实验持强烈反对意见,但他们在输血时也取得了令人纳闷的成功。大约在丹尼斯第一次人体输血之后六个月,理查德·洛厄和助手雇佣阿瑟·科戈(Arthur Coga)为试验对象。科戈是一个被认为堕落、狂暴、脑子有点不正常的人。尽管理查德·洛厄的同事持怀疑态度,但其他一些人认为输血可能冷却科戈的血而除去他的狂躁性。显然没有对试验的危险性进行辩论,兴趣主要集中在是否有效上。注射了 12 盎司的羊血后,阿瑟·科戈报告情况有所改善,不幸的是第二次输血使科戈的情况恶化了。顿时谣言四起,说科戈的恶劣品行是一些社团故意制造的,试图使皇族失去信用,这使实验看起来很可笑。皇家社团的学者害怕嘲笑而为之辩护。他们的报告给喜剧家乔纳森斯·威夫特(Jonathan Swift,1667—1745)和托马斯·沙德维尔(Thomas Shadwell,1641—1692)提供了大量原始材料。如沙德维尔的喜剧《大师》(the Virtuoso)中业余科学家尼古拉·吉姆拉克(Nicholas Gimrack)爵士将 64 盎司羊血输到一个疯子身上。手术后,病人变得像绵羊似的,经常咩咩叫,反刍食物,长出很多羊毛,甚至在屁股上出现了羊尾巴,吉姆拉克爵士计划给更多的精神病人输羊血以便收获羊毛。

免疫学家卡尔·兰德斯坦纳(Karl Landsteiner,1868—1943)证实人类血液有不同血型的存在后,安全输血成为可能。1930 年,兰德斯坦纳因对血型的研究而获得诺贝尔奖。兰德斯坦纳发现所有的人分属四种不同血型(A、B、AB、O 型)中的一种。血型亦可为犯罪案例、亲子鉴定、遗传学、人类学提供有用的信息。事实上,这些信息可以从血液中收集得到,以至于许多在医院住了几个星期的病人都认为放血疗法又变成了医疗中不可或缺的一部分。

尽管输血已成为常规手段,但迷信依旧以不同形式继续流传,使人们不敢献血或受血。当然,不是所有对血液安全性的担忧都不公正。只要血液没有得到正确检测,受血者和血制品就可能感染有梅毒、疟疾、肝炎和艾滋病甚至西尼尔热。被感染或污染了的人体组织和器官在病人中引起了严重的感染。非急需施行的整形外科手术的很多移植都涉及使用了尸体的软组织,如肌腱、韧带和软骨。一具尸体可以为 30 次整形外科移植提供足够的组织。心血管也被收集并使用在替换组织上。由于防止和检测出细菌以及真菌污染的失败,常常导致由感染引起的死亡。2002 年,一种新的危险的输血和器官移植的例子第一次出现。四个病人同时接受了同一个感染了西尼尔病毒的捐赠者的心、肝和肾。西尼尔病毒对于免疫系统薄弱的病人尤其危险,特别是接受器官移植手术的病人。

的确,鉴别以及排除非健康供血者的需要使公共卫生所关心的事情和个人自由之间产生了冲突。取消一个人的献血权利看来不是对个人自由的重大侵犯,但将一个人标上肝炎病毒或艾滋病病毒携带者就可能招致严重后果。

换心术

心血管疾病已成为当代工业化国家里重要的死亡原因,其突发致死性受到医生和科学家的长期关注。在治疗心血管疾病的探索中,媒体最关注的是心脏移植和人工心脏。然而,这些方法在控制死亡和疾病状态上没有起到相应的作用。1967 年 12 月,南非外科医生克里斯琴·伯纳德(Christiaan Barnard)主刀施行了第一例心脏移植手术。在伯纳德的作为受到世界级庆贺的同时,另一些大胆而勇敢的外科医生也施行了同样受人瞩目的手术。

20 世纪 60 年代到 70 年代,一些冒险或失败的移植手术涉及黑猩猩、狒狒、绵羊以及濒死患者的人工心脏移植。在伯纳德激发了外科领域中的激烈竞争后的十年里,心脏移植经历了令人沮丧和重新辉煌的浪潮。当环孢素于 1980 年被用于抑制心脏移植后的排异反应时,它的成功推动了新的心脏移植程序的发展。到 20 世纪 80 年代中期,美国每年至少有 2 000 例心脏移植手术在超过 100 家移植中心展开。

器官移植被称作是 20 世纪下半叶最伟大的医学治疗上的进步,同时也有相当的夸张。但是前器官移植时代的问题(如由免疫抑制药物引起的并发症、最初疾病的反复发作)以及伦理问题(包括稀有资源的利用问题)依然存在。

263　对器官有需求的病人已扩展到了更大的疾病范围,如丙肝。尽管器官捐献者的数量——无论是活体捐献还是遗体器官的捐献——在逐年增加。但等待进行器官移植的人却比捐献者多四倍不止。每年有成千上万的人在等待器官的过程中死去。

　　回顾过去,心脏移植的成功仅仅寄托在大胆的手术技术上而非任何对长期努力的理智的希望。最终,排异反应——这个三世纪前引起丹尼斯同样困惑的问题——导致了移植手术的失败。同丹尼斯不同的是,20世纪60年代的医生查明了免疫防御的作用。尽管使用了抑制病人免疫系统的药物并提供某种程度的组织相容,但排异反应和感染仍是不易克服的主要障碍。

　　乐观的外科医生指出,输血也曾遇到过类似的困难,认为器官移植总有一天也会变得和输血一样平常。器官移植的倡导者们甚至试图忽略一个显而易见的事实,即与血液相比,心脏并不能再生。而且,就在外科医生宣告器官移植会作为常规而非实验性的医疗手段的新纪元到来时,健康学预言家们警告道,在不远的将来,与心脏的供应相比,金钱将会成为限制其发展的因素。面对心血管疾病的庞大的死亡人数,一些分析学家们主张目前比治疗更急迫需要的是预防。发展心脏移植这种冒险且昂贵的治疗方法就如同用更精密复杂的人工呼吸装置代替疫苗来对付脊髓灰质炎一样。然而不幸的是,预防工作并不像参与外科手术那样具有迷人和令人兴奋的魅力。

桑克托留斯和定量法

　　人们再三地把哈维的成就归功于他天才般地使用了机械框架下的定量法,但桑克托留斯(Santorio Santorio,1561—1636)的一生却表明艰苦的实验和精确的测算并不足以回答那些属于不同领域的基本问题。许多17世纪的科学家乐于接受定量法来拓展医学知识,但没有人有像桑克托留斯一样将一生都作出奉献的精神。作为医生和哲学家,桑克托留斯将目标转化成了生活方式,在意大利他被誉为定量实验生理学的奠基人。1582年,桑克托留斯从

264　帕多瓦大学毕业后成功地建立了自己的私人诊所。1611年他被任命为帕多瓦大学理论医学的主席。但是1624年他的学生指责他忽视基础教育工作,把个人实验凌驾于教学任务之上,虽然最终被证明是无辜的,桑克托留斯仍于1629年辞去了大学里的职务回到了威尼斯。

　　除了医疗实践外,桑克托留斯开始积极投身于对"觉察不到的出汗"的研

究。根据经典理论,皮肤不可感知的出汗是通过其呼吸作用不感知蒸发发生的。桑克托留斯相信可以通过精确的测量把不感知蒸发的问题转变成简单的机械过程。为了实现这个目标,他发明了一架特殊的天平秤,一把椅子悬吊在提秤上,用它测量出自己整整 30 多年在进食、饮水、睡眠、休息、运动后、在健康或患病状态下的体重。

桑克托留斯总结自己的实验结果以后,以一系列格言的形式,于 1614 年出版了一本名叫《医学静力学》的小册子。这本书先后出现了 30 个版本,被翻译成多种语言。1676 年出现了最早的英译本。尽管每一个精辟的结论都来自于测量数据的归纳,但是桑克托留斯对自己的实验方法介绍得相当含糊。他夸耀自己在医学领域里取得的前所未有的突破,即用推理和试验的方法准确测量出不可感知的出汗量。考虑到其他人也能分享他这种对于定量生活的奉献,他建议其他读者模仿他的例子,过以天平为生的生活。例如,他建议当他们进食时,坐在一个被预先平衡好的天平上,天平会在他们吃了适量的食品之后发出警告。

桑克托留斯认为不感知出汗量的测量方法对医学进步来说是必不可少的,提出如果医生对不感知出汗的定量意义不理解就治不好他的病人。有批评者对桑克托留斯宣称的测量方法进行批驳,认为桑克托留斯测量出的不感知出汗量仅是蒸汽的质量而不是其数量,这在病理现象中是非常重要的。

桑克托留斯的其他著作除了介绍这项创新外,还阐述了他 17 世纪在盖伦医学遗产上所做的工作和进行的思考。总而言之,他将生活和工作都贡献给了推理、试验和对希波克拉底、盖伦和阿维森纳的研究上。桑克托留斯接受了文艺复兴时期的解剖学家否定了盖伦的一些观点的事实,却不认为这是医学理论和实践中的重大问题。19 世纪伟大的法国生理学家克劳德·伯尔纳(Claude Bernard,1813—1878)在新陈代谢的研究中采用了相似的定量法,宣称这种实验方法就好比试图通过观察什么人进了门和什么从烟囱里冒出来从而判断房间里发生了什么事一样。

为了实现他在《医学静力学》中所表达的目标,桑克托留斯成功地发明和改进了一些用于医学实践和科学研究的测量仪器,包括温度计、湿度计、脉搏仪、水床及特制的桌子、床、浴盆、椅子甚至灌肠器和多种外科器械。桑克托留斯并没有摒弃希波克拉底、盖伦的遗产,但他是科学医学的佼佼者,反对那个时代盛行的迷信、神秘主义和占星术。尽管取得的成果和付出的艰巨工作不能相提并论,但这种致力于发明和实验的精神在这名内科医生身上得到了发扬光大。他没有期望他的测量方法和仪器能突破过去,而是希望它们为医学

265

266

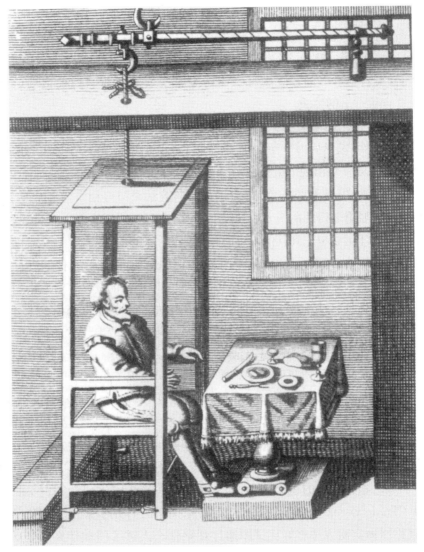

桑克托留斯坐在他的称椅里

实践提供更准确的方法来支持盖伦。毕竟盖伦将一生致力于实验和观察并为人们树立了榜样。

推荐阅读

Arrizabalaga，J.，Henderson，J.，and French，R. K. (1997). *The Great*

Pox: *The French Disease in Renaissance Europe*. New Haven, CT: Yale University Press.

Bainton, R. H. (1960). *Hunted Heretic*: *The Life and Death of Michael Servetus*, *1511—1553*. Boston, MA: Beacon Press.

Black, R. (2001). *Humanism and Education in Medieval and Renaissance Italy*: *Tradition and Innovation in Latin Schools from the Twelfth to the Fifteenth Century*. New York: Cambridge University Press.

Brandt, A. M. (1987). *No Magic Bullet*: *A Social History of Venereal Disease in the United States Since 1880*. *With a New Chapter on AIDS*. New York: Oxford University Press.

Bylebyl, J. J., ed. (1979). *William Harvey and His Age*. *The Professional and Social Context of the Discovery of the Circulation*. Baltimore, MD: Johns Hopkins Press.

Carlino, A. (2000). *Books of the Body*: *Anatomical Ritual and Renaissance Learning*. Chicago, IL: University of Chicago Press.

Carmichael, A. G. (1986). *Plague and the Poor in Renaissance Florence*. New York: Cambridge University Press.

Cipolla, C. M. (1992). *Miasmas and Disease*: *Public Health and the Environment in the Pre-Industrial Age* (Trans. by E. Potter). Yale University Press.

Cohen, H. F. (1994). *The Scientific Revolution*: *A Historiographical Inquiry*. Chicago, IL: University of Chicago Press.

Costantino, M. (1993). *Leonardo*: *Artist*, *Inventor*, *and Scientist*. New York: Crescent.

Crosby, A. W. (1986). *Ecological Imperialism*: *The Biological Expansion of Europe*, *900—1900*. New York: Cambridge University Press.

Cunningham, A. (1997). *The Anatomical Renaissance*: *The Resurrection of the Anatomical Projects of the Ancients*. Burlington, VT: Ashgate.

Cunningham, A., and Grell, O. P. (2001). *The Four Horsemen of the Apocalypse*: *War*, *Famine*, *Disease and Gospel in Reformation Europe*. New York: Cambridge University Press.

Davis, A. B. (1973). *Circulation Physiology and Medical Chemistry in*

England 1650—1680. Lawrence, KS: Coronado Press.

Debus, A. G. (2001). *Chemistry and Medical Debate: Van Helmont to Boerhaave*. Nantucket, MA: Science History Publications.

Eisenstein, E. (1983). *The Printing Revolution in Early Modern Europe*. New York: Cambridge University Press.

Field, J. V., and James, F. A. J. L., eds. (1993). *Renaissance and Revolution: Humanists, Scholars, Craftsmen, and Natural Philosophers in Early Modern Europe*. New York: Cambridge University Press.

Fox, R. C., and Swazey, J. P. (1992). *Spare Parts: Organ Replacement in American Society*. New York: Oxford University Press.

Fracastoro, G. (1984). *Fracastoro's "Syphilis"* (Trans. and Intro. by G. Eatough). Liverpool: Francis Cairns.

Frank, R. G., Jr. (1980). *Harvey and the Oxford Physiologists. Scientific Ideas and Social Interactions*. Berkeley, CA: University of California Press.

French, R. (2000). *Ancients and Moderns in the Medical Sciences: From Hippocrates to Harvey*. Burlington, VT: Ashgate.

Fuchs, T., and Grene, M. (2001). *The Mechanization of the Heart: Harvey & Descartes*. Rochester, NY: University of Rochester Press.

Gentilcore, D. (1998). *Healers and Healing in Early Modern Italy*. New York: Manchester University Press.

Goliszek, A. (2003). *In the Name of Science: A History of Secret Programs, Medical Research, and Human Experimentation*. New York: St. Martin's Press.

Grell, O. P., ed. (1998). *Paracelsus: The Man and His Reputation, His Ideas, and Their Transformation*. Leiden: Brill.

Grendler, P. F. (2002). *The Universities of the Italian Renaissance*. Baltimore, MD: Johns Hopkins University Press.

Hakim, N. S., and Papalois, V. E., eds. (2003). *History of Organ and Cell Transplantation*. River Edge, NJ: Imperial College Press.

Harvey, W. (1961). *Lectures on the Whole of Anatomy* (Annotated trans. by C. D. O'Malley, F. N. L. Poynter, and K. F. Russel). Berkeley, CA:

University of California Press.

Harvey, W. (1976). *An Anatomical Disputation Concerning the Movement of the Heart and Blood in Living Creatures* (Trans. by G. Whitteridge). Oxford: Blackwell.

Hayden, D. (2003). *Pox: Genius, Madness, and the Mysteries of Syphilis*. New York: Basic Books.

Jacob, J. R. (1999). *The Scientific Revolution: Aspirations and Achievements, 1500—1700*. Humanities Press.

Jones, J. H. (1993). *Bad Blood: The Tuskegee Syphilis Experiment*. New York: The Free Press.

Keele, K. D. (1983). *Leonardo da Vinci's Elements of the Science of Man*. New York: Academic Press.

Lindemann, M. (1999). *Medicine and Society in Early Modern Europe*. Cambridge: Cambridge University Press.

Moreno, J. D. (2000). *Undue Risk: Secret State Experiments on Humans*. New York: Routledge.

Morgani, G. (1984). *The Clinical Consultations of Giambattista Morgani*. Charlottesville, VA: University of Virginia Press.

Newman, W. R., and Grafton, A., eds. (2001). *Secrets of Nature: Astrology and Alchemy in Early Modern Europe*. Cambridge, MA: MIT Press.

O'Malley, C. D. (1964). *Andreas Vesalius of Brussels, 1514—1564*. Berkeley, CA: University of California Press.

O'Malley, C. D. (1965). *English Medical Humanists: Thomas Linacre and John Caius*. Lawrence, KA: University of Kansas Press.

Osler, M. J., ed. (2000). *Rethinking the Scientific Revolution*. New York: Cambridge University Press.

Pagel, W. (1984). *The Smiting Spleen. Paracelsianism in Storm and Stress*. Basel: Karger.

Park, K. (1985). *Doctors and Medicine in Early Renaissance Florence*. Princeton, NJ: Princeton University Press.

Pomata, G. (1998). *Contracting a Cure: Patients, Healers and the Law in*

Early Modern Bologna. Baltimore, MD: Johns Hopkins University Press.

Quétel, C. (1990). *History of Syphilis*. Cambridge, UK: Polity Press.

Ramazzini, B. (1940). *De morbis artificum diatriba. Diseases of Workers* (Trans. and notes by W. C. Wright). Chicago, IL: University of Chicago Press.

Reverby, S. M. , ed. (2000). *Tuskegee's Truths: Rethinking the Tuskegee Syphilis Study*. Chapel Hill, NC: University of North Carolina Press.

Richardson, R. (2001). *Death, Dissection and the Destitute*. 2nd ed. Chicago, IL: University of Chicago Press.

Saunders, J. B. de C. M. , and O'Malley, C. D. (1947). *Andreas Vesalius Bruxellensis: The Bloodletting Letter of 1539*. New York: Henry Schuman.

Shapin, S. (1996). *The Scientific Revolution*. Chicago, IL: University of Chicago Press.

Siraisi, N. G. (1990). *Medieval & Early Renaissance Medicine*. Chicago, IL: University of Chicago Press.

Starr, D. (1998). *Blood: An Epic History of Medicine and Commerce*. New York: Alfred A. Knopf.

Temkin, O. (1973). *Galenism. Rise and Decline of a Medical Philosophy*. Ithaca, NY: Cornell University Press.

Vesalius, A. (1949). *The Epitome of Andreas Vesalius* (Trans. from the Latin, with Introduction and Anatomical Notes by L. R. Lind and C. W. Asling). Cambridge, MA: MIT Press.

Vesalius, A. (1998). *On the Fabric of the Human Body*. Book 1: *The Bones and Cartilages*. (Trans. by W. F. Richardson and J. B. Carman) San Francisco, CA: Norman Publishing.

Vesalius, A. (1999). *On the Fabric of the Human Body*. Book 2: *The Ligaments and Muscles*. (Trans. by W. F. Richardson and J. B. Carman) San Francisco, CA: Norman Publishing.

Vesalius, A. (2002). *On the Fabric of the Human Body*. Book 3: *The Veins and Arteries*. Book 4: *The Nerves*. (Trans. by W. F. Richardson and J. B. Carman) San Francisco, CA: Norman Publishing.

Voights, L. E., and McVaugh, M. R. (1984). *A Latin Technical Phlebotomy and Its Middle English Translation*. Philadelphia, PA: American Philosophical Society.

Wear, A. (2000). *Knowledge and Practice in English Medicine, 1550—1680*. New York: Cambridge University Press.

Webster, C. (2002). *The Great Instauration: Science, Medicine and Reform, 1626—1660*. 2nd ed. Oxford: Peter Lang.

Whitteridge, G. (1971). *William Harvey and the Circulation of the Blood*. New York: American Elsevier.

Williams, G. S., and Gunnoe, C. D., eds. (2002). *Paracelsian Moments: Science, Medicine, & Astrology in Early Modern Europe*. Truman State University Press.

Younger, S. J., Fox, R. C., and O'Connell, L. J., eds. (1996). *Organ Transplantation: Meanings and Realities*. Madison, WI: University of Wisconsin Press.

第七章　美洲土著文明与文化

最初的欧洲报告把美洲描述为一个名副其实的伊甸园,人们在那里居住,健康而长寿,他们用药用植物治愈疾病,而不知道世界上其他地方的疾病是否与其有共性。哥伦布(Columbus)称他在新近发现的印度岛上为"地球上的天堂"。描绘新大陆质朴宜人的环境和资源、受到很高赞誉的报告被认为是由于无知、或为吸引欧洲定居者和投资者而作。总之,几个世纪以来对美洲的发现与征服导致了民族、植物、动物和病菌的史无前例地大规模的交换。战胜土著美洲人导致的人口统计学上的大灾害和西班牙殖民者对劳动力的需求,促成了奴隶贸易,从而将大量非洲人带到美洲。这样,在几个世纪中,美洲成为多民族混合之地和先前分离于各大洲的细菌汇合之处。

20 世纪末,历史学家总体上同意,对于美洲,新的比较史和共同史的研究是必要的。对美洲的实际情况的认识是必需的,这些情况只对欧洲人来说是新发现的;美洲在很久以前就被发现,那里定居着现在所称的土著美洲人、印度人、美洲印第安人的祖先。因为美洲土著民族的历史首先是通过欧洲探索者、征服者、传教士、定居者所留下的文献而了解的,以欧洲为中心的偏见可能是无法避免的。而且,除了西班牙征服者最早的描述外,紧随着导致巨大灾难的人口暴跌而来的欧洲人的报告,对此反应镇静沉着,但事实上人口的暴跌破坏了土著美洲文明和文化的根基。现在学者为了了解美洲 1492 年前的历史,正试图超越隐含在如发现、美洲、欧洲扩张这样的术语背后的设想,但是如果
所掌握的证据是片面的,就给期望的美洲历史的大综合性留下了庞大而未完成的任务。

历史学家和科学家继续对人类最早移民到美洲的时间和性质展开讨论。一些学者认为,人类最先在冰川时期末,也就是大约在一万年以前,从西伯利亚穿越一个大陆桥到达美洲。这些移民可能具备游牧狩猎的熟练技术,并因此最终导致乳齿象、长毛象、马、骆驼以及其他庞大种类哺乳动物的灭绝。其

他的证据显示,人类可能在两万年以前到达美洲,追求着一种与狩猎并重的采集植物的生活方式。北美和南美的遗迹已证明人工制品出现了一万五千年至两万年之久,但最早的遗迹保留得欠妥。这些证据太片面和模糊了,以至于每一个史前工具和人工制品的发现,对于移民形式、最早到达美洲人的身份以及他们与当代美洲印度人关系的观点都成为了一种补充。

一些科学家认为,冰川时期的骨骼和 DNA 测试可能会结束谁最先到达美洲的争论。到 20 世纪末,科学家已发现基因证据,提示来自亚洲、波利尼西亚,甚至西欧的移民是独立地涌入的。但是,人工制品、人类遗迹及人类 DNA 的证据仍然是模糊的。无论人类何时第一次踏上美洲的土地,总之欧亚移民潮很可能因为连接阿拉斯加州和西伯利亚的陆地桥的消失而停止,也因此使美洲与世界其他地区隔绝。土著美洲人相关的遗传同质或许已影响他们对于欧洲感染性介质的反应。如美洲血型的分布就比欧亚大陆变化少。

关于早期移民形式的不确定性导致史前时期美洲流行的疾病形式的不确定性。学者们认为,穿过被称为"冷过滤器"的白令海峡到达美洲的移民,被筛查过许多病菌和昆虫,但是这并不意味着哥伦布之前的美洲曾经是无疾病存在的伊甸园。然而,美洲大部分地区人口密度太低以至于不能经受在欧洲城市中心传染病和儿童疾病共性的无穷循环。当然,那时有危险的动物、有毒的爬虫与植物,还有昆虫和节肢动物可以被看作是疾病病菌的传播媒介。

美洲疾病很可能出现在 1492 年之前,包括关节炎、癌症、内分泌系统疾病、营养缺乏症、肠寄生虫病、痢疾、支气管炎、肺炎、肺结核、立克次氏体与病毒热、腐肉病(奥罗亚热或秘鲁疣)、美洲利什曼病、恰加斯氏病(锥体虫)。引起恰加斯氏病的寄生虫通过吸血臭虫传播。这种无可救治的疾病的临床过程变化多端,但是这种疾病一般都会损害肝脏、脾和心脏。巴西科学家卡洛斯·查加斯(Carlos Chagas,1879—1934)确认了引起传播的介质和传播方式。传染病学家估计在拉丁美洲大约有 1 800 万人感染了恰加斯氏病,每年约有 5 万人死于该病。关于在哥伦布之前美洲结核病流行有大量的不确定性,但是,秘鲁人木乃伊已揭示了肺结核、修虫、蛲虫、蛔虫的证据。

可引起伤口感染、红肿、咽喉疼痛的微生物与食物毒害可能症状十分相同。"发热"一定是美洲的地方病,但是哥伦布之前疟疾和黄热病的情形是不确定的。许多由细菌和寄生虫引起的地方热病可能是由美洲蚊子、扁虱、苍蝇、跳蚤、半翅类昆虫传播的。例如,立克次氏体是由只在美洲发现的特殊病菌引起的。其他具有高死亡率的美洲病,包括科罗拉多蜱传热、圣

273

路易斯脑炎、西部马脑炎和东部马脑炎是由在爬虫动物、鸟和哺乳动物中的宿主身上发现的节肢介体病毒引起的（由节肢动物传播病毒，如蚊子和壁虱类昆虫）。

在原始民族与更先进文化接触之前的时期，关于霍乱、瘟疫、天花、麻疹、猩红热、疟疾、斑疹伤寒热、伤寒热、流行性感冒、淋病和麻风病是未知的。甚至美洲本土的害虫种类也是不确定的。对于许多流行病和地方病来说，传播病菌的媒介，如昆虫、节肢动物和啮齿动物，它们的分布和传播是决定的因素。壁虱类昆虫、刺人的蚂蚁、蚊子、苍蝇、寄生虫、蚋/蚊、沙蚤、蝎子、蜘蛛、苍蝇和毒蛇是美洲固有的，但是欧洲人可能带来新品种的跳蚤、蟑螂、虱子、臭虫和老鼠。

在历史上疟疾已成为一个强有力的媒介，但是在哥伦布之前全球的分布是不确定的。即使疟疾最初出现在美洲，更多的传染性非洲菌株的输入与奴隶贸易有关。在哥伦布之前的美洲无论人类疟疾是一个有意义的问题与否，奎宁这种使治愈疟疾成为可能的药物在美洲被发现。奎宁是从南美本地产的一种植物中提取的，这种植物就是最初所知的金鸡纳树或秘鲁树皮。当患有流行性热的土著美洲人饮用与金鸡纳树邻接的池塘水时，他们宣称发现了金鸡纳树的治疗价值。最终，金鸡纳的传说与秘鲁总督钦抽（Chinchón）伯爵夫人有关。很遗憾，以患热病的伯爵夫人和土著美洲疗法的故事来解释秘鲁树皮在17世纪30年代输出到欧洲，看起来更像是一个虚构的故事。弗朗西斯科·托尔蒂（Francesco Torti，1658—1741）关于致命的间歇热的书《治疗学专业》（1712）在确立金鸡纳树皮治疗价值上颇有价值。

尽管许多16世纪的医生认为梅毒是从美洲输入的一种新的疾病，但哥伦布之前的梅毒分布仍是有争议的。有证据显示有密螺旋体病病人的家庭的其他成员广泛地分布于全世界；已知的品他病的形式存在于美洲。1492年之后梅毒的全球性流行是限定于密螺旋体菌株交换的结果。其他性传播疾病可能存在于美洲，但可能不包括淋病。

黄热病的起源如同梅毒以及与哥伦布之前美洲和欧洲已存在的疾病分布一样，都是神秘而具有争议的。据称，玛雅文明由于黄热病而被摧毁，这种病是否在1493—1496年流行于（墨西哥）维拉克鲁斯（Vera Cruz）及圣多明各（San Domingo）仍有疑问。一些传染病学家主张，黄热病病毒通过蚊子传染给人类，在与欧洲人接触以前在美洲流行，但是其他人相信这种病是从非洲传入的。

与梅毒和黄热病存在的争议不同,对于肺结核在原始民族与更先进文化接触之前的美洲已存在似乎达到了共识。在群体中肺结核感染是具有传染性的,通常通过呼吸道在儿童早期感染。其最初的损害在肺部,可见的细菌是包裹性的,直到某种压力或刺激物使感染再次活化。肺结核引起骨骼损害的特征只发生在小部分感染的个体中。

人类骨遗迹和木乃伊提供了在哥伦布之前的美洲某种疾病出现的证据,但是在解释这种资料方面仍存在着较大的不确定性和困难。由于分子生物学技术的进步,研究者通过研究人类遗迹复原的 DNA 可能获取关键性信息。一些学者认为,所有尝试将现代诊断名称归属于古代遗迹是无益的,尽管这样做的理由似乎不可抵抗。另外一些人认为,尽管存在社会构造主义,但疾病还是被认为是穿越时光具有真正的生物学的持续的存在。

通常,在典型北美人类学的标本中约 15% 的骨骼显示出可辨认状态的证据,如外伤、感染和关节炎。当然,在骨骼中的可辨认状态并非是引起死亡的直接原因。因为急性病很少会在骨骼上留有特征性标记。而且,不同的状况可引起相似的损害。急性的病毒性疾病可能是与欧洲人接触后对土著美洲人造成的最大伤害,但这种病未必感染骨骼,但在印第安人的墓地中可找到由欧洲武器引起死亡与损伤的证据。

在条件有利的地方,生物人类学家已分析了征服前后的人口遗迹,并且把分析的结果和欧洲人对早期与土著美洲人的冲突的观察资料进行了比较。例如,对格鲁吉亚沿海地区早期人类遗迹的研究表明,在接触之前,人类的生命质量已恶化。12 世纪,这些沿海地区的人们开始耕种玉米,导致饮食变化较少,增加了非特异性骨炎和龋齿的发生频度。人口规模的扩大基本上是由定居的生存经济提供的支持,包括农耕、狩猎、采集与捕鱼。

研究者已运用分子生物学技术研究古代人类遗迹复原的 DNA。例如,从佛罗里达泥炭沼泽中复原的骨骼保存了完整的头盖骨以及非常脆弱的脑物质。尽管骨骼在泥炭沼泽中已经过 7 000 年的风化,科学家仍能够对其中的线粒体 DNA 进行研究。

对于 1492 年美洲人口的估计以及随着欧洲人的到达、人口衰减的重大而特定的原因是有争议且很不精确的。人口经济学家已尝试将有关定居形式、葬礼以及废物积聚的证据与早期欧洲开发者记录的估计人口相比较。尽管分析技术有其复杂性,但对早期冲突时期的人口估计是以过少、过多甚至"数字从零开始"的荒谬为特征的。

275

尽管欧洲疾病对土著美洲人产生灾难性的影响是普遍认同的观点，但评估欧洲接触者的影响并非易事。人口变化是复杂因素的结果，过去对人口的估计缺少精确性。人口统计学家能够从总体上划分两种观点的学派。一种观点认为，曾经有大量接触前土著美洲的人口，但由于征服所带来的传染病、混沌状态及开拓而急剧减少；一种观点认为，欧洲侵略者为了赞美自己的胜利，夸大了遇到的人口数量。

一些学者认为，全美洲征服前人口大概有 800 万—1 300 万，但是 1492 年墨西哥人口估计有 100 万—3 000 万。无论绝对数值如何，欧洲（东半球）与美洲（西半球）的联系明显导致人类历史上最严重的人口数量上的灾难，当西班牙官僚在 16 世纪 40 年代尝试进行墨西哥人口普查时，观察者估计人口少于征服前的 1/3。在 16 世纪 70 年代进行的人口普查显示，当地人口由于战争、疾病和其他苦难而进一步减少。战胜了士气低落的生存者，征服者和他们的牧师取代了当地的巫师、牧师和首领，欧洲农业和畜牧业替代了当地生产方式。欧洲驯养动物的传入更加剧了环境损害和社会瓦解。

不幸的是，关于美洲不同民族在哥伦布之前的医学信条及实践只保留着少量直接证据，还常常由于翻译古代符号、人工制品和艺术品的意义有困难而难以理解。因为不可避免的误解和有意的曲解，欧洲人所作的观察使这个问题变得更糟。当土著美洲人开始使用欧洲字母来记录他们的历史和思想时，美洲人、植物和动物已经受到了极度的扰乱。

美洲人面临着带来新植物和动物的欧洲人。在许多方面诸如许多发现一定给欧洲人带来了极度的震惊，但是新信息中的大多数是符合圣经的，并和传统思想体系混合。欧洲草药书伴随着医学美德的传统描述，很快充满了来自美洲的外来植物的画面。的确，一些医生预测美洲的医学财富将证明比金银具有更多的价值。美洲人提供了外来的新食物和药物，诸如可卡因、毒马钱、通卡豆、吐根、泻药、半边莲属、秘鲁树脂、撒尔沙植物的干根、烟草和奎宁。今天，世界上最重要的植物约有 1/3 可追踪到美洲。然而，欧洲也带给美洲许多动植物，包括小麦、大麦、米、豆荚、不同水果、甘蔗、猪、马、牛、羊、驴、骡、鸡和山羊。这样，欧洲和美洲之间的接触导致有目的的与偶然的许多方面的变化，包括贯穿世界的动物和植物的分布。

拉丁美洲的土著文明

在欧洲人到达西半球以前的世纪中，一般符合标准的文化用以界定已经发达的文明,主要是现在所知的墨西哥、危地马拉、秘鲁地区。如果它们没有被征服和殖民地化,要了解这些文明和其他本土的文化如何演进是不可能的,但是,对科潘(Copán)、帕伦克(Palenque)、乌斯马尔(Uxmal)和奇琴伊察(Chitchén Itzá)的玛雅人城市,特诺奇蒂特兰(Tenochtitlán)的阿兹台特城市,库斯科(Cuzco)、玛丘匹克丘(Machu Picchu)的印加人城市及其他城市的研究,反映了复杂的社会组织和政府、联盟和帝权、艺术和建筑、文字和保存记录、数学、天文学和复杂的历法计算。在哥伦布以前美洲文化的书面语言涉及象形文字系统的雕刻文字记载在石碑上,或记录在纸上或兽皮上。不幸的是,几乎所有哥伦布以前的原稿(手写本)都被西班牙征服者所破坏。一般地,欧洲人诋毁美洲文化,甚至是阿兹台特、玛雅和印加文化,因为他们不使用铁、犁、拱门与字母表。他们的统治者可能积聚着帝权和财富,但是欧洲人认为土著宗教和管理处于原始、野蛮、残暴状态。

在美洲,从游牧的狩猎和采摘到定居生活方式的变迁,可能在公元前6000年,从位于沿海的秘鲁和处于盆地的墨西哥开始。中美洲流域和南美的西北部提供了农业生产、人口快速增长、贸易与工业的多种经营、建立乡镇与城市的适宜条件,拥有特权的阶级如牧师、统治者、贵族、武士出现了。中美洲是几个著名文明沉浮的遗址,包括奥尔梅克人、萨波特克族、托尔特克族、米斯特克人、阿兹台特人与玛雅人。这些民族的成员耕种多种重要的粮食作物、烟草、橡胶,生产成瘾药、毒药、发酵饮料、染料、布和陶瓷制品。科学家认为,玉米比其他主要谷类植物,如小麦和大米在家庭种植要晚,但有证据表明,7 000多年前墨西哥耕种玉米。在一些地区,以玉米、豆类、土豆、木薯属植物、丝兰属植物、西红柿和小米椒为基本饮食,以火鸡、鸭子、鱼、水生等贝壳类动物,还有狗、豚鼠作补充。

7 000年前生活在西半球的人类骨遗物研究显示,土著美洲人总体健康在1492年前恶化,持续多个世纪,但是仍存在诸多不确定性。对北美洲和南美洲多处遗迹中成千上万个骨骼进行分析,可以发现感染、营养不良、退行性关节病、牙齿健康、身材、贫血症、抑制骨生长、外伤等疾病的证据。下降的健康记录似乎与南美洲和中美洲农业与城市文化的兴起有关联。考古学的证据也揭示,在与欧洲联系之前,美洲有几个人口增长与减少的阶段。把美洲帝权的完全崩溃归因于征服可能过于欧洲中心。另一方面,欧洲疾病和军事征服的影响如此深远和突然,以致可能突然改变或终止土著发展的形式。

欧洲人很快认识和利用了被冲突的帝权严厉对待的土著民族中的分歧与

278

敌意。内在的冲突、部落的反叛以及欧洲入侵者造成阿兹台特人和印加帝国的衰落。涉及阿兹台特人、玛雅人和印加人的接触事件是特别有戏剧性的,主要因为在美洲墨西哥和秘鲁拥有最高的人口密度、最广泛的贸易和运输网络。这些因素为传染病的传播提供了理想的条件。阿兹台特、玛雅及印加帝国衰落的故事揭示,欧洲最具有破坏性的进攻性武器是可引起高传染性的发疹热,如天花和麻疹以及伴随着罕见毒性传染病引起的恐慌。营养不良、饥饿、长期的社会网络的衰退可强化传染性疾病的影响。

阿兹台特文明

阿兹台特帝国是传承本土文明的最后一个民族,其他曾经在中美洲繁荣的民族还有如奥尔梅克人、米斯特克人、萨菠特克族、托尔特克族,这个地区包括现代墨西哥、危地马拉、伯利兹、洪都拉斯、萨尔瓦多。尽管这种剧变与不同的早期文明的沉浮有关联,但中美洲文化的传统和普遍的信念体系包括神圣的历法、阳历、象形文字、众神及血祭品。

在托尔特克文明衰落之后,阿兹台特人建立了新帝国,其统治年代从14世纪到16世纪。他们的首都城市特诺奇蒂特兰(今天的墨西哥市)可能拥有超过20万人口。阿兹台特华丽花园城市从浅湖的沼泽岛中形成。西班牙征服于1519年开始,埃尔南·科尔特斯(Hernán Cortés,1485—1547)证明在阿兹台特帝国时期,善于利用部落分割与紧张的效果。按照西班牙人的叙述,特诺奇蒂特兰具有豪华规模,建筑物和设施包括庙宇、金字塔、纪念碑、马路、沟渠、喷泉、浴室、公共厕所及花园。西班牙人试图毁坏特诺奇蒂特兰雄伟的庙宇及阿兹台特宗教遗迹,但是,某些古代的废墟仍保留在现代墨西哥城市中心。

水的治理一直是城市发展的主要难题之一。西班牙人的观察和考古证据揭示,对于特诺奇蒂特兰的居民,可利用的饮用水比16世纪欧洲城市要好。个人的清洁受到非常高的重视,普通人每天洗澡。蒸汽浴被认为是洁身礼和放松必不可少的,而且被作为一种击退发烧和毒物的方法。与阿兹台特人重视清洁相协调,特诺奇蒂特兰的街道由成百上千的街道清洁人员扫除和清洗,这些清洁人员由卫生官员和检察员管理。法律和习俗禁止垃圾倒入湖中和运河中。粪便(用作肥料的人类粪便)由驳船收集,运送到陆地上的农场中。尿收集后用于棉布染色。由于与欧洲人接触,严格的清洁观念可能会减轻本土疾病的传播。然而,痢疾、胃肠失调、风湿病和呼吸感染一定十分常见,图画和陶器人物似乎描绘了结核病脊柱有驼背者的特征。

阿兹台特人采取许多措施和制度,促进了中心城市和边远地区居民的健康和福利。为武士、病人和贫困者建立了遍及帝国的住所和医院,医院配备了政府资助的医生。欧洲观察者注意到在欧洲乞讨是常见的,而在阿兹台特帝国则很少有。高度集中的政府以玉米、可可粉和其他食物,还有棉花、橡胶、黄金、禽类的形式,收取附属民族部落的税。公共援助部门将玉米分发给贫困者,在粮食歉收时期供应所需食物。为控制传染病,阿兹台特统治者建立了严格的检疫制度,医生将病人送到隔离中心。

就阿兹台特帝国的财富、权力、复杂性而论,要理解埃尔南·科尔特斯带领 600 人以及有限的马、火药武器在 1519 年来到美洲,如何能够在 1521 年占领阿兹台特首都,夷平了一个有灿烂文明的基础很困难。尽管入侵者有火药武器的优势,假定西班牙士兵与阿兹台特武士之间存在数量的差异,两者之间纯粹的军队对抗一定是阿兹台特人赢。然而,许多其他因素有利于入侵者,包括阿兹台特帝国内日益紧张的关系。许多学者认为,天花是美洲先前未知的一种高传染性病毒性疾病,是科尔特斯的最强有力同盟。尽管科尔特斯与他的战士似乎未意识到欧洲居民是如此熟悉的疾病在阿兹台特所造成的破坏,而土著美洲生存者逐渐明白天花的传染性是在 1520 年,此时是他们历史上的转折点。阿兹台特编年史指出,在西班牙人到达之前的时期,作为相对享乐之地,那里没有天花和其他致命性热病。欧洲人把恐惧和疾病一同带来。西班牙观察者说,因为上帝在圣经中诅咒过墨西哥流行鼠疫,因此天花、麻疹、战争、饥饿、奴隶制、在矿井工作及其他被压迫的形式导致成千上万的土著人死亡。

但显然是一条西班牙船在 1516 年把天花带到美洲。1519 年圣多明各为控制天花的流行,西班牙官员强制实行检疫制度。那时,疾病已在墨西哥沿岸土著美洲人中蔓延,如同科尔特斯与他的军队准备袭击阿兹台特帝国。天花很快遍及墨西哥的中心,并通过美洲人口最密集的地区迁移到北部和南部。欧洲人没有直接观察到北美洲早期传染病的影响,但埃尔南·迪·索托(Hernando de Soto,1496?—1542)1539 年考察佛罗里达时,发现了许多地区人口减少的证据。尽管一些历史学家认为欧洲疾病直到 17 世纪早期才达到北美洲的东北部,但天花如何传播得那么远仍不确定。然而,考古学证据显示,疾病引起的人口减少早在 16 世纪北美洲的某些地区就发生过,这个时间是在土著美洲人和欧洲人之间意义重大的直接接触之前。因而,1520年天花流行之后,来自美洲的欧洲报告很可能反映的是由于传染病而遭到破坏的社会。

一些历史学家认为,"征服"是可能的,因为阿兹台特人口过分拥挤,营养不良,饥饿,没有能力对付疾病。作为这种假设的证据,他们认为阿兹台特人利用人献祭来满足对于蛋白质的需要。另外一些人争辩,在"征服"时期之前阿兹台特人的发展一帆风顺,人类献祭只是出于宗教与政治目的,与寻找饮食蛋白质无关。尽管西班牙征服者帮助创立了阿兹台特人作为野蛮宗教信徒的形象,但这需要大量战争俘虏的献祭与消耗,客观的证据支持这样的结论:人类献祭和宗教仪式的同类相食的确是阿兹台特宗教的完整部分。

281　　　　按照阿兹台特的信仰,人类通过提供他们的血液给上帝和进行宗教仪式的人类献祭来保持宇宙必要的平衡。为了献血祭,阿兹台特人用黑曜岩片、鱼脊、虹脊、龙舌兰刺割伤自己的舌头、耳垂和性器官。精英人士对进行不同的宗教仪式、禁食、自动献祭等活动甚至比普通人更热情,因为他们的血特别有价值。

人类献祭不是古代文化中稀有的方面,但是由阿兹台特人实行的人类献祭的重要性显然是前所未有的。然而,关于极其可怕的同类相食的程度,早期西班牙许多记录是以阿兹台特人的敌人的传闻为基础证据。无论如何,对阿兹台特人献祭、吃掉数以万计的战争俘虏的指责,提供了一个西班牙人使用武力消灭阿兹台特文化和宗教的理论基础。

一些学者认为,阿兹台特帝国的经济、文化和营养基础促进了人类同类相食的现象。按照"营养同类相食"的假设,阿兹台特人耗尽了他们的资源,以至于精英阶层转向以同类作为高质量蛋白质的一个来源。阿兹台特把冲突和献祭作为解决人口增长、环境低劣、不确定收成以及蛋白质缺乏的一种方法。

持这种假设的评论家主张,在阿兹台特社会所有阶层——贵族、平民和奴隶,一般摄入充足的热量,并有获得充分的动物、植物蛋白质的权利。因此,人类献祭不是针对饥荒和人口压力。阿兹台特人被指责残暴,但是他们没有因典型的食用死于战争中的尸体以及荒年时期同类相食而受谴责。总体上,献祭和同类相食的仪式在收割时节达到最高峰,意味着这是感恩的仪式。尽管阿兹台特是人类献祭的能手,进行诸如移去心脏、剥离皮肤、对那些不幸的俘虏进行断肢等仪式。但他们似乎在解剖人体和动植物方面没有理论研究的兴趣。

　　阿兹台特农业制度提供了与同时代欧洲人不同、但不一定代表质量差的饮食。阿兹台特人使用的农业技术能够养活众多人口，因为他们加强劳动力的使用，体现在适当的作物种类、营养物的再循环、水资源的高效使用以及在大麦、豆类和南瓜（三者是印第安的传统食物）实行间作等方面。大麦作为阿兹台特、印加和玛雅文明的基本植物类食物，可以生长在对大米太干燥、对小麦太湿润的地方。通过宗教仪式、绘画、陶器形象都可看出玉米在阿兹台特社会中的重要性。过分依赖玉米会造成营养缺乏，如糙皮病，但是玉米、豆类和南瓜相结合的饮食则提供了营养的均衡。而且，土著美洲人以多种方式配制玉米以增加必需营养物的可吸收性。阿兹台特人的饮食也包括多种蔬菜、水果、海藻、抗旱植物，诸如苋菜、龙舌兰、牧豆树属植物。与欧洲人相比，阿兹台特人较少食用驯养动物，但是他们饲养美洲驼、狗和豚鼠。他们靠昆虫、鱼、两栖动物、野鸟、小动物如：蚱蜢、蚂蚁、虫、青蛙、蝌蚪、蝾螈、鬣蜥、犰狳、黄鼠狼、鼠来补充基本饮食。尽管西班牙人认为这些阿兹台特美味令人反感，但实际上许多昆虫和两栖动物是十分有营养的。

　　欧洲人没有意识到征服阿兹台特之前那里的公众健康、公共卫生和个人卫生标准存在的优越性，但是他们对阿兹台特医生和草药医生的印象极深。科尔特斯认为土著医生十分灵巧，他特别尊重他们的草药知识。阿兹台特统治者建立了动物园和植物园，以便于草药学家在这里栽培不同的植物，并调制、研究潜在的药物。贵族成员在使用新药前，药物要经过献祭者和低阶层成员的试验。草药学家和医治者收集的信息可能还包括药方集，但是，西班牙士兵和牧师毁坏了所有他们能发现的阿兹台特人的文本。后来，一些西班牙牧师与阿兹台特信息提供者一起重构古代医学传说这部分。

　　由于阿兹台特的军队和经济统治强于墨西哥，阿兹台特宗教和医疗实践传播到整个地区。这样，关于已知的阿兹台特信仰和实践的少部分可能概括为其他的中美洲文化。如同最古老的文化一样，阿兹台特人相信，可引发疾病的介质可能是超自然的、有魔力的及自然的。所以，医疗实践是巫术、宗教及经验知识的结合体。对于用通常的家庭医学治疗没有好转的疾病和病情，人们找医疗团体的成员看病。虽然医学从业人员在治疗中发挥专业知识和技能，但他们保留医学与教士的特点。牧师、僧侣医士及其他类型的治疗者通过祷告、咒语、巫术、护身符及其他有魔力方法驱除引发疾病的邪恶灵魂。阿兹台特治疗仪式包括忏悔、洁身典礼、推拿以及找到引起严重疾病的"侵入物质"的身体探查。

283　　　　医治者研究病人的外表、行为以及梦所提供的诊断性线索。考虑到动物神谕的内脏后,医治者可能会开出由贝壳、水晶、石头和动物器官组成的护身符处方。如果佩戴这些保护性物件没有效果,僧侣医士可能会帮助病人将这种不适传送给新的受害者。治疗仪式可能包括赎罪苦修、截肢、沐浴、咒语、吸入烟雾以及吃下由苋团做的神像。引起幻觉的介质对于某些疾病的诊断和治疗过程是必要的部分。僧侣医士可能会吸收幻觉剂,到其他世界游走,咨询超自然的生命,找到诊断和治疗方法后返回。象征性尊敬神的仪式,诸如燃烧各种油和松脂、产生芳香烟雾也可能具有驱除有毒昆虫的实践价值。

　　　　阿兹台特牧师尊崇神与女神组成的大量众神,包括与某种疾病有关联的特效疗法和医疗开业医生。大量神控制日常生活,其中有许多神需要人和动物祭品。神能够使个体和整个社会害病,以作为对个体与集体犯法的惩罚。另一些神与草药、皮肤病、呼吸病、痢疾、睡眠和释梦、妇女病与分娩有联系。诊断超自然的精神不安的原因、进行平息的仪式需要尊崇适时的众神的医治者所提供的服务。在功能的专门化方面,阿兹台特医治者可能包括静脉切开放血医师、外科医生以及医治眼病、胃病、膀胱疾病等的内科医生。阿兹台特牙医治疗发炎的牙龈、拔掉烂牙、施行整容。治愈的医术可以从父亲传授给儿子,通过师徒或在特定庙宇中牧师教给学生关于众神、疾病与治愈之间的关系以及占星术、以占星术算命的艺术。

　　　　巫师可能间接地关注外伤的原因,但是扭伤、脱位、骨折与毒蛇和昆虫引起的中毒等直接原因通常十分明显。在治疗骨折和扭伤方面,阿兹台特医治者与欧洲医治者相比较更赢得赞同。尖锐的剃刀样的黑曜岩解剖刀用于外科、放血和自我截肢的仪式。从事黑曜岩仪器和武器的研究人员认为,这些人工制品的用处可能是哥伦布之前的文化没有发展为欧洲风格冶金术的原因之一。

　　　　对清洁的总体关注一定是阿兹台特外科和产科的优势。包含麻醉植物和真菌的制剂,如曼陀罗、种子、大麻、墨斯卡灵和皮约特仙人掌可能会减轻疼284　痛。用不同的草药、油、泥敷剂和药膏冲洗和敷裹伤口、疖、脓肿。外科医生用夹板和模子使骨折复位,用人发制成的缝线封闭伤口。尽管印加人因环钻术而众所周知,但阿兹台特和玛雅外科医生也施行这种手术。对于头部伤口也用松香、蛋清、羽毛、血及灰末制成的防护性膏药覆盖来治疗。除草药外,阿兹台特药物包括矿石,如玉,炭,动物身体部位及产物,如胆汁、毒液、尿、鹿角、骨末及蜂蜜。后来所知的印度橡胶——一种弹性橡胶——被用来制作灌肠器。

由西班牙观察者、包括医生和牧师编写的编年史提供了美洲疾病和医疗实践的概览,但是也记载了许多歪曲之事。由于欧洲人不能够也不愿意接受不熟悉的学说,他们试图将美洲思想强加于经典传统的欧洲理论中。尽管一些传教士对阿兹台特文明感兴趣,但是收集接触前的信息,主要是为促进印第安文化转化到基督教。传教士想了解印第安宗教、神及宗教仪式,因此,他们能够发现伪装为基督教崇拜的被禁止的仪式。牧师甚至禁止使用和耕种苋属植物,因为它是一种阿兹台特谷物的原料,用于土著医治仪式,能够提供高质量蛋白。典型的土著神的形象由苋面制成,在宗教节日中可吃。对于西班牙牧师和征服者,这似乎是模仿天主教圣餐。在征服之后,苋属十分稀少,但在20世纪70年代,营养学家重新发现了它的价值。

在征服之后,西班牙布道团的建立导致了天花、麻疹及其他疾病在印第安人中破坏性的传播,这些印第安人从他们的村庄中搬出,被迫为新统治者提供劳力。由西班牙牧师建立的布道团为推进与天主教的对话,集中了以前分散的土著人群体。传教的印第安人经历了由于增加限制性饮食、传染病、苛刻的工作负荷所造成的传统社会体系的瓦解、拥塞、不卫生状况、营养不良,所有这些导致出生率降低和死亡率上升。在17世纪殖民地当局进行的调查中,记录了印第安人口持续下降、对于纳贡和劳动力的持续增长以及土著美洲人社会的瓦解。

早在16世纪30年代,传教士在新西班牙(1535—1821年期间的西班牙的殖民地)建立了大学,为了搜集人种史的信息、促进印第安人的转变,他们培养了新闻记者和翻译员。因此,以那瓦特尔语(Nahuatl,阿兹台特人的语言的一种)记载的阿兹台特药物的几个文本被翻译为西班牙语和拉丁文。新西班牙重要的自然史也是由西班牙医生搜集汇编的。1570年,国王菲力普二世派遣弗朗西斯科·埃尔南德斯(Francisco Hernández,1517—1587)到美洲收集在新西班牙帝国发现的“自然事物”的信息。埃尔南德斯期望找到当地医生、巫医、草药采集者询问,检测美洲草本植物、树及药用植物的被宣称的疗效,进而决定哪种药可提供为新药。埃尔南德斯留在接近墨西哥城的地方,土著医生和草药收集者给了他上千个动、植物的信息,这些动植物在欧洲是未知的。埃尔南德斯通过在墨西哥城医院中进行临床试验,努力证明美洲物种据说的医药功效。当他返回西班牙时,已有成百上千个说明以及用那瓦特尔语、西班牙语和拉丁语描述3 000种植物的记录。作为西班牙的普林尼,埃尔南德斯受到了赞赏者欢呼,他创作了多卷新西班牙自然史以及土著民族习惯与历史的报告。

按照埃尔南德斯的观点,阿兹台特人了解约 1 200 种药用植物的治疗与经济作用。除了泻药、退热药和补药等,美洲化学师最终分离出不同的致幻剂、对神经起特殊作用的药物、麻醉药、止痛药和镇静剂,并提供了新的麻醉类化合物。尽管埃尔南德斯按照传经的欧洲体液理论评价阿兹台特药用原料和治疗,他注意到尤蒂-那瓦特尔人动植物分类法的用途。为使他的著作有更广泛的影响,他把著作从拉丁文译成西班牙文和那瓦特尔语。不幸他所计划的这部重大专题在他有生之年没有出版。其他博物学家作了摘要和摘录,这些材料为后代医生所珍视。

1521 年墨西哥沦为被征服者后,成为新西班牙的殖民地,包括中美洲大部分、得克萨斯、加利福尼亚、亚利桑那、新墨西哥等等。1523 年,阿兹台特首都大部分宫殿和机构已重建,教堂、医院、学校在阿兹台特庙宇和宫殿的废墟上建造。在殖民统治的三百年中,西班牙管理者和殖民者试图将欧洲医疗机构和思想移植到这样一个被军事征服、传染病、本土的社会结构已瓦解的新的社会生活中。官员们试图在新西班牙建立同样严格的法律、执照要求及公共机构组织,以此管理西班牙从医者、药剂师和助产士,而很少尊重当地的情况。除草药经验知识外,本土医学被宣告为不适用、遭到压制和实际上的被废除。然而,医学的唯一形式,即本土实践与希波克拉底传统的结合部分得以发展。

286　　尽管西班牙人摧毁了阿兹台特帝国的等级制度和权限,但他们不可能轻易地改变当地民族的民间信仰。普通人民的最原始的信仰比阿兹台特帝国要古老得多,并且在先前的征服者中几经沉浮幸存下来。在今天的墨西哥,传统的医治者,即大家知道的"康复教士"(Curandero)和实行巫术的人继续吸引着病人。一般现代医学的倡导者认为传统的医治者(brujos),妨碍医学的进步,对公共健康造成威胁。但是,"康复教士"的治疗法反映的是古老的阿兹台特实践、民间传说与希波克拉底理论的结合物。

玛雅文明

在 1502 年哥伦布最后航海期间,欧洲人可以隐约看到玛雅的闪现,但是直到 1517 年一场风暴使三艘西班牙船驶向尤卡坦(Yucatan)半岛的东北端,他们才了解玛雅文明。这次航海的幸存者带回来一个神秘城市的故事,在这座城市的庙宇里富含各种奇珍异宝。西班牙人与玛雅人之间的冲突由一位西班牙士兵伯纳尔·迪亚斯·卡斯蒂略（Bernal Diaz del Castillo，约1492—1581）记录下来，这位士兵参加征服墨西哥和迪够·达·兰达（Diego de Landa，1524—1579）的行动，迪够·达·兰达是尤卡坦的主教。在研究玛雅人皈依的过程中，兰达收集并破坏许多玛雅人的抄本。征战之后，玛雅人皈依了基督教，并记载了以口述和象形文字留传下来的历史与宗教传统，关于玛雅被征服后时期的文字记录，对其真实性与可靠性的疑惑已经增多，但这些记录中的一些故事似乎在古代玛雅庙宇中发现的铭文中得到证实。

　　玛雅语言和文化团体的成员占领了热带地区，这些地区是现在的墨西哥、危地马拉、伯利兹、洪都拉斯和萨尔瓦多的一部分。在这样的高度上，玛雅文明以宏大的城市庙宇、金字塔、纪念碑、礼仪中心、象形文字、复杂的历法计算、精致的灌溉系统、繁荣的市场、广阔的石铺马路而自豪。玛雅文明繁荣了几乎1 000年后进入了总体上的下降时期。到16世纪早期西班牙人到达之时，许多玛雅城市的遗迹遗失在危地马拉和墨西哥南部丛林中。在征服之后很长时期内，在一些偏僻和难以接近的地区中玛雅社会保存了他们的语言和文化。人类学家和历史学家通过研究他们后代的文化洞察玛雅的历史。

　　最近关于古城废墟中人工制品和雕刻石碑的研究成果，对传统的玛雅时期早期阶段的年代提出了挑战。例如，奇瓦（Cival）的废墟——危地马拉的一个古城——展示了传统玛雅城市的所有特征：复杂的建筑物、金字塔、宫殿、陶瓷制品、雕刻在石头上的文字。令人惊奇的是，奇瓦可能是公元前600年被占领，在公元前150年达到了顶峰。而根据考古学家先前的假设，传统玛雅时期始于公元前250年。而曾经认为是古典期前的其他城市，也揭示出高度发达文化的早期证据。

287

　　玛雅文明的传统时期伴随着玛雅主要城市的神秘的倒坍而于9世纪结束。虽然有许多因素——如人口过多、营养不良、传染病、战争、气候变化、森林的开伐、土壤侵蚀、干旱、作物歉收——对玛雅文明的衰落起一定的作用，但战争和气候变化的因素可能更值得关注。连续长达一个世纪的严重干旱期始于7世纪左右，在天然井和玛雅祭祀洞穴中的大量人类骸骼显示，作为对破坏性的干旱的响应，玛雅人祈求雨水，提供了很多祭祀品给神。

　　18世纪探险者设想玛雅人是高度文明化、城市化和爱好和平的人民，他们可能对艺术、宇宙论、天文学、数学和复杂的历法计算着迷。经典的玛雅文明被看作由权威的牧师、富裕的贵族统治，由勤劳的农民供养的和平、合作的城邦联盟。但是，当考古学家考察了许多遗址，开始破译玛雅艺术和碑文时，一个迥异的玛雅帝国出现了。新的证据显示,玛雅人生活在经常发生战争的动荡状态,在战争中被捉的俘虏受到虐待,并献祭给神。

多数玛雅铭文是特殊的统治者、神、神话和宗教仪式的编年史,但是有一些提供了关于健康和疾病以及放血仪式和人类祭祀信仰的资料。就像在玛雅艺术品中所描述的一样,放血是宗教和政治仪式的重要部分。首领和贵族期望进行更频繁和积极的自我献祭的仪式,因为他们的血是特别了不起的。被宗教热情也可能是药物麻醉,他们刺破舌头、阴茎或者耳垂,并用绳子穿过这些伤口采集血液献给神。一个雕刻品描述了一个仪式场面:一个贵族妇女拉着穿过她的舌头的刺有钉子的绳子,血滴到她脚下的篮子中。

国家之间的激烈对抗可能反映在宗教仪式上,统治者颁布反对居民建筑群的条例。遍布中美洲的遭受破坏的庙宇和宫殿中,考古学家发现了令人费解的收集品,如破裂的陶器、小雕像、工具、礼拜用品及其他人工制品。学者们认为仪式化的宗教节日可能先于激烈的"结束仪式","结束仪式"中要破坏建筑群和建筑中所容纳的东西,大概是代表敌人身体及精神的失败。在玛雅建筑群的残骸中发现的碎片以前可能归因于擅自占地者和蓄意破坏者,他们在国王和贵族抛弃这样的建筑后,擅自占领了这一地方,并实施破坏。历史学家和考古学家试图寻求一个关于玛雅文明的更平衡的观点,在一种和平的玛雅世界被遗弃的神话与一个可能过分强调残酷与暴力的新世界之间。

对于使用玛雅语的各民族的人种生物学学说的研究已提供了古代玛雅人的生活、文化概念与植物知识的视角。玛雅人关于植物分类的概念已引起现代药理学家的特殊兴趣。玛雅药物包括当地常用的一系列草药、矿物和动物的部分及产物以及含有烟草的混合物。欧洲人首先观察到在阿兹台特人中称作"饮用烟草"的习俗,但是他们发现在玛雅人中烟草的外来用途更甚。有一个处方包含烟草和值得注意的提取物,这种提取物由在草药液浸泡的活蟾蜍制成。烟草是治疗疼痛、流行性感冒、伤风、溃疡、牙痛、脓肿、发烧、疲劳、毒蛇咬伤的关键成分。妇女服用烟草以预防流产、排出胎盘等。

烟草混合古柯叶和烧制贝壳的石灰一起用作兴奋剂或者麻醉剂,除了抵御疲劳外,这类制剂据说为抵御蛇及其他有毒动物提供保护。在治疗仪式上,僧侣医师和巫医经常使用大剂量的烟草,将含丰富烟草的唾液泼在病人身上。据说烟草中毒能使僧侣医师看到病人的内心。混合有其他草本植物的毒药的烟草也用来作为灌肠剂,正如在玛雅艺术中所描述的。不久,烟草饮品和烟草灌肠法在欧洲被采用,尽管一些欧洲医生谴责烟草的用途,但另一些人则赞扬它的通便、催眠和麻醉特性。

欧洲医生在某种程度上也对可可树抱有矛盾的心理,这是被玛雅人用来作为食物和补药的另一个有趣的产品。可可粉和巧克力是由可可树(也称作巧克力树)的种子制成的。最近的研究显示,玛雅人早在公元前 600 年就在饮料中使用可可粉,比以前的观念早了 1 000 年。西班牙探险者注意到玛雅人喜欢把可可粉混合物从一个器皿倒入另一个器皿而产生泡沫。可可豆可以烘烤、磨碎、与水和香料混合在一起。这种古老的饮料可能一直有能量,但它一定相当的苦。16 世纪 20 年代可可豆出口到西班牙,但直到 17 世纪,这种外来的新饮料才在欧洲流行。尽管对巧克力有许多怀疑,但有一些人相信它所宣称的医疗功效。

印加文明

秘鲁的库斯科(Cuzco)是印加帝国的中心,曾经包括现在的阿根廷、玻利维亚、智利、哥伦比亚、厄瓜多尔的部分地区。印加人占领了庞大的领土,包括多种不同环境、不同文化的被征服的人们。依靠通信员和客栈传送信息的著名的印加公路体系使印加统治者能与贯穿整个帝国的官员通信。许多农业梯田、灌溉渠以及先于印加帝国的秘鲁城市的废墟证实在这一地区曾经繁荣的复杂的社会。大量的人类学证据表明,伴随着复杂社会的发展,这一地区人口呈增长态,接着是下降及衰退期,这远在欧洲人到来之前。

印加文明只持续了百年,但是弗朗西斯科·皮扎诺(Francisco Pizarro,1475? —1541)和他的宝藏搜寻队 1532 年到达印加时,印加文明正处于顶峰时期。皮扎诺很幸运,可能是由于天花,国王及印加贵族阶层的重要成员去世后,其他成员为争夺王位而斗争,印加帝国的领导能力在减弱。两年内,皮扎诺已经俘虏和处死了阿塔胡尔帕(Atahualpa, 1502? —1533)——1525 年的皇帝——破坏了印加帝国的基础。皮扎诺的成功明显地受助于欧洲传染病的破坏性,这先于直接的欧洲接触。可能是天花这一灾难性的传染病,在 16 世纪 20 年代中期横扫了这个处于脆弱状态的帝国,使皮扎诺征服秘鲁的计划得以实现。随后的传染病可能包括斑疹伤寒、流行性感冒、天花与麻疹,在 16 世纪末破坏了这个地区。16 世纪 50 年代,印加贵族的后裔记述了祖先留下的口述史和传说,抄写员胡安·迪·迪贝唐佐斯(Juan De Betanzos)曾将回忆录记录下来,后来出版了《印加人的叙述》。

与玛雅人和阿兹台特人不同,印加人没有开发书写方法,但是他们的职业"记忆者"用绳结语(或 Khipus,以许多颜色结成的绳子)编码和记录信息,西班牙征服者和传教士猜想绳结语可能包含印加历史和宗教以及更多世俗的财政记录的叙述,因而烧毁了全部绳结语藏书库。考古学家最初认为绳结语是一种纺织算盘或记忆法,但有学者认为某种复杂的绳结语可能包含比财政记录和人口调查资料更多的内容。也许绳结语记录的信息和数字代表一种唯一的书写方法,但这种可能性仍存在争论。印加的"罗塞达石碑"没有被发现,绳结语没有被破译。

考古学家通过新近发现的神圣之地及神秘城市的考察,以及在著名的考古遗址如玛丘匹克丘(Machu Picchu)的人类遗迹和人工制品的分析,正在获取关于印加文明的新信息。1911 年,海勒姆·宾厄姆三世(Hiram Bingham Ⅲ)发现玛丘匹克丘是一座距离库科斯 50 英里的城市。宾厄姆在他的一部有影响力的书《玛丘匹克丘:印加人的要塞和印加人迷失的城市》中,通俗化表达为"迷失的城市"。玛丘匹克丘可能是众多私人财产之一或印加贵族阶层在乡下的隐蔽之处。由物理人类学家检查的骨骼表明,许多家庭在玛丘匹克丘生养不息。然而,坟墓中简单的物品表明,这些尸体是那些曾在种植园工作的人的,而不是用来做休养场所的贵族的。骨遗迹表明,这些工人营养状态相当好,虽然他们的饮食以大量谷物为基础,而且龋齿常见。显然,工人来自帝国的不同地区,就像他们颅骨形状的差异所表明的一样。不同种族的人,由于婴儿时裹围头部的方式不同,会产生与众不同的头盖骨变形。

在秘鲁利马郊区的一座古老墓地的发现,可能揭示出另一个"迷失的城市",那里有更多关于印加人生命、健康、疾病和社会组织的信息。沿海岸的秘鲁沙漠中的干燥土壤提供了保存尸体的绝好条件,尽管这些尸体没有进行过防腐处理。到 2003 年,考古学家已找到两千多具印加人的遗体,但是古墓地包含更多的墓穴与无价的人工制品,木乃伊体现了广泛的年龄组和社会阶层。许多时候,头发、皮肤和眼睛仍是完整的。许多尸体分组埋藏,如木乃伊包,其中有 7 个人体,重量约 400 磅。这些茧状包裹是由原棉和纺织原料层层包裹而成的。一些包裹里有成人和儿童尸体,还有沉重的物品,包括工具、武器、器皿、陶器、食物、纺织品、编织与缝纫工具、装饰品等。一些木乃伊有头饰,标志着他们是贵族成员。在 40 捆木乃伊中发现有"人造的头"(棉花填充使头盖骨隆起,常覆盖着假发),这是社会地位高的另一标记。在秘鲁和智利的其他遗址也发现了保存完好的人类木乃伊。

在秘鲁考古遗址中发现的陶制人物表明,印加人对疣十分熟悉,这是卡里翁(巴尔通氏病)的发疹阶段。西班牙观察者描述秘鲁疣出疹的皮肤损害与所知的奥罗亚热急性热病二期者一致。引起卡里翁病的细菌可以在南美洲不同的小动物中找到。当传染介质通过白蛉虫传播时,人类可以被感染。19 世纪70 年代,成千上万的工人在修建从利马到奥罗亚的铁路期间,死于这种疾病的急性热病形式,这种疾病是在农村地区发现的,是许多起因不明的发热和皮肤不适的一种。1885 年,丹尼尔·卡里翁(Daniel A. Carrión,1859—1885)通过为自身注射来自秘鲁病人的血液,证实了秘鲁疣和奥罗亚热的基本特性。他死于奥罗亚热。在缺乏抗菌素的情况下,这种病有很高的死亡率。十年以后,欧内斯托·奥德左拉(Ernesto Odriozola,1862—1921)出版了卡里翁试验的报道,并以他的名字命名这种疾病。利什曼原虫感染可能伴随奴隶贸易被带到美洲,但是一些秘鲁陶制人物描绘了嘴唇和鼻子的畸形,表现了已知的美洲利什曼原虫感染的本土疾病。

医学知识、外科实践以及印加医学社团的组织明显地高度发展。世袭医生的杰出人物照护印加皇帝,内科医生、外科医生、草药医生与宗教治疗者为一般平民提供照护。治疗方法包括草药疗法、洗浴、放血、按摩和不同形式的创伤治疗等等。除治疗伤口、骨折和脱臼外,秘鲁外科医生可能借助于古柯叶施行主要的手术:截肢、钻颅术(环钻术)。在考古遗址中发现成千上万个环钻的颅骨,提供了土著美洲医治者外科技艺的惹人注目的证据。

古柯,印加人认为是一种神圣的灌木,是可卡因(古柯碱)和其他生物碱的来源。16 世纪观察者称,秘鲁当地人在安第斯山脉的森林中种植古柯,采集树叶,涂在衣服上,并在太阳下晒干。这种干燥的叶子与木灰、生石灰混合在一起咀嚼可预防疲倦、减轻瞌睡、提升精神,使忍受极度乏力、饥饿、口渴与寒冷成为可能。古柯与烟草及其他物质混合在一起,据说可产生一种陶醉的状态。现代生理学研究证实了秘鲁印第安人使用古柯传统的信条,因为它会更高程度地提升对饥饿、寒冷与疲倦的适应性程度。

19 世纪 60 年代,一位美国外交官访问了库斯科,他获得了奇特的收藏品,包括环钻过的人类颅骨,他带到了法国人类学家保罗·布罗卡(Paul Broca,1824—1880)那里。布罗卡在 1867 年巴黎举行的人类学会会议上关于颅骨的讨论激发了对史前外科更多范例的搜寻。最终在美洲、欧洲、非洲和亚洲发现有钻颅,这引发了环钻术是在一种文化中发展、传播到其他文化中,还是在独立的地区独立地发展的争论。不同形式的环钻术的起源不清楚,但哥伦布航

292

海之前,美洲、欧洲一定施行过环钻术。

可能世界上一半以上的古代钻颅在秘鲁被发现。手术前,病人和外科医生可能咀嚼古柯叶,这可提升情绪,而且外科医生抽取古柯汁作为麻醉剂应用到颅骨中。尽管这种手术有其严重性,但有许多病人康复,继续生存到正常的寿命。如多种环切术的颅骨与治愈的证据所显示,一些个体经过两三次手术后幸存。这种手术可能用来治疗严重的头痛、癫痫和头部外伤,诸如在战斗中用棍棒、投石、星状钉头锤的白刃战中令人沮丧的颅骨断裂,环钻术可以移去骨裂伤,减轻头部压力。

秘鲁成百上千个环切的颅骨研究属于公元前 400 年到 16 世纪 30 年代,已经区分出四类环钻术方法:敲碎、矩形切入、环形切入、钻孔与切割。敲碎涉及磨损一块骨的范围,直到硬脑膜。矩形切入包括切割四条骨沟槽,形成一个长方形,能够提取出一块骨头。环形切入是成功和生存的最大比率。外科医生快速深入颅骨中切开环形沟槽,直到能够移出一块骨头。钻孔与切割指的是在邻近部位钻出一系列洞,而后切开一片颅骨,是十分罕见和非常危险的,因为有刺破大脑的可能。

研究者发现,传统医学中许多成分通过秘鲁和玻利维亚安第斯地区的居民流传五百年以上。像大多数传统体系一样,医术是基于巫术、经验主义与宗教形成的。西方医学与传统印第安文化罕见的混合发生在 20 世纪 30 年代的普纳岛,这是秘鲁东南部封闭的多山地区。那时,称为印第安生活方式的民族主义运动的出现激发了人们对土著医学概念与实践的兴趣。运动强调和赞美土著传统和文化。这种运动激发了努涅斯·布特顿(Nuñez Butrón, 1900—1952)的工作,他是一位在普纳岛组织印第安农村环境卫生队的内科医生。环境卫生队的目标是尊重土著价值,使用土著工人,提倡天花种痘,提高环境卫生,抵御斑疹伤寒等。1940 年人口普查指出,这一地区每 2.4 万人中有一个健康工人。利马的比率是,每 350 人中有 1 名医务人员。卫生队的成员充当巡游医生,但只持续了十多年,现代化要求取代了传统文化的观念,卫生队消失了。

美洲疾病

美洲的高度文明提供了一些具体的焦点,以分析最早的欧洲入侵者带来的影响,但是因为广泛接触与人口、文化和环境的多样性,对其他土著民族的影响更难以评价。纯理论的概论持续上升,如同对特殊地区与民族所作的详细研究。甚至美洲接触前的总人口与定居形式仍在争论中。关于土著美洲人口在欧洲接触后衰减的事实基本上没有争论。影响的广大,传染病的严重程度,传染性疾病的传播途径直接、间接的欧洲接触及其他加重的因素仍不确定在争论中。虽然欧洲疾病明显地蹂躏了土著美洲人,但疾病的影响依赖于复杂的文化、社会、经济与制度因素,还有疾病的自然史。

欧洲对阿兹台特、印加和玛雅帝国的征服带来了历史学家所称的"处女地传染病"大灾难的发生(新地区疾病爆发)和"有蹄动物侵入"(环境恶化,导致放牧动物进入新的生态系统)。欧洲驯化的放牧动物的进入改变了自然资源的风景和形式。例如,安静的牧羊吞食的新牧草超出土地的承载能力。为动物和作物寻找更多的土地,欧洲人破坏了传统的农业实践,毁灭了土地,迫使土著民族离家。

在处女地传染病中,因为整个人口缺乏疾病经验,受疾病侵袭的人没有免疫力。如果所有社会成员同时生病了,由于没有健康个人提供最简单的护理照顾,就会导致死亡人数激增。当父母或祖父母生病或去世时,婴儿和儿童即使没有得病也可死于脱水和饥饿。这并不意味着这些死去的人有缺陷或不良免疫系统。而且,作为传染病的结果,因为没有体格健全的人种植收割农作物、照料驯化的动物,可能进一步丧失食物供应。

当然,美洲不是没有疾病的乌托邦,但是欧洲疾病,像天花和麻疹蹂躏了土著美洲人,因此,作为对美洲人进行欧洲殖民化的助手,第一次破坏性的天花流行之后其他几次疾病随之而来,加上作物歉收、食物短缺,发生了一场大灾难、导致持久的人口统计学上的崩溃。典型的传染病席卷欧洲后,这些因素阻止了人口恢复活力。欧洲的疾病传播之广甚至到达非欧洲地区,导致死亡、混乱和先前存在的生活方式的改变。

印第安人口的急剧下降引起劳动力短缺,为解决这一问题,西班牙国王查理一世同意从非洲直接输入奴隶。从 16 世纪早期到 19 世纪晚期,奴隶贸易将 1 000 万非洲人带到了美洲。在前往美洲的极其可怕的航海过程中,奴隶死亡率非常高,据历史学家估计,可能只有 25% 被迫进入奴隶航船的非洲人幸存。然而欧洲人相信,非洲人对黄热病和疟疾有免疫力,能比土著美洲人更好地适应美洲的劳动。非洲奴隶贸易的医学结果是复杂的,可能是欧洲、非洲和美洲的病菌的空前混合。一些疾病对印第安人是致命的,但似乎不伤害黑人和白人,而其他一些疾病对白人和印第安人是致命的,但似乎不伤害黑人。

294

18 世纪观察者注意到,某些疾病,如腹泻、痢疾、寄生虫病、性病、肺炎、肺脓肿、异食癖、雅司病、天花、破伤风、疥疮、眼病、发烧和昏睡病是典型的与奴隶贸易有联系的疾病。许多非洲疾病成为美洲永久存在的疾病,但是由于缺乏昆虫媒介舌蝇,昏睡病例外。为治疗痢疾,欧洲人采用了土根,一种治疗腹泻和某种中毒的印第安药物。非洲"张弛热"和胆汁过多的"张弛热"可能是疟疾或黄热病。对新非洲奴隶的隔离没有阻止某些疾病的输入,这些疾病带有长潜伏期,由健康携带者传播疾病,由无处不在的昆虫传病媒介传播。奴隶贸易可能与以下疾病的全球性再分布有联系:阿米巴病(阿米巴痢疾)、十二指肠虫、麻风、丝虫病、麦地那龙线虫、雅司病、梅毒、沙眼、疟疾、黄热病和其他疾病。

传染病可能先于西班牙探险者如凯布滋·迪·瓦卡(Cabeza de Vaca,1490?—1557?)和弗朗西斯科·瓦斯科斯·科罗纳多(Francisco Vásquez de Coronado,1510—1554)到达北美洲的西南部和大平原。迪·瓦卡和科罗纳多之后的探险者看到的是空旷土地和分散的人民,产生了称作"广大而空旷的打猎场地"的大平原神话。人口统计的崩溃明显先于欧洲人入侵北美洲,这意味着欧洲人没有看到这个地区处于鼎盛时期的文化复杂性与人口密度。18世纪 30 年代,一队猎人与欧洲人从事贸易交往,导致了马、枪的使用,打猎、贸易、战争和疾病形式的变化。

虽然 19 世纪早期琴纳种痘(Jennerian vaccination)已传入,但散发的、经常的致命性传染病仍然是贯穿整个西半球的威胁,特别是对于土著美洲人。在美国,1832 年《接种法案》规定联邦政府有保护印第安人免受天花侵袭的责任,但是资金和资源总是不够充足。甚至当给以疫苗时,由于不适当的制备和储存而失效。在传染病传播期间,如 1837—1839 年大范围的传染病时根本没有疫苗可用。在新墨西哥和亚利桑那,从 1898 年到 1899 年普韦布洛人和霍皮人中的传染病是美洲印第安史上最后的较大范围的天花流行。

欧洲人对土著美洲民族的影响最终到达了最北面,即现在的加拿大和阿拉斯加地区,那里广袤无垠,地理环境复杂,气候多变,多元的阿留申人、爱斯基摩人和印第安人的文化各具特色。在与欧洲人的有意义接触之前,主要的健康问题似乎是皮肤感染和肠失调症,以及呼吸症、风湿症及其他疾病的高发生率。俄国人和美国人作为早期探险者和贸易商,将酒精、烟草传入,也将天花、性病、结核病和其他疾病传入。19 世纪 60 年代,英国哥伦比亚天花传播夺去了印第安人一半多人口的生命,并劫掠了夏洛特半岛的印第安人。因为天花疫苗那时已很有名,如此高的死亡率特别令人震惊。按照 19 世纪 80 年代人口普查数据,印第安人口比 1839—1842 年哈得孙湾人口普查的数据少了 20%。

　　并非所有的欧洲人都能看到土著人口的规模减少,虽然他们总体上认为印第安人的消失是必然的。期望从印第安人那里征税和强迫劳动的西班牙人,在拯救他们的灵魂时,发现了他们悲惨消失的境况。英国殖民主义者清楚地认识到,欧洲疾病的破坏性影响到新英格兰的本土人口。17 世纪一位虔诚的观察者写道:"上帝慈善之手宠爱我们之始,以天花卷走了众多土著人。"尽管欧洲疾病的破坏性影响及美洲印第安人必然消失的预言存在,但当天花和其他传染病的流行开始下降时,土著美洲人口处于稳定,尔后又开始增多。因此,土著语言、宗教、医学、文化和古代文明的确有趣。

296

　　19 世纪和 20 世纪与印第安僧侣医士、巫医和部落首领的会谈提供了对传统信念的视角,尽管欧洲医学观念和实践与其必然的混合自从欧洲接触之后,一定已存在多年。例如,对于弹伤的治疗方法以及含有鸡、猪成分的药物明显不是起源于哥伦布之前。但是,许多传统治疗方法包括动物成分及产物,如海龟壳、鹿、麋、驼鹿的毛粪石和臭鼬的臭囊。

　　尽管文化、环境、历史经验、疾病理论存在差异,不同的土著美洲人群在预防与治疗上多有共同之处。疾病通常被归因为一些动物种类灵魂原型的敌视,但动物也被认为能治愈特殊疾病。一些疾病被归因于鬼、巫及违背仪式规则。宗教仪式、歌唱、草药疗法都被认为是治疗的重要组成部分。药草、树叶、树根与树皮被用来做补药、伤口敷料、巫术中解毒药等等。可能吸引现代医学团体的一个观点是森密诺尔人信条:除非医生得到好的报酬,否则治疗不会有效。

推荐阅读

Alarcón, Hernando Ruiz de(1984). *Treatise on the Heathen Superstitions That Today Live Among the Indians Native to This New Spain*, 1629 (Trans. and ed. by J. R. Andrews and R. Hassig). Norman, OK: University of Oklahoma Press.

Alchon, S. A. (2003). *A Pest in the Land*: *New World Epidemics in a Global Perspective*. Albuquerque, NM: University of New Mexico Press.

Ashburn, P. M. (1980). *The Ranks of Death: A Medical History of the Conquest of America*. Philadelphia, PA: Porcupine Press. (Reprint of the 1947 ed.)

297 Bastien, J. W. (1998). *The Kiss of Death: Chagas' Disease in the Americas*. Salt Lake City, UT: University of Utah Press.

Betanzos, Juan de(1996). *Narrative of the Incas*. (Trans. and ed. by R. Hamilton and D. Buchanan from the Palma de Mallorca Manuscript). Austin, TX: University of Texas Press.

Blanton, R. E. , ed. (1993). *Ancient Mesoamerica: A Comparison of Change in Three Regions*. New York: Cambridge University Press.

Boone, E. H. , ed. (1984). *Ritual Human Sacrifice in Mesoamerica*. Washington, DC: Dumbarton Oaks Research Library and Collection.

Boone, E. H. (2000). *Stories in Red and Black: Pictorial Histories of the Aztecs and Mixtecs*. Austin, TX: University of Texas Press.

Boyd, R. (1999). *The Coming of the Spirit of Pestilence: Introduced Infectious Diseases and Population Decline among Northwest Coast Indians, 1774—1874*. Seattle, WA: University of Washington Press.

Cook, N. D. (1998). *Born to Die: Disease and New World Conquest, 1492—1650*. New York: Cambridge University Press.

Crosby, A. W. , Jr. (1972). *The Columbian Exchange: Biological and Cultural Consequences of 1492*. Westport, CT: Greenwood Press.

Cruz, M. (1940). *The Badianus Manuscript; An Aztec Herbal of 1552*. Facsimile. Introduced, translated, and annotated by E. W. Emmart. Baltimore, MD: Johns Hopkins Press.

Dobyns, H. F. , and Swagerty, W. R. (1983). *Their Number Became Thinned: Native American Population Dynamics in Eastern North America*. Knoxville, TN: University of Tennessee Press.

Fortuine, R. (1989). *Chills and Fever: Health and Disease in the Early History of Alaska*. Fairbanks, AS: University of Alaska Press.

Henige, D. (1998). *Numbers from Nowhere: The American Indian Contact Population Debate*. Norman, OK: University of Oklahoma Press.

Jackson, R. H. (1994). *Indian Population Decline: The Missions of North-*

western New Spain, 1687—1840. Albuquerque, NM: University of New Mexico Press.

Jarcho, S. (1993). *Quinine's Predecessor: Francesco Torti and the Early History of Cinchona*. Baltimore, MD: Johns Hopkins University Press.

Josephy, A. M. , Jr. , ed. (1993). *America in 1492. The World of the Indian Peoples Before the Arrival of Columbus*. New York: Vintage Books.

Kunitz, S. J. (1994). *Disease and Social Diversity: The European Impact on the Health of Non-Europeans*. New York: Oxford University Press.

Lockhart, J. , ed. and trans. (1993). *We People Here: Nahuatl Accounts of the Conquest of Mexico*. Berkeley, CA: University of California Press.

Marcus, J. (1992). *Mesoamerican Writing Systems. Propaganda, Myth, and History in Four Ancient Civilizations*. Princeton, NJ: Princeton University Press.

Melville, E. G. K. (1994). *A Plague of Sheep. Environmental Consequences of the Conquest of Mexico*. New York: Cambridge University Press.

de Montellano, B. O. (1990). *Aztec Medicine, Health, and Nutrition*. New Brunswick, NJ: Rutgers University Press. 298

Numbers, R. L. , ed. (1987). *Medicine in the New World: New Spain, New France, and New England*. Knoxville, TN: University of Tennessee Press.

Orellana, S. L. (1987). *Indian Medicine in Highland Guatemala: The Pre-Hispanic and Colonial Periods*. Albuquerque, NM: University of New Mexico Press.

Perleth, M. (1997). *Historical Aspects of American Trypanosomiasis (Chagas' Disease)*. Frankfurt am Main: Peter Lang.

Ramenofsky, A. F. (1987). *Vectors of Death. The Archaeology of European Contact*. Albuquerque, NM: University of New Mexico Press.

Restall, M. (2003). *Seven Myths of the Spanish Conquest*. New York: Oxford University Press.

Robertson, R. G. (2001). *Rotting Face：Smallpox and the American Indi-an*. Caldwell, Idaho：Caxon Press.

Robicsek, F. (1978). *The Smoking Gods：Tobacco in Mayan Art，History and Religion*. Norman, OK：University of Oklahoma Press.

Roys, R. L. (1976). *The Ethno-Botany of the Maya*. (With a new introduc-tion and supplemental bibliography by S. Cosminsky). Philadelphia, PA：Institute for the Study of Human Issues.

Sahagún, Berardino de (1989). *Conquest of New Spain*. Salt Lake City, UT：University of Utah Press.

Schleiffer, H. , compiler (1973). *Sacred Narcotic Plants of the New World Indians. An Anthology of Texts from the Sixteenth Century to Date*. New York：Hafner Press.

Thornton, R. (1987). *American Indian Holocaust and Survival：A Popu-lation History Since 1492*. Norman, OK：University of Oklahoma Press.

Varey, S. , Chabrán, R. , Weiner, D. B. , eds. (2000). *Searching for the Secrets of Nature：The Life and Works of Dr. Francisco Hernández*. Stanford, CA：Stanford University Press.

Verano, J. W. , and Ubelaker, D. H. , eds. (1992). *Disease and Demogra-phy in the Americas*. Washington, DC：Smithsonian Institution Press.

Vogel, V. J. (1970). *American Indian Medicine*. Norman, OK：University of Oklahoma Press.

Waldram, J. B. , Herring, D. A. , and Young, T. K. (1995). *Aboriginal Health in Canada：Historical, Cultural, and Epidemiological Per-spectives*. Toronto：University of Toronto Press.

Webster, D. L. (2002). *The Fall of the Ancient Maya：Solving the Mystery of the Maya Collapse*. New York：Thames & Hudson.

第八章　欧洲医学的美国化

　　哥伦布及其他早期探险者发现美洲之后,欧洲人对于世界的特征、民族、动物及植物的观念受到了巨大的挑战。但是,一段时间后,欧洲人承认并接纳了美洲殖民地。在17世纪,当听到对美洲类似现实中的伊甸园的描述时,许多对美洲经济、卫生情况抱有幻想的人来到了英国的北美殖民地。

　　经历了筋疲力尽的航海包括甚至晕船、营养不良和疾病的考验幸存下来的那些人又遇到恶劣的气候、不熟悉的食物、饥荒以及如何利用有限资源建立新定居地的难题。早期殖民时期,定居者的高死亡率反映出疾病和艰苦的生活条件造成的影响。尽管对环境的抱怨无处不在,殖民时期的疾病种类因地区不同而有所差异。所有英国殖民地均报告了呼吸系统和胃肠的感染、发热、儿童疾病和在欧洲已熟知的慢性病。在北方,许多身体不适是由于恶劣天气的影响,而在南方,疟疾、钩虫病和黄热病却成为流行病。这些使人衰弱的疾病常由于营养不良而加重,故也被认为是南方落后的象征。

　　然而,与试图征服和开拓非洲和印度次大陆殖民地的欧洲人不同,来到美洲的人最初的困境主要是饥饿而不是疾病造成的。在早期定居者不得不忍受的许多苦难中最主要的难题是营养不良和食物缺乏。除非愿意从土著美洲人那里寻求建议,否则他们都分不清当地可食用的食物和有毒的动植物之间的区别。

　　贫困和疾病困扰着来自欧洲的殖民者,但他们的到来对土著美洲人产生的是更重大的影响。英国殖民者清楚地认识到,欧洲的疾病对新英格兰的土著人产生的破坏性影响。一位虔诚的观察者写道:"在天花夺去了大量土著人的生命时,上帝的善意之手是支持我们的。"新英格兰的殖民者和英国士兵被指责通过商品贸易,诸如污染的毯子,故意传播天花给印第安人。不过在永久的欧洲定居者到来之前,土著美洲人和欧洲水手、渔民及商人之间的接触已足以引发流行病了。

　　20 世纪 80 年代后期,关于人体是一个社会文化建构与物质的统一体的思想成为学术的重点。对于英国殖民者如何了解他们自身与当地美洲人之间生理上的差异,历史学家已经运用这种方法去分析了。欧洲人带来的疾病夺走了十分之一土著人口的生命,欧洲人把他们对美洲成功的殖民化视为土著美洲人难以适应美洲环境的证据。土著美洲人无力抵御欧洲疾病和武器,显而易见地增强了欧洲殖民者设想的自己对所有的财宝、资源和美洲"未开发的空地"的权利意识。到 17 世纪末,英国殖民者认为他们已成功地建设了抵御美洲疾病的环境。成功让他们坚信,较之印第安人他们才是天生的美洲居民。

　　最初,英国、法国和西班牙殖民者试图运用他们所熟悉的欧洲的方法来对付疾病。在西班牙和法国殖民地,尽管执业医师数量少、使重复欧洲严格的等级形式几乎不可能,但当局者仍试图建立欧洲模式的医学机构与医疗实践。在英国殖民地,移植本国的职业和教育机构的做法相对少一些。大多英国殖民城镇太小以致不能吸引职业医生。在 18 世纪上半叶,英国殖民地没有医学会、医学校和永久的综合医院。

　　在美洲殖民地,医生、律师和牧师可能不富有,但是他们在博学人群中享有盛名。尽管他们的职业角色各不相同,但作为受过教育的人,他们可能掌握了学问中的共同遗产,包括神学、哲学、科学和医学的标准舆论。牧师作为社团中受过最高教育和令人尊敬的成员,执行着满足人们医疗与精神需要的职责。里维恩德·考顿·马瑟(Reverend Cotton Mather, 1663—1728)解释说,责任与情感间"天使般的连结",可使牧师为人们提供精神与身体两方面的照护。而且,牧师不需要在医疗市场中赢得地位,因为他们的地位在社会中已由其宗教职业作了保证。牧师和医生因为他们的理论知识和学术证书受尊重,但是美洲殖民地的医疗市场同时还包括药剂师、兼作外科医生和牙医的理发师、助产士、护士、草药医生、民间医生及没有特殊资格的游医。

　　大概传道士医生在布道中特别善于处理关于疾病和痛苦的话题。在英国殖民地,由于意识到从业医师的缺乏,许多 17、18 世纪的牧师在他们的神学研究中补充了解剖学与生理学课程。受过最高教育的牧师即使没有临床经验,但他来到殖民地,至少可以提供安慰与祝福之语。殖民地牧师医生最好的范例可能是约翰·温思罗普(John Winthrop, Jr. , 1606—1676),同时期的治疗者和科学家都很尊重他。尽管接受的是作为律师的教育,但温思罗普的兴趣在炼金术、天文学、化学、医学理论、自然史及药学。他的图书室里包括希波克拉底、盖伦、阿维森纳、巴拉塞尔苏斯、范·海尔蒙特等人的著作。1631 年移居新英格兰,1646 年,温思罗普离开马萨诸塞,去康涅狄格的殖民地。此时,新英格兰还没有正规的医院,医生也很少。温思罗普因受过良好的教育而受到尊敬,又有经济上的保证,他医治当地的殖民者和印第安人,解答偏远地方的病人的咨询。在治疗方法上表现为折中主义,温思罗普开的药和处方包括巴拉塞尔苏斯的药物、植物制剂及动物产品。总体上,尽管医疗设施内包括一套拔火罐器皿,他却避免静脉切开放血术及吸血。当在英格兰获得了康涅狄格殖民地的特许状时,他入选伦敦皇家学会。

牧师不仅只担当医生的角色。本杰明·富兰克林(Benjamin Franklin,1706—1790)享有处方权,可以提供好的医学建议。但是当他最亲近的家庭成员生病时,他找了一位医生看病,听从他的建议。他坚持自己思考是重要的,而不是盲从医生的说明。因为缺乏从医人员与找医生需要费用,多数殖民者依赖传统的家庭疗法,或从历书和健康手册中寻求建议。流传的版本包括约翰·坦南特(John Tennent)的《每个人都是自己的医生:可怜的种植者的医生》(1734)、约翰·韦斯利(John Wesley)的《远古的医学》(1747)、塞缪尔-奥古斯特-安德烈-戴维·蒂斯奥 (Samuel-Auguste-André-David Tissot)的《对于人们健康的建议》(1761)、约翰·西塞博尔德(John Theobald)的《每个人都是自己的医生》(1968),威廉·巴肯(William Buchan)的《家庭医学》(1769)。年鉴和报纸也提供医学信息。最终,自学的草药医生认识到当地植物的药品功效,逐渐以此替换进口药物。

虽然受过正规教育的医生数量很少,但在 18 世纪的社会中,他们要求职业特权,努力建立限制医疗执业的法律。然而,限制医术以形成少数精英医生阶层的做法,冒犯了普遍的平均主义原则,对美国医疗市场产生的影响很小。在英国殖民地主要城市之外,开业医生和病人忽视医学的职业化和对医疗实践的控制。受过正规教育的医生很可能抱怨与江湖医生、庸医和老年妇女的竞争,但潜在的病人一般喜欢常识而不是抽象理论。殖民主义者怀疑那些骄傲自大、自以为博学就应当在医疗市场中被授予地位、尊重及垄断权利的观点。认为正规的医生是不从事体力劳动的绅士、但以拥有理论知识而受到尊重的观点与早期美洲现实不相符。

与欧洲严格的等级特征形成对照,英国殖民地那些担当药剂师、外科医生和内科医生角色的人习惯性地被称作"医生"。在殖民地,大多数男人通过为有经验的医生当学徒、学习医学规范而成为医生。富裕家庭可能送儿子去欧洲接受正规的医学教育和临床实践锻炼。少数殖民地时代的医生在欧洲上学，但是在他们完成学业、获得正式医学学位之前已经移居欧洲。

妇女无论是草药医生、助产士或护士，可能被公认有治疗技术，但她们不可能被称作"医生"。同样，由于专业技术而在当地闻名的男人，如正骨者、拔牙者，不可以被冠以"医生"称号。尽管妇女可以靠卖药、治疗病人赚钱，但她们的治疗活动大部分仅涉及家庭、朋友或者邻居。接生通常是非正式的实践活动，但是一些社区在制定控制助产士实践的法规方面遵从欧洲习惯。为维护社会秩序，纽约市在 1738 年制定规章，禁止助产士隐瞒非法儿童的出生、隐瞒其父亲的身份、禁止男人参与分娩——除非在紧急情况下。然而，18 世纪50 年代，纽约的男性医生参与了接生。

到 18 世纪末，来自英国的移民人数减少，英国殖民地的生活方式变得更稳定、安全。尽管英国医学社团结构仍作为一种模式和典范，但殖民者认为医疗实践必须与美国社会和环境状况相适应。殖民地的城镇可尝试效仿欧洲公共卫生措施，如隔离病人、建立检疫制度、消除污染源，但是公共卫生和卫生法规的执行常常是不严格的、无效的。当殖民地社区受到传染病威胁时，医生和乡镇领导除了要求人们祈祷、参加牧师团、参与禁食期、为贫病人群提供慈善帮助之外，在其他方面做得很少。

尽管殖民地新英格兰人口密度低，但传染病常见，而且是不可预测的威胁。查找传染病的传播源，可以揭示出隐藏的社会、宗教与商业网络系统。天花是一种熟悉的健康公敌，殖民地医生认为这是一种新奇的且有危险的"喉部疾病"。一些城镇村庄中几乎一半儿童死于该病。尽管 18 世纪 30 年代新英格兰多数家庭十分孤立、自给自足，但传染病仍旧流行。生活在小镇和农村地区的人们与其他人定期在教堂、学校、市场保持联系，另一方面，巡游的商贩、医生及牧师也会走访隔离的家庭。对于传染病，传统方法是隔离病人、对新来的人实行强行检疫，但是这些措施被认为对于人之间传染不明显的疾病是无用的。由于认定喉部疾病不具有传染性，医生和牧师医生忽视了他们自己可能在传播疾病中扮演了一个重要的角色。

流行病的传播暴露出波士顿及周围乡镇上医生与人们之间的紧张关系。许多波士顿医生设想疾病的致病力只是乡村医生不够胜任的反映。受过良好培训的波士顿医生确信，如果疾病波及城市，他们有能力说出疾病名称并治愈这种疾病。然而，当在波士顿发现这种疾病时，那里的医生治疗病人并未见得有多少成功。流行病学家认为威廉·道格拉斯（William Douglass, 1691—

1752)所描述的"新的具有传染性并伴有咽痛和口腔溃疡的粟疹热"是早期美
洲医学的典范。然而,医学史学者认为 1735 年和 1736 年在新英格兰流行的
这种疾病不是猩红热就是白喉,或者二者兼具。

304

革命性战争与新的共和国

到 18 世纪末,英国殖民地的人口已增长到 160 万人。随着殖民地的面积
逐渐比英国大得多,殖民者意图建立一个有别于其母国的经济、社会、宗教甚
至政治生活的国家。日益上升的紧张关系,终于爆发了 1775 年开始于列克星
敦、康科德城和马萨诸塞的美国独立战争,导致了 1776 年 7 月 4 日《独立宣
言》的签署,最终以英军七年后即 1781 年在约克敦(Yorktown)和弗吉尼亚州
投降,结束了这场战争。

军事活动及战时对普通生活的全面破坏,明显地增加了对内科医生、外科
医生、药物和医院服务的需求。战争中由于英国的封锁,进口药物和外科仪器
的供应受到限制。殖民地缺乏经验与合作,资金与供应品经常短缺,意味着战
争期间在组织军队医学方面成绩较小。能够胜任战争医疗服务的领导者异常
难觅。负责医疗服务的前三个领导者很快因为在医药品供应上的叛国罪与欺
诈行为、投机等被免职。1812 年那场战争反映的混乱局面,已告诫这个新国
家建立军队医疗服务的重要性。

战争之后,美国的医学体系与英国相脱离,早期殖民者在医疗卫生和公共
卫生活动方面几乎没有成就。新共和国的一般开业医生分为两类:一类是固
定的、传统的主流医生,另一类通常是指非传统、不固定的开业者。

传统开业医声称,代表博学的、受尊敬的医学理论与实践的主流可追溯到
希波克拉底时代。很少美国医生到欧洲大学求学或参加临床与科学研究,但
是他们主张传统医学代表了文艺复兴时期和科学革命的所有进展。而在实践
中,大多数医生遵从由著名理论家创立的医疗体系某一简化的版本,如斯塔尔

305

(Georg Stahl)、霍夫曼(Friedrich Hoffmann)、博尔哈维(Herman Boer-
haave),库仑(William Cullen)和布朗(John Brown)。与非传统开业者不同,
传统开业者各派别的成员之间很少有共同之处。

在社会变化和发展的后革命时期,新城市的文化、教育与科学机构相继成
立,产生了本土机构,美国医生建立了地、县、国家医疗团体。在欧洲学习过的
杰出医生相信,观察与实验会导致对人体生理学的新了解,但是多数开业医生

强调常识和经验的重要性。许多医疗团体采用职业伦理准则,作为统一行业的一种手段而对具体的医疗服务费用项目表进行标准化,限制经济竞争,建立职业特权,拒绝接纳非固定开业医生。医生也组织科学协会、主办杂志和开展讲座。如果杂志上的原创性作品很少,那他们就提供欧洲科学与医学进展的信息。

　　健康和环境会促进公众福利,这是 18 世纪美国人所最为关注的话题。几位最著名的令人尊敬的建国前辈——本杰明·富兰克林(Benjamin Franklin),托马斯·杰斐逊(Thomas Jefferson)和本杰明·拉什(Benjamin Rush),都有着强烈的科学兴趣。《独立宣言》56 个签署者中有 5 位是医生,他们是乔塞亚·巴利特利(Josiah Bartlett)、马修·桑顿(Matthew Thornton)、奥利弗·沃尔科特(Oliver Wolcott)、莱曼·霍尔(Lyman Hall)和本杰明·拉什(Benjamin Rush),他们对公共事物表现出激昂的热情。实际问题可以主导社会问题讨论的方向,但是启蒙运动的思想同样也影响着新共和国对社会、政治组织和人民健康关系的讨论。尤其是托马斯·杰斐逊和本杰明·拉什(1745—1813)的著作与活动,树立了革命领导者的方式以及新共和制思想框架的典范。

　　本杰明·拉什被称为历史上著名的"革命者牛虻"。作为美国独立战争议会的一名成员,他是《独立宣言》的签署者、美国财务的掌管人。他是酒精、烟草及奴隶制激进的反对者,正如预言家杰里迈亚(Jeremiah)所描述的,他是"一位斗争的人,一位竞争的人"。尽管粗鲁苛刻的个性使他有许多敌人,但亚当斯(John Adams)赞颂他是"一位具有科学、文学、有礼、达理、达观、爱国精神、有宗教信仰、道德、优点及有益的人",在美洲没有同样的人。拉什被他的崇拜者所尊敬,被称为新共和国的第一位医生及美国精神病学之父。

　　拉什在新泽西大学学习,跟随约翰·雷德曼(John Redman, 1722—1808)医生,当了五年学徒,他是赫尔曼·博尔哈维(Herman Boerhaave, 1668—1738)的门徒。拉什在 1768 年获得爱丁堡大学医学学位,又花费一年时间在伦敦和巴黎学习化学和医学。回到费城,拉什接受了一系列教授的职位,如化学、药学理论与实践、生理学、病理学和临床医学,同时也在宾夕法尼亚医院作一名内科医生。

　　杰斐逊和拉什都认为,只有农业社会才会为健康和繁荣提供一个可靠的基础。杰斐逊声明,"在地球上劳动的那些人是上帝选择的子民"。与此相对,城市化和工业化导致了贫困、疾病、政治上的不平等与社会的不公正。工业限

306

制人们呆在室内,久坐的工作对健康不利。除非男子享受新鲜空气和锻炼的益处,否则易患佝偻病和其他衰弱的症状。但是,妇女和儿童适合久坐与室内工作。尽管城市传染病在许多方面是灾难性的,但为基金创办人提供了证据及安慰。如杰斐逊在给拉什的一封信中所说,传染病"会阻挡大城市的发展,危害人类的伦理道德、健康和自由"。拉什同意杰斐逊认为城市"像人躯体上的脓肿",他就生活和工作在大约有 4 万居民的费城。

因为政治上的自由与个体和社会健康相联系,拉什坚信爱国者能享受健康的身体、愉悦的心情和美满的婚姻。相比之下,革命的敌人则易于患有身体与精神方面的衰败。好的政治原则鼓励健康,但拉什警告说,过度的自由会导致社会不稳定和无政府状态,这些可引起疾病和精神病。尽管自由及好的政府会促进美洲人民的身体、道德与政治上的完好状态,但他们不能完全消除各种形式的病症和伤残。因此,医生必须开展身体与精神不适的疗法,以适合美洲的环境。1812 年拉什完成了美洲第一部精神病学的综合性论文——《精神疾病中的医学调查与观察资料》,成为美洲早期机构照护精神病患者的管理指南。除了必要的使精神病患者安静的建议外,拉什还广泛地给出了通常的治疗方法,那就是放血与通肠。

按照拉什的观点,所有病症是由于腐败物质的堆积造成的,这些物质可引起血管的神经性收缩。表面上看与不同的疾病相联系的症状实际上是同样的最初失调的改变,可解释为"被侵袭系统"中"一种不规则痉挛或不正常的活动"或血管系统的"致病刺激"。因此,有效的治疗方法应当是去除身体的致病物质,放松刺激的神经。在实践中,就是通过放血、拔罐、呕吐、通肠、出汗、多涎的方法减少身体的有害物质。然而,拉什坚持,治疗必须按照病人的特征和当地的情况而修正。在疾病普遍存在、无法预测而且是致命性的时代,如果医生不主动干预的话,疾病的自然结果是死亡。因为只有少数疾病的特殊本质被认清,许多疾病的早期阶段十分相似,医生也确信治疗小病可避免发展到大病时不治而亡。

尽管许多疾病归因于身体内的同样的最初失调,但拉什对于环境状况与传染病的关系仍非常感兴趣。他在 1787 年首次发表了一篇流行病学文章,题目是"对于宾夕法尼亚张弛热增加的原因调查及其预防建议"。但是城市对于预防流行性发热仍未成功,正如拉什在"1793 年费拉德尔菲亚城出现的张弛黄热病"中的描述一样。

在哥伦布之前的时代,黄热病的起因几乎与梅毒、美洲与欧洲的疾病分布问题一样难以理解。玛雅文化是由黄热病或在 1493—1496 年韦拉克鲁斯（Vera Cruz）和圣地亚哥发生的黄热病的流行而被毁灭的说法仍然存在争议。18 世纪,黄热病是美洲最令人恐惧的疾病之一。黄热病发作的开始是发烧、寒战、头痛、背部和四肢剧烈疼痛、咽痛、恶心、呕吐。有经验的医生可能在疾病早期阶段发现症状的线索,但是轻微的病例容易误诊为流感、疟疾或其他发热。严重病例的典型症状包括黄疸、发热、神志昏迷、令人恐惧的"黑色呕吐"（胃出血引起）。对心脏、肾脏和肝脏的损害最终导致死亡。

尽管许多美国城市爆发这种疾病,但费拉德尔菲亚城的情况特别惊人。18 世纪费拉德尔菲亚是美洲文化、社会与政治中心,与西印度群岛有活跃的贸易伙伴关系。1798 年,费拉德尔菲亚、纽约、波士顿和美国其他城市爆发的黄热病证明人们并没有从 1793 年传染病的预防与治疗方面吸取教训。由于拉什对 1793 年费城爆发的黄热病的认识,他常被视为美国的医学英雄。当然,他对放血疗法和强力通便情有独钟,他过分攻击对手的论点及他们治疗方法上的胆怯。但是,他没有声称已经发明了一套新的治疗方法体系,也没有将他的方法称为"神奇"的。而是通过大剂量的泻药和甘汞、放血、冷饮、简陋的食物以及冷水敷身的方法大胆地说出"大量放血"的价值。1793 年传染病之后,拉什把对黄热病的治法推广到其他病症上,开始将他的医学观念与经验汇合到新的医学体系中。

总体上说,神奇医学这一术语是指通过大量放血与大胆使用作用强烈的药物以及引起通便、呕吐与排汗的技术。一些历史学家对这一术语持有疑问,但是奥利弗·温德尔·霍姆斯（Oliver Wendell Holmes,1809—1894）这位内科医生和诗人,基于对美洲治疗学史的思考,认为运用这一术语没有问题。霍姆斯以修辞的方式询问如何使革命的人民采用某一医学体系而不是"神奇"的实践。他解释说,勇敢的一代人习惯于消费"九十粒硫酸喹啉"与"三克甘汞"。无论如何,神奇医学在 19 世纪 30 年代被正统的和宗派的医生广泛地采用,只不过他们采用更温和的方法,而不是像前辈那样过分地放血、通肠、呕吐。

假如在健康或疾病中机体活性的概念通行的话,那么放血的极端措施可以被认为是合理、必需的。医生和病人一般从体液平衡和血液运动方面思考健康与疾病。如果血液不能自由地流动,就会黏稠、虚弱、腐败。正如一个健康的社会要求人们和商品的自由活动一样,一个健康的身体需要通过对血管与腐败血液的治疗促进血液自由流动。在理论上,身体中的毒素和杂质也可通过其他液体，如汗液、尿液、便、脓与呕吐方式排除。

"神奇"的术语似乎特别适合于拉什在 1793 年费拉德尔菲亚传染病时期的行动。拉什极少有时间休息与吃饭，他拜访了这所城市中成百上千个病人，每天为来到他家的几十个人提供咨询。好的医生可能会评论说，没有被他治疗的那些人可能比接受常规放血与通便方式的那些人实际情况要好。对付猖獗的发热，拉什用冷湿床单包裹病人，给他们服用大量凉水、使用凉灌肠剂。每天放血与通便的结果是病人要么恢复健康，要么死亡。拉什知道，那些评论家认为他的通便法太猛烈，而放血疗法"过量得没有必要"，但是他认为，疾病经过这样的治疗会好转，惧怕治疗中的危险是过分胆怯的观点。

欧洲的医生可能对黄热病有不同的治疗方法，但他们建议疗法不必过于温和。在一份关于死于黄热病的士兵尸体解剖报告中，法国伟大的临床医生路易斯（P. C. A. Louis，1787—1872）提供了法国军医进行治疗的细节。第一天给病人以大剂量的蓖麻油、灌肠剂及几剂甘汞，而水蛭被涂在太阳穴上。第二天，除了大剂量甘汞外，用水蛭和刺血针给病人放血。第三天，给予病人几剂灌肠剂，在病人濒临死亡前给以 25 滴鸦片酊。

英国新闻工作者和社会改革家威廉·科贝特（William Cobbett，1763—1835）把拉什作为特殊的才智对象，对他的争论性工作进行讽刺。科贝特生活在费拉德尔菲亚时，创建了一份被称作"豪猪报"的报纸。像拉什和杰斐逊一样，科贝特赞美传统的农村生活，痛恨产业革命带来的贫困与恶化。但是在医疗实践上，科贝特和拉什是死对头。在对费拉德尔菲亚黄热病传播问题上，科贝特坚持，拉什对于采集人血有异常的热情，而实际上许多病人死于无血。按照科贝特的观点，拉什的方法是"使地球人口减少的伟大发现之一"。拉什做出的回应是控告科贝特诽谤。不出所料，美国陪审团不仅给予拉什独立战争时期英雄的称号，而且奖励拉什 5 000 美元并裁定科贝特败诉。

诽谤罪诉讼失败没有使科贝特沉默，他声明拉什享受法律胜利与乔治·华盛顿（1732—1799）去世是同一天，这是"明确依照拉什的做法"因无血而死亡的极好实例。审判之后，科贝特创办了一本新的期刊，以表达他抨击拉什的目的，后来他回到英国，出版了一本社会与议会改革的杂志。科贝特对于流行的教育方式也加以辱骂与蔑视。他抱怨，一个年轻人生命中最好的时光"专用于对于人类永远毫无真正用途的学习"。

对乔治·华盛顿最后的疾病进行确诊是不可能的，他患的可能是包括链球菌、葡萄球菌、肺炎球菌感染引起的咽喉炎症。为证明所有可能的医疗措施都已采取过了,华盛顿的医生在报纸上发表了他死亡的详情。医生詹姆斯·克雷克(James Craik)与埃莉莎·迪克(Elisha C. Dick)把华盛顿的疾病归咎于骑马去弗农山时在马背上淋了雨。在严重的寒战、咽喉痛及医生称为"咽峡炎"引起的发烧后,华盛顿认识到放血是必需的。一位当地的放血者从他的胳膊上抽取了 12—14 盎司的血。第二天,负责医生担心"这种疾病的致命倾向",进行了两次"大量的放血",使咽喉起泡,在两位被请的医生到来之前,医生们给病人服用甘汞、给以灌肠剂。发现没有任何效果,又进行了再一次放血32 盎司,服用更大剂量的甘汞、吐酒石、浓醋和水。尽管采取了进一步的治疗措施,包括运用到四肢的发疱药、用于咽喉的糠与醋糊剂,但病人"没有任何挣扎而死亡"。

　　1793 年夏季,费拉德尔菲亚遭受了成群的蚊子以及不同寻常的大量污秽和腐烂物堆积在街道、小巷和码头而引起的瘟疫。医生预料通常的"秋季发热"有所增加。拉什观察到城市中有大量的"moschetoes"(一种蚊子),这是不健康大气环境的又一个迹象。[20 世纪沃尔特·里德(Walter Reed, 1851—1902)和他在美军黄热病委员会中的同事们证明了蚊子在黄热病传播中的作用]。只要有可疑的病例出现,拉什就告诫当局黄热病自 1762 年第一次出现会再次来到费拉德尔菲亚。随着死亡人数的上升,成千上万的居民逃离了这个城市。数月中,费拉德尔菲亚 4 万居民中超过 10% 的人死于黄热病。市长马修·克拉克森(Matthew Clarkson)召集了市民志愿委员会,建立一所医院和孤儿院,负责被弃尸体的收集与埋藏,组织力量清洁街道,为穷人分发生活用品,与遍布这个城市的恐慌作斗争。

　　拉什提醒,码头上腐烂的咖啡树中致病气味的传播和其他腐烂物质的发散物最终将引起发热蔓延到几十里外。其他医生嘲笑这个理论,认为疾病是从西印度群岛通过船队输入的。尽管在医生中存在争论,市长还是下令除掉码头沿途的腐烂物质。总体上,对传染病的恐惧唤起了城市中的卫生改革,否则就得忍受臭气和大量垃圾。例如,1797 年曼哈顿滨水区垃圾垫土成为不可忍受的腐烂物,公共卫生当局指责这些"污秽的有害物"导致黄热病的爆发。为了与污物、恶臭和疾病作斗争,市长决定让这一区域覆盖上"促进健康的泥土和砾石"。南部街道建在填土的上端。这样的卫生运动可能不会直接控制黄热病,但确从总体上改善了环境。

　　关于黄热病的争论被卷入 18 世纪 90 年代毁坏费拉德尔菲亚的政治冲突中。各党派意见纷呈,一些费拉德尔菲亚人责怪外国人涌入带来传染病,传播来自海地的船舶,另一些人坚持传染病是由当地不卫生的环境引起。绝大多数共和党医生和政治家们认为,发热是由当地环境引起的。共和党人反对传染病专家的理论、检疫制度及对西印度群岛的贸易限制。

抗传染病毒的观点由医生证实,他们通过注射黄热病人的呕吐物、血液与唾液,试图证明发热不具有传播性。甚至一位训练有素的抗病毒学家也需要极大的献身勇气去照护病人,因为大多数医生相信,如果一种传染病首次由有毒气体造成,那么病人的呼气也可能会产生危险。当然,病毒学家非常惧怕病人,要求隔离病人,这常常意味着病人死于被忽视。由于实际上每个人都使用拉什的方法,所以对拉什方法的争论集中于是民主主义还是平等主义,拉什认为对他的治疗学的攻击是出于政治上的危险动机。可能他在报纸上公布了治疗范围,以易于读者能够自己治疗疾病,而用不着医生。

18 世纪的医生对于预防黄热病通过传染病毒传播有好的、有说服力的理由,黄热病被认为有"以十步的距离运行的威力"。许多人即使没有与病人接触也会感染这种疾病,而照护病人的人却不一定患病;传染病结束于寒冷天气之始,从受侵袭城市逃离的人没有携带这种疾病。所有这些观察提示,黄热病是由当地特殊的环境产生并持续。关于黄热病的观点被一位美国词典编辑者诺厄·韦博斯特(Noah Webster,1758—1843)收集,他把调查表寄给费拉德尔菲亚、纽约、巴尔的摩、诺福克和纽黑文的医生。1796 年,他出版了《过去几年中美国流行的胆汁热专题论文集》,这是一部他个人的评论集。

联邦同盟医生和政治家一般接受传染病学家的学说,赞成对外贸易的检疫和限制。他们认为,对当地环境的责备是不爱国的表现且对美国城市经济是有害的。所以,汉密尔顿主义者坚决认为,黄热病是从海地与法国难民一起输入的。在西印度群岛,像奎宁和白酒一类的兴奋剂是治疗黄热病的传统药物。在费拉德尔菲亚传染病中,这种方法成为有名的"联合疗法"。在传染病开始传播时,拉什运用比较温和的泻药,以试验在西印度群岛运用的疗法,但是不久他判定只有猛烈的泻药和强有力的放血才有效。

一些医生求助于化学理论,试图分析与腐烂有关联的假设之物以及令人恐惧的黑色呕吐物,后者似乎是疾病最致命的特征。缺乏专业的化学试验,一些医生逞强吃了黑色呕吐物,而且幸存了。这种做法没有提供有意义的化学信息,但是的确证明,这种疾病的最令人作呕的产物不具有传染性。

由于黄热病由病毒引起,因此,仔细的照料、减轻症状与休息可能对病人最有益处而伤害最小。但是 18 世纪医生未必能够面对这样的挑战,如对待黄

312

热病态采用休息与温和的治疗方法。富有创新精神的医生开出了从响尾蛇毒液到海狸油和鸦片酊的处方。《医疗实践与原则》(1892)这部被广泛使用的教科书的作者威廉·奥斯勒(William Osler,1849—1919)爵士建议治疗的过程包括冷碳酸盐碱性水浓剂量、甘汞、镁碱金属盐及其溶液、泻药、灌肠剂适中的剂量、对发热进行凉水浴、对胃出血采用氯化铁或松节油。为减轻尿毒症的症状,奥斯特建议热浴、热裹以及使用热灌肠剂。诸如士的宁等兴奋剂是用来防御微弱的心搏的。

在传染病流行结束之后,那些逃离的人返回这座城市,费拉德尔菲亚观察到:4万人口中大约超过4 000人死亡。拉什"格外喜出望外",他的方法最终征服了这种难以对付的疾病。甚至面对这种疾病夺去了他三个徒弟及他所爱的妹妹的生命的事实,也没有动摇他对治疗方法的信念。实际上即使没有医学干预,病人也会恢复,本杰明·拉什肯定不是唯一一个强行把这种恢复归因于医疗治法的。

一部著名的对传染病的见证报道由马修·凯里(Mathew Carey,1760—1839)撰写:"恶性发热的短篇报道,最近在费拉德尔菲亚流行"包含对这种疾病症状的生动描述、对医业者采集"令人惊讶"的血液数量的评论,并列出亡者的名单。凯里特别注意到,这种疾病"在贫困人中具有可怕的危害性"。传染病开始传播时,许多医生相信黑人比白人更不容易感染这种疾病,但是死亡名单证明这不是事实。然而凯里注意到,在传染病早期阶段,没有白人护士照护患者,非洲教堂中的成员担任护士帮助埋葬死者。凯里写道,护士非常重要,许多人不是因为疾病本身的致命性而是因缺乏护理而死去。

确定黄热病病例的死亡率很困难,因为较轻症状的病例可能被忽略或误诊。在新奥尔良1878年传染病期间,医院中白人死亡率超过50%,而黑人是21%。然而医生估计,请得起私人医生的白人病人死亡率少于10%。差别大概反映了富裕病人与贫困病人的不同状况。只有最贫困的白人才可能被送往医院。

本杰明·亨利·拉特罗布(Benjamin Henry Latrobe,1764—1820)是一位帮助设计华盛顿特区的工程师,他认为安全供水系统会减少传染病的威胁。1798年拉特罗布访问了费拉德尔菲亚,他得出结论,来自城市厕所"有毒物质"对井水的污染是传染病的原因。1801年,遵从拉特罗布的计划,费拉德尔菲亚建立了广阔的城市安全供水系统,为所有人提供免费的街旁抽水机,为富裕家庭连接私人管路。其他几座大城市,最著名的纽约和波士顿也在19世纪上半叶投资市政供水系统,但正是水、污物和垃圾处理问题使许多城市在20世纪时流行起瘟疫。虽然饮用被污染的水不会引起黄热病,但改善供水在降低传染病的危害方面的确起着直接或间接的作用。而且,随着城市的发展和现代化,沼泽地、沟渠、井、蓄水池的消失会减少蚊子的繁殖场所。

医疗职业

在殖民时期,医疗实践很少有法律和社会的障碍。无论是否受过专门教育或培训,个体都能够成为医治者。最终,医生们试图建立一个受法律保护的专业团体,并游说当局通过医疗执照的法律,借此排斥非正规从业者。但是,医疗实践的职业化和规范化要求并不符合当时的文化氛围。到1845年,已有几个州废除了医疗执照法律。意识到执照法律日益不受欢迎,州社团不能达到他们的目标,1847年专业医生建立了美国医学会,旨在提供一个保护同行利益的国家性平台。到19世纪末,尽管有医学宗派的对抗,但医生基本上获得了由州政府批准的医疗执照决定权。

在寻求职业认同的过程中,正统医生也试图取得对医学教育的控制。大多数有抱负的医生不能出国留学,但是在正式医学院旁听比只是通过学徒培训体面得多。到19世纪20年代,有专有权的医学院开始和少数与医学会和大学建立联系的医学院竞争。通常由一位或多位医生作为营利单位创立的这些独立学院靠学生学费支撑。具有支付学费的能力通常是学生能够学医的唯一要求。

当私立医学院继续增多时,医生们认识到它们已使医疗市场从正式医生长期短缺转变到过剩。在1765—1800年,至少250名医生从美国医学院毕业。19世纪30年代,美国医学院毕业生几乎近7 000名;19世纪50年代,毕业生数量接近18 000名。专有权医学院的毕业生除了可能掌握少量医学理论和临床实践外,他们还有合法的资格加入反对宗派和庸医的战斗。如《美国风土和疾病的历史叙事》(1792)的作者威廉·柯里(William Currie,1754—1828)这样的正式医生曾告诫非正统行医者:"尽管别人可能因为执照致病人死,但他只是靠运气治愈病人。"柯里认为,死亡率证明,"更多的生命是由于庸医的道德败坏而非疾病毁灭……"他同时对"我们开明的立法机关"没有阻止庸医的活动而感到诧异。

除了谴责"庸医道德败坏"外,正式医生认为在其他国家发展的医疗实践

314

不适合用于美国病人。因为传染病随着特定环境、气候变化、社会、职业环境而不同,只有具有广博经验并且适合美国环境的培训医生才能在美国行医。19世纪的美国医生杰斐逊和拉什认为,农村居民比生活在城镇的人更健康。只有有经验的医生才会了解有活力的农民与适于久坐的城市人民的差别而选择不同的治疗方法。一位患有急性风湿病的农民可能无所谓在治疗中失去60—70盎司血液,但是城市居民可能无法忍受失去这一半数量的血液。

与欧洲相比,早期美洲大多数医生不得不担任内科医生、外科医生及药剂师。但是,到19世纪中期,因为城市人口膨胀,一些医生发现,专门治疗神经、肺部、眼睛、耳朵等失调是可能的,其他医生能够将医疗实践局限于外科,甚至于传统的女性助产士领域。当"专科医生"——如正骨科医生、专拔龋齿的医生出现时,他们与江湖医生区分开了,这是与过去的巨大差异。在南北战争之前,牙科学与药学实际上已在美国成为一门独立的专业。第一部美国牙科教科书和杂志于1839年出版,仅在一年前巴尔的摩口腔外科学院和美国口腔外科学会成立。药学杂志、专业学会及药学院在19世纪20年代创刊及成立,但是直到19世纪50年代才成立了国家及州的专业学会。

19世纪医学会举办大量论坛,在论坛上正统医生可以争取在国际科学团体中的会员资格。欧洲医学新发展鼓励一些内科医生考察医院和救济院、甚至个体诊所的病人,作为临床研究资料,至少是集中观察。赫里·鲍迪奇(Henry I. Bowditch)和乔治·沙克特(George C. Shattuck)是法国伟大医生路易斯(P. C. A Louis)著作的推崇者,他们尝试在美国医院中应用他的"数字法"。鲍迪奇于1871年在美国哈佛医学院建立了第一个生理学实验室。在国外学习的医生渴望引进、翻译新的科学与医学教科书,以使欧洲研究适合美国医生。随着医学院数量的增多,教科书市场也扩大了。

尽管美国大多数医学院存在着众所周知的不足,但南北战争前它们被作为对美国学生进行科学教育的关键基地。甚至有最低的入学标准及最差设备的医学院也接受这样的观念,即医学教育需要解剖学、病理学和病理解剖学这些由尸体解剖作补充的授课。虽然尸体解剖对于验尸官和刑事诉讼很重要,但极少有家庭接受尸体解剖是明确死因及取得医学进步的观点。在美洲,同欧洲一样,作解剖示范的尸体总是供应不足。因为人体解剖一般被看作是恐怖的,为医学教育提供尸体的合法途径很少,盗墓的传闻带来恐惧、敌视,甚至暴力,如1788年的纽约"医生暴乱"。

当美国医生专注于科学研究时,他们趋向于遵从实践的路径,即扩展植物知识及引导新的治疗法。通过收集地质学和气象学观察资料、保留详细的病历，他们试图证实当地环境因素与健康的关系，如土壤条件、温度、湿度、降雨量因素等。此外，他们搜集可能被称为社会学资料与疾病形成的相互关系。通过新国家发病率和死亡率与欧洲的比较，美国医生期望为美国的环境及国家促进身体与精神健康的机构提供科学的证据。

　　威廉·博蒙特（William Beaumont，1785—1853）的著作及生活证实了进行生理学研究的可能性，这是一个经过很少正式培训的医生能够计划和实施的独创性的试验。实际上，威廉·奥斯勒称博蒙特是"美国第一位伟大的生理学家"。博蒙特的名望建立在一系列非凡的试验和观察的基础上，就像他在《胃液的观察与试验及其消化生理》（1833）中所描述的。博蒙特的工作不仅对于科学观察方面是重要的，而且是人体试验史和生物医学伦理学的里程碑。

　　除了在佛蒙特当过本杰明·钱德勒医生（Benjamin Chandler）的学徒外，博蒙特没有受过大学教育，是一名自学者。博蒙特在康涅狄格的农场长大，为逃避务农而成为一名小学教师。为补偿所缺少的正规教育，博蒙特像同代人一样进行广泛的阅读，包括重要的医学权威以及莎士比亚、本杰明·富兰克林的著作。从1811年到1812年，他的笔记簿记叙了他的培训、阅读计划及早期的医疗实践。

　　1812年，就在美国对英国进行战争宣言前，博蒙特成功获得了外科医生助手的职位。他处置疾病和伤口的经验证实了"战争是最好的医学院"这一格言。战后，博蒙特建立一所私人医院的努力没有成功，他重新入伍加入陆军医疗部。他被派往麦克纳克（Mackinac）要塞，这是西部边境偏僻的军队哨所。麦克纳克岛位于大西洋峡谷中，是美国毛皮连的前哨。在这儿，博蒙特经常遇到间歇热、斑疹伤寒、痢疾和风湿病病人。火炮伤不罕见，但是1822年偶然的发射击中了法籍加拿大人亚历克西斯·圣马丁（Alexis St. Martin）的腹部，造成了一个比手大一点的伤口，使低位肋骨断裂，左肺叶下部破裂，穿破了胃部。博蒙特认为这种伤口是致命的，但是他用面粉、木炭、酵母和热水的泥敷剂尽最大努力照顾圣马丁。他经常改变敷料，清洁伤口，去除碎片，为病人放血以抵御发热。令人吃惊的是，圣马丁幸存下来，但是闭合伤口的所有尝试都没有成功。不久博蒙特认识到，圣马丁持久的胃造口术（胃部新开口）提供了对健康人进行消化研究的唯一机会。不同种类的食物和药物可以直接注入圣马丁的胃部，胃液的标本可被移动。博蒙特计划进行讲演旅行以证实他的试验，但是圣马丁经常缺席。1832年，博蒙特与圣马丁签了一个合约，决定博蒙特对

317

圣马丁有施行试验的专有权。这个文件是人体科学试验史上的第一个契约。尽管后来圣马丁抱怨作为人体医学实验的不适,但博蒙特的生理学实验似乎对他未造成伤害。圣马丁和妻子玛丽有 17 个孩子,但当他 1880 年去世时,只有 5 个还存活。

博蒙特除了在消化生理学上有卓越的贡献外,他还从事关于医学教育的开展、职业精神的普及、甚至 19 世纪上半叶医疗事故法律的改进。尽管在 19 世纪 40 年代治疗错误诉讼很罕见,但博蒙特被牵涉到两起这样的争论中。第一例是由博蒙特没有成功地救活一位头部被铁撞击的男子的生命引起的,这位男子叫达尼斯·戴维斯(Darnes Davis),是一位木匠。博蒙特尝试通过施行环钻术而减轻头部压力。1840 年这一事件审判时,戴维斯的律师认为,博蒙特为在脑部进行试验而在受害人的颅骨上钻孔引起死亡,就如同为做消化试验而在圣马丁的胃部留有一个孔一样。

四年后,博蒙特与斯蒂芬·阿德雷翁(Stephen Adreon)医生由于医疗事故,被一名叫马里·杜根(Mary Dugan)的贫困病人控告。在 19 世纪 40 年代,圣路易斯地区的行医者要成为正式的内科医生必须为通过严格的执业法律而奋斗,这一法律管理医疗实践、禁止非正式从医者及江湖医生的活动。确定医疗事故的法律界限成为审判中的一个主要标志。尽管正式医生努力使自己区别于非正式对手,但此时普遍流行的观点支持废除已存在的州与当地医疗许可证发放的法规。医疗事故诉讼在医疗团体中处于很紧张的局势,正式医生不仅要与非正式医生及庸医斗争,而且要把很多精力投入内部竞争。

在找博蒙特及他的伙伴詹姆斯·赛克斯(James Sykes)医生担任会诊医生之前,阿德雷翁(Adreon)已经检查了病人杜根(Dugan)。三位医生持有一致的诊断意见之后,阿德雷翁用柳叶刀割开病人脓肿,排去脓液,涂上泥敷剂。但是后来杜根控诉由三个医生诊断为"盲肠炎"的并发症所产生的病痛,这与外科手术操作无关。托马斯·怀特(Tomas J. White)医生对博蒙特和阿德雷翁非常有敌意,他劝服杜根以受伤害提出失误控告,索赔 1 万美元。怀特认为,阿德雷翁刺破疝时由于疏忽大意和缺乏技术切断小肠。在宣判阿德雷翁与博蒙特无罪前,陪审团举行了为期两周的审问。1848 年杜根去世时,怀特进行了尸体解剖并在《圣路易斯医学与外科杂志》(1848)上发表了尸体解剖结果,驳斥了阿德雷翁与博蒙特的最初诊断。面对来自医学团体中对手的敌意,博蒙特因宣判无罪稍有安慰。作为回应,博蒙特拒绝参与圣路易斯医学会以及美国医学会的建立。

地方特色

许多美国人形成了这样的信念:他们的国家幅员辽阔,一个地区和另一个地区存在"异体差异"。医生认为在治疗方法上存在地区差异是必然的。特别是南方的医生支持有区别的医疗环境的观念,而其他地区医生在研究种族和疾病形式可能有种族差异的研究方面分享利益。南方医学会、杂志和医学院就像是一个医学论坛,医生能够表达与讨论生理上、精神上存在的种族差异学说。颅骨切开术和颅相学的研究显示,好像他们能够提供科学、正确的关于种族的答案。在试图支持种族假说中,一些南方医生较大范围地收集了人类颅骨。奴隶主运用这些种族生理与医学差异推断奴隶制的合理化。由于在医疗上与白人不同,据说黑人对某些疾病有免疫力,黑人奴隶应当有能力在任何季节与气候中在田地工作。一些医生认为,黑人比白人更易受寒冷与冻伤的影响,更能忍受暑热,稍能忍受静脉切开放血术引起的血液流失。尽管黑人妇女被期望整个孕期都能工作,但医生警告她们比白人妇女容易患子宫下垂。南部医生得出结论黑人易患结核病,特别是在所知的"黑人身体损耗"或"甲状腺瘤"严重的情况下,可能患粟疹性结核。

从美国独立战争到南北战争,南方的医疗难题包括疟疾、寄生虫、痢疾,而在主要港口城市则是黄热病。黑人则患有严重的寄生虫感染、呼吸系统疾病、营养不良,婴儿和产妇死亡率很高。黑人婴儿死亡率明显高达白人婴儿的两倍。环境因素——缺乏适当的卫生和清洁水,可能是黑人特别易感伤寒、寄生虫、真菌感染和痢疾的原因。吃泥土的习惯(异食癖或食土癖)是感染寄生虫的另一原因。

许多农作物的收获时节——夏末和初秋——与痢疾的高发季节恰好相合,据说黑人比白人对痢疾的易感性稍弱,但"抵抗力"是无法预测的。用现代术语,疟疾热的严重性与疾病的易感性之间的区别可解释为:不同地区不同人种中发现的疟原虫的致病力不同。例如,镰状细胞性贫血、地中海贫血的基因明显能增强对痢疾的抵抗力(在杂合体内等携带),镰状细胞性贫血也可能解释关节痛、肺感染、慢性腿溃疡和有此种遗传变异的儿童的死亡。

从非洲输入奴隶意味着输入了传染病,如疟疾、天花、雅司病、麻风、麦地那龙线虫、丝虫病、蛔虫病、绦虫、十二指肠虫、锥虫病。当不再从非洲直接输入奴隶时,这些在美洲不可能幸存的非洲疾病基本上消失了。然而,另一些输

319

入的疾病永久地留下了。例如,非洲锥虫病的寄生虫到了美洲,在没有舌蝇的情况下,这种疾病不可能成为地方性流行病。相比之下,丝虫的蛔虫可引起象皮病,象皮病已成为美国南方的地方性流行病。成人寄生虫侵袭人淋巴管和淋巴结,引起炎性反应,导致患部肿胀。寄生虫由美洲库蚊传播。20 世纪 20 年代丝虫病是地方性流行病,生存于南卡罗莱纳州查尔斯顿,但是象皮病侵入美国南方的其他地方甚至北方。象皮病在西印度群岛的巴巴多斯岛如此流行,以至于这种病被称作"巴巴多斯腿"。这种病在查尔斯顿也常见,因为巴巴多斯岛和查尔斯顿是主要的奴隶输入港。对于疾病和蚊子媒介之间关系的认识,导致了 20 世纪 20 年代城市中一场深入的灭蚊运动。20 世纪 40 年代,查尔斯顿被认为是"无丝虫"之地。

在种植记录、日记、农民奴隶的交谈、奴隶叙述及民间传说中集中的不完全的证据显示,奴隶用自己的医治方法,可能是从传统的非洲草药医学中衍生出来的,为的是避免使用白人医生所开的处方药物。很可能奴隶请教了黑人助产士、护士、草药医生、当地医生与术士。除诊断与治疗疾病外,一些黑人医治者与术士声称,他们有保护奴隶不受白人及其他奴隶影响的能力。一些非洲医治传统与牧师和宗教联系在一起,还与药茶、草药、泥敷、祈祷、歌唱、病床聚会联系在一起,这些可能在南北战争之后,在黑人家庭与社会中保留下来。

南北战争

南部的特色之处在于奴隶制表现出的"特殊制度",但这仅是导致南北战争的复杂原因之一,如林肯所说,他对奴隶制在"某种程度上"是冲突的实质稍有怀疑。在战争爆发前的几十年,随着 1861 年 4 月 12 日炮击南部邦联萨姆特要塞,北方与南方之间在社会、经济和文化方面的差距成为不可逾越的鸿沟。然而,直到 1865 年 4 月 9 日李将军在弗吉尼亚向格兰特将军投降,一场令人生畏的战争血洗才结束。

无论是同盟军还是南部邦联都不希望州之间的战争持续太长时间,那样,适当的卫生措施及对病人和伤病员的照料都无法顾及。部队中许多志愿者在没有医院、帐篷、药品、军医与病历管理人员的情况下参加了战斗。临时的、拥挤、不卫生设施,如旧谷仓、烟草仓库、私人住房被用作临时医院。医疗人员和设备立刻被患有发热和流血的部队淹没。在战争的前六个月中,30% 的战士患有疟疾、伤寒、天花和痢疾,其他衰弱的症状如气喘病、结核病、癫痫、中暑、

性病、风湿病、消化不良以及长在臀部的疖子。外科诊治比 19 世纪 60 年代必 321
需的技术状况更原始，因为缺乏药品、设备及医生缺乏培训。但是，战伤和疾
病为缺乏经验的内科医生和外科医生提供了锻炼的机会。尽管在 19 世纪 40
年代已使用麻醉法，但许多军医认为在截肢术中没有必要使用麻醉法，并声称
麻醉延长休克、流血与抑制治愈。

　　南方的医疗情况比北方更糟。因为对南方的海上封锁，氯仿、奎宁、颠茄、
洋地黄、麻醉剂几乎不可能得到。李将军承认他的军队没有适当的医疗和卫
生支持。的确，没有环境卫生委员会，也没有适当地配备医疗部。

　　当战争持续时，军事活动耗费越来越多的医疗资源，医学校入学人数下
降，民间救济院和医院失去了应急人员。城市卫生改善计划和重要的生命统
计资料的收集工作也由于战争消耗的资源增加而暂停。

　　战争期间医护人员的努力以及病人的苦难，表现为医治技术的进展与死
亡人数之间明显的不均衡。在战争中有 300 万人服役，大约 60 万人死亡。其
中同盟军失去 36 万人，联邦军失去 26 万人。直到 20 世纪，战争中死于疾病
的士兵多于战争的伤亡。同盟军医疗官员报告，有 600 万疾病病例。1861 年
5 月 1 日—1866 年 6 月 30 日，白人同盟军队中有 100 万疟疾病例、14 万伤寒
病例、7 万麻疹病例、6 万肺炎病例、7 万梅毒病例、11 万淋病病例。以前居住
在乡村隔绝环境中的人和动物大量聚集、长途迁徙，为先前小范围疾病的传播
提供了理想的环境。战争期间由于疾病、外伤导致虚弱的成千上万士兵死在
家里；他们的死亡及他们所传染的人不属于军队死亡数字。还有许多人由于
受伤及失去四肢而患有慢性疾病和伤残。

　　坏血病、中暑、腹痛、腹泻、痢疾和伤寒是普遍的，考虑到缺乏有营养的食
物和安全饮用水，这不令人惊奇。军医告诫他们的"上级"，坏血病逐渐损害了
"军队的战斗力"，即使士兵没有意识到他们患病，但是这是一场保卫抗坏血病
药的战斗，抗坏血病的良药包括土豆、洋葱、圆白菜、西红柿、南瓜、甜菜与新鲜
柠檬。一位外科医生描述了来自奇克哈默尼（Chickahominy）沼泽地的用水 322
情形，那里充斥着战士与马的尸体。他报告道，在每个水壶中加入 1 及耳的威
士忌酒有助于消毒而隐瞒饮用水的有害质量，军营和医院的恶臭足以"引起兀
鹰患伤寒"。许多士兵受寄生虫折磨，他们称之为"保镖"。医生也抱怨招募的
士兵体质上的缺陷使他们不适宜军队生活。粗糙的医学检查不能检测出哪些
新兵太年轻、哪些太老，而哪些甚至是妇女。

　　除了身体上的创伤与外科截肢术幸存的士兵外，一些人带着战争的巨大

压力引起的严重心理创伤返回家乡。历史学家在研究了抚恤金记录和南北战争中被送进精神病院的老兵案例后建议,他们的症状现在可诊断为创伤后应激综合征。现在可能编入南北战争诊断类目这一标题之下的包括中暑、思乡病、易激心。诊断为易激心症的条件是,士兵患心脏、神经性循环衰弱综合征,包括胸痛、心悸、气喘、疲劳、晕厥、过度锻炼。在南北战争中,易激心第一次被认为是重要的问题,因为它使成千上万的士兵失去战斗力。

战争直接或间接地影响了这个国家的所有地区。多年的混乱留下了营养不良、钩虫传染以及多年侵袭返乡部队、家庭和社会的疟疾。在南方,战争导致许多图书馆、医学校、教育机构的破坏。医学团体及杂志消失,许多南部医生移居北方。许多农民返回家乡时,发现他们的家、谷仓、庄稼及家畜都已不复存在。

南北战争引起了流行于马、骡、牛及猪之间的传染病。19 世纪 30 年代俄亥俄首次报道猪霍乱,1860 年猪霍乱至少传播到 20 个国家。疯牛病传染的一种可能方式是:用患病尸体的肉渣喂养健康动物,使它们受到感染。支原体霉菌引起的牛胸膜肺炎、肝炎通过微滴感染传播,是南北战争之前的地方性问题。19 世纪 40 年代从欧洲输入动物加剧了这一问题。这种疾病杀死了约一半的感染动物,许多幸存动物成为带菌者。在战后,牛发热、胸膜肺炎、牛肺结核及猪霍乱仍是农业的主要问题。牛和马受到布氏菌病、马流行性热病、泡状口腔炎、美国东部马脑脊髓炎、波托马克河(美国)热、马疽病的侵袭。战后增加的贸易与运输加剧了家畜疾病的传播。

在美洲尽管护理的发展是一个复杂的经历,但南北战争对于战争期间参加护理和其他慈善活动的成千上万的妇女是一个转变性事件。军队医院中难忘的记叙、病伤者的痛苦、由男护士和女护士承担的任务都被有名的著者,如路易莎·梅·奥尔科特(Louisa May Alcott)和沃尔特·惠特曼(Walt Whitman)记录下来,而小有名气的人物如琼·斯塔特(Jane Stuart)写过"医院的日子,南北战争护士回忆录"(1868),描述了靠近亚历山大弗吉尼亚联邦简陋的医院中的工作。奥尔科特在第一次布尔朗(Bull Run)战役中曾经作为在一家有 40 张病床医院的旅店中护士的助手,在波士顿报纸上以"医院概略"发表了看护受伤战士以及被白喉、肺炎、伤寒及其他疾病侵袭的人的奋斗故事。

伊丽莎白·布莱克韦尔(Elizabeth Blackwell)医生和其他从事医疗的妇女建立了妇女救济中心协会,在纽约城市的几所医院中组织培训妇女充当护士。战争中多数的护士几乎没有接受培训,但分配给她们的任务比较简单,如为病人洗澡,给伤员敷裹伤口,提供清洁的亚麻织物,准备、摆好有营养的饭菜,给病人吃药,为病人写和读信。南北战争中护士被期望提供关心与安慰,而不是医疗支持,但是人道主义援助的有效性与战争导致的巨大痛苦和失去生命之间的不一致也困扰着护士。

多罗西娅·林德·迪克斯(Dorothea Lynde Dix,1802—1887)献身于精神病人的治疗,并在1861年被任命为女护士监管人。分配给迪克斯的任务包括军队女护士的征召、医院探视、药品分发、救护车管理等。尽管是官方职位,但迪克斯没有真正的职权,她的工作也就是执行规定和命令。战争中的护士应当是中年妇女、外表朴素平凡——迪克斯因这一要求而出名,她不受军医、医院外科医生、志愿者护士与美国卫生委员会领导的欢迎。因为在迪克斯和卫生委员会之间存在关于权力范围重叠的争执,委员会领导将她描绘为"慈善事业的狂人",视她为战争的障碍。路易莎·梅·奥尔科特(Louisa May Alcoff)说过,尽管迪克斯被认为是"善良的老人",但护士认为她"古怪、过分注意细节、专断"。从作为美国女儿的高尚模范的位置上被取代,迪克斯被现代历史学家分析为"灾难性失败"、一个竞争对手而不是拥护者,如以前另一个女性崇拜对象克拉拉·巴顿(Clara Barton)。

克拉拉·巴顿(1821—1912)是美国红十字会的创立者,在战争期间也涉及护理,但是她最初是与获取药品的非常任务联系在一起的,包括内服药物、验明伤亡者。战争结束时,巴顿帮助组织战俘的交换以及寻找失踪人员的档案。她去了佐治亚名声狼藉的南部同盟安德森维尔(Andersonville)战俘营,确认并记录联邦士兵的墓碑。在战争期间,3.2万狱犯中大约有1.3万人因坏血病、痢疾、伤寒、坏疽及由营养不良、污秽、忽视引起的其他情况死于战俘营中。作为美国红十字会会长,除了在战争中发挥救助的作用,她还努力尝试拓展红十字会在其他领域中的功能。

在支援同盟军中,妇女救济中心协会的代表和其他宗教、医学和改革组织,包括棉麻和绷带协会、纽约医院的内科医生和外科医生,去华盛顿正式要求建立卫生委员会。尽管军队领导有人反对,战争部长还是在1861年6月批准成立美国卫生委员会。作为志愿组织,美国卫生委员会努力提供食品、药品和对士兵人道主义援助的其他形式,调查并提高了军营和医院卫生状况,实施了综合的保管记录体系。为购买和分发供应品,卫生委员会积极恳求给予捐赠,组织运输到医院,为士兵援助协会提供支持。

在委员会的领导下,志愿者为伤病员提供人道主义服务,分发肥皂和其他

324

卫生用品,建立为伤病员配备特殊饮食的厨房、医院图书馆以及供士兵休息的设备。历史学家表示,参与卫生委员会的工作为许多妇女战后在当地和全国性的改革运动中发挥作用作了准备。许多分支卫生委员会拒绝黑人参加志愿工作,这迫使许多黑人(包括男人和女人)加入其他战争救济协会。为吸引普通读者,特别是联邦士兵的家庭,委员会出版了一份名为"卫生通讯员"的报纸,设立了医院名录,以帮助亲属找到伤员和失踪的士兵。到1864年为止,这个名单搜集了近60万病人、伤员和死亡士兵的名字。统计数据显示,军队在食品、衣服、被褥、药品的分配,卫生器材及医院管理方面无法胜任,这些方面是军队窘迫的根源。

在参与过南北战争的外科医生的回忆录和书信中,描写了军营生活、军队政治活动及他们照护病伤士兵的受挫经历。医生抱怨从"摇摇晃晃、不胜任的军需官"那里得到药品几乎是不可能的。食物的供应常常不充足,但威士忌可以免费得到——可能作为"药用威士忌"。医生们怀疑即使药品被丢在后方,威士忌也总能输送到。例如,丹尼尔·霍尔特(Daniel M. Holt)是纽约志愿者中第121个外科医生助理,他很快发现对军队医生的要求明显不同于乡村医生。在两年的军队生活中,霍尔特体重减轻了21磅,出现过胃肠问题,患过结核病。由于患病、沮丧及对于重新确立他的医疗实践的焦虑,霍尔特在1864年离开了军队,1868年去世时年仅47岁。

约翰·万斯·劳德戴尔(John Vance Lauderdale)是另一位纽约医生,在一艘医疗船上担任代理外科助理医师,负责把伤病员从南方战场带到北方医院中。他的哥哥告诉他,所有医生认为他将"在一年内在军队中学会的外科实践比在纽约的医院中一生中个人实践更多"。但是劳德戴尔感到除了自己的治疗无效外,他几乎没有学到任何东西。病人死于痢疾、疟疾、坏疽及伤寒,但是他只能给病人服用威士忌而没有更好的办法。士兵可能死于外科手术后引起的休克、出血与感染,或者死于军营和医院中常见的腹泻、痢疾及发热等。许多医生承认,他们了解了战争的恐怖、当代医学的无效及自身的不足。

可能外科医生也会带着关于创伤与治愈的民间传统返回家乡。例如,一种疗法基于观察到某种"寄生虫"似乎可清洁脓伤口,而不理会健康肌肤。这项技术在拿破仑一世战争期间被军队外科医生描述过。能使昆虫致病的细菌可能对士兵发亮的伤口有特殊的医治作用。根据南北战争中的民间传说,在黑暗中有发亮伤口的士兵比有不发亮伤口的士兵幸存率要高。微生物学家认为,实际上这可能存在某种根据。经调查,发光的细菌野生型光杆菌菌株

（*Photorhabdus luminescens*）是一种昆虫病原体，已作为潜在的生物控制介质。这种细菌产生的抗菌素阻止引起开放性伤口感染的病菌生长。

然而，军队医疗给予许多医生获取外科经验的崭新机遇，如果没有能力胜任，至少也对卫生的重要性有了一些认识。医生通过施行尸体解剖与做截肢术使士兵恢复正常生活，了解了病理学和神经病学。南北战争时的外科医生在不同环境条件下为救命截肢（腿、胳膊）而名声狼藉。另一方面，用个体保守的方法治疗有骨折和创伤的士兵，有可能在对损伤和感染的肢体施行截肢术后才行。当民间外科医生责备军队医生太急于截肢时，乔纳森·莱特曼（Jonathan Letterman，1824—1872）这位波托马克河军队的医疗主任认为，伤后尽快截肢对于救活生命十分必要。莱特曼写道："如果极力反对这些领域的外科手术，那么很大程度上，外科医生将会进行'保守外科'的尝试。"

有一幅漫画描绘被围攻的外科医生，在他的牙齿和被截肢者之间举着一把刀，将截除的肢体扔到正在增高的火化堆上。在战争期间，记者和评论员特别对军队医生的判断提出苛刻的意见，虽然，指挥官和将军的错误事实上是导致众多伤亡的真正原因。对于评论家的回应，莱特曼没有指出在军队中没有不称职的外科医生，但是他极力要求他们记住那些"忠于职守献出他们生命的医疗官员及因认真、熟练地做手术导致过于劳累而生病的那些人"。当然，许多病人死于病伤，但在 19 世纪 60 年代条件下，即使最好的医生也几乎不能治愈疾病与预防大多数疾病；也不能治愈外科手术感染。外科工作是严峻、繁忙、紧张的，但南北战争时的外科医生必须细心、热心与称职。他们中的大多数人在兵役刚开始的时候和大多数同时代人一样接受训练，但他们常常由于军队医疗的压力和药品短缺而筋疲力尽。在仅有的最小物力与帮助下，南北战争中医生期望发挥公共卫生官员、营养学家、牙医、护士、心理学者的作用。许多医生因野战而患病，由于意外与敌火而成为残疾，许多人死亡。莱特曼说道，如果把这些期望转向民间医生，以他的经验，"在战争期间和战后"是不可能的，"他们不能或不会忍受生活必需品的匮乏与不适，大部分人更多地想到自己个人的舒适而不是伤员"。

南北战争中外科医生在处理外伤方面采取了改进措施，但是胸、头和腹部伤的死亡率仍很高。南北战争中 75％的手术是截肢术，尽管外科手术的步骤与设备不成熟，但挽救了许多生命。许多被截肢者身体恢复，有时带着一条假肢返回能胜任的岗位。关于被截肢者继续参加战斗的轶事有这样的说法：如果所有在战争中失去肢体的士兵与官员被排在一起，可以组成一个旅。以再

326

327

循环的方式尽管有些残忍,新的被截肢者有时占用战争中死亡的士兵的假肢。在朱尔斯·弗恩(Jules Verne)1864 年的小说《从地球到月球》中,巴尔摩枪炮俱乐部的成员、南北战争的老战士,因为他们的"拐杖、木制腿、在腕部装铁钩的假臂、橡胶下颚、银白色颅骨、铂黑的鼻子"而著名。这些人在战争中变成残废,但非常聪明地发明设计了一个航行去月球的巨大火炮。因此,虽然南北战争中截肢术的报道集中于手术过程的残忍,但是,成千上万失去肢体的老兵返回家乡被视作医学上的成功。

南北战争之前,面对外科手术的前景,大多数医生赞同"保守疗法",也就是,医生应尽量避免外科手术干预和外科手术断肢。但南北战争中外科医生在特殊的情况下,不得不做出治疗决策。如果外科医生不动作迅速且没有怜悯之心,那么许多伤员可能死于战伤。当治疗那些胳膊和腿有骨折及有枪弹伤的人时,截肢术是救治这些病人,使他们避免发生坏疽、破伤风、脓毒症及其他致命的感染,事实上这些病都是战场上和医院里的常见病。军队外科医生相信:"命比胳膊或腿重要,截肢是免于死亡的一种可选择的方法。"美国卫生委员会建议截肢术用于那些肢体已严重地撕裂及复合性骨折的人。联邦外科医生依据《军队外科指南》也建议截肢术在肢体已严重受损时进行。

据估计,战争期间施行了 6 万例截肢术,其中约 3.5 万人在手术后幸存,但死亡统计数字是不精确、不可靠的。麻醉法使施行截肢术成为可能,在这之前手术是致命性的、不可能进行的。外科手术依赖许多可变因素:损伤时间、身体部位、外科手术过程的类型。正式协会记录建议,伤后超过 24 小时在髋部施行截肢术几乎是致命的,但是在踝部施行截肢术的死亡率约 25%。医生也发现,人工肢体可能有再次的灵活性,但修复性的装置不会使身体遗忘所失去的部分。美国神经病学的创始人之一塞拉斯·韦尔·米切尔(Silas Weir Mitchell, 1829—1914)进行了皮肤灼热痛的研究,他将这列为医院中"幻肢痛"的难题,而这家医院是由外科主任约翰·哈蒙德(John Hammond)创建的,旨在解决患慢性疼痛和功能障碍的被截肢者的"残肢问题和精神疾病"。米切尔的研究提供了身体与精神作用的基本观点。以前,幻肢现象作为幻觉和神经机能病被忽视。但是,基于对神经系统生理学知识的了解,米切尔把这种现象归因为与中枢神经系统的某种变化有关联的上升的神经炎症。

奥利弗·温德尔·霍姆斯(Oliver Wendell Holmes)注意到战争和美国假肢工业的关系。他写道:"战争使腿消失,人工技术必须填补这一位置。"失去肢体的那些人为假肢提供了崭新的市场,战争中失去胳膊和腿的有成千上万人。同时,战争刺激了药学产业的产生,南北战争抚恤金包括与身体部分损失有关的补偿及为购买人造肢体提供资金。在 1861 年和 1873 年之间,美国专利局批准了关于人造肢体与相关装置的 150 项专利。繁荣的假肢行业在战后仍然有利润,因为工厂和矿井以及铁路与大量运输的其他事故中的受伤致残人也需要假肢。

在许多与农业、教育、医学和科学有关的方面,联邦政府的政策与措施因南北战争而改变。在长期血腥的战争中,联盟和邦联政府不得不创建和扩充军队医疗机构,监督军营卫生,应付伤病员的管理。医疗官员不得不进行新兵的医疗检查、建立救护队、获取与分发药品、监督医院秩序和医院管理。战争开始时,联邦医疗部正式任命的军队外科医生和助理外科医生的数量对于空前的医疗需求量完全不充足。合同外科医生以助理外科医生的名义被雇佣三至六个月。外科医生和助理外科医生的医疗职责实质上是相同的,但外科医生做更多的管理工作,薪水更高。医疗部其他人员包括旅级外科医生、团级外科医生和助理外科医生、合约外科医生、护士以及药剂师和伤口敷裹员的医院服务人员。

威廉·哈蒙德(William A. Hammond,1828—1900)从 1862—1864 年曾任职军医局局长,就职期间他提高了军队医疗部效率,建立了大规模的普通医院,设立了救护服务,赢得了卫生委员会的称赞。在现代官僚政治机构中,美国军队军医局局长和公共卫生服务卫生局医务主任是十分独立、独特的官员。在南北战争前,"军医局局长"是美国军队医疗部高级军官的头衔。在战后,海军采纳了内科局和外科局主任的头衔。海军医院系统演变到海军医院后勤中,监督外科的头衔给予了新近产生的直接指导海军医院后勤(MHS)的高级管理医生。进一步改革将海军医院后勤包容到美国公共卫生服务中。美国公共卫生服务主任被称作军医局局长,或更明确的美国军医局局长,或美国公共卫生服务卫生局医务主任。今天,军医局局长受政治上的任命,只是一个相当小的、有直接指挥权的人员,但是这个头衔传统上有大量道义上的权力,并作为政府在健康问题上的主要发言人。陆军、海军、空军主要的医疗顾问仍是被授予军医局局长的官员。这些官员也为防御部门的医疗政策和健康问题提供建议。

军医局局长哈蒙德是一个精力旺盛、仪表堂堂的人物,他身高 6 呎 2 吋,体重 250 磅,与他的前辈——曾在 1861 年担任军医局局长的芬利(C. A. Finley)、一位 64 岁的教条主义者——十分不同。哈蒙德于 1848 年毕业于纽约大学医学院,作为一位助理外科医生进入美国陆军。1860 年,哈蒙德辞去陆军职位,接受马里兰医学院解剖学和生理学教授的职位。南北战争开始时他再次入伍,担任医院和陆军军营检查员。美国卫生委员会成员对他的工作印象极深,施加很大的压力使他接受陆军准将的医疗部军医局局长职务。

哈蒙德创建了普通医院服务,监督建立了高效率的救护队,创建了两个大的政府管理的药厂,为军队生产高质量的药物。当他将普通药物如甘汞、吐酒石从陆军官方药品目录中去掉时,他也疏远了许多保守的正规的医疗官员与部门中的志愿者。美国医学会通过一项决议谴责哈蒙德的决定。哈蒙德的快速提升与他对那些不称职人员的明显的轻视,不可避免地树敌众多,战争部长爱顿·斯坦顿(Edwin M. Stanton)指控他受贿、欺骗、越权。哈蒙德在 1864 年 1 月—8 月的军事法庭审判后,被陆军开除。卫生委员会主任乔治·斯特朗说,哈蒙德在寻求效率上倾向于越过政府,犯有"过于随意购买药品的技术上的过失罪"。哈蒙德回到纽约后,成为贝尔维尤(Bellevue)医学院精神与神经系统疾病的教授。由于哈蒙德在神经病学的工作被广泛地认可,他组建了美国神经病协会,成为会长。1879 年对哈蒙德的军事法庭审判被推翻,恢复了他陆军准将的军衔。

在乔纳森·莱特曼(Jonathan Letterman,1824—1872)的著作中提到南北战争医疗服务的许多改善之处,他是波托马克河陆军医疗主任。莱特曼常被称为现代战场医学之父,自称受益于法国军队外科医生多米尼克-琼·拉瑞(Dominique-Jean Larrey,1766—1842)的著作。在拿破仑一世战争期间,拉瑞引入了加快从战场上转运受伤士兵的急救概念。与哈蒙德的工作相近,莱特曼建立了救护队,提高了军队外科医生和医疗检查的标准,使治疗与治疗类选法标准化,改善了医院和军营卫生状况,简化医学资料的收集、分类,创建了使用大量帐篷的流动战地医院体系。"莱特曼体系"现在仍然是所有军队医疗体系运行和组织的基础。

在马纳萨斯(Manassas)战役与安提塔姆(Antietam)战役之后,在移送伤员的时间上救护队的重要性得到显现,安提塔姆战役是南北战争中流血最多的一场战役。在马纳萨斯战役中移送伤员用了一周时间,但是在安提塔姆战斗中,莱特曼的运输体系发挥作用,救护队能够在 24 小时内移送所有战场上的受伤者。莱特曼也发展了三级后送体系,一直沿用至今。战场救护站的医疗官员使用敷料和止血带。然后将受伤员送到离战场最近的战场医院(现在叫 MASH 部门,即流动军队外科医院)进行紧急外科手术和治疗。最后由离战场稍远的大型医院提供长期照护。

　　尽管战争的医疗组织不久被解散,但军局局长办公室仍保留着重要的任务,成为为研究和教学提供设备的机构。1862 年,哈蒙德在华盛顿组建了军队医学博物院,收集、研究不同寻常的解剖学与病理学标本、射弹及其他在军队医院外科手术中发现的外来物。最终,博物院成为军队病理学机构。哈蒙德也负责开始编辑综合性战争的医疗和外科史。战争期间所收集的病理学标本和大量战时记录,由约瑟夫·伍德沃德(Joseph. J. Woodward)、乔治·亚历山大·奥蒂斯(George Alexander Otis)与其他人编写成六卷《内战中的医学与外科史》(1861—1865),共 6 000 页。伍德沃德和奥蒂斯以及军医局中的医疗官员是这部历史的主要编辑人员。奥蒂斯从 1864 年至 1881 年担任军队医学博物馆的馆长。南北战争也留下了唯一的、前所未有的大量照片,特别是战争期间与遭受的伤害有关的医学、外科病例的摄影研究。

331

　　军医局中另一位杰出成员是约翰·肖·比林斯(John Shaw Billings,1838—1913),他创立了军队医学图书馆,即国家医学图书馆。此外,他还创建了军医局图书馆的索引目录,建立了医学索引,使研究者可从中获取大量的医学与科学文献信息。1883 年,比林斯成为军医局图书馆与军队医学博物馆重新组合后的主任,即后来的军队医学图书馆和博物馆。1976 年通过一项法律,军队病理学机构成为国家正式的医学博物馆。由军医或民间医生送到军队病理学机构的用于诊断的标本作为博物馆的一部分被保存下来。博物馆中的标本对于疾病史的研究非常宝贵。例如,从第一次世界大战期间以石蜡保存的肺组织用来鉴定引起 1918—1919 年流感大流行的病毒。国家卫生与医学博物馆现在是军队医学博物馆的一个部门,拥有南北战争、朝鲜战争中的病理学标本与尸体。

推荐阅读

Adams，G. W. (1996). *Doctors in Blue：The Medical History of the Union Army in the Civil War*. Baton Rouge, LA：Louisiana State University Press.

Bankole，K. (1998). *Slavery and Medicine：Enslavement and Medical Practices in Antebellum Louisiana*. New York：Garland Publishing.

Beaumont，W. (1959). *Experiments and Observations on the Gastric Juice and the Physiology of Digestion*. New York: Dover.

Benes, P., ed. (1992). *Medicine and Healing*, *The Dublin Seminar for New England Folklife*, *Annual Proceedings*, *1990*. Boston, MA: Boston University Press.

Bengston, B. P., and Kuz, J. E. (1996). *Photographic Atlas of Civil War Injuries: Photographs of Surgical Cases and Specimens of Orthopaedic Injuries and Treatments during the Civil War*. Otis Historical Archives. Grand Rapids, MI: Medical Staff Press.

Bollet, A. J. (2002). *Civil War Medicine: Challenges and Triumphs*. Tucson, AZ: Galen Press.

Brown, T. J. (1998). *Dorothea Dix. New England Reformer*. Cambridge, MA: Harvard University Press.

Burbick, J. (1994). *Healing the Republic: The Language of Health and the Culture of Nationalism in Nineteenth-Century America*. Cambridge: Cambridge University Press.

Byrd, W. M., and Clayton, L. A. (2000). *An American Health Dilemma: A Medical History of African Americans and the Problem of Race*. 2 vols. New York: Routledge.

Cash, P., ed. (1980). *Medicine in Colonial Massachusetts*. Boston, MA: Colonial Society of Massachusetts.

Cassedy, J. H. (1986). *Medicine and American Growth*, *1800—1860*. Madison, WI: University of Wisconsin Press.

Craighill, E. A. (1989). *Confederate Surgeon: The Personal Recollections of E. A. Craighill*. Edited by P. W. Houck. Lynchburg, VA: H. E. Howard.

Cunningham, H. H. (1958). *Doctors in Gray: The Confederate Medical Service*. Baton Rouge, LA: Louisiana State University Press.

Currie, W. (1972). *An Historical Account of the Climates and Diseases of the United States of America; and of the Remedies and Methods of Treatment, Which Have Been Found Most Useful and Efficacious, Particularly in Those Diseases Which Depend Upon Climate and Situation. Collected Principally from Personal Observation, and the Com-*

munications of Physicians of Talents and Experience, *Residing in the Several States*. New York: Arno Press Inc. Reprint of 1792 edition.

Dean, E. T. , Jr. (1997). *Shook Over Hell. Post-Traumatic Stress*, *Vietnam*, *and the Civil War*. Cambridge, MA: Harvard University Press.

Estes, J. W. , and Smith, B. G. , eds. (1997). *A Melancholy Scene of Devastation*: *The Public Response to the 1793 Philadelphia Yellow Fever Epidemic*. Canton, MA: Science History Publications.

Fatout, P. , ed. (1996). *Letters of a Civil War Surgeon*. West Lafayette, IN: Purdue University Press.

Fett, S. M. (2002). *Working Cures*: *Healing*, *Health*, *and Power on Southern Slave Plantations*. Chapel Hill, NC: University of North Carolina Press.

Fox, C. G. , Miller, G. L. , and Miller, J. C. , comps. (1996). *Benjamin Rush*, *M. D.*: *A Bibliographic Guide*. Westport, CT: Greenwood Press.

Freemon, F. R. (1993). *Microbes and Minnie Balls*: *An Annotated Bibliography of Civil War Medicine*. Rutherford, NJ: Fairleigh Dickinson University Press.

Freemon, F. R. (1998). *Gangrene and Glory*: *Medical Care During the American Civil War*. Madison, NJ: Fairleigh Dickinson University Press.

Friendenberg, Z. B. (1998). *The Doctor in Colonial America*. Danbury, CT: Rutledge Books.

Giesberg, J. A. (2000). *Civil War Sisterhood*: *The U. S. Sanitary Commission and Women's Politics in Transition*. Boston, MA: Northeastern University Press.

Gillett, M. C. (1987). *The Army Medical Department*, *1818—1865*. Washington, DC: Center of Military History, United States Army.

Greiner, J. M. , Coryell, J. L. , and Smither, J. R. , eds. (1994). *A Surgeon's Civil War. The Letters and Diary of Daniel M. Holt*, *M. D.* Kent, OH: Ohio State Press.

Harris, B. , and Ernst, W. , eds. (1999). *Race, Science and Medicine*,

1700—1960. London: Routledge.

Horsman, R. (1996). *Frontier Doctor: William Beaumont, America's First Great Medical Scientist*. Columbia, MO: University of Missouri Press.

Josyph, P. , ed. (1993). *The Civil War Letters of John Vance Lauderdale, M. D.* East Lansing, MI: Michigan State University Press.

King, L. S. (1990). *Transformations in American Medicine: From Benjamin Rush to William Osler*. Baltimore, MD: Johns Hopkins University Press.

Kiple, K. F. , ed. (1987). *The African Exchange: Toward a Biological History of Black People*. Durham, NC: Duke University Press.

Kuz, J. E. , and Bengston, B. P. (1996). *Orthopaedic Injuries of the Civil War: An Atlas of Orthopaedic Injuries and Treatments during the Civil War*. Kennesaw, GA: Kennesaw Mountain Press.

Melosi, M. V. (2000). *The Sanitary City: Urban Infrastructure in America from Colonial Times to the Present*. Baltimore, MD: Johns Hopkins University Press.

Oates, S. B. (1994). *A Woman of Valor. Clara Barton and the Civil War*. New York: The Free Press.

Pryor, E. B. (1987). *Clara Barton. Profession Angel*. Philadelphia, PA: University of Pennsylvania Press.

Robertson, J. , Jr. ed. (1992). *The Medical and Surgical History of the Civil War*. (Formerly entitled *Medical and Surgical History of the War of the Rebellion.*) Wilmington, NC: Broadfoot Publishing Co. Reprint of 1883 edition.

Rush, B. (1972). *Medical Inquiries and Observations*. New York: Arno Press. Reprint of 1815 edition.

Savitt, T. L. (2002). *Medicine and Slavery: Diseases and Health Care of Blacks in Antebellum Virginia*. Chicago, IL: University of Chicago Press.

Savitt, T. L. , and Young, J. H. , eds. (1988). *Disease and Distinctiveness in the American South*. Knoxville, TN: University of Tennessee Press.

Smith, G. W. (2001). *Medicine for the Union Army: The United States*

Army Laboratories During the Civil War. Binghamton, NY: Pharmaceutical Products Press.

Snow, L. F. (1993). *Walkin' over Medicine: Traditional Health Practices in African-American Life*. Boulder, CO: Westview Press.

Steiner, P. E. (1968). *Disease in the Civil War: Natural Biological Warfare in 1861—1865*. Springfield, IL: Charles C. Thomas Publisher.

Tripler, C. S., and Blackman, G. C. (1989). *Hand-Book for the Military Surgeon*. American Civil War Surgery Series. San Francisco, CA: Norman Publishing.

Valencius, C. B. (2002). *The Health of the Country: How American Settlers Understood Themselves and Their Land*. New York: Basic Books.

Watson, P. A. (1991). *The Angelical Conjunction: The Preacher-Physicians of Colonial New England*. Knoxville, TN: University of Tennessee Press.

Wooley, C. F. (2002). *The Irritable Heart of Soldiers: The US Civil War to Soldier's Heart: World War I*. Burlington, VT: Ashgate.

Woolsey, J. S. (1996). *Hospital Days: Reminiscence of a Civil War Nurse*. Roseville, MN: Edinborough Press.

第九章　临床医学与预防医学

对欧洲来说，整个 17 世纪是一个充斥着政治、社会和思想动荡的年代，交织着战争与革命、改革与反改革。这时的医学与科学隶属于宗教和政治，医学研究的主要特征就是激烈的争论。日益增多的普通受教育者开始质疑古代医学教条，化学疗法正挑战传统的盖伦医学，而诸如望远镜、显微镜、气压计、脉搏计时仪和温度计之类的科学仪器正成为探索自然的新工具。

英国科学哲学家和大法官弗兰西斯·培根（Francis Bacon, 1561—1626）倡导实用主义医学与自然研究。他认为，医生如果不从古代医学教义出发，而在实践中收集材料，那么他们将会构筑新理论、做出新发现、为延长人类寿命作贡献、了解健康与疾病状态中的人体机能。培根所说的"伟大复兴"改变了科学的形态，改善了人类的生存条件，也推动着新科学体制与新医学哲学的形成。

也许，医学哲学与实践变革仅仅与极少数病人存在直接关联。专业医生仅为富人服务，不关心大多数民众的生死。贫困的工人、农民无力承担昂贵的看病和治疗费用，他们也根本不可能成为医学界的关注焦点。因此，解除普通百姓疾病痛苦的并不是正规医生，而是一大帮"非正规行医者"，如兼作外科医师和牙医的理发师、药剂师、接生婆、庸医和江湖医生等。

自命不凡的医生爱自己的钱袋胜于爱自己的病人，这种行为，使其成为文学家绝好的讽刺对象。法国喜剧大师莫里哀（Jean Baptiste Molière, 1622—1673）曾用辛辣的语言嘲讽那些戴着花哨假发、穿着华丽天鹅绒外套、拄着金柄手杖的医生。对这些医生来说，中空的手杖还有些实用，因为里面填塞着嗅盐和香料，这可是病房怪味的解毒剂啊。就像莫里哀笔下嘲讽的小人物一样，绝大多数医生开出的药方不是"灌肠剂、放血、泻药"，就是"泻药、放血、灌肠剂"。看了莫里哀的戏《爱是最好的医生》后，大家知道，"我们永远不会说某某人死于高烧"。因为，事实上，病人是"死在四个医生和两个药剂师手里的"。

　　尽管这样，当时的正规医生也在努力学习使用奎宁、吐根（一种催吐剂）等新药的方法。同时，来自美洲大陆的食物，特别是土豆与玉米引入欧洲后，有效改善了人们的健康状况，推动了人口的增长。一英亩土豆可以为一个六口之家提供一年的食物，土豆因此也成为北欧、英伦三岛和爱尔兰穷人的主要食物。但农业社会的巨大风险之一就是过度依赖单一品种的农作物，1845 年发生在爱尔兰的土豆饥荒就是绝好的例子。2001 年，科学家用 PCR 扩增技术分析了以前的植物标本，确定了晚疫病菌（phytophthora infestans）这种导致土豆枯萎的特定种系的病原体。玉米又叫玉蜀黍、土耳其小麦，能向人体提供必需的卡路里，也是糙米病（一种因在食物中缺乏足够多的蛋白质和烟碱酸的营养性疾病）这一发生于很多地区的地方病根源。此外，一些来自美洲大陆的植物如烟草，在因其医学价值备受赞誉的同时又因其毒品特性而遭到指责。

　　尽管那时有关死亡率的统计数据非常粗糙，但精确统计死亡率和出生率的兴趣正不断加强。约翰·格兰特（John Graunt，1620—1674）的《死亡率记录观察》（1662）是第一本生存统计学著作。他根据每周的葬礼来统计当地的死亡率，对教区牧师保存的结婚和受洗记录进行分析，从中找寻普遍规律。他注意到，城市人口的死亡率要高于乡村。而作为保健和公共卫生重要指标的婴儿死亡率也非常高：大约有 40％ 的婴儿死于两岁前。著名天文学家爱德蒙·哈雷（Edmond Halley，1656—1742）饶有兴趣地研究了养老金理论和死亡率问题。他指出，成年者不应抱怨其生命的短暂，因为，与他们同时出生的人当中，将近一半人在 17 岁前就已死去了。当时的自然科学正在进行变革，自然而然，人们也期待着医学领域发生一场相似的革命。为达到这一目标，许多从事科学研究的医生构建起复杂详尽的理论，不过，这些理论却与现实医学治疗的细节关系不大。被尊为英国临床医学先驱的托马斯·西登哈姆（Thomas Sydenham）医生最先认识到作为科学的医学研究与作为关怀病人的医学治疗之间日益增长的张力。

托马斯·西登哈姆：英国的希波克拉底

　　托马斯·西登哈姆（Thomas Sydenham，1624—1689）的研究集中体现了临床医生关于抽象性推测医学的认识，也成为视科学研究意义高于临床医学实践的医生代表。当医学研究渐渐地在解剖室中进行时，久病不愈的患者常常使献身科学研究的医生备受困扰。

　　与希波克拉底一样,西登哈姆坚信,医生的职责除了帮助肌体自然恢复,还要研究病症并找到病因。临床医学是一门艺术,它需要敏锐的观察、丰富的经验和均衡的判断,因此,真正的医生应致力于实用技术、常识和希波克拉底原则这三者的统一。作为"英国希波克拉底"的西登哈姆被誉为"英国实用医学的杰出代表",因为他早就认识到"必须先进行直接观察,这是高于一切的要求"。

　　在政治和学术上,西登哈姆与威廉·哈维(William Harvey)截然不同。众多事件使西登哈姆成为一个高度政治化人物,也使他取得了巨大的医学成就。这意味着,他进行的医学改革与其政治立场是紧密相联的。西登哈姆与他几个弟弟在议会的部队里服役,在保皇党一次偷袭中,他的母亲被杀死了。战争中多次绝境逢生的经历使西登哈姆相信,是自己的深谋远虑救了他。

　　保皇党下台后,西登哈姆重新开始了在牛津的学习,不到两年就获得了医学学士学位。战争再次爆发后,西登哈姆又入伍了。1655 年,他放弃了自己在牛津的学习资格,在伦敦附近的贵族区建了一个私人诊所,诊所所在地就邻近大片易发疟疾的沼泽地,这使他接触到大量发热病人。同时,他还经常到伦敦各家医院出诊,这又使他接触到大批贫穷患者。1663 年,他获得皇家内科学院的医生资格。尽管如此,西登哈姆从未因自己是这个声名卓著组织的成员而得到赞誉,他的对手一直想撤销其行医执照,并以他提出异端医学观点和进行非正规行医为由将他从皇家内科学院排挤出去。在那个时代,进行人身攻击是职业生涯的一种普遍现象。西登哈姆常常准备着去还击或真或假的人身攻击,而为了掩盖其正规教育的缺陷,他常常吹嘘自己拥有一种"能在别人学习的地方进行思考"的能力。

　　清教原则,特别是"增加有用知识才是至高无上的宗教职责"观念是引导338 西登哈姆走上医学之路的指导思想。那时,死亡意味着承认行医失败,也是表明照顾不当的证据。基于这种观念,人们认为,研究尸体毫无用处。西登哈姆提出,医学教育应在病人身边展开,而不是在教室、图书馆或解剖台上进行。尽管他非常崇拜希波克拉底,但他依然坚信,只有经验才是自己唯一的老师。由西登哈姆弟子珍藏的各种趣闻轶事都折射出他的这种态度。如,当理查德·布莱克默(Richard Blackmore)医生请西登哈姆开列最好的医学书目时,后者的回答是,"去读《唐吉诃德》吧,这是本好书。我如今还在读着呢"。在西登哈姆看来,当时的医学文化、显微镜学和病理解剖研究毫无意义,而他也已摒弃了这些东西。这个回答,既反映了他给像布莱克默这样的年轻医生的忠告,也折射出他的上述看法。

对那些想通过解剖尸体来研究疾病对人体伤害程度的行为,西登哈姆并不赞同,但他认为,密切结合医院患者的自然病史进行科学研究是一种很有价值的训练。罗伯特·皮特(Robert Pitt)医生告诉我们,西登哈姆认真研究了医院里那些"低贱"病人的病程后就可以断定,"在这些疾病威胁到那些高贵者的性命之前",究竟是用"自然力"还是用"放血、呕吐、吃泻药"来治疗发热。西登哈姆推崇简单的治疗方法,对此,有人指责他损害了医学艺术的尊严。面对这种责难,西登哈姆反驳道,只有智者才谙熟"有用就是最好的"道理。简单的治疗方法不仅实用,而且比"时髦和过度的医术"更安全,后者可能会加重疾病并最终使饱受疾病折磨的病人死在医生手中。因此,西登哈姆坚持一切适中的原则,他所开的处方包含适量的饮食、药物、锻炼和鸦片。他认为,即便是把在玫瑰花液中浸过的毛巾贴在前额这种简单疗法,也要比麻醉药有效。

1665 年,伦敦爆发瘟疫和火灾,西登哈姆及家人逃离了伦敦。在乡下,他完成了《急性病病史与治疗的医学观察》。西登哈姆十分关注快速发展的分类学,并采用类比法研究疾病自然史。他指出,自然界产生的病种有一致性,我们只要仔细研究少量疾病案例,就能获取治疗相似疾病的信息。他将直接观察法与罗伯特·波义耳(Robert Boyle)化学理论结合起来,并认为地下流出物接触到空气中的微粒(corpuscles),就会产生致病的瘴气。当空气中"充满了对抗人体的粒子时",人体每次呼吸都会"充满着有毒和非自然的瘴气",这些瘴气与血液混合,就会滋生急性流行病。

在将科学分类学应用于医学领域的努力中,西登哈姆视疾病为一种独立于易感病人而存在的实体。因空气变化引起的急性病使许多人同时得病,这类疾病被称为流行病;那些仅在某段时间使少数人发病的急性病被称为间发病或偶发性疾病。长期以来,医生们只是根据疾病的主要症状作出模糊的诊断。相反,西登哈姆认为,医生必须学会区分具有相似症状的疾病。比如,以前的医生含含糊糊地将发热分为持续性、间断性和突发性等几类,但事实上,斑疹伤寒是最常见的持续性发热,间断性发热的主要代表是疟疾,天花则是令人恐惧的突发性发热。

17 世纪,天花非常普遍,西登哈姆细心地将天花与猩红热、麻疹区分开来。与累塞斯(Rhazes)一样,他也认为天花是人发育成熟过程的必需环节。传统治疗天花的办法是,让天花病人躺在床上,并盖上厚厚的毯子。医生开给天花病人的处方是使人发热的兴奋剂,目的在于驱除疾病物质。西登哈姆指出，传统热疗法会诱发过度充血，从而导致不当发酵、脓包积聚、脑性发热和死亡。他提出了一种简单而温和的冷疗法，即使用轻薄的衣裳、进行适当的放血和补液，以达到顺应自然的目的。

西登哈姆撰写的有关精神病研究的短文一直被视为 17 世纪最重要的精神病研究与治疗文献。他认为，与身体其他疾病一样，精神紊乱也是一种普通疾病。歇斯底里是最常见的慢性病，古人认为子宫功能紊乱是造成这种疾病的根源，因此，几乎妇女都患这种疾病，这一点并不令人奇怪。但如果男人也出现歇斯底里症状的话，就不免让人惊讶了。在建立新病因学的过程中，西登哈姆认为，歇斯底里的病因是人体内的动物性灵气出现了紊乱。时间治疗好了许多歇斯底里症患者，但西登哈姆推荐的疗法还包括喝铁浆和骑马。而对遭受着肉体和精神双重折磨的患者，西登哈姆热心推荐的疗法是骑马。这一点，颇像现代健康主义者对慢跑的推荐。面对一个久治不愈的病人，西登哈姆提出的建议是，到因弗内斯（Inverness）（苏格兰最著名的度假胜地）去请教伟大的罗宾逊（Robinson）医生吧。于是，病人长途跋涉骑马到了那里，却发现那里根本就没有这么一个医生，但结果却如西登哈姆所预料的，期待病愈、进行运动、甚至大发脾气，这些都加快了疾病的治愈进程。

痛风和秋水仙碱

340　　西登哈姆在一些著述中详尽描述了痛风的起因、痛风带来的痛苦和发病过程。他承认自己被痛风折磨了 34 年，却没能发现该病的病因和有效的疗法。许多医生，尤其是那些自己也受痛风折磨的医生，都以为这种疾病是无法治愈的。痛风的典型病症是大脚趾剧疼。患者只知道，这种"可怕的体液"积聚在身体的末梢关节接缝处而不是在体内的致命部位还算是比较幸运的。对痛风、结石以及慢性血尿（西登哈姆称之为"带血的小便"）等疾病，西登哈姆开出的处方只有鸦片、更多的鸦片。

希波克拉底早就发现，痛风多见于男性青年，女性和宦官则不会得这种病。20 世纪前，关于痛风，除了希波克拉底的上述发现之外，医生们知之甚少。患该病的人常常是终日酗酒、饮食过度、性生活放纵的富人和有"不良遗传倾向"的人。塞涅卡（Seneca）认为，痛风是"（酒神）父亲巴克斯（Bacchus）和母亲维纳斯（Venus）"的孩子。现已发现，原发性痛风是因为遗传性嘌呤代谢紊乱引起的尿酸沉积。继发性痛风则由铅制品、有毒化学药物引起。17 世纪的显微镜学家观察了取自痛风关节处的晶体,最终确认它们为尿酸。1847年,伦敦著名医生和医学教授阿尔弗雷德·巴因·加罗德(Alfred Baring Garrod,1819—1907)注意到,痛风患者血液的尿酸水平高,而关节炎和风湿病患者的尿酸水平就不高。在检测痛风的过程中,加罗德认为,痛风患者的肾脏不能排泄尿酸,导致体内积聚这种化学物质,钠沉淀在受损关节中,使痛风患者痛苦不堪,这就是痛风的病因。这种解释是正确的。

痛风的发作并不致命,但疼痛难忍还是常常会让一些患者自杀。痛风发作的症状一开始是大脚趾出现剧烈的阵发性疼痛,然后是畏寒、颤抖、不安与发热。最后,痛风袭入人体各大关节并导致肾结石形成。西登哈姆观察到,有时还没有等到痛风发作,肾结石就已让患者丧命了。生活在恐惧、焦虑和痛苦之中的患者遭受着躯体折磨,也饱受心灵煎熬。

让西登哈姆略觉宽慰的是,死于痛风的富人多于穷人,智者多于头脑简单的人。西登哈姆坚信,为了制造善与恶的混合物,大自然把痛苦赐给她所偏爱的人,以求得一种平衡,因此,痛风是属于国王、皇帝、元帅和哲学家的疾病。虽然西登哈姆认为痛风体现了神的公正,但痛风与富裕、智慧之间的这种并行关系不过是一种趣味性历史研究的人为产物。因为,历史上遭受痛风折磨的穷人既得不到良好医治,也不会引起传记作家的注意。相反,富人和名流的疾病得到关注的程度就大得多了。然而,痛风死亡名单上的著名人物还是给人们留下了极其深刻的影响,以至于英国心理学家亨利·哈夫洛克·埃利斯(Henry Havelock Ellis,1859—1939)认为痛风是一种与天才联系在一起的疾病。因痛风而死去的人有伊拉兹马斯(Erasmus)、弗兰西斯·培根(Francis Bacon)、威廉·哈维(William Harvey)、本杰明·富兰克林(Benjamin Franklin)、约瑟夫·班克斯(Joseph Banks)、托比亚斯·斯摩莱特(Tobias Smollett)、爱德华·吉朋(Edward Gibbon)、本杰明·迪斯雷利(Benjamin Disraeli)和约瑟夫·康拉德(Joseph Conrad)等。切斯费德(Chesterfield)爵士说,"痛风是绅士的疾病,而风湿病则是马车夫的病"。富兰克林曾写过一本风趣诙谐的书《我与痛风患者的对话》。另外,他还有肾结石,他就认为,"痛风非常糟糕,而结石更糟糕"。富兰克林用来宽慰自己的想法是健康的长寿者也得面对一些疾病,他认识到一定还有什么疾病要比痛风和肾结石更糟糕。不过,痛风和肾结石带来的痛苦也使他不断寻找各种奇怪的治疗方法,其中就包括吃适当剂量的"黑莓果冻"。

内科医生治疗痛风的传统方法是放血、发汗、通便、导泻、催吐、利尿、发

341

疱、推拿和烙术等。根据自身经验,西登哈姆认为,上述方法都抵不上古罗马人的符咒和咒语。治疗痛风时,节食禁酒非常必要。不过,西登哈姆的经验是,"如果你喝酒,你会得痛风;如果你不喝酒,痛风也会找上你"。2004 年,科学研究结果表明,过多摄入酒精会增加患痛风的风险,从而证实了传统看法的正确性。假如西登哈姆知道啤酒要比烈酒和红酒更能产生痛风的话,一定会大吃一惊。

　　不幸的是,西登哈姆当时还没认识到一种能缓解痛风症状的药物秋水仙碱的价值。秋水仙碱是从秋季番红花中提取出来的,在传统治疗方法中用作导泻剂。形象学说(The Doctrine of Signatures)比较了花的形状与患关节炎残疾的手的外观,将两者联系起来,提供了秋水仙碱与痛风关节炎之间的联系。秋水仙碱具有春药的特性,会引起各种令人不快的副作用,如胃不舒服、恶心和死亡等。江湖医生的各种成功秘术也证实了秋水仙碱具有解除痛风疼痛的作用。到 18 世纪,内科医生开始用秋水仙碱来消除痛风病人的痛苦,不过,依然不清楚秋水仙碱的作用机制。1820 年,生物碱化学奠基者约瑟夫·佩尔蒂埃(Joseph Pelletier, 1788—1842)和约瑟夫·卡文图(Joseph Bienaimé Caventou, 1795—1877)最先分离出秋水仙碱。秋水仙碱除了能够治疗痛风,还能在植物细胞分裂中期阻止细胞分裂,产生植物多倍体和新变异体,这一点对生物学家来说,价值无可限量。

奎宁与疟疾

　　西登哈姆遭受痛风的折磨,却没搞清秋水仙碱的治疗功效,不过,他却阐明了奎宁治疗疟疾的疗效。疟疾这一间歇性发热疾病被冠为"谋杀百万人的杀手"。疟疾病人的症状是极度口渴、头疼、疲倦、精神错乱,还会出现间歇性发热和发冷症状。如果我们根据受害人数和受害程度来评估疟疾产生的影响,那么,它堪称人类有史以来最具毁灭性的疾病。科学家和历史学家认为疟疾是人类进化的重要力量,也是决定人类定居和殖民模式成败的重要因素。整个 17 世纪,疟疾在欧洲大地肆虐,即便到 19 世纪,它依然是欧洲大陆的一种常见病。根据世界卫生组织的研究,每年约有 3 亿人得疟疾,100 万人因此死亡,其中有 90％是在非洲。一些国家的统计数据表明,每年因疟疾而死亡的人数有 270 万。疟疾一直是非洲的头号杀手,直到 1999 年,才被艾滋病取代。

发现奎宁是治疗疟疾的特效药，是 17 世纪医学的最大成就之一。奎宁是金鸡纳（亦被称为金鸡纳皮、耶稣粉和魔鬼皮）的有效成分。金鸡纳是秘鲁人的传统药物，它以秘鲁总督的妻子、一位伯爵夫人的名字来命名。有关这位热心的伯爵夫人的故事似乎是虚构的。但不管有没有她的祝福，这种来自新大陆的药物迅速传遍欧洲。随着对这一具神奇疗效药物的需求量的不断上升，它的价格也越来越高。那些江湖医生开的处方中只有金鸡纳皮或是一些只有奎宁苦味、却没任何疗效的东西，并因此大发横财。到 17 世纪 60 年代末，医生宣称，金鸡纳会使病人旧病复发并有致人猝死的危险，从而导致该药的信誉一落千丈。对此，西登哈姆进行了认真研究，认为金鸡纳是安全有效的，其负面效应是药物使用不当而非药物本身造成。

金鸡纳之所以重要，不仅在于它能治疗疟疾，还在于它体现着挑战传统药理学基础的象征性意义。传统治疗疟疾的方法要对病人导泻，非常复杂。但用金鸡纳治疗疟疾却不必如此。正统医学理论认为新疗法不合理的理由是，从理论上讲，如果不清除病人体内的病态物质就不能治愈疾病，故金鸡纳虽能中止由疟疾带来的间歇性发热，却有可能将某些危险物质带入人体内。西登哈姆反驳道，实验比理论更有说服力，如果医生仔细调整用药的剂量、时间和疗程的话，该药是安全有效的。因此，就像火药对战术产生了重大影响一样，奎宁对医学实践和医学理论同样具有革命性意义。

虽然西登哈姆确信金鸡纳无害，但使用奎宁的确会带来一些副反应，如头疼、呕吐、皮疹和耳聋。事实上，一些医生就是靠病人对耳鸣的描述来决定使用奎宁的最适剂量。由于医生或病人几乎都不接受疾病与治疗的特异性概念，这就使得金鸡纳被用来治疗发热、感冒、流感、晕船、头痛、宿醉等疾病。但奎宁是治疗疟疾的特异性药物，对大多数人来说，把它当作普通退热剂和滋补品是有害无益的。

金鸡纳使欧洲与疟疾建起了一种新联系。几百年来，疟疾和其他致命疾病阻止着欧洲人侵入辽阔的非洲大陆，现在，奎宁却成为欧洲人远征非洲及亚洲大部分地区的工具之一。在疟疾流行地区，细微的基因突变增强了对疾病的抵抗构成一种有力的进化优势，诸如镰形细胞贫血症与地中海贫血症等基因病就表现为这种进化模式，生物学家和人类学家都对异常血红蛋白基因与抵疟性之间的关系产生了浓厚兴趣。

1820 年，科学家分离出了奎宁这一金鸡纳中的抗疟疾有效成分。在以后的 10 年里，开始大批量生产纯化的奎宁药物。在 19 世纪 50 年代前，秘鲁、玻

343

利维亚和哥伦比亚的森林是仅有的金鸡纳产地,后来,荷兰人与英国人在印度和印尼也建立了金鸡纳树种植园,同时,通过大量的实验研究,大大增加了活性生物碱的产量。世纪之交,荷兰人已占领了90％以上的国际市场。直到20世纪40年代,日本人占领了印尼和欧洲人研制出了合成抗疟疾药,才真正打破荷兰人制备这一药物的垄断地位。

344　　　疟疾是由一种名叫疟原虫的原生动物引起的疾病,这种极小的寄生虫生活周期非常复杂,它先在吸血的按蚊体内生长和繁殖,然后再进入脊椎动物宿主的肝脏和红细胞中。雌性按蚊会将寄生虫从已感染的个体传到新宿主身上。有四种原生动物寄生虫会使人得疟疾,它们是:间日疟原虫、恶性疟原虫、三日疟原虫和卵形疟原虫。它们引发的疟疾都很严重,尤以恶性疟原虫特别危险,其他疟原虫则是鸟类、爬行类、两栖类和哺乳类动物的寄生虫。

　　　由于按蚊喜爱将卵产在静水中,疟疾就成为沼泽地区一种比较典型的疾病。古希腊和古罗马人很早就注意到了疟疾与沼泽地之间的关系,但直到19世纪末,人们才发现这种联系的基础。在20世纪上半叶,制服疟疾似乎有了现实可能性。但20世纪70年代以来,疟疾的死灰复燃,又消除了20世纪50—60年代人类抗疟疾运动带来的乐观情绪。到20世纪80年代,用杀虫剂和药物彻底消灭疟疾的希望落空了。产生上述问题的部分根源是抗杀虫剂蚊子和抗药性疟原虫的出现与繁衍,重要根源则在于社会经济和地理政治因素。尽管1955年兴起的消灭疟疾全球运动失败了,但失败的教训很有价值。公共卫生专家认识到,虽然完全消灭疟疾的目标不太现实,但对那些依然流行疟疾的经济发展地区来说,实现对疟疾的持续性控制应是一项基本措施。

　　　20世纪疟疾肆行,原因在于,全球经济衰退、大规模人口迁徙、政局动荡、战争等因素妨碍了消灭疟疾运动所需要的高水平财政管理投入,影响了组织机构的建立和国际性合作的展开。为扭转这一趋势,世界卫生组织制定了特别计划,以支持仍在疟疾、血吸虫病、锥虫病、利什曼病、麻风病等传染病流行地区进行的科学研究。20世纪90年代,世界各地建立了各种抗疟疾研究机构,其中就包括由世界卫生组织、世界银行、联合国发展规划和联合国儿童基金会支持的击退疟疾计划(RBM)。

　　　20世纪末分子生物学的发展,使得以往被称为热带医学的寄生虫学成为最具吸引力和挑战性的生物医学领域。对疟疾的生物学与免疫学进行基础研究也燃起了研制抗疟新药物的希望。当然,西登哈姆可能会认为这种"任务导

345　向"的治疗性研究有益有用,但他也会对过度夸大寄生虫和蚊子基因组测序不

以为然，因为这种研究远离病人的实际需要。许多公共卫生专家也会赞同西登哈姆这一看法的，他们也会反对将研究基金从控制疟疾的实用性方面转向这种围剿传染病的星球大战计划上来。解码恶性疟原虫的基因组花了 6 年时间，测出冈多亚疟蚊的基因组排序花了 15 个月的时间。2002 年，有关冈多亚疟蚊的排序研究成果发表在《科学》杂志上，恶性疟原虫基因组研究成果发表在《自然》杂志上。了解蚊子和疟原虫的基因组组成有助于人们研制新药和驱虫剂，并找到灭蚊方法。

　　分子生物学技术的突飞猛进能使我们细微洞察疟原虫引发疟疾的机理，但研制疟疾疫苗的最大障碍主要还在于经济和地域政治因素。世界卫生组织和具有研制大批疫苗能力的生物技术公司间的争论反映出热带医学研究所面临的核心问题：发展中国家需要治疗疟疾与其他传染病的治疗性技术与疫苗，却缺乏资源而无力生产；发达国家有能力生产，但却不需要它们，这是一个尖锐的矛盾。假设疟疾已在人类历史上扮演了某个角色的话，那么，有没有可能研制疟疾疫苗问题变成了研制疫苗是否会有政治和经济收益问题，无疑极具讽刺意味。

18 世纪：现代医学基础

　　18 世纪被誉为现代医学的少年时期。那时，科学的医学基础刚刚建立起来，启蒙运动的哲学思想激励人们构建理性的医学体系、了解预防疾病的实用手段、改善生活条件、向更多百姓传播新知识。尽管对什么是启蒙运动、启蒙运动的意义是什么甚至是否存在过这样一个运动，历史学家一直争论不休，但有一点却是大家的共识，那就是，启蒙思想体现了人类有能力使先天理念接受理性分析和开放性争论的乐观信念，18 世纪可以列出大量医生和科学家名录，却难以细述其贡献。这一时期的代表人物是一些临床医学精英。

　　在思想上，西登哈姆追随希波克拉底，强调关心病人、进行流行病学观察，也使他备受赞誉。像他一样，海曼·布尔哈夫（Hermann Boerhaave，1668—1738）因恢复了临床医学教学并使之更有活力而被人们铭记于心。布尔哈夫集教师、作家和化学家于一身，大概称得上是 18 世纪最有影响力的医生了，同时代的人将他比作"医学界的牛顿"。在谈到灵感源泉时，布尔哈夫总会强调希波克拉底、培根和西登哈姆对他的影响。据说，为了表达对西登哈姆这位"英国希波克拉底"的敬意，每当听到西登哈姆的名字时，他总要摘帽致意。读

346

书期间,布尔哈夫就研究了植物学、化学、哲学和语言学。虽然也像西登哈姆一样遭受痛风的折磨,但他却有无穷的精力和渊博的学识,他在莱顿大学同时拥有植物学、化学、基础医学和临床医学的教授职位。

布尔哈夫建立了一座以教学为主旨的医院,以便在临床治疗中将理论指导和实践活动结合起来。临床医学教学改变了学院式医学的最大毛病,使莱顿大学成为医学教育中心。在布尔哈夫的弟子成功地将临床教育模式传播到其他医学院之前,这一中心地位得到了保持。临床医学兴起于18世纪末,在19世纪得到飞速发展,从而奠定了医院的医学基础。

虽然布尔哈夫没做什么独特发现,但医学生们在学习中得到的教诲是,他的理论体系非常"完美、完整和完备",足以填补盖伦医学的缺陷。那时,胆敢与布尔哈夫持不同意见的人常常会被斥为医学异教徒。借助其弟子忠实记下的讲稿,布尔哈夫成了全世界的老师。表明其观点的书,如《学院医学》(1708)、《格言集》(1709)、《植物索引》(1710)和《元素化学》(1732)在一个世纪内都十分有用。布尔哈夫告诫后人,研究人类健康和疾病必须以解剖学、生理学、化学和物理学为基础。不幸的是,与盖伦医学一样,布尔哈夫那精美灵巧的医学体系完全满足了同时代人的需求,从而抑制了好奇和创新的思想。

将疾病本性、根源和治疗方式的思考与分类学、自然科学研究结合起来,是布尔哈夫医学体系的杰出成就,但最终也构成了其体系的最大缺陷。18世纪的生理学家将消化化学的研究视为深刻的人生哲学讨论的一个部分。如果能弄清楚植物残骸和肉食类物质滋养活组织的机制,就能发现生命奥秘。在布尔哈夫看来,假如消化过程不充分,摄入的各种食物就会产生酸。对体液来说,酸是异物,产生的酸毒会使肠道紊乱,从而影响血液、乳汁、皮肤和大脑。显然,我们可以通过摄入诸如肉、鱼、叶状蔬菜和碱粉等抗酸性物质来治疗上述机体的紊乱问题。

布尔哈夫医学体系中的化学非常有趣,但也常常令人迷惑不解,因为,现代化学家熟悉的术语在18世纪却有不同的含义。例如,"土"是指无法溶于水或无法在火中融化的惰性物质,盐则相反。硫磺和油都是可融化、可燃烧却不溶于水的物质。久而久之,18世纪医学体系的缺陷和不足日益明显。新发现和反常事实的出现,推动19世纪的医生建立一个更加朴实而有限的解释框架。

18世纪也因乔万尼·巴蒂斯塔·莫尔加尼(Giovanni Battista Morgagni,1682—1771)的研究成果而备受瞩目。莫尔加尼是五卷本的《疾病病因和部位》(1761)的作者,该书是病理解剖学史上的一个里程碑。莫尔加尼在意大利博洛尼亚大学完成医学学业后,做了帕多瓦大学理论医学和解剖学教授。与其先驱维萨里一样,莫尔加尼以其杰出的解剖学研究为帕多瓦大学带来了极大荣耀。他解剖了600多具尸体,力图发现临床症状和尸解结果的联系。在研究中,他细致观察病人的外表与病程,进行各种动物实验和解剖活动,以此作为认识人体疾病临床模式的重要手段。

　　他确信规范的人体解剖学已完全建立起来了,就投入大量精力去研究疾病的起源和发生部位,这些疾病会引起尸体上肉眼可见的病理变化。80岁时,他将自己撰写的病史以及详尽的医学观察整理后出版。总结了每份病史后,莫尔加尼力图将病程的观察结果与解剖发现相结合。有时,尸体解剖会发现医生的诊断和治疗错误,这些错误往往会导致病人死亡。在一个病例中,实习医生的诊断是胃病,但尸解表明病人的胃正常而肾有病。

　　尸体解剖也会发现一些悲惨和奇特的行为。例如,在研究尿潴留现象时,莫尔加尼注意到有几个女孩膀胱受损的病例是女孩在尿道中放了针所致,一些女孩承认自己吞了这些东西,但另一些女孩则竭力掩饰自己受到的伤害,即便这种伤害意味着死亡。同样,通过尸体解剖,他还发现有些男性死后有针残留在泌尿器官内。莫尔加尼自夸比其他解剖学家解剖的男性尿道都要多,但他同时又抱怨自己并没有像预期的那样发现许多因患淋病而使尿道受损的病例。虽然他没有发现男性和女性淋病病变的部位,但解剖的确证实,在几年的发病时间里,这一疾病对身体有潜在的影响。

348

　　在编辑病例研究的过程中,病理解剖学家需要一种有价值的怀疑态度。莫尔加尼的同事向他提供因胃里长虱、阑尾生虫而使人极度饥饿的奇怪病例。他对第一例报道十分怀疑,但第二例的出现使他觉得这些病例似乎是可信的。在讨论各种腹泻时,他让读者带着疑问去阅读有关蛙、蟾蜍、蜥蜴消化和排泄的描述。莫尔加尼认为,解剖学家必须研究有机体的证据,必须判定有机体何种成分和产物真正参与了这些过程。

　　莫尔加尼被视为病理解剖学的先驱,被誉为医学科学新纪元的开创者。尽管从本质上讲,莫尔加尼依然是一个体液论者,但其著作却标志着他已脱离了普通体液病理学转向了对局部损伤和病变器官的研究。他的研究鼓励着医生用局部病理变化而非体液紊乱去认识疾病,并促进形成了特异诊断和外科干预方式。他首次用系统方法揭示了活体疾病症状与专业的病理研究结果之间的关系,他的研究构建了病理学的解剖学基础,并形成了一种新思想,即临床表现能反映活体中不可见的解剖学变化。虽然只能在解剖室内获得最终结论,但认识这种关系,推动着医生发明各种方法,以便在活体中找到隐藏着的解剖学损伤。列奥波多·奥恩布雷格(Leopold Auenbrugger,1722—1809)关于胸部叩诊的研究、雷内·泰奥菲·亚森特雷·奈克(René Théophile Hyacinthe Laënnec,1781—1826)发明的听诊器以及此后迅速发展起来的医疗器械,使这一目标得以实现。

启蒙哲学与医学改革

尽管 18 世纪的医生迷恋于复杂的医学体系,但这一时期也出现了许多求实的改革者。他们认识到,理论思考并不能治愈海员、士兵、工人和农民的疾病。启蒙思想强调,运用理性能改善人类生活条件,能解决各种社会问题,这也激励着社会改革家与医学改革家将注意力转移到公共卫生和预防医学上来。在 18 世纪,轮船、兵营、工厂、监狱、医院和寄宿学校都是一些空前封闭的场所,在这些地方,无关人员集中在一起,共同生活在不卫生的环境中,共同享用不洁食物,共同呼吸污浊空气,传染病在其中相互传染。

改革家和慈善家认为,对城市、舰队、兵团、监狱、精神病院和医院的恶劣环境展开科学的调查,有助于改善社会的卫生状况并使之繁荣。领导这种运动的往往是某个熟悉专业研究的医务人员,他们中有大英帝国陆军外科主任约翰·普林格(John Pringle)爵士、詹姆斯·林德(James Lind)、查尔斯·布林(Charles Blane)和托马斯·乔特(Thomas Trotter)等海军医学与卫生学先驱。英国慈善家约翰·哈沃德(John Howard)呼吁进行监狱改革,法国医生菲利普·皮乃尔(Philippe Pinel)则力图改善精神病院的恶劣条件。

现代社会医学先驱约翰·彼得·弗兰克(Johann Peter Frank,1745—1821)的研究反映了公共卫生医学的改革目标、理想及权威方法。他在 1790 年所做的演讲《人类苦难:疾病之母》集中体现了其哲学思想,这一思想在六卷本的《完全医学监督体系》(1777—1817)中得到了详尽阐述,这本里程碑式的宏著全面深入地揭示了健康与疾病之间的社会关系。他将高贵的启蒙思想、开明的专制主义与务实的公共卫生目标结合在一起,全身心地向欧洲的君主们游说,让他们相信,人民才是国家最宝贵的财富。"尽可能繁衍人口、保证公众健康、增强百姓的劳动能力",才是国家的最大利益。只有将政府权力与医学知识结合起来,形成"合理的卫生措施",才能有效维持人力资源。为了百姓的福利,医生必须负责国家医学体系中的两个领域:法医学和强化国家统治的医学监督。

早在学生时代,弗兰克就表现出一种强烈的求知欲和不满足欲。1766年,他获得海德堡大学医学学位。此前,他曾就读于法国和德国多个大学。在做了斯佩耶尔(Speyer)公国君主的私人医生后,弗兰克着手研究农奴的生活条件,研究政府影响公共卫生的机制来验证其社会医学思想。同时,他还建立了一所培训中年妇女的学校、几家为穷人服务的医院以及一所外科学校。

1779 年,弗兰克出版了其《完全医学监督体系》的第一卷,书中内容涉及婚姻、生育和抚养孩子。该书另外两卷讨论了性生活、卖淫、性病、流产、育婴堂、营养、服装和住房。尽管这些书使弗兰克声名鹊起,但并未得到公国君主的赏识。后来,他做了约瑟夫二世(Joseph Ⅱ)的私人医生,才有了较好的条件来研究行医者与医疗机构、公共卫生措施、劳苦大众和农民的健康状况。

20 世纪下半叶,人口爆炸被视为威胁全球经济发展和社会福利的主要因素之一,但弗兰克却关注相反的问题。《完全医学监督体系》一书表明,奥地利、西班牙、法国、普鲁士等国的统治者非常关心本国社会经济和政治状况。他们确信,需要更多的人来为其军队、工厂和农场服务。开明的专制者及其私人医生都已认识到,民众身体健康才具有生产能力,换言之,公众的利益就是国家的利益。因此,任何一个有可能影响老百姓未来生育状况的问题,即便非常细微,也会引起弗兰克的注意。

在弗兰克看来,医学监督包括有权监督聚会、禁止(像华尔兹这样的)不利健康的舞蹈、强调休息时间、禁止年轻妇女穿紧身胸衣以及可能会影响妊娠的时髦服装。如果说,弗兰克的"医学监督"显得有点粗暴,那么,他对一个好医生的定义则折射出一个重要信念,即医生最重要的品质是,关爱人性,减轻病人苦痛,安慰医治无效者。

通过对工人和农民生活的研究,弗兰克希望医生和哲学家能了解社会制度与疾病的关系,正是这种制度使平民生活于困苦之中。正如弗兰克所了解的,在 18 世纪,贵族、中产阶级和平民构成了不同的社会阶层,绝大多数人生活在社会的最底层。弗兰克认识到,要让妇女很好地完成国家所赋予的使命,生下健康的新劳动力,社会就需要照顾和关心所有孕妇。但是,农妇和儿童的生活条件十分恶劣,是封建社会一个最糟糕的问题。各种事故报告显示,母亲在田头干活导致独自在家的儿童致残或被害。这些都表明,旧时代并非所谓母系家庭生活的黄金时代,婴儿因为恐惧、饥饿、干渴以及污秽而哭得死去活

350

351

来。有时,家猪或家狗也会闯入房间攻击婴儿。有时,幼儿会因四处乱走掉入水井、积水坑和肥料池而被淹死。

18世纪欧洲医学职业模式的变化反映了这一时期的医学发展及地位。18世纪初,由专业医生主宰的法国医学体系依然停留在希波克拉底的传统教条上,正统和非正统医生忽视治疗等实践问题的研究,没完没了地争论抽象的医学哲学问题。到18世纪末,大革命与战争这两种催化剂有力地推动了法国的医学改革。据说士兵们不懂医学,他们认为,只要把见到的第一个用右手给病人放血、左手给病人清洗伤口的医生吊起来,就可以挽救很多人的性命。为了加强平等观念,大革命的领导者将专业医学贬抑为旧政体中一切罪恶的集中体现,旧政体的罪恶包括偏袒、独裁、冷酷和无知。具有讽刺意味的是,这场清除医生、医院、卫生组织和机构的革命运动却产生了更加合理的公共卫生政策、训练有素的医生、新型学校以及许多能给临床实验、解剖学和统计研究提供前所未有机会的医院。虽然医院改革特别困难、昂贵和令人痛苦,但革命却使医院成为医学治疗、教学和研究的重要基地。

营养、营养不良、健康与疾病

尽管人们认为营养学兴起于20世纪,但医学理论中有关饮食调节有助健康与长寿的观念却非常古老而普遍。食物一般是按对立特性(如热和冷、湿和干)来进行分类的,将食物分为增强或减弱体质、使肠道通畅或造成便秘。18世纪,新化学激发人们研究食物中的酸和碱,直接挑战上述观念。19世纪末,人们不再用化学差异而是用生理学概念来阐述食物成分对有机体的作用。从那时起,营养学家悲叹营养学发展停滞不前的原因并不在于对营养学的不重视,而是出现了大量错误信息,至少部分错误信息就来自那些古怪的流行品味。现代食品工业的批评者认为,饮食成了一个政治问题,特别是在现代社会,主要的问题不再是食品短缺,而是由所谓合理的营养指南导致的食物过量和混乱问题。

了解并找到有利健康、预防疾病因子的工作推动了现代营养学的发展,发现维生素缺乏症病因与揭示传染病病因一样艰难。事实上,两种疾病都以极具破坏力的疫病形式出现。虽然以往的经验材料表明饮食与疾病之间存在着种种联系,但如果没有化学的持续发展,科学家就无法确证一些假设的微营养物质的存在。海军外科医生詹姆斯·林德(James Lind,1716—1794)及其他营养学先驱的工作表明,对饮食作特定的改变可以预防特定的疾病。维生素缺乏症有很多种,但人们特别感兴趣的是坏血病。有关这一疾病的实验研究,成为 18 世纪的重要产物之一。

坏血病可能是最古老和最普遍的流行病之一,它使患者牙龈和牙齿腐烂、皮肤变黑、身体极度疼痛和疲劳。目睹许多家庭、修道院和军队遭受坏血病的折磨,古代学者对坏血病有不同看法,有人认为坏血病是传染病,有人认为这是先天性遗传病,有人认为它由患坏血病的护士传染,还有人认为它是由空气与食物结合产生的。布尔哈夫就认为坏血病是由一种传染性毒素形成的。

当远洋轮船取代了传统木船使远洋航行成为可能时,坏血病这一古老的军队病就成了海员病。怀乡的诗篇把轮船描绘为优美的巨轮,但海员却称这些海上装备是漂流的地狱。普通船员的住宿条件肮脏潮湿,还不断受寄生虫侵扰。他们的膳食单一又常常是发霉的,如难以消化的麦片和饼干。1741年,乔治·安森勋爵(Lord George Anson)在环球航行中失去了超过一半的船员。后来,林德将其《论坏血病》一书献给了勋爵。远洋航行中,海员的死亡现象非常普遍以至于人们常常熟视无睹。只要五艘船中有一艘能够满载土特产回到欧洲,赞助者就能获取丰厚的利润。1500 年到 1800 年,因患坏血病而死亡的船员大大超过了因其他疾病而死亡的人数。所以由海军外科医生首先描述该病的临床症状并提出相应的预防和诊疗方法也就不足为奇了。

1748 年,詹姆斯·林德获得了爱丁堡大学医学博士学位。此前,他是一艘来往于西印度、几内亚和地中海的远洋船上的外科医生。1758 年,他被聘为海斯拉医院高级医师。在这里,一天可以看到几百个坏血病病人。林德在医学上鲜为人知的成就还包括热带医学的研究,他发明一种保证饮水安全的器具,还研制出一种由奎宁、酒精、柑橘皮、杜松子酒和补酒组成的药物,听起来更像是一种优质夏季营养品。作为一个富于实践精神的人,林德常常为自己丰富的经验自豪,同时他又博览群书、勤于思考,并敢于质疑当时的医学权威。尽管那时的医生都接受布尔哈夫等权威的观点,但林德却不尽然。在浏览了有关坏血病的学术著作后,林德认为,这些理论是否正确,还有待实践检验。

显然,林德认为自己不像布尔哈夫及其门徒那么轻信,而是更有创造精神。布尔哈夫的门徒就在一本书中称坏血病源于罪恶和魔鬼。而许多认为坏血病病因是某种"传染性毒素"的学者,却无法解释该病在普通士兵中肆虐的原因。一些学识渊博的医生只用经典的权威理论来解释坏血病,对他们来说,

353

如果理论能说明治疗的合理性,那么,治疗仅是一种出于兴趣的活动。同样,如果一个观点在理论上是成熟的,就没有实验观察的必要。例如,根据布尔哈夫的观点,坏血病人的血清稀薄且呈酸性,而构成血块的物质则过于稠厚。因此,医生最要紧的工作是使病人的血清变稠,中和血清中的酸性物质,稀释血液中易结块的部分。

坏血病有多种临床表现,但其典型特征是牙龈出血、腐臭,身体上有淤点。一般来说,最先看到的坏血病症状是脸色苍白浮肿、无精打采和身体乏力。最后,内出血使患者虚弱、倦怠、膝部僵硬无力,患者踝部和腿出现浮肿、有慢性疼痛,身体逐渐溃疡腐烂,稍一运动就会气喘。更严重的病例则表现为咳嗽,骨骼、关节和胸腔十分疼痛,大出血和严重的腹泻使患者极度虚弱。最终,已愈合的伤口发生破损、胸部疼痛和呼吸困难会让病人在痛苦中突然死去。

英国护卫舰索尔兹伯里号在两次远航中都遭遇到坏血病的侵袭,第一次是 1746 年进行的为期 10 周的远航,第二次是 1747 年为期 11 周的远航。两次远航中,刚出海四周,船上就爆发了大规模的坏血病。尽管船长慷慨地为船员提供新鲜食物,其中包括仅为船长独享的羊肉汤和肉,但 350 名船员中仍有 80 人患上坏血病。一般情况下,船员的食物是一些不新鲜的腐烂牛肉、霉饼干和不洁的饮水。也许,只有充足的啤酒、白兰地和糖酒才能使这些东西成为美味佳肴。虽然人们认为绿叶菜、新鲜蔬菜和多汁水果是抵抗坏血病的东西,林德却无法搞清这些食物能否抵御海上潮湿空气的恶劣影响,也搞不清楚这些食物能否改善坚硬干燥的航海食物的质量。一百年前,约翰·伍德尔(John Woodall, 1570—1643)在《军医助手》或《军队医学与家庭医学》(1636)一书中就提醒人们要注意柠檬汁抵抗坏血病的特征。伍德尔观察的东西非常有趣,但大多是一些趣闻轶事。而正是林德以其特有的天才,采用控制饮食实验的方法测试了各种抗坏血病食物的疗效。

实验受试者的基本膳食有麦片粥、羊肉汤、布丁、饼干、大麦、葡萄干、米饭、甜面包和酒。以此为基础,两人每天增加一夸脱苹果酒,两人增加矾(混合酒精和水的硫酸盐),两人增加含醋食品,两人增加海水,两人增加用罗望子果与酒石酸酸化的大蒜、芥菜、凤仙花、树胶脂、大麦汁的混合物,另外两人每天增加两个橘子和一个柠檬。吃橘子和柠檬的一组成员,一个人在六天内恢复了工作能力,另一个人则强壮到足以去做一个护工。林德的实验不仅说明柠檬和橘子能够治愈坏血病,也表明可以采用实验方法去验证和比较一些所谓的治疗方法。

　　证明柠檬和橘子能治疗坏血病要比说服权威人士利用这个信息容易得多。根除船员的坏血病并不存在科学障碍,但对一个海军外科医生来说,要让其上司放弃那些由"时间、习俗和伟大权威"维护着的古老偏见则基本上不可能。直到 1795 年,英国海军才采纳林德的治疗方案,建议远洋舰队在用了六周标准膳食后增加柠檬汁。到 1865 年,英国贸易协会才要求商业远洋船只给船员提供包含酸橙汁在内的标准膳食。到 1812 年,柠檬才成为美国海军标准膳食的供给部分。当时,在没有得到官方资助的情况下,一些海军外科医生也将类柠檬物作为医疗工具箱内的一部分,不过抗坏血病食物的物质来源常常不够充足,也很不牢靠。陆军医生则忽视并排斥林德的研究,他们认为,产生坏血病的原因很多,患者以往的"不良习惯",还有疲乏、忧郁以及糟糕的食物都会导致坏血病。

　　医学界不愿接受林德疗法的部分原因是对后者的漠视与忽视。尽管海军外科医生和船员都熟知坏血病的历史,但直到 20 世纪,人们依然没搞清该病的根源。经验似乎也证明,坏血病病因并非单一因素,同样,坏血病治疗方法也不是单一的。一种理论认为,缺乏某种食物会导致坏血病,对此,有人表示反对,理由是船上的厨师常常是患此病而亡的第一个人。当然,对一种过分神奇而又过分简单的疗法声称是真的表示怀疑无可厚非。事实上,在弗兰西斯·培根(Francis Bacon,1561—1626)《新大西岛》乌托邦的家庭中,我们得到的利于健康的神奇材料却要比一篇医学论文多。在培根的乌托邦里,一艘迷路的英国船抵达神秘的新大西岛,船员们重病缠身,后来,一种极似橘子的水果治愈了他们的病。

　　内科医生们从水手和探险家那里听说过许多治疗坏血病的神奇方法。例如,1536 年冬,雅格布·卡迪尔(Jacques Cartier)率领的探险队寻找穿越北美洲的北方线路时,被冰雪所困,队员患上了坏血病,美洲土著人教这些法国人用一种树皮和树汁来治病。起先,大部分病人拒绝印第安人的疗法,但当那些采用土著人疗法的病人痊愈后,树皮和树汁马上变得供不应求起来。这些法国人不得不承认,所有博学的法国医生都无法像印第安人那样迅速而有效地使他们恢复健康。此外,也有船员和医生认为,高昂的士气、精美的食物、用抗坏血病青草粉末泡制的水、整洁干燥的衣物、长期锻炼、酸橘子和柠檬、矾油以及经常呼吸新鲜的乡村空气都能有效抵抗坏血病。许多船员相信,所有医疗方法都没法治愈坏血病,相反,将自己埋入土中、把土堆至颈部则可治疗坏血病。

　　海军医生中一位最具影响的著名人物是吉尔伯特·布赖恩（Gilbert Blane，1749—1834）爵士，他是海军内科医生，也是海军总司令罗德尼勋爵（Lord Rodney）的私人医生，正是他推行了海军军医盼望已久的改革。由于他常常用冷漠的行为掩饰自己对普通船员的关心，故得了"冻疮"这一绰号。历史上，人们总以为，死于枪剑的军人要比死于疾病的军人多，但18世纪新统计法提供的人口死亡数目和经济损失情况却打破了这一想当然的想法。作为舰队内科医生，布赖恩每月收到由各个海军医生提交的有关疾病流行情况、该病的死亡率及其他与健康相关情况的报告。为了改善英国海军的健康状况，布赖恩利用这些报告资料，着手撰写第一篇讨论海军卫生状况的学术论文。在《海军疾病观察》一文中，布赖恩向当权者建议，维护海员健康不仅是基本的人道问题，也是一种基于国家政治经济需要的自利行为。战争与经济活动需要更多的船员和海军，统计数据表明，国家一点也不能浪费身强力壮的人力，因为他们是"战争真正的资源"，也是保卫公众的基本力量。作为一个极端依赖海军的国家，英国政府必须认识到，即使政府官员视船员为"商品"，但从国家经济和政治需要看，保存健康而有活力的海军要比治疗患者和替换死人更经济。

356　　　　1795年，布赖恩担任了病残海军委员会主任，他发起了许多必需的改革。1796年后，海军中坏血病发病率急剧下降。铁一样的数据表明，在布赖恩进行改革前，每7个海军战士中就有一人死亡，同时还有许多人致残。美国独立战争初期，2.4个战士中有一人得病，42人中有一人死亡。拿破仑战争结束时，这一数字比例下降为10.7人中有一人得病，143人中有一人死亡。布赖恩计算了一下，如果1779年海军战士死亡率不下降的话，那么，在击败拿破仑之前，英国所有海军战士都已死了。

　　到1815年，虽然发热、肺部感染、腹泻仍在侵扰英国海军，但海军中的坏血病已经几乎绝迹。不管怎样，向远航船队提供柑橘所需要的巨大花费显然已被更低的人力成本所抵消。托马斯·乔特（Thomas Trotter，1760—1832）是另一位继续为改善海军卫生状况而斗争的海军内科医生。除了改革膳食外，乔特还认识到了预防接种对付天花的意义，成为提倡种痘的先驱。乔特并不重视坏血病的学术理论，仅仅强调新鲜柑橘类水果能为身体提供某种物质，从而使身体增强抵御坏血病的能力。他还告诫读者要拒绝"虚构的事实和荒谬的结论"。

　　尽管在膳食中定量配给酸橙，但远洋航海中仍会零星爆发坏血病。于是，军医们就以宿命论态度把坏血病视为一种与伤寒、痢疾一样的战争瘟疫。然而，1876 年，一支 120 人的英国海军探险队从北极探险回来，有一半人得了坏血病，其中四人已经死亡，这一消息使众议院提出了进行调查的建议。相似事件使科学家关于坏血病本质的认识更加混乱。

19 世纪 70 年代，内科医生惊奇地发现，伦敦郊外中产阶级家庭的孩子居然也患上了坏血病。与那些以土豆为主食的穷人不同，富人喜欢用面包、白脱和罐装牛奶喂养孩子。从此我们可以了解医学与卫生学的发展是如何在解决一个问题后又出现新的不可预料问题的过程。尽管消毒牛奶减少了婴儿腹泻现象，可当越来越多的家庭使用罐装牛奶后，富人和穷人家庭中都出现了婴儿坏血病。现代社会中，婴儿食物配方制造业的发展在变革哺乳方式的同时，也产生了许多与人工喂养有关的新问题，这成为一个全球性问题。20 世纪 60 年代，禅宗长寿疗法的日益流行和极端化发展，导致一些迷恋该疗法的人只吃混有芝麻的糙米，从而形成了一个坏血病成年人阶层。

许多以动植物资源为膳食、居住在荒凉之地的人，却不会得坏血病。如美洲印第安人用针状树叶、树汁或树皮制茶和滋补品，澳大利亚土著人以绿洋李为药。谷类、豆类和豌豆晒干后就没有抗坏血病效用了，但在抽芽生长期却含有丰富的维生素 C。东方人很早就肯定了豆类植物嫩叶的价值。尽管有些爱斯基摩人会采集浆果，有些会吃驯鹿瘤胃中的植物性物质，但绝大多数爱斯基摩人的菜肴仅限于肉类和鱼类。虽然动物组织中的维生素 C 含量不高，但吃未加清洗和没有烧烤过的活鱼与鲜肉却不会得坏血病。

内科医生一般都认为，坏血病的流行以及该病的严重程度都与饮食有关，但其他因素如传染病、气候和身体状况同样也十分重要。琼·安东尼·维莱恩(Jean Antoine Villemin，1827—1892)就认为坏血病是一种类似产生斑疹伤寒的传染性瘴气引起的。维莱恩强调，新鲜蔬菜和柠檬有一些治疗作用，但这并不等于说体内缺乏这些物质就必然会导致坏血病，就像我们不能说体内缺少奎宁就必然会导致疟疾一样。一战前，俄国医生接受并赞同这一观点，他们视坏血病为一种由虱子传播的传染性疾病。阿尔摩斯·怀特(Almroth Wright，1861—1947)爵士则认为，坏血病的原因是血液出现酸中毒。这一思想不由使我们想起布尔哈夫的化学理论。怀特坚信，直接服用诸如乳酸钠之类的抗坏血病化学物质，比吃柠檬酸更能有效恢复血液酸碱度。

在测定不同食物抗坏血病作用的同时，科学家发现不同动物对维生素的需求量不同，这就使得动物实验结果变得十分混乱。1907 年，阿克塞尔·赫

357

斯特（Axel Holst，1860—1931）和特奥德·弗劳力克（Theodor Frölich，1870--1947）建立了一种能系统评估抗坏血病物质的动物模型。赫斯特是美国俄亥俄州克里斯蒂娜大学卫生学与细菌学教授，曾在法国与德国研究过细菌学，还访问过荷兰医生和细菌学家克里斯蒂安·艾克曼（Christiaan Eijkman，1858—1930）建在印度尼西亚的实验室，并在那里学习了有关脚气病的知识。为了找到一种能研究脚气病的动物模型，赫斯特选择了豚鼠。在研究坏血病症状时，他得到了弗劳力克的帮助，后者是一位研究婴儿坏血病的儿科医生。他俩证明，豚鼠的坏血病由饮食所致又可通过饮食治愈。假如赫斯特用白鼠做实验动物的话，结果就会大相径庭了。尽管有些科学家将白鼠作为研究食物性缺陷疾病的理想动物模型，但与豚鼠及灵长类动物不同的是，老鼠并不易患坏血病。

与坏血病相类似，脚气病也是一种缺乏某种维生素所导致的疾病。现在，我们知道脚气病是一种缺乏维生素 B1 的营养性疾病，其症状和严重程度会发生变化，起先是腿、手臂、脸部浮肿，然后身体麻痹、瘫痪，最后破坏中枢神经系统，患者日渐衰弱直至死亡。尽管世界各地都有脚气病，但该病主要流行于亚洲地区。在一些亚洲国家，脚气病是使人死亡的头号杀手之一。碾米会去掉米中含有硫胺素的麸糠与胚层，这也是一个说明饮食与脚气病关系的突出例子。艾克曼在印度尼西亚工作时，就认识到可以用鸡来做动物模型研究这种古老的疾病。1929 年，艾克曼因对维生素缺乏症的研究而荣获诺贝尔生理学医学奖。20 世纪 30 年代，罗伯特·R. 威廉斯（Robert R. Williams，1886—1965）揭示了硫胺素的化学性质，并合成了这种物质。他的弟弟罗杰·约翰·威廉斯（Roger John Williams，1893—1988）分离出另外两种重要的维生素B——泛酸和叶酸。他在得克萨斯大学创建并领导了克莱顿基金生物医学研究所，该研究所还发现了许多其他类型的维生素。威廉斯兄弟认为，泛酸有助于治疗风湿性关节炎和其他疾病。

早在 18 世纪，科学家用豚鼠所做的坏血病实验有力地支持了林德的假说。威廉·斯塔克（William Stark，1740—1770）是历史上第一个进行系统性饮食缺失实验并在自己身上做实验的医生。他的膳食是加了少量油、肉末和蜂蜜的面包和水，吃了这些食物后，他的身体日渐衰弱，牙龈肿胀、发紫，于是，他去请教约翰·普林格（John Pringle，1707—1782）爵士这位现代军事医学的奠基人。尽管普林格很了解坏血病，但他没叫斯塔克多吃蔬菜和水果，相反，却叫他减少盐的摄入量。实验进行了不到 9 个月，斯塔克就去世了。假如那些杰出的同事建议他吃柠檬和橘子而不是给他进行静脉切开术的话，他也许会康复，从而为林德的假说提供进一步的证据。

1940 年，美国一位年轻的外科医生约翰·克兰顿(John Crandon)在自己身上做实验，研究维生素 C 缺失与伤口愈合之间的关系。在吃了 19 周限定的膳食后克兰顿才出现坏血病症状，或许这是实验中最惊人的发现了。二战期间，英国人做了类似实验，也发现限制膳食几个月后才会出现坏血病症状，这可能是因为 20 世纪的志愿者与林德时期患者的营养状况有很大不同的缘故吧。林德相信，疲劳、饥饿和绝望易使海员得坏血病。如今，我们把这些因素都归为压力。

外科学与细菌学的发展使一战期间士兵的死亡率有所下降，但痢疾和一些营养缺乏症却使一些部队完全丧失了行动能力。事实上，直到一战结束，医生们仍认为，某些食物会导致坏血病，某些食物则能抗坏血病。英国海军进行的抗坏血病物质实验及其历史研究有助于解释许多互相矛盾的报告，尽管"一朵是玫瑰的玫瑰才是玫瑰"可能是正确的，但我们无法假设"一个是酸橙的酸橙就是酸橙"。19 世纪上半叶，英国海军使用的酸橙汁来自地中海的甜酸橙或马耳他酸橙。到 19 世纪 60 年代，英国海军开始使用西印度酸橙。后来科学家发现，这种酸橙中的抗坏血病物质含量很少。李斯特研究所的哈里特·奇克(Harriette Chick，1875—1977)及助手认真研究了不同食物的抗坏血病作用，结果表明，并非所有柠檬和酸橙都具有有效的抗坏血病成分，而且，储藏过的柠檬汁往往完全无任何抗坏血病效应。于是，二战期间，围绕军队后备补给的争论主要集中在如何规定一种抗坏血病的安全界限，而不是如何准备应急措施应对坏血病的大规模流行。

许多研究者积极寻找抗坏血病因子，可发现坏血病病因的却是一位不研究饮食缺失因子的生物化学家阿尔伯特·圣杰尔捷(Albert Szent-Györgyi，1893—1986)。圣杰尔捷原先是医生，但他真正感兴趣的是化学、组织学、生理学、呼吸的生化机制和碳化物的氧化过程等。圣杰尔捷发现维生素 C 的过程复杂曲折，但起点是对阿狄森氏病(慢性肾上腺皮质功能减退症)的研究。

托马斯·安德森(Thomas Addison，1793—1860)在其经典论文《肾上腺囊病的整体和局部效应》(1855)中描述该病症状为"贫血、乏力、心力衰竭、胃功能紊乱、肤色出现奇怪的变化"。病人一般先出现虚弱、恶心、呕吐、厌食及腹部疼痛等症状，然后肤色发生变化，而肤色变褐常常是最先引起注意的症状。圣杰尔捷把阿狄森氏病中肤色变黑的现象与苹果、土豆等水果蔬菜果皮

360　变褐现象联系起来,根据这一独特的联系,圣杰尔捷试图从柠檬、橘子等水果中分离出抗变褐因子,因为这些水果在腐败过程中果皮并没有变褐。1927年,圣杰尔捷分离出一种新物质,他打算称其为"伊格诺斯"(ignose),意为"我不知道",因为无法用化学方法鉴别这种物质。由于杂志编辑不发表关于"伊格诺斯"的文章,圣杰尔捷将其改为"上帝知道"(godnose),但最后他将其命名为"已糖醛酸"。1931年,他与美国化学家约瑟夫·L. 斯弗贝利(Joseph L. Svirbely)合作进行营养实验,证明已糖醛酸就是维生素C。由于已糖醛酸的抗坏血病作用,已糖醛酸改称为抗坏血酸。为此,圣杰尔捷因其在生物氧化和维生素C上的研究荣获1937年诺贝尔生理学医学奖。

　　抗坏血酸在胶原合成的最后阶段发挥重要作用,作为细胞间骨架的蛋白质,胶原是连接结缔组织的主要结构。尽管维生素C的抗坏血病功能已得到证实,但有关维生素C的作用范围及合适的服用剂量仍引起人们不少争论。20世纪60年代以来,维生素C变得越来越神奇。一位名叫伊文·斯通(Irwin Stone)的工业化学家声称,服用大剂量维生素C能矫正灵长类动物的先天代谢失调症。这种大剂量疗法也称分子矫正疗法,得到了许多著名人士的认可,这些人中就有泛酸的发现者罗杰·威廉斯、天才化学家和两次诺贝尔奖获得者莱纳斯·鲍林(Linus Pauling)。他们都声称维生素C能抗病毒和细菌,能降低血液中的胆固醇,能治愈普通的感冒,使大脑灵活,并能增强智力和改善人体健康状况。可以预见,如果艾滋病蔓延,报刊也会大肆报道服用大剂量维生素C使艾滋病患者痊愈的新闻。有人建议,给那些"性活跃男士"服用昂贵的有益男士健康和免疫力的(HIM)维生素C,使其在保持性活力和性潜力的同时,增强抵御病毒的免疫能力。

　　众多权威对大剂量维生素C在治疗精神和身体疾病中的作用备加推崇,对此,需要有适当的怀疑精神和谨慎态度。有人认为,既然服用少量维生素对人体有益,那么,服用大剂量维生素C对人更有益。这并不符合事实。大剂量服用某些维生素会在体内产生毒性或导致胎儿畸形。例如,2001年医学研究所(the Institute of Medicine)发布的报告指出,大剂量服用维生素A会导致肝癌,孕妇服用过多维生素A会导致胎儿畸形。过多服用维生素E会使机361　体出现无法控制的流血现象。当然,维生素A还是机体有良好的视觉、免疫功能的基本保证。在贫困国家,维生素A缺失是老百姓失明的主要原因。肉类、鱼类、鸡蛋、水果和蔬菜(橘子、胡萝卜、菠菜)以及富含维生素的早餐麦片中都含有丰富的维生素。烧熟的食物能使维生素A更好地被人体吸收,一旦那些坚信粗粮才是较好维生素来源的人了解这一点,肯定会大吃一惊的。

在食物短缺的年代,政治经济因素可能对膳食和营养标准产生较大影响,科学研究因素的影响力相对则要小些。科学家、营养学家和公共卫生专家指出,现代食品工业已有效地开展了一场使公众无所适从的运动,也阻碍着人们去建立理性的营养指南。1994 年发布的《补充食物的健康教育法案》忽略了膳食补充情况和美国食品管理局(FDA)不太关注的食物产品,意味着食品工业取得了这一回合的胜利。这一法案依托于经济因素,却又用自由选择的辞藻来掩饰。它扩展了补充食物的定义,将草本植物、食物产品以及任何能被称为补充食物的产品都包括在内。生产补充食物、"技术性食物"或营养品的厂商并不需要提供证明来表明这些产品是人体必需的或对人体是特别有益的。随着人类基因组计划的完成,一些补充食物供应商声称,新兴的营养基因组科学将根据每个人的基因组组成量身定做其饮食供给。寻求良好的膳食建议、购买昂贵的维生素商品和补充食物,为收集 DNA 提供了潜在的消费者。对此,许多科学家颇有疑意。

尽管科学家不断强调营养和食物补充的重要性,但即便在一些发达国家都会出现特殊的维生素缺失症。2000 年,医生惊讶地发现,营养性佝偻病又死灰复燃了,这种发生在婴儿身上的疾病病因是缺乏维生素 D。身体缺少维生素 D 会导致软骨性骨骼的过度发育。佝偻病的症状还包括心脏变大、器官衰竭、骨骼变软、肢骨变形。20 世纪 30 年代以来,人们在牛奶中添加了维生素 D。许多医生和营养学家认为,人类已彻底根除了佝偻病。而且,阳光能激活人体皮肤中的维生素 D 前体分子,使人能自我合成维生素 D。但是,在那些进行母乳喂养和为预防皮肤癌而不晒太阳的婴儿身上却出现了佝偻病。成人,特别是老人患有维生素 D 缺失症就会导致软骨病(成人佝偻病)、骨折、癫痫发作,也会因较低的血钙水平导致心脏衰竭。

不管营养学指南是基于传统的临床观察,还是基于现代的实验研究,坏血病史却表明,政治对人口健康的影响要大于营养科学。在经常发现的营养缺乏、贫穷和疾病三位一体现象中,营养学的经济和政治因素最为明显。维生素缺失症病例中,在发现特定饮食影响因素之前,采取预防性方法显然非常有效。营养学发展证明,某些疾病,如坏血病、脚气病、糙皮病并非由微生物传染产生,对于有足够膳食的人并不会构成直接威胁。

19 世纪后期,传染病的威胁与种质论的发展吸引了人们的注意力。如今,在富裕的工业化国家中,不断增加的慢性病对人类的威胁超过了传染病。

20 世纪 70 年代,忽视饮食与癌症、中风、高血压、糖尿病和牙科疾病之间联系的研究者遭到了美国国会技术评估办公室的严厉批评。虽然人们已认识到营养对良好的健康状况十分重要,但医生和研究者并不完全同意下述观点,即运用饮食与疾病的关系是解决富裕的工业化国家出现大量慢性退行性疾病的灵丹妙药。

天花:天花接种、天花疫苗和消灭天花

在找到有效控制维生素缺失症的措施前,就已有了预防性措施。预防天花(一种病毒性疾病)也有类似情况。至少从理论上讲,19 世纪初有效的科学方法已消灭了天花。但到 20 世纪下半叶,当富裕的国家花在预防疾病上的费用超过了世界上最穷的一批国家消灭这种疾病的费用时,天花又在全球流行了。

天花病毒属于正痘病毒属,天花包括牛痘、水牛痘、骆驼痘、猪痘、鼠痘、猴痘。虽然并不清楚天花的来源,但流行病学家猜测,天花可能是从一种野生或家养动物的痘病毒演化而来。根据天花病毒的特征及基因组排序,微生物学家指出,天花和其他痘病毒可能是从一种以啮齿动物为自然宿主的原始病毒演化而来。科学家描述了几种不同毒性天花的特征。1990 年,科学家测出了牛痘病毒全基因组序列,这种病毒可用于研制预防天花的疫苗。四年后,科学家完成了对一种毒性较强的天花病毒基因组测序工作。尽管牛痘和天花病毒毒性不同,但两者的 DNA 序列非常相似。

与绝大多数病毒不同,天花病毒在宿主外非常稳定,且能长期保持其感染能力。典型的天花传播途径是通过飞沫从一个人传给另一个人。天花病毒还能通过已遭脓液、痂皮污染的衣物、毯子或裹尸布来传播。人体暴露在外时,病毒会迅速增殖并传播到身体各个部分。结果,过了 14 天潜伏期,病人会突然出现类似流感的症状,如发热、疼痛、咳嗽、恶心和乏力等。在这一阶段要做出准确诊断几乎是不可能的,因为许多疾病都以发热、疼痛、打喷嚏、恶心和乏力为起始症状。几天后,患者的口腔和舌头首先出现了红色疱疹,然后,手臂、腿、手掌和脚底也有了疱疹,这些疱疹逐渐变成脓疱,脓疱干后会结痂。但有时,患者整个身体会布满红色皮疹。另一些天花患者像威廉·奥斯勒(William Osler)爵士描述的那样变成了一团"湿淋淋的无法辨认的脓球",病人由于高热导致谵妄,身上散发着一股腐败而令人窒息的臭味。脓毒血症、支气管

肺炎、心血管衰竭、疤痕、失明和失聪是天花最常见的并发症,而最凶险的出血性天花几乎总能致人于死地。

　　或许,几个世纪以来,天花一直隐匿在非洲或亚洲的一些地方性热病中,直到人类的移民、战争和商贸活动,才把这种疾病带到波斯、欧洲、中亚和中国。拉姆斯五世(Ramses Ⅴ,死于前1157年)木乃伊身上的疤痕以及存在于印度、非洲一带神像上的疤痕都是天花的遗迹,表明天花非常古老。17世纪前的欧洲,天花是"死亡之神中最可怕的一个"。约翰·赫哈姆(John Hux-ham,1692—1768)在《论热病》(1750)一书中指出,即便在同一个村庄、同一部落和同一家庭,天花的形态也各不相同,而后果却非常严重。有的天花脓疱是良性而分散的,有的却是恶性并连成一片的。赫哈姆还注意到,有人在适当时候拜访天花患者以使自己得上此病,却仍很健康。在庆贺自己逃脱天花感染后,几个月或几年后,由于某种未知原因,他们都不会再感染天花。即便认识到天花是种高度传染的疾病,但人们几乎无法预测在病房、机场终点站的下风口接触过天花患者的人当中,究竟有多少人真正感染上了这种疾病。

　　天花死亡率一般在15％—25％之间,在某些天花流行时期,死亡率为40％。儿童常常无法逃脱天花、腹泻、蠕虫病和牙病的威胁。英格兰有30％的儿童在三岁前死于天花。一旦感染了天花就无药可救,但自从9世纪累塞斯区分开天花与麻疹及其他突发性发热疾病以来,内科医生们就在其独特的处方中添油加醋。有的医生建议用一枚金制针头挑破水疱,有的医生建议把马粪或绵羊粪盖在天花疱疹上、把山羊粪盖在麻疹疱疹上加以治疗。对此,一些具有怀疑精神的人指出,医生的援助可能比疾病更危险。

　　由于付不起医生出诊费,欧洲许多地方的农民为保护孩子,有意让他们接触一个染上轻度天花的病人,为的是在健康状况下"买痘"。在不进行麻疹、流行性腮腺炎和风疹常规免疫接种的时代,也有一些类似做法,让孩子们在适当时候染上这些儿童期疾病。而一些民间做法却比被动接触更大胆,其中一种方法是,在健康者身体的皮肤切口或伤痕上嵌入一些取自天花脓包中的新鲜物质。在中国,给小孩吸入一种由天花硬痂制成的粉末诱发其得"花开病"(flower-blossom disease)。非洲、亚洲、印度和土耳其的民间医生从经验中得知,在适宜时候故意将病人置于某种风险中,从长远来看是有益的。相反,博学的医生却斥之为野蛮人的迷信活动。18世纪,研究自然的兴趣日益增长,使人们深入研究了包括接种天花或引痘在内的各种民间疗法。接种源于拉丁语inoculare,意为嫁接,引痘源于拉丁语variola,是天花的学名。

364

人们相信,正是玛丽·沃特雷·蒙塔古(Mary Wortley Montagu,1689—1762)夫人的努力,才使土耳其引痘法从一种稀奇古怪的"异教徒习俗"转化为流行于英国名流界的时尚。不过,也有历史学家认为把这个荣誉归于玛丽,浪漫的成分多于史实。这一故事始于玛丽·皮尔朋特(Mary Pierrepont)和爱德华·沃特雷·蒙塔古(Edward Wortley Montagu)的私奔。1718年,玛丽的丈夫被委派驻君士坦丁堡的土耳其宫廷任特使,玛丽陪伴前往。好奇而爱追根究底的玛丽注意到许多稀奇古怪的土耳其习俗,并对引痘特别感兴趣。在写给英国朋友的信件中,玛丽描述了秋高气爽的日子里那些希望"染上天花"的人是如何济济一堂的情景。一位接种者拿着一丁点取自适宜的天花病人身上的东西,将它嵌入被接种者身上某个适宜部位的划痕中。手术后大约8天,病人开始发热,需要在床上休息几天。为表示自己对这种程序的信任,玛丽同意给她6岁大的儿子爱德华做相同的手术。当一位老妇人用一枚又钝又锈的针头给小爱德华接种时,特使的内科医生查尔斯·梅特兰(Charles Maitland)与使馆的外科医生伊曼纽尔·蒂莫尼(Emanuel Timoni,死于1718年)均在场。蒂莫尼曾在《皇家学会哲学学报》(1714)发表文章介绍了土耳其人预防天花的方法,乔柯摩·派拉里尼(Giacomo Pylarini,1659—1718)所写的类似报告也发表在同一期杂志上。这些文章都用拉丁文撰写,是给医生们看的。而玛丽的文章则用英语撰写,普通人都能看得懂。

在天花流行的1721年,玛丽回到了伦敦。当她执意要为其四岁的女儿接种时,梅特兰要求几位内科医生在场作为证人。根据玛丽的描述,这些观察接种的内科医生颇怀敌意,她都不愿自己的孩子单独与他们待在一起。然而,当孩子长出痘疱后,其中一位内科医生深受影响,请梅特兰为他仅存的孩子接种(其他孩子均死于天花)。出自教士和内科医生之手的小册子和训诫像雪片一样向他们袭来。在一篇措词激烈的檄文中,埃德蒙德·梅塞(Edmund Massey)牧师称这种危险、渎神、歹毒、罪恶的做法是魔鬼的创造。按梅塞牧师的说法,疾病是上帝降至人间的"快乐约束",是用来考验人的忠诚、惩罚人的罪孽的。虽然上帝有时会予人以治愈疾病的能力,但处置疾病的能力仍属于上帝。梅塞牧师威吓教徒,如果他们比较健康而不害怕天花,就会更不正直了。玛丽出版了《天花接种辨析》一书,既是对这些攻击的回击,也能使那些"被内科医生欺诈和忽视的"普通人了解她在君士坦丁堡使用的方法。玛丽指出,如果消灭了天花,内科医生就会失去财源,正因为如此,内科医生才认为土耳其理疗法是减少其收入的可怕阴谋。1789年,人们为玛丽在琳奇费尔德天主教堂竖了一座墓碑,以表彰她为祖国引进了有益的种痘技术。

　　另一位接种拥护者考顿·马瑟(Cotton Mather,1663—1728)牧师了解了这种"原始异教徒"使用的接种方法后,产生了浓厚兴趣,这位精力充沛的新英格兰牧师担任波士顿第二教堂牧师一职,写过 450 本小册子和书籍。他既是伦敦皇家学会会员,也是一连串个人悲剧的受害者。他的个人生活非常不幸,前两个妻子死了,第三个妻子疯了,15 个孩子中有 13 个死于非命。考顿·马瑟的外祖父约翰·考顿(John Cotton)和祖父理查德·马瑟(Richard Mather),父亲伊克里斯·马瑟(Increase Mather,1639—1723)都是杰出的精神领袖。伊克里斯·马瑟是哈佛学院院长,考顿 15 岁时在这所学校获得学士学位,三年后获得硕士学位。无法满足的好奇心与"做好事"的执着,驱使马瑟不断学习医学知识,并从非洲人、土耳其人、梦境和鬼怪等非正规途径那里了解有关"神灵世界运行"的解释。在一篇直到 1972 年才公开发表的文章《贝斯塔的天使》里,马瑟指出,在显微镜下看到的"活性颗粒"可能是天花的根源。公平地讲,我们也不得不承认,马瑟在塞勒姆(Salem)巫术问题上态度暧昧,而且他还深信绵羊的"叫声"有医疗作用,人的排泄物则是无可比拟的良方。

　　1630 年,约翰·温斯洛普(John Winthrop)率领一支由 17 艘船组成的舰队离开新英格兰前往新大陆,此前,天花早就强烈地影响着美洲土著人的生活了。西班牙征服者发现,天花是比火药更有力的杀伤性武器。北美殖民者注意到,与天花在北美土著人中造成的灾难性后果相比,天花对欧洲人的威胁还算是温和的。在谈到天花造成大批印第安人死亡的可怕情景时,17 世纪的欧洲移民常常称天花是"天意的惊人之举",认为是上帝用天花为其子民在新大陆提供了新的生存空间。

　　不过,即便是欧洲血统的后裔也无法免受天花的威胁。1721 年,天花袭击了波士顿这座有着 12 000 个居民的城市。祈祷、斋戒、隔离检疫和禁止旅行,都未能阻止它的流行。大约一半居民染上天花,每七个感染者中就有一人死亡。在这次流行中,马瑟施行了天花接种。事实上,自从他刚了解了这种方法后就开始准备这项工作了。马瑟宗教团体的成员送给他一个年轻的黑奴,马瑟给这个黑奴起名为奥尼西莫斯(Onesimus),正是从奥尼西莫斯那里,马瑟第一次听说了接种这回事。马瑟问奥尼西莫斯是否患有天花,年轻的黑奴就给他看臂膀上的伤痕,并解释道,在非洲人们都有意染上轻型天花以免使自己染上更危险的野生型天花。因此,马瑟在读了蒂莫尼发表于《皇家学会哲学学报》上有关接种的论文后马上意识到,这是对他在奥尼西莫斯那里听说的

"方法"的肯定。马瑟确信,如果能取得医生的帮助,就能在美洲殖民地消灭天花。1721年天花疫情爆发时,马瑟给波士顿的医生们发了一封信,要求他们举行一次有关接种的研讨会。

秉着牧师的特权、责任和权威,马瑟以为,给居民和医生提建议并没什么不妥,但许多新英格兰人却对他的介入心怀怨恨,最激烈的一次,他们把一枚炸弹扔进了牧师的窗户。感谢上帝,这玩意没有爆炸,才使马瑟得以看清附着的字条:"考顿·马瑟,你这条该死的狗!我用这家伙给你接种,生你的瘟病去吧!"许多波士顿社会名流也表露了相同的情绪,他们反对马瑟的各种想法,不管它们是来自黑奴、异教的土耳其人还是英国皇家学会。

在所有收到马瑟建议的医生中,只有扎布迪尔·波义耳斯顿(Zabdiel Boylston,1680—1766),一位只在地区医学院接受过医学训练的医生,愿意去测试一下接种的疗效。1721年6月26日,他分别为自己6岁和2岁的儿子以及一名36岁的奴隶做了这个试验。结果非常成功。在做了200多例的接种实验后,波义耳斯顿总结道,接种是迄今最有益和最有效的医学创新。然而,当有关接种试验的事情传开后,对马瑟和波义耳斯顿来说,波士顿成了一个真正的"人间地狱"。波士顿居民对这个前所未有的试验感到震惊和恐慌,内科医生谴责马瑟和波义耳斯顿把一个危险而不成熟的方法强加给社区居民,波士顿当局随即禁止了进一步的接种试验。

一些牧师指责接种是对上帝安排的挑战,是走向罪恶和道德沦丧的诱惑,是让人们屈从于发明从而取代神意的企图。但也有一些牧师赞同马瑟的做法,并成为接种的热心提倡者。威廉·柯曼(William Colman)牧师称接种是"一种令人惊奇的仁慈"。威廉·柯普(William Cooper)牧师说,"使用上帝给予我们的光明,并因此而感谢上帝"。以此反击对梅塞牧师的攻击。相反,著名的波士顿医生威廉·道格拉斯(William Douglass,1691—1752)则谴责接种者的所作所为是"滥用和丑闻"。道格拉斯毕业于爱丁堡医学院,是波士顿唯一一位受过高等教育训练的医生。他以一种更像神学家而不是医生的口吻声称,有意把一种危险的疾病传给健康者是一种罪行,如果不这样的话,人们也许还不会得这病。他还反问,牧师怎么可能将接种与命定论教义调和在一起?然而,到1730年,道格拉斯重新思考了这种"奇怪而可疑的做法",成为一名接种的提倡者。

为了回应因接种而引起的混乱状况,马瑟要求新英格兰人冷静地思考一下,假如不是内科医生"毒害和蛊惑"他们去反对接种,将会拯救更多的生命。

马瑟也承认,有些人确实在接种后死亡,但他提醒反对者,有些人会在拔牙后死去,另一些人则吸烟或漫不经心地服用催吐剂和泻药,把生命当儿戏。天花疫情过后,围绕着接种实验的恐惧和敌意也平息下来。人们开始探讨天花接种是否真正有效的问题。

1726 年,波义耳斯顿发表《新英格兰天花接种史鉴》,总结了他的天花接种记录,为安全接种提供了统计证据。1721 年的天花疫情中,有 844 人死于天花。根据当时波士顿人口资料,自然感染天花的死亡率为 14% 左右。274名接种者中,只有 6 人死于天花,接种人群死亡率为 2.2%,显然这要低于波士顿普通人群的天花死亡率。当然,粗略的计算并未考虑到许多重要的复杂情况,如怎样评价自然感染天花的风险,接种者中已有抵抗天花的可能性有多少等等。今天,如果一种疫苗有 2% 的死亡率,人们是无法使用它的。但与自然感染天花相比,接种还是利大于弊。

接种对医生来说意义重大。公共卫生机构愿意承担一种前所未有的责任,去控制流行病的传播。本杰明·富兰克林痛心地指出,权衡接种的利弊常常成为父母担负的可怕责任。1736 年,富兰克林在《宾夕法尼亚报》上登了一则启示,否认自己 4 岁的儿子弗兰西斯死于天花接种的谣传。富兰克林担心,错误的报道会妨碍父母对孩子的保护。他因为孩子腹泻,推迟了接种,不幸的是,孩子却在这时染上了天花。在自传中,富兰克林对自己没能保护好弗兰西斯、使他染上天花深为自责和后悔。他知道有些父母之所以不愿给孩子接种就是担心孩子在接种后死去,如果这样的话,将永远不会原谅自己。这时,富兰克林告诫这些父母,未接种的孩子更易自然地染上天花。

天花在新英格兰肆虐,而安全接种需要一定的隔离期和恢复期,这就使接种只能在一些富裕家庭展开。接种天花也具有传染性,因此,一个因接种染上轻型天花的人对他人来说是危险的。美国独立战争时期,人们指控英国人通过接种某些东西并在美洲大陆散播来进行“细菌战”。最初,华盛顿希望用隔离的方法使其部队免遭天花侵袭,但他知道,英国军队定期接种以预防这一疾病。考虑到天花对军队造成的经常性威胁,华盛顿命令在美军士兵中秘密集体接种天花,以建成一支有战斗力的武装力量。实施了诸如此类的措施后,渐渐地,天花不再是“美洲的恐怖”了。

也许,启蒙时代最伟大的医学成就在于认识到预防天花流行的可能性。在英格兰,英国皇家学会会员关注世界各地的奇异风俗,学会杂志则为传播大量奇特信息提供了渠道。伊曼纽尔·蒂莫尼所写的《在君士坦丁堡施行的用切割或接种来引发天花的记录和历史》发表于 1714 年的《皇家学会哲学学报》,这也成为探求异国风俗的完美典范,派拉里尼(Giacomo Pylarini)则提交给皇家学会另一份关于接种的论文。

根据蒂莫尼和派拉里尼的叙述,接种者用针头挑开某个天花患者身上的脓包,从中挑取一些脓液,把这枚针头放在一个干净的玻璃瓶中,接种者将瓶子夹在腋窝或藏在怀中以使之保温。在健康者的皮肤上切开一个小伤口,将含有天花的脓液与伤口流出的血液混合,再用半个胡桃核盖在伤口上。在身体几个部位接种形成一个十字,这种情景增加了一点神秘的宗教意味。

这些文章发表后七年,由英国皇室发起,英国皇家学会与内科科学院的科学家合作进行了一系列实验,评估天花接种的安全性。六名重罪犯志愿参加实验以换取宽恕(如果他们能活下来的话),1721 年 8 月 9 日,梅特兰给他们接种,当时有 25 名证人在场。9 月 6 日,实验被认为成功了,罪犯们得到了释放,他们为被释放而喜悦同时生怕自己感染天花。接着,圣杰姆斯教区的孤儿接受了接种以作为进一步的实验。威尔士王子和公主(即后来的乔治二世和卡罗琳皇后)仔细研究了这些实验。在这一系列令人满意的实验基础上,公主决定给她两个女儿接种。但是,社会上也不可避免会有一些接种失败的事件,这些失败事例在宗教、社会以及关于接种医学意义的争论中,遭到了布道小册子的大肆渲染和利用。

接种倡导者相信,使每个人免受天花侵袭仅仅是万里长征的第一步。马修·梅蒂(Matthieu Maty, 1718—1776)在英格兰、法兰西和荷兰积极倡导天花接种,并预言 100 年内人们会彻底忘掉天花及其危害。18 世纪下半叶,接种已成为一种普遍接受的医疗方法。据 1723 年到 1727 年有关接种的报道,一位著名的内科医生和接种倡导者詹姆斯·朱林(James Jurin, 1684—1750)通过计算发现,接种天花的死亡率平均为 1/48 到 1/60,相反,每六个感染野生天花的人中就有一人死亡。有关报告表明,个体接种者的死亡率为 1/30 到 1/8 000。一般来说,接种天花的平均死亡率为 1/200。由于在天花流行的年份需要大量接种,因此,一些归之于接种的死亡病例可能是由感染野生天花所致。尽管接种对天花的总体发病产生的影响非常有限,但它还是为人们很快接受爱德华·琴纳研制的牛痘疫苗和有希望控制其他的流行病铺平了道路。

370

爱德华·琴纳、牛痘和疫苗

爱德华·琴纳(Edward Jenner, 1749—1823)13 岁时给一位内科医生当学徒。他在圣安德鲁(St. Andrews)获得受人尊敬的医学学位后,并未像当时医生一样留在伦敦行医,而去做了一名乡村医生。尽管琴纳的智力和专业水平不太突出,但活跃的思维使他与著名解剖学家约翰·亨特(John Hunter,1728—1793)保持着终生友谊。在亨特的推荐下,琴纳因其对杜鹃鸟繁殖方式的研究而成为英国皇家学会会员。琴纳与亨特经常通过书信交流自然史和医学研究心得,当时,他对天花和牛痘的各种传闻很感兴趣,就接种牛痘能不生天花的说法请教过亨特,而亨特给他的忠告也是其切身经验:不要仅仅进行猜测,而要做实验。

1793 年,皇家学会驳回了琴纳的论文《格洛斯特地区牛瘟病自然史探讨》。五年后,琴纳发表了《牛痘病病因和影响探讨》。琴纳用牛瘟来称呼感染型牛痘因子(在拉丁语中,*vacca* 意为牛,*variola* 则是拉丁语牛痘的名称)。到 1800 年,美国和欧洲各国广泛采用了琴纳牛痘术。为此,这个谦虚的乡村医生得到了许多荣誉和奖励,这种情况,在习惯于抵制新思想和新方法的医学界非常罕见。1803 年,皇家琴纳学会成立了,其职责是给伦敦贫困家庭孩子接种牛痘。

371

在《牛痘病病因和影响探讨》一文中,琴纳认为,一种被称作马踵症的疾病传至牛身上时会发生变化,并传播给人,在人身上产生一种类似天花的疾病,这很可能就是牛瘟的来源。因为格洛斯特地区的百姓(无论男女)每天都给奶牛挤奶,男人给患有马踵症的马涂抹药膏,然后再挤奶,这就有可能将疾病传染到牛的乳房,使牛产生发疹性的牛痘。有人注意到,受到感染的挤奶女工手上有明显的破损并伴有身体不适。牛痘虽然给人们带来一些不便,却使人有了抵抗野生天花和接种天花的能力。

当然,现代医学的检验标准、医学伦理学、知情同意原则和临床实验不同于 18 世纪。虽然琴纳的发现可能会激发现代医学研究者的浓厚兴趣,却不会使其信服。除了收集整理病例史外,琴纳还做了有关牛痘传播及其作用的实验。1796 年 5 月,琴纳从一个名叫萨拉·内尔梅斯(Sara Nelmes)的挤奶女工手上的牛痘疮中取出脓液,接种到一个名叫詹姆斯·费普斯(James Phipps)的 8 岁男孩手臂上。一周后,男孩出现了轻微的周身不适,但几天后就完全恢复了。随后,琴纳给男孩接种天花患者的脓液,结果,费普斯身上出现了天花免疫力。成功进行了一系列实验后,琴纳得出一个结论:一个预先感染过牛痘病毒的人"永远不会患天花"。他用牛痘脓液给儿子接种,情况表明,儿子接种后有了抵抗天花的免疫力。

为了将这一新方法与传统天花接种方法区别开来,琴纳创造了一个新词:牛痘接种(vaccination,拉丁文 vaccinus,意指牛)。为了便利,也为了摆脱这种新方法与"野蛮的牲畜"之间那种令人不快的联系,琴纳还证实,这种免疫力能直接从一个人传给另一个人。然而,当时一些人斥责琴纳为庸医,极力反对他将动物身上的东西放到人身上。然而,许多人视牛痘接种为医学史上一项最伟大的发现。此后,内科医生、外科医生、药剂师、牧师和各类投机分子争相控制牛痘接种,但由于接种牛痘者要用自己身上的痘疮给家人和朋友接种,从而使得这种控制难以实现。

372 批评琴纳牛痘术的人警告说,把动物疾病传给人类是令人憎恶的、不道德和危险的行为。但实践却不断证实琴纳的观点:接种简便、安全、低廉而有效。因此,尽管来自宗教、社会、科学和伪科学的反对意见不可避免,但牛痘接种还是很快就取代了人痘接种。在短短十年内,牛痘术传遍了世界各地。在接种牛痘过程中,用浸了牛痘液的线绳作为传输中介。但在距离远的情况下,要保持疫苗的活性,只能通过人来传递。其中最大的困难是,必须找到一些先前没有接种过牛痘或天花的人来做传递者。

1802 年,查理四世(Charles Ⅳ)要求印度群岛委员会研究出将接种术带到美洲去的方法。一支由西弗尔・德贝勒姆(Xavier de Balmis,1753—1819)任队长的探险队迅速成立了。当西班牙船只在全球航行时,德贝勒姆在南美洲、菲律宾和中国搭建起了接种的航线。为了确保疫苗在长途航行中不丧失活性,德贝勒姆挑选了 24 名孤儿,在九至十天内一直手挽着手。如果必要,他会增加未接种男孩人数以确保完成任务。由于琴纳疫苗已在世界各地广泛使用,因此,有时当德贝勒姆来到某些地方时,却发现那里已有疫苗了。

约翰・克林奇(John Clinch)可能是在北美第一个推行接种的人。他是一位居住在纽芬兰地区的内科医生和牧师。克林奇在英格兰与琴纳一起念书时就成了好朋友。1800 年,琴纳的侄子乔治・琴纳(George Jenner)医生带给克林奇一些"脓液线绳"。在 19 世纪前十年,辛辛那提、列克斯顿、圣路易斯和其他地区的居民都采用了这种牛痘疫苗样本。1809 年,医生安东尼・弗兰西斯・萨勒冈・德维尼(Antoine François Saugrain de Vigny,1763—1820)在圣路易斯城爆发天花疫情八年后引入了疫苗。早在 1800 年,萨勒冈在法国的亲戚就发布了关于疫苗的报道并强烈要求他为他的孩子接种疫苗。1809 年 6 月萨勒冈在《密苏里公报》杂志上刊登了一个启事,告知读者他已经获得了"真正的牛痘疫苗感染方法"。在为其家人和其他人成功接种后,他感到有责任

"传播这种神恩"，并告知医生和其他人这种疫苗的有效性。此外，他还为穷人与印第安人进行了免费接种。

19世纪上半叶在美洲大力推广接种的人是本杰明·瓦特豪斯（Benjamin Waterhouse，1754—1846）。他出生在罗德岛的纽珀特，在纽珀特著名的约翰·哈利伯顿（John Halliburton）医学院完成了学业。同美国许多富有理想的医生一样，他去伦敦、爱丁堡和莱顿学习医学。获得医学学位回到纽珀特后，建了一个私人诊所。同时他还在罗德岛大学（后来的布朗大学）讲授自然史和应用植物学。后来，他成为新成立的哈佛医学院的首任医学理论和实践教授。除了从事牛痘研究，他还开设了自然史讲座，帮助建立了剑桥植物园并出版了许多学术专著，其中包括《现代医学的兴起与发展》（1792）、《消灭天花的前景展望》（第一卷，1800年；第二卷，1802年）、《植物学家》（1811）。

尽管瓦特豪斯并不是第一个在北美实施牛痘接种的人，但他却首次使公众和医学界关注牛痘接种。事实上，约翰·霍普金斯医学院创始人之一、著名病理学家威廉·威尔奇（William H. Welch，1850—1934）就称瓦特豪斯为"美国的琴纳"。早在1799年，瓦特豪斯从一个朋友那里拿到琴纳的《牛痘病病因和影响探讨》一文后，他以《医学中的奇特现象》为题发表了一则简短评述，提醒当地农民注意其家畜身上存在的"动态脓痘"。1800年7月，在费尽周折获得了一份活性牛痘疫苗后，他为自己的孩子和仆人接种。尽管后人指责他想垄断美国的牛痘疫苗，但事实上，当时他把疫苗给了托马斯·杰弗逊（Thomas Jefferson），给他全家接种了牛痘疫苗。1806年，杰弗逊在寄给琴纳的信中预言，"未来的世代将只能从历史中了解到，可恶的天花曾经存在过，而由于您发明的牛痘接种，天花被消灭了"。尽管这一预言直到20世纪70年代才成为现实，但杰弗逊却以其表率和实际行为推动了消灭天花运动的进程。

人们刚开始进行天花接种和疫苗实验时，科学的微生物学与免疫学还没建立，因此，围绕着预防接种的安全性与有效性展开了激烈争论。争论中，许多观点的感情色彩要浓于科学性，它们认为，任何违背自然或上帝旨意的行为都是不道德的；故意将致病物质引入人体是可憎的；接种也许对人有益，但其风险最终必将超过这些好处。还有一些反对者以接种术侵犯人权为由，反对制定强制接种的法规。比如，英国哲学家赫伯特·斯宾塞（Herbert Spencer，1820—1903）写道："我痛恨强制性接种，反对自愿性接种。"然而，约翰·彼得·弗兰克（Johann Peter Frank）却坚信"即便就卫生监察而言，接种术也是医学史上最伟大和最重要的发现"。弗兰克预言，如果各国都施行强制性接种的话,那么,天花很快就会灭绝。

早期进行的预防性免疫作用测试研究缺少现代科学家所需要的严格对照物。事实上,在医院、孤儿院和贫民窟进行的接种临床实验结果非常相似,并不比江湖医术好多少。疾病流行时,很难区分实验组和对照组,因为,两组都可能有一些人患病,或者,有的人在实验刚开始就染上了天花。19 世纪 50 年代,尽管对接种心存疑虑和抵触情绪,英国还是取缔了人痘术,开始强制性施行牛痘接种。随着牛痘接种法的广泛实施,1872 年后,英国天花病人的死亡率由 18 世纪每百万人死亡 3 000—4 000 人下降到每百万人死亡 90 人。但是,英国博物学家、进化论发现者之一阿尔弗雷德·罗素·华莱士(Alfred Russel Wallace,1823—1913)却将牛痘接种贬为 19 世纪的一大败笔。他认为,那些公共卫生权威不仅在统计数据上做了手脚,而且,还与医学权威一道掩盖因接种而致死的病例。华莱士强调,倡导和施行接种术的人都犯有侵犯自由、健康和人权的罪行。对此,许多英国人深表赞同。

许多美国人一定也会支持华莱士的,因为,直到 20 世纪初,流行病学家还在抱怨美国是世界上接种率最低的工业化国家,一些州通过的法律既有禁止强制性接种也有允许强制接种的。1928 年到 1931 年间的一项统计调查表明,超过 40% 的美国公民从没接种过。二战结束后,实施接种的法规有了很大改进,美国人患天花的风险也随之降到了很低的水平。因此,到 1971 年,美国公共卫生服务机构建议终止接种。那时,天花在美国境内绝迹已有 20 年了,而且每年只有 6—8 例儿童死于疫苗接种综合征。但是,那种对强制性接种的敌意却从来没有消失过。20 世纪 80 年代,一些免疫接种的反对者声称,艾滋病流行是全球性消灭天花运动造成的。

牛痘苗病毒使消灭天花有了可能,但这种病毒的起源,就像天花、牛痘和牛痘苗的关系一样,仍然是个谜。20 世纪 30 年代,科学家证实,牛痘苗病毒不同于牛痘。一些病毒学家将牛痘苗定义为一种没有野生形态的实验室病毒物种。天花、牛痘、牛痘苗病毒同属正痘病毒属,但它们又彼此独立,相互间不能转化。在发明了能鉴定特定病毒毒株的免疫学方法之前,马痘就已灭绝了。由于牛痘、马痘十分罕见且以散发形式传播,病毒学家认为,原始痘病毒可能存在于野生啮齿动物身上。

20 世纪 60 年代以来,人们从保存在英国、美国和苏联的三个牛痘苗株储存处获得疫苗。显然,早期接种实验中都夹杂着其他各类不可控制的病毒,而且总是含有野生天花。接种者不加选择地从牛或人身上、从原发性痘疮和不明原因的继发性痘疮那里获取疫苗,而疫苗和接种的预防性程度与持续时间也是不确定的。尽管琴纳乐观地认为,如果接种措施得当,通过接种可以终身免疫。但后来的研究表明,由接种产生的免疫力会随时间而下降,且不同人群又有差异。因此,在不同群体间,天花有不同发病形态和不同死亡率就不足为奇了。

二战后,英美两国不再视天花为一种地区性疾病。然而,由于外来因素而出现的小规模的天花疫情流行带来了较大恐慌。因为,在英国、美国和欧洲,天花已很罕见,所以,在对天花病人做出准确诊断之前,他往往已感染了亲属、医院的其他人员和探访者。一旦确证天花开始流行,许多城市就会展开声势浩大的接种运动。20世纪40年代就是一个天花恐慌时代。当时的报纸和广播都在告诫男女老少:"小心!为了安全,请接种疫苗!"纽约市市长威廉·奥德维尔(William D. O'Dwyer,1890—1964)在其六年任期内接种了五次,为公众树立了良好的榜样。尽管要求孩子在入学前都要接种,但公共卫生官员估计,1947年天花爆发时,纽约将近八百万居民中仅有大约二百万人具有抵御天花的免疫力。在流行病的巨大压力面前,五百万纽约人在两个星期内都去接种了,这一世界纪录是在这个城市13 000个私人医生中的400个志愿者的帮助下取得的。

全球消灭天花

尽管在20世纪50年代,天花夺去了1 500万人的性命,但到了60年代,对绝大多数富裕的工业国家来说,由接种产生疾病的可能性逐渐大于感染天花的可能。然而,由于喷气时代人群的大规模快速流动,只要天花存在于世界上任何一个角落,我们就不能忽视传入性天花爆发的潜在危险性。对美国、英国和苏联来说,全球消灭天花为摆脱接种带来的困境提供了一个人道而又经济的方法。

1958年,世界卫生组织开始施行全球消灭天花计划。不过,直到1967年才真正开始进行全球大规模消灭天花运动。当时,33个国家出现了天花,有11个国家报道该国出现了输入性天花疫情。尽管有大量捐赠的疫苗储备,但几乎没有公共卫生专家对在世界上最不发达的国家消灭天花持乐观态度,因为那里的医疗资源有限,并遭受着疾病和贫穷的困扰。但令人惊奇的是,仅仅四年时间,非洲西部与中部就消灭了天花。在这一全球性运动中,公共卫生工作者学会了用不同战略去应付不同的挑战。

最初,消灭天花战略号召人们使用免疫枪方法进行大规模接种,这种方法能在一小时内为几百人接种。流行病学家认为,要消灭天花,人群的牛痘接种率必须达到80%—100%。不久,公共卫生工作者面临的最大困难是,如何在炎热潮湿的天气储存疫苗和接种器械。后来的实践证明,诸如分叉针之类的简单器械比较可靠和有效。在尼日利亚西部地区,由于人力、物力短缺,公共卫生工作者偶然发明了一种能有效打断天花传播链的"监测—遏制"策略,即将有限的资源集中用于感染天花最集中的地区。尽管只有50%的人施行了接种,但这一策略取得了极大成功。1977年10月,索马里人阿里·马奥·马林(Ali Maow Maalin)成为全球最后一个在实验室外感染天花的病人。对全球消灭天花计划来说,这个病例是一场灾难。马林是一家大城市医院里的厨师,开始,他的病被误诊为疟疾,后来又被诊断为鸡痘。在病毒最容易感染的阶段,马林曾与160多人进行过接触,好在并没有发生其他天花病例。

尽管这场消灭天花的全球运动不乏人道主义动机,但之所以选择天花为目标,经济因素无疑起了极大作用。全球消灭天花耗费了几亿美元,随着这一疾病的灭绝,运动发起者不再担心天花的外来袭击,也不必强迫本国老百姓去冒接种带来的风险。对发展中国家而言,与天花相比,疟疾及其他热带性疾病会带来一系列更严重的问题。许多天花患者要么死去,要么在几周内康复,而在一些地区,天花只是一种区域性疾病,只是众多儿科疾病中的一种。相反,疟疾却是一种会复发的破坏性疾病,它会降低人体抵御其他疾病的抵抗力,也会降低生育率和存活率。

1979年12月,全球消灭天花委员会庄严地宣布:"全世界已消灭了天花。"在消灭天花运动完成之时,世界卫生组织和各国为全球6 000万人口储存了足够多的天花疫苗和制造疫苗的牛痘病毒。20世纪80年代,全球已基本不进行天花疫苗接种了,仅仅只在极少数情况下,比如为科学实验中要接触各种牛痘苗或痘病毒的科学家接种疫苗。1972年,美国已不给儿童施行常规性的天花疫苗接种,80年代末期以来则停止给军队士兵接种疫苗。曾经担任1966—1977年间全球消灭天花运动计划的负责人唐纳德·汉德森(Donald A. Henderson)提出的下一个规划是:借鉴消灭天花运动的宝贵经验,对百日咳、破伤风、麻疹、脊髓灰质炎、结核病等疾病实现全球控制。诸如此类的全球性运动使医疗服务的职责"从为少数富人治病转向惠及所有人的预防医学"。

2001年"9·11"恐怖袭击后,汉德森担任了美国公共卫生紧急应对办公室主任。在发现 20 世纪 70 年代消灭天花战役出现"倒退"后,汉德森深表沮丧和悲哀,因为他曾与许多人一样期待着一个全球疾病控制时代的到来。他在约翰·霍普金斯公共卫生学院流行病学与国际卫生系工作卓著,然后他又担任约翰·霍普金斯市民生物保护研究中心主任、美国科技政策办公室副主任、总统办公室主任、健康与人类服务部副秘书长和高级科学顾问、全国公共卫生准备顾问委员会主席等职。他还获得了许多奖励,包括国家科学奖、总统自由奖、皇家医学会琴纳奖等奖项。

今天,天花已在全球完全被消灭了,仅在某些不为人知的实验室里还保留着天花病毒。1978 年,伯明翰大学医学院 40 多岁的摄影师珍妮特·派克(Janet Parker)感染了天花,这一事件促使人们思考保留这些天花病毒株的危险性。显然,天花病毒是从病毒实验室通风管道进入房间的。派克患病后住院诊疗 13 天,两周后死去。大约 300 名与她接触过的人被隔离检疫,派克父亲在探访她后死于心脏病,她母亲也被传染上天花,但后来康复了。这一事故还直接导致该实验室主任、49 岁的亨利·贝德逊(Henry Bedson)的死亡。贝德逊在证实病毒的来源后撰写了一份备忘录,承认实验室进行科学研究时忽视了安全性问题。在巨大的罪恶感下,他自杀了。检查人员早就认为该实验室的设备太陈旧,不太适合作为研究天花的场所,在 1978 年底就该关闭的。病毒学家已注意到,具有潜在活力的天花病毒不仅保存在实验室中,还存在于古地窖和棺材里,甚至还在西伯利亚冻土带的尸体中存活。

消灭了野生天花,人们开始担心天花病毒是否会被用于生物恐怖主义或细菌战争。20 世纪 70 年代,在开展全球性灭绝天花运动时,已消灭天花的国家放弃了本国的疫苗规划,从而使他们的后代面临着恐怖分子利用天花来进行恐怖袭击的可能性。由于天花病毒稳定、易培养、易散布,最重要的是,它还能导致令人恐怖且传染性极强的致命疾病,因此是一种理想的细菌武器。恐怖分子可能在最易感染天花时期,利用"人弹"或"天花殉难者"在人口稠密地区咳嗽、打喷嚏,达到传播天花病毒的目的。分子生物学的发展则大大增加了恐怖分子研制出包括抗疫苗天花菌株等新型病原体的可能性。

此外,我们也应该关注把天花作为细菌武器的潜在危险。1992 年,叛逃到美国的科学家肯塔尼亚·卡勒贝克夫(Kanatjan Kalibekov),又叫肯·阿里贝克(Ken Alibek)提供了有关苏联曾经有过以天花为武器的细菌战计划的信息。阿里贝克还说,失业的科学家可能在苏联解体时就已将储存的天花病毒出售给了别人。后来,阿里贝克为了吸引更多人,出版了《生物灾害》(1999)一书。这本书也是现代描述生物武器文学作品的一个里程碑。2002 年发布的一份报告指出,苏联进行的一项天花武器野外实验可能已于 1971 年在港口城市阿拉斯卡(Aralsk)造成天花爆发。十人感染了天花,其中三个没有接种过天花疫苗的患者因天花出血而死亡。七位幸存者此前已做过常规接种。急救队对几百人进行了隔离,并在两个星期内为 50 000 人进行了接种。

　　除了担心恐怖分子利用天花做武器进行攻击外,病毒学家还担心可能会产生新疾病或以前很少出现的疾病,如猴痘这种首先于 20 世纪 50 年代在扎伊尔境内猴子身上发现的疾病。生活于非洲中部及西部的松鼠、老鼠和其他啮齿类动物身上都发现有猴痘病毒。尽管猴痘病毒不会即刻在人群中传播,但已有了几百例人类突发性病例的记载,死亡率为 10%。接种似乎是对付猴痘的有效方法,但在出现病毒的非洲,艾滋病广泛传播,这也意味着许多人无法进行接种。2003 年,美国出现了 70 多例疑似猴痘病例,而此前,这种疾病仅仅只在非洲有报道。这种疾病是通过加纳巨型小袋鼠传到美国的,这种小袋鼠原来生活在加纳,后来成为美国人的一种宠物。大众需要的异国宠物导致病原体在不同物种间传播,进而感染人类。继“9·11”和炭疽病毒袭击后,人们开始思考有关生物恐怖主义会造成外来疾病突侵的问题,并且还得考虑外来宠物和活动物的市场问题。

　　除了在亚特兰大地震局的疾病控制和预防中心与位于新西伯利亚的俄国国家实验室这两个官方实验室保留着天花病毒外,到 1984 年,按有关要求,必须销毁所有天花病毒的库存。自从人类在地球上消灭天花以来,世界卫生组织一直对由官方保存的天花病毒的去留问题争论不休。20 世纪 90 年代,世界公共卫生协会联盟与世界卫生联盟号召人们销毁所有现存的天花病毒。世界卫生组织计划在 2002 年销毁天花病毒的最后一个官方储存地,但计划执行的时间表却一再推迟。一些科学家以研究天花病毒能研制出新药物和新疫苗为理由反对销毁现有的天花储存。科学家们原来以为天花病毒只会袭击人类,但在 2001 年,科学家却发现,用一种特殊的天花病毒株可以使猴子感染天花。科学家使用动物模型能够研究抗病毒药物、疫苗、生物传感系统、病毒性因素、宿主特异性等问题,而这些,以前一直被认为是不可能的。

　　许多生物武器专家相信,某些国家或恐怖组织可能秘密储存着天花病毒。为了回应“9·11”和炭疽病毒袭击事件发生以来人们对生物恐怖主义的担忧,公共卫生专家开始重新考虑接种需求问题,特别是考虑给恐怖袭击的“一线抵抗者”进行接种的问题。考虑到不可控制的疾病爆发的危险性不大,并考虑到由接种可能带来严重甚至致命反应的危险性,大多数专家不同意进行大规模接种。也许,每百万个进行过接种的人群中会有一两个人死去,而每百万人中会有几百人产生严重的接种反应。一个接种者会感染其他人,造成严重的传染问题。而在艾滋病患者以及其他患有免疫系统疾病的人群中,在患皮肤病如湿疹、过敏性皮炎和痤疮的人群中都不宜进行接种。

假如恐怖分子要找一种能迅速杀死大批人的武器的话,天花不是一个好武器。但是,2001 年,几个装有炭疽粉末的信封就使美国一些重要政府部门与邮局的运行陷于瘫痪。这一事实表明,用天花来进行生物袭击,即便不会造成真正的天花疫情爆发,也会使天花病毒成为那些旨在恐吓和混淆社会的恐怖分子的理想武器。

推荐阅读

Alibek, K., and Handelman, S. (1999). *Biohazard*. New York: Random House.

Altman, L. K. (1987). *Who Goes First? The Story of Self-Experimentation in Medicine*. New York: Random House.

Altschule, M. D. (1989). *Essays on the Rise and Decline of Bedside Medicine*. Philadelphia, PA: Lea & Fibiger.

Baxby, D. (2001). *Smallpox Vaccine, Ahead of Its Time: How the Late Development of Laboratory Methods and Other Vaccines Affected the Acceptance of Smallpox Vaccine*. Berkeley, England: Jenner Museum.

Bazin, H. (2000). *The Eradication of Smallpox: Edward Jenner and the First and Only Eradication of a Human Infectious Disease*. San Diego, CA: Academic Press.

Carpenter, K. J. (1986). *The History of Scurvy and Vitamin C*. New York: Cambridge University Press.

Carpenter, K. J. (2000). *Beriberi, White Rice and Vitamin B: A Disease, a Cause, and a Cure*. Berkeley, CA: University of California Press.

Copeman, W. S. C. (1964). *A Short History of the Gout and the Rheumatic Diseases*. Berkeley, CA: University California Press.

Dewhurst, K., ed. (1966). *Dr. Thomas Sydenham (1624—1689): His*

Life and Original Writings. Berkeley, CA: University of California Press.

Fenner, F., Henderson, D. A., Arita, I., Jezek, Z., and Ladnyi, I. D. (1988). *Smallpox and its Eradication*. Geneva: WHO. (Out of print but available at http://www. who. int/emc/diseases/smallpox/Small-poxeradication. htm.)

Frank, J. P. (1976). *A System of Complete Medical Police*. Selections from Johann Peter Frank. Edited with an Introduction by E. Lesky, Baltimore, MD: Johns Hopkins University Press.

Headrick, D. R. (1981). *The Tools of Empire: Technology and European Imperialism in the Nineteenth Century*. New York: Oxford University Press.

Honigsbaum, M. (2002). *The Fever Trail: In Search of the Cure for Malaria*. New York: Farrar, Straus & Giroux.

Hopkins, D. R. (2002). *The Greatest Killer: Smallpox in History*. Chicago. IL: University of Chicago Press.

Humphreys, M. (2001). *Malaria: Poverty, Race and Public Health in the United States*. Baltimore, MD: Johns Hopkins University Press.

Jarcho, S. (1993). *Quinine's Predecessor. Francesco Torti and the Early History of Cinchona*. Baltimore, MD: The Johns Hopkins University Press.

Kamminga, H. (2002). *Science, Food and Politics: The Making of Vitamins*. Burlington, VT: Ashgate.

Kiple, K. F., Ornelas, K. C., eds. (2000). *The Cambridge World History of Food*. New York: Cambridge University Press.

Koplow, D. (2003). *Smallpox: The Fight to Eradicate a Global Scourge*. Berkeley, CA: University of California Press.

Kors, A. C., ed. (2003). *Encyclopedia of the Enlightenment*, 4 vols. Oxford: Oxford University Press.

Lind, J. (1953). *Treatise on Scurvy. A Bicentenary Volume Containing a Reprint of the First Edition of "A Treatise of the Scurvy" by James Lind with Additional Notes*. Edited by C. P. Stewart and D. Guthrie.

Edinburgh：University of Edinburgh Press.

Lloyd, C., ed. (1965). *The Health of Seamen：Selections from the Works of Dr. James Lind, Sir Gilbert Blane and Dr. Thomas Trotter.* London：Navy Records Society.

MacLeod, R., and Lewis, M., eds. (1988). *Disease, Medicine, and Empire：Perspectives on Western Medicine and the Experience of European Expansion.* London：Routledge.

Mather, C. (1972). *The Angel of Bethesda. An Essay on the Common Maladies of Mankind.* Reproduction of the 1724 manuscript. Edited by G. W. Jones. Barre, MA：American Antiquarian Society.

McKeown, T. (1976). *The Modern Rise of Population.* New York：Academic Press.

Morgani, G. B. (1980) *The Seats and Causes of Diseases.* 3 vols. (English trans. by B. Alexander). London, 1769. Facsimile reprint, Mount Kisco, NY：Futura.

Moss, R. W. (1987). *Free Radical. Albert Szent-Gyorgyi and the Battle Over Vitamin C.* New York：Paragon House Publishers.

Nestle, M. (2002). *Food Politics：How the Food Industry Influences Nutrition and Health.* Berkeley, CA：University of California Press.

Porter, R., and Rousseau, G. S. (1998). *Gout：The Patrician Malady.* New Haven, CT：Yale University Press.

Poser, C. M., and Bruyn, G. W. (2000). *An Illustrated History of Malaria.* Boca Raton, FL：CRC Press.

Preston, R. (2002). *The Demon in the Freezer：A True Story.* New York：Random House.

Rocco, F. (2003). *The Miraculous Fever-Tree. Malaria and the Quest for a Cure That Changed the World.* New York：HarperCollins Publishers.

Spielman, A., and D'Antonio, M. (2001). *Mosquito：A Natural History of Our Most Persistent and Deadly Foe.* New York：Hyperion.

Waterhouse, B. (1980). *The Life and Scientific and Medical Career of Benjamin Waterhouse：With Some Account of the Introduction of Vaccination in America,* 2 vols. Edited by I. Bernard Cohen. New York：

Arno Press. Reprint.

World Health Organization (1980). *The Global Eradication of Smallpox. Final Report of the Global Commission for the Certification of Smallpox Eradication*, *Geneva*, *December*, *1979.* Geneva: WHO.

第十章　医学非主流文化：非正统医学与选择医学

19 世纪,美国医学发展出现了重大转折,创建了医学院和医学协会,创办了医学杂志,开展了备受争议的保护医学执照法运动,还建立起了细菌学、免疫学、生理学等医学新科学。种种进步与发展,使内科医生对医学实践机制及实践对象形成了共识。但在这一时期,也有许多人反对正统疗法,呼吁医学市场的自由化。

医学市场

19 世纪,正统医生构成了医务人员的主流。不过,当时的卫生改革者和被称为非正规行医者的对抗性医学宗派却向这种正统性发起了有力挑战。正统医生认为,这些改革者与新宗派只是一些庸医、江湖骗子和怪人,即便后者以行医作为其工作生涯。在他们看来,那些笃信独特疗法的庸医是误入歧途的笨蛋和疯子,而那些谙熟骗术的庸医则都是一些江湖骗子。正统医生始终认为,庸医对人有害,因此,必须建立严格的医学执照法,将庸医从医学市场中剔除出去。

虽然非正统行医者之间在疾病和治疗的本质等问题上存在着分歧,并由此分化出许多学派,但有一点是共同的,那就是,他们都认为,所谓正统医学是无效的,也是危险的。当然,批评正统医学的人并不全都是采用对抗性医学理论的行医者。托马斯·杰弗逊(Thomas Jefferson,1743—1826)虽然非常尊敬自己的朋友本杰明·拉什(Benjamin Rush,1754—1813),但他始终认为,拉什所热衷的放血和通便行为对人极其有害。拉什的追随者也热衷于使用一些用吐根、盐与水混合成的催吐剂、大剂量的甘汞、蓖麻油和催泻剂去治疗流行性霍乱。尽管拉什信任自己那套治疗体系,但许多美国人却更愿意接受能提供安全、天然和有效治疗方法的医生。

在这些非正规行医者中,有些是经验论者或专家,包括草药专家、助产士、牙医和眼科医生之流,他们在某一领域提供有限的医疗服务,而无须吹嘘自己接受过医学知识的训练。有些则来自宗教团体和医疗团体,如耶稣降临会成员和基督教科学家。有些现代卫生改革运动领袖则推出了一些据说是根本无需医生和药物的营养学治疗指南。无论是否受过正规的医学训练,那些非正规行医者都声称自己发现了神奇的药物、发明了伟大的医疗器械,而这些以往都是由正统医学界所把持的。非正规行医者关于健康、疾病和治疗的理论各不相同,但都反复强调正统医学的危险性和所付出的巨大代价。19 世纪出现了许多新兴医学宗派,其中,最著名和最系统的是托马斯主义、折中主义、物理治疗法、水疗法、体内疗法。到 19 世纪末,早期医学宗派日趋式微,因此,使用体内疗法和采纳折中主义观点的非正规行医者在面对逐渐统一和有力的正规医学挑战的同时,还得应对来自整骨疗法和按摩疗法的挑战。

19 世纪的 30—40 年代是一个体现杰克逊式民主的时代,平等的观念、民主的理想和自由经济学盛行一时。美国第七任总统安德鲁·杰克逊(Andrew Jackson,1767—1845)的支持者痛斥专制主义、贸易限制和一切专业权威,在这种背景下,美国人却质疑正规医生所必需的职业权威和法律专制。正如马克·吐温(Mark Twain,1835—1910)所说,美国人相信,每个人都能够"自由选择他自己的刽子手"。

卫生改革运动

19 世纪的医生对预防疾病毫无兴趣。事实上,除了天花接种或牛痘这类与专业有关、有时还有点危险的手术,他们什么也不会做。当时公众关心的是如何预防疾病,感兴趣的是如何用各种卫生学疗法来保养身体。当时的卫生改革者多才多艺、充满活力,摇摆于各种美好目标之间,就健康、锻炼、饮食、空气、水、光线、衣着改革、性卫生、家庭、社区、戒酒、烟草、药物等问题发表各种观点。社会改革家则对糟糕的卫生条件表示不满,他们以新兴的生理学知识武装自己,发起了一场旨在鼓吹健康生活方式的道德改革运动。

开展卫生改革运动,要进行各种演讲、订购健康杂志、采纳特殊的饮食方式、参加新式锻炼、热衷治疗性沐浴、搜寻疗养胜地和矿泉疗养地。随着这一运动的普及,它与新兴的医学宗派一起,促使人们放弃通便、催吐、放血等传统医学疗法。卫生改革家坚信，预防优于治疗。他们告诫后人，只有遵循这种原则，才会有良好适宜的身体状态。尽管绝大多数卫生改革家都强调，要对诸如饮食、锻炼、性行为、个人卫生等与健康有关的常见因素进行控制，但要达到良好适宜的身体状态，途径却是多种多样，甚至可能是稀奇古怪的。许多富有才干的卫生改革家呼吁，要用最新的科研成果来验证其科学生活方式思想的准确性。不过，许多卫生改革家却认为，是上帝关于健康生活方式的法则才使他们真正建立了这种正确的生活方式理论的。愤世嫉俗者很反感卫生改革家这种热衷于福音的说法。美国一位名叫蒙肯（H. L. Mencken，1880—1956）的社会批评家和杂志编辑就称卫生学是"被道德玷污了的医学"，因为，我们"不可能找到一个不用某个道德理论来讨论其健康理论的卫生学家"。

　　卫生改革运动的领袖大多抛弃了希波克拉底"在一切行为中要有所节制"的观念，尽管不同的卫生改革家采用了不同的节制概念，但他们都热衷于抽象的节制观念。他们从道德上将食物和行为分为两类，一类是有利节制的；另一类则是不利节制的，如肉、酒和其他刺激性食物。素食主义是个古老的概念，可接受和实现这种概念的方式却各不相同。佛教徒、印度教徒和毕达哥拉斯主义者都反对因为道德宗教原因去杀生，卫生改革家认为应将素食主义视为一种健康和谐生活的抽象前提。美国在 19 世纪初进行的卫生改革运动中，最有影响力的领袖威廉·安德斯·奥尔科特（William Andrus Alcott，1798—1859）和西尔威斯特·格雷厄姆（Sylvester Graham，1794—1851）就认为，他们的健康观念基于当时的人体生理学知识，也与基督教神学相吻合。他俩不仅谴责肉及肉制品，还反对食用酒、咖啡、茶、烟草和香料，因为这些东西都有过度刺激人类肉体食欲和情感的倾向。

386

　　也许，因为大肆吹嘘食用小麦粉的好处，使得西尔威斯特·格雷厄姆的知名度要高于比他更有创造力的同龄人奥尔科特。格雷厄姆是由美国基督教长老会委任的牧师，他倡导节制的思想，并作了《人类生命科学》的演讲。格雷厄姆告诫他人，不节制、暴饮暴食、纵欲，大量食用肉制品、芥末、胡椒和"用非天然面粉制成的人工"白面包，都会带来灾难性后果。在《生命科学讲座》和《健康长寿杂志》中，格雷厄姆讨论的问题从需要新鲜空气、阳光、宽松的衣服和经常性洗澡，一直到恰当的面包配方，几乎涵盖卫生生活的每一个细节。由于由粗糙的全麦粉做成的面包吃起来稍稍不太新鲜，他还专门讨论了如何慢慢充分咀嚼的问题，也许正是为了弥补这种面包的粗糙质量吧。

　　尽管许多卫生改革家强烈反对过度的性活动，尤其痛恨"暗娼现象"，但格雷厄姆认为,所有性活动都是非生理的和不健康的,不过,婚内性活动对生育后代却是绝对必要的。格雷厄姆理论的普及和推广,使各类格雷厄姆式健康食品店、饭店、健康治疗所和供膳寄宿处纷纷出现。然而,许多批评家指出,在其短暂的一生中,格雷厄姆主义的发明者也是个长病号。许多肉食主义者嘲讽格雷厄姆式的素食盛宴堆满了"全麦面包、炖熟的菜汁、麦粒和纯净的冷水"等使人败胃的食物。

奥尔科特在耶鲁大学获得医学博士学位,但不久他就对医学失去了幻想,决定不再依赖普通医学治疗学而借助自然治疗力去进行治疗。在发现药物无法治愈自己的肺结核后,他改革了膳食结构,并认识到自然才是唯一正确的医生。奥尔科特毕其余生发展和传播其《自然教育和基督教生理学》一书的思想。奥尔科特的著作丰富,著有《论健康与生命讲座》《健康法则》《婚姻生理学》和《教育年表》《素食膳食》等。他在自己的著作、论文和自助治疗指南中大力宣扬其医学思想,并告诫大家,肉类和肉制品会导致神经性激动,使人产生自暴自弃的负面情绪或产生反常的欲望去寻求更多刺激。因此,按照奥尔科特的主张,素食才是最根本的对"文明、社会、道德或宗教"的改革。

1850 年,在美国素食主义学会会议上,奥尔科特当选为学会主席。奥尔科特去世后,主席一职由圣基督教教派的创立者威廉·梅特卡夫(William Metcalfe)担当。梅特卡夫认为,《圣经》中就要求人们禁戒肉食。与梅特卡夫不同的是,格雷厄姆和奥尔科特改革膳食结构的思想主要基于当时的科学发展成果,如弗朗西斯·布鲁塞(François J. V. Broussais,1772—1832)的生理学研究和比沙(Xavier Bichat,1771—1802)的解剖学研究。布鲁塞的病理学描述了各种因过度刺激消化道而引起的疾病和由此造成的消化不良和全身红肿现象。

尽管卫生改革家视素食主义为一种健康、卫生和自然的生活方式,但他们还是十分渴望找到其他治疗急、慢性病的健康卫生方法。一种被称为水疗法的治疗体系就与格雷厄姆和奥尔科特提倡的卫生改革思想密不可分。19 世纪 40 年代,美国非常流行水疗法,它将格雷厄姆生理学中很多重要元素如强调新鲜空气、阳光、锻炼、膳食疗法和衣着改革等结合起来。水疗法倡导者建立了正规的治疗中心和培训专业人员的教育机构,这批专业人员进而成为一个与正统医生及其他医学宗派相抗衡的新兴职业治疗团体。

长期以来,人们坚信,经常在冷水中沐浴,就像夜晚一直待在野外一样,对人体非常有害,而水疗法则成为反对这种传统思想的代表。本杰明·富兰克林(Benjamin Franklin,1706—1790)就告诉美国百姓,在伦敦,洗冷水浴就像吃补品一样流行,但他认为冲冷水对人来说实在是太强烈了。他举了一个例子来说明冷水浴的危险:四个年轻男子在大热天工作后立即跳入冰泉水中,想让自己凉快一下。但是,两个人迅速死了,第三个人在第二天也死了,第四个人则侥幸恢复健康。富兰克林赞同空气浴,认为这可避免浸入冷水带来的危险,只要脱掉衣服在房间里坐上 30 分钟,每天早上这么做就可以了。富兰克林相信,游泳是世界上一种"最健康和最能得到人们认同的"锻炼方式。晚年的富兰克林遭受多种疾病折磨,他就在一拖鞋状铜质浴缸里泡温水浴,以使自己彻底放松。

一般认为,是一位名叫文森特·普里耶思尼资(Vincent Priessnitz,1799—1851)的西里西亚农民发现了水疗方法。在一次事故中,普里耶思尼资的肋骨骨折,身体多处受伤。医生告诉他,要迅速康复,必须喝大量冷水,用冷毛巾把自己捆起来。这个机灵的农民后来证明,用同样方法也可以治疗家禽的疾病。美国水疗运动先驱之一乔尔·休(Joel Shew,1816—1855)医生坚信,锻炼和严格的素食膳食是水疗法的最基本保证。后来,罗素·特尔(Russell Trall,1812—1877)进一步发展了这一思想。在发现卫生水疗法的独特健康效应前,他非常热衷饮食节制运动。1849 年,休、特尔等人创建了美国水疗法学会,一年后,该学会改名为美国卫生学和水疗法学会。特尔思维敏捷,善于表达,喜欢演讲和辩论,敢于挑战正统医生。1853 年,他创建了纽约水疗法学院,培训学生掌握水疗法、膳食和锻炼等养生之道。一般情况下,水疗法不用药物。作为一种自然疗法系统,水疗可以有效治疗各种急、慢性病。其《水疗法百科全书》就水疗、锻炼、膳食和性卫生学提出了很多建议。1854 年,《美国素食和健康杂志》停刊后,特尔同意在《水疗杂志》上保留一些版面发表素食学会会员撰写的文章。

在水疗疗养胜地治疗时,素食主义者不愁找不到合适的食物,因为,水疗机构会储备、出售各种"合适的纯粹"的健康食物,包括粗燕麦、玉米片、谷粉、格雷厄姆粉和格雷厄姆饼干等。因水疗法而痊愈的病人成为肯定水疗法的有力证据,也使人们回想起水疗法治愈"消化不良、神经衰弱导致的情绪低落、脑充血"等疑难杂症的场景。一些正统内科医生也相信水疗法有积极的生理作用,如西蒙·巴鲁克·沃德(Simon Baruch Ward,1840—1921)就认为,水疗法可以有效治疗伤寒和其他热病。1907 年到 1913 年,沃德给哥伦比亚学院的内科医生与外科医生讲授水疗法。一般来说,水疗疗养院常常为有钱有闲阶级服务。不过,沃德格外关注城镇穷人的个人卫生和公共浴室需求问题。

　　使用水疗法的医生和病人很多都是女性,她们活跃于各项卫生改革运动中,并接受了水疗生活方式的理念。玛丽·格夫·尼古拉斯(Mary Gove Nichols,1810—1884)就是一位著名的社会改革家、先锋女性主义者、乌托邦思想家和改革医学家。针对妇女健康问题、解剖学、生理学、两性问题、婚姻平等、自由恋爱、幸福重要性以及水疗法益处等论题,玛丽作专题讲座、撰写文章。她的第二任丈夫托马斯·洛·尼古拉斯(Thomas Low Nichols,1815—1901)是医生、杂志编辑和社会改革家。夫妇俩出版了好几本书,包括《为女性讲授解剖学和生理学》、《水疗法》、《尼古拉斯夫妇医学杂记:健康指南》、《疑难杂症的家庭水疗法》以及《婚姻的历史、特征和后果》。

　　在美国和英国,水疗法以一种特殊的体制形式得以保留,而水疗法疗养院则遍布各地。德国和意大利的卫生改革家也热衷于水疗法,他们知道,采用这种治疗方法可减少国家卫生保险体系中的一半费用。法国国家卫生保险体系中也包括温泉疗法等水疗方法,这意味着水疗法在法国医疗体制中占有重要地位。19世纪的法国医学科学院既进行科学研究、也要管理矿泉疗养院。作为社会精英的医生推动着水疗产业的发展,使水疗法成为法国医学院课程中讲授的内容。到法国温泉疗养胜地进行水疗的病人会得到近20天的医学管理。然而,到20世纪50年代,法国政府试图降低对温泉疗养院的资金投入,减少医学院有关水疗法的课程。绝大多数来到疗养院的人希望通过温泉疗法放松关节。有些人认为,采用热疗法可以治疗消化不良、呼吸道疾病、皮肤病和神经衰弱等疾病。相反,有人则认为,如果温泉疗法不完全是一种江湖骗术的话,也不过是一种付费的度假形式罢了。

　　“山边的家园”是美国最著名的水疗疗养胜地之一,位于纽约州的戴迪旺斯(Dansville),由哈里特·奥斯汀(Harriet Austin)和詹姆斯·克勒伯·杰克逊(James Caleb Jackson,1814—1895)创立。杰克逊写了很多涉及饮食、酒精、烟草、卫生学、水疗法、锻炼、娱乐、教育和性等问题的书籍和小册子,其中包括《有性生物及其卫生管理》。除了出售格雷厄姆健康食物外,杰克逊发明了一种具有较长保质期的格雷厄姆面包,还发明了一种既冷又易食用的早餐谷物:葛拉努拉(Granula)食品。不过却没什么反响,直到艾伦·怀特(Ellen G. White,1827—1915)发现并推广了这种食品,情况才发生变化。怀特是基督降生教派的精神领袖,也是一个神谕家。当她丈夫瘫痪在床时,怀特参观了“山边的家园”。尽管怀特信奉水疗法疗效,但她丈夫却没能通过水疗得以康

389

复。对此,怀特认为,这个水疗胜地没有一个合适的宗教环境。1865 年圣诞节,怀特了解到,基督降生教派准备在密歇根的巴特尔克里克城创建一所卫生疗养院和医院。

美国南北战争的巨大压力转移了人们的注意力,降低了卫生改革运动的影响,许多水疗机构、疗养院和学校纷纷关闭。但是,艾伦·怀特和约翰·哈维·克里格(John Harvey Kellogg, 1852—1943)医生的经历表明,新领袖和新机构重新阐述了早期卫生改革运动的基本理念:健康、预防和良好的生活方式。

格雷厄姆和奥尔科特强调用生理学支撑健康生活理论,艾伦·怀特则告诉其追随者,她已从水疗法的创立者那里得到了启示。事实上,怀特的观点涉及各种神学问题。但 1848 年以后,她探讨了食物、饮料、衣着和其他涉及健康生活方式的问题。1863 年,怀特阐述了身体健康与精神健康的关系、素食膳食的意义、自然疗法(如新鲜的空气、阳光、锻炼和纯净的饮水)的益处。循着怀特的思路,基督降生教派建立了卫生教育计划,出版了六本以《健康》或《如何生活》为题的小册子。水疗生活是一种宗教责任,这一基本原则在基督降生教派的教义中得到了充分体现。然而,批评者却发现,怀特所说的启示其实并不是她独创的。他们还暗示,怀特年轻时的连续性头疼使她出现了大量幻觉而不是神启。

参观了杰克逊的水疗胜地后,怀特创建了一个卫生疗养院和医院。在那里,教徒们能在适宜的宗教环境中享受自然疗法。1866 年,该教派在密歇根州的巴特尔克里克城创建了西部卫生改革机构,通过进行素食膳食、水疗法、锻炼、阳光、新鲜空气和"正确生活模式"的指导,提供一种自然的健康治疗方式。在认识到该机构迫切需要医学方面的领军人物后,1876 年,怀特任命其门徒约翰·哈维·克里格担任首席医生职位,也正是克里格将一个难以为继的机构变为成绩斐然的疗养胜地。

1905 年,艾伦·怀特出版《治疗服务》一书,认真梳理了有关身体、精神和灵魂治疗等思想。在怀特看来,人之所以生病,是因为违背了上帝主宰的健康生活法则,也是因为忽视了不当饮食、酗酒、生活放纵都是造成疾病的原罪这一事实。尽管怀特视《圣经》为健康和治疗的指南,但她依然大力宣扬奥尔科特、格雷厄姆和其他卫生改革家的思想,谴责现代"人工文明"降低了人的体力和耐力,是习俗、时尚、酗酒、犯罪和放纵的根源。工业化与城市化的迅速发展,推动着人工文明的发展,这些都被怀特斥为污染、拥挤、腐败、罪恶和疾病的根源。

我们可以通过各种自然疗法,如新鲜空气、阳光、休息、锻炼、适宜膳食、纯净水和敬畏上帝来恢复健康。用自然方法恢复健康的时间较长,也要求病人有足够的耐心。许多人就因此求助于强效药和专卖药,却不考虑这些东西含有毒素和附加毒物,也没有认识到,即便这些药物能暂时缓解病情,可并不能治愈疾病。在19世纪,专卖药非常流行,使用非常广泛,不需要医生处方就能在药店买到。制造商和零售商在广告中宣称,这些药物能治愈各种身体不适,从身体虚弱、秃顶到癌症、粘膜炎、肺结核和关节炎,无所不能。专卖药比处方药便宜,但却未必无毒。在世界上绝大多数地区,专卖药的成分是保密的,政府也几乎不对这类药物加以规范的管理,但是,流行的专卖药大多含有可卡因、吗啡、酒精和其他添加物。1906年,美国颁布了《纯食物和药物法案》以后,才开始进行专卖药市场的规范管理。事实上,绝大多数医学杂志,包括《美国医学会杂志》都以刊登这类秘方的广告维持,许多医生开的处方中也有这类药。

与以前的医学改革家一样,怀特坚信,预防疾病优于治疗疾病。每个人应学习并遵守生命法则,研究人体解剖学和生理学,了解"精神与肉体的相互影响与作用",了解"主宰身心的规律"。怀特认为,就体力而言,过度的脑力劳动会使人虚弱,适时的休息和锻炼才能保持身心的健康发展。精神压抑、焦虑、罪恶感及其他"毁坏生命力"的情感因素都会引发各种疾病,但与自然融合,就能治愈这些疾病。因为,造物主已让亚当和夏娃生活在伊甸园这一幸福乐园中了。

衣着改革运动、妇女文化教育运动和经常沐浴运动非常琐碎普通,也常遭人嘲讽,但怀特却赋予这些活动以健康的理念。锻炼能推动血液循环,促进肺叶吸收纯净而新鲜的空气,益于健康,有利病人康复;紧身衣妨碍血液循环和肺部运动,厚重的长裙压迫肺部和腹部器官,衣着改革是健康的基本保证;清洁的身体、衣物和房屋,再加上经常洗澡,都益于身心。反之,不讲清洁卫生,会使细菌繁殖、空气污浊,带来各种疾病,甚至致人死地。因此,时髦的拖地长裙虽然奢侈,却不干净、不方便,也不利健康。

在很大程度上,食品和饮料与疾病有关。对此,怀特深表赞同,但她是根据《圣经》而不是生理学来安排膳食的。上帝让亚当食用伊甸园的植物、果实,人类应坚守这一点,以谷物、水果、坚果和蔬菜为食。大洪水后,地球上所有绿色植物均已消失,人类这才得到神的许可食用肉类,用肉类食物取代坚果和坚果类食物,但是,这仅仅是个应急的短期措施。

科学研究证明,家养动物体内有各种寄生虫,有些寄生虫会引发肺炎、癌症及其他致命疾病。怀特注意到,这一研究结果与《圣经》中的智慧思想十分一致。与格雷厄姆一样,怀特也反对食用精白粉。她建议,要杀死酵母菌,全麦面包必须进行充分烤焙。要不传染上接触性疾病,就必须对牛奶进行充分消毒。怀特还认为,奶酪"完全不适宜做食物"。圣耶稣教会的教徒遵循上帝所赞许的健康教诲,摩门教派也有许多膳食禁令,其健康观念与教会在1832年颁布的"智慧教诲"一致,这也使得摩门教徒的癌症、心血管病发病率较低。

与艾伦·怀特一样,玛丽·贝克·伊迪(Mary Baker Eddy, 1821—1910)年轻时疾病缠身,痛苦不堪,使她始终对健康孜孜以求。作为一位基督教科学家,基督教派的创立者和领导人物,伊迪的健康理念不同于怀特的实用思想。伊迪尝试过各类治疗方法(从格雷厄姆疗法到体内疗法),却没能找到一种持久而有意义的治疗手段。1866年,她发现,自己信奉的宗教教义能彻底变革医学,革命医学。她先在《人的科学:治疗疾病方法》(1870)的小册子里宣传其形而上学的"治疗学真理"。五年后,她撰写的《圣经教义中的科学与健康》一书第一版问世了。到1900年,美国各地轰轰烈烈地展开了基督教科学运动,建立了五百多个类似的教会团体。

伊迪的道德科学或形而上学核心是"万物皆为思维,物质不存在"的基本概念。按伊迪的理论,治疗疾病就是接受"疾病并不现实"这一伟大"真理"。物质"是意识的错误样式",故疾病、罪恶乃至死亡只是由我们那脆弱而又必亡的思维创造的错误现实。当人类无法超越基于物质世界的认识时,会误以为自己在疾病、罪恶和死亡面前不堪一击。只有将思想观念沉浸于基督教科学原则之中,才能摆脱这种错误。

许多人可能不太认同伊迪形而上学的理论,但他们在借助基督教科学获得身心放松后,就成了虔诚的支持者。1881年,伊迪在波士顿创建了麻省形而上学学院。许多毕业生发现,做一个全日制基督教科学医生是一种有益的职业。基督教科学家要求保险公司为其病人付费,并通过广泛疏通,使教徒们不接受诸如学龄儿童强制性接种等医学管理。一些教徒因拒绝给病孩以常规性医学治疗而被称为志愿屠杀者或儿童威胁者。

许多人认为,基督教科学是歪曲表述宗教教义与人类健康关系的极端代表。但基督教科学家却认为,他们的实践活动不同于新教、天主教传统中的"信仰疗法"。基督教科学治疗严格排斥圣人的教诲和象征性行为,也严格排斥药物和外科治疗。基督教科学取得的极大成功,促使其他教派建立起具有宗教治疗学特征的机构。美洲殖民地的牧师认为,艾伦·怀特和玛丽·伊迪提出的健康理念重塑了治疗的作用。基督教科学与基督降生教派提出的健康、治疗观念与人们寻求身心健康的活动是一致的。

约翰·哈维·克里格成长于一个虔诚的基督降生教派门徒家庭,从小就接受了人是"健康生命"承担者的思想。克里格小时候羸弱多病,14 岁那年,读了格雷厄姆的著作后,转而成为坚定的素食主义者。在艾伦·怀特的建议下,克里格先在罗素·特尔卫生治疗学院学习,然后到纽约贝利弗医学院(Bellevue Medical College)学习并取得了医学学位。与其他素食主义卫生改革家不同的是,克里格有良好的正规医学与外科学学历。在热衷自然疗法、反对药物治疗的同时,他还是一位技术娴熟、敢于创新、对腹部手术有浓厚兴趣的外科医生,又是美国外科学院和美国医学协会会员。在漫长的医学生涯里,克里格做了两万多例手术,出版了近 50 本著作,其中包括《人类:自然杰作》、《国内卫生学与理性医学家庭手册》(AMA)。在这些著作中,他讨论了"生物学的生命理论"与"巴特尔克里克理念",即身体健康取决于良好的膳食、科学的锻炼、健美的身姿、新鲜的空气、适当的休息等因素。尽管克里格在不到 90岁时死于肺炎,但他依然是一个因讲究简单饮食和健康生活方式而得到回报的最好典范。

394　　　克里格将那个以"山(San)"而闻名的巴特尔克里克水疗疗养胜地视为一所"健康大学",一所为富翁名流治疗的医院和疗养院。在前往"山"的近 30 万病人中,有约翰·洛克菲勒(John D. Rockefeller)、亨利·福特(Jr.，Henry Ford)、佩尼(J. C. Penny)、蒙哥马利·沃德(Montgomery Ward)、克雷斯吉(S. S. Kresge)、理查德·伯德(Richard Byrd)、托马斯·爱迪生(Thomas Edison)、哈维·范思通(Harvey Firestone)、莎拉·伯恩哈特(Sarah Bernhardt)、爱蜜莉亚·埃尔哈特(Amelia Earhart)和威廉·霍华德·塔夫脱(William Howard Taft)总统。克里格还利用"山"来培训医生、护士、治疗师、营养学家和医学传教士。1902 年,"山"的老楼在一场火灾中毁坏了,此后建的新楼一年可住几千个病人。1929 年,股票市场的崩溃给"山"带来灾难性打击,最后,克里格出售了主楼。20 世纪 40 年代,以前的疗养院大楼移交给了贝思·琼斯(Percy Jones)将军和传染病医院。在二战和朝鲜战争中,这里成了整形医院。

虽然克里格以卫生改革家和素食倡导者而闻名,但他在一生中始终倡导节欲。事实上，有些人指责克里格反对一切形式的性活动，还有一些批评家甚至暗示，克里格发现每天使用灌肠剂要比常规的性活动更能令其满足。在讨论"自暴自弃"的论文中，克里格介绍了一些极端的惩罚方法，如不用麻药割除男孩包皮等。他指出，手术的极端痛苦"能对思维带来有益影响"。由于女性会有"不正常的激动行为"，克里格推荐女性用纯碳酸（石炭酸）来擦抹阴蒂（稀释碳酸可作为消毒剂和防腐剂使用，纯石炭酸有极强的碱性）。

作为一名素食倡导者，克里格常常通过提问"你是怎样吃掉你所看到的一切"来向听众发起挑战。在宣传素食主义思想的基础上，克里格还常带普通民众到"山"参观，让他们观看取自屠宰场肉类中的微生物和污物，这常常令大家震惊不已。这时，克里格就会告诫大家，大肠的自体中毒会带来可怕的后果。这一理论有点像埃黎耶·梅契尼柯夫（Élie Metchnikoff，1845—1916）所说的"正常生活"（*orthobiosis*）概念，这一概念将健康、长寿与消化器官联系起来。根据梅契尼柯夫的观点，大肠微生物会导致对人有害的发酵和腐烂现象。他对逆转衰老过程的可能性很感兴趣，建议人们安排合理卫生的膳食杀死大肠中的细菌，以便平衡人体无用器官内细菌所产生的有害反应。而传统泻药和灌肠剂对大肠的伤害要大于对大肠内的有毒菌群，他还推荐人们饮用大量新鲜酸乳酪，以此作为在消化系统中引入有益酵素的手段。

克里格和梅契尼柯夫都对自体中毒现象非常着迷。克里格相信，人体健康的关键在于解决消化不良、大肠菌群对人的影响、肠结、便秘和自体中毒等问题，最好能保证每餐食物富含纤维素、麦麸，用石蜡油作大肠润滑剂，每天进行灌肠等。为了保证身体内部的卫生，许多病人食用粗粮，服用轻泻剂，使用各种清洁肠道的纤维素食物、灌肠剂和结肠冲洗剂。事实上，无论是在现实中，还是在象征意义上，人类对体内污物和腐烂物的恐惧感早在古埃及法老那里就已出现了，克里格和其他卫生改革家对古老的医学思想充满着前所未有的热情。日益增多的城市废物、污染和垃圾不仅引发了传染病，也使人们不断关注体内卫生状况。许多卫生改革家和社会批评家都认为，生活在繁忙的现代工业化城市，承受着各种非自然性的压力，是人们患上便秘的原因。为了治疗人体各种肠道疾病，许多人求助于专卖药、泻药、灌肠剂、矿泉水、麸谷物、酸乳酪、电疗、健美体操、腹部运动、直肠扩张技术甚至切除结肠的外科手术。

为了使其信徒不吃肉类食物，克里格研制出许多用谷物和坚果制成的新食品，取得了近30项专利，主要是一些健康食品、咖啡与茶的替代品，还有一些锻炼、诊断和治疗器械。此外，他还研制出花生酱、薄荷鼻吸器、机械马和电

395

毯。在克里格健康食品理念的指导下,出现了 40 多家与克里格哥俩创立的公司相抗衡的谷物公司。与哥哥不同,威廉·凯斯·克里格(William Keith Kellogg,1860—1951)没受过正规教育。读六年级时,他就开始在"山"工作,在那里做过职员、图书管理员和经理等。他发明了麦片的生产工艺,使麦片取代了颗粒状健康食品,这一贡献对人类的影响和作用极其巨大。

不久,其他企业家开始效法克里格发明的生产工艺,有 40 多家食品公司开始出售其即食性谷物。其中,查尔斯·威廉·普斯特(Charles William Post,1855—1914)公司取得了极大成功。长期以来,普斯特患有溃疡和其他疾病,素食主义和基督降生教派提出的不吃咖啡之类刺激物的禁令深深吸引了他,于是,他来到"山",希望能找到一条通往健康的捷径,却未能如愿。于是,普斯特就转向了基督教科学。在认识到咖啡是一种危害人体的刺激物后,普斯特研制出了一种由麦、麸和糖浆制成的替代品,称之为波斯敦(Postum)。很快,波斯敦就打开了市场。另外,他还研制出葡萄坚果和普斯特吐司。不幸的是,尽管普斯特因开发大量健康食品成为富翁,但无论是素食主义还是基督教科学都没能治愈其身心疾病,他始终无法摆脱抑郁症的困扰。绝望之余,普斯特自杀了,终年 59 岁。

饮食改革家常常会尝试各种稀奇古怪的食物或快餐食品,不过,告诉人们如何真正进食的却是豪瑞斯·弗莱彻(Horace Fletcher,1849—1919)这位"伟大的咀嚼者"。弗莱彻的著作有《德育》、《真实生活常识》、《贪吃者或享乐者》、《营养大全》、《乐观主义》。40 岁时,弗莱彻突然发现,原先强壮和健康的自己患上了消化不良、疲劳症、肥胖症、阵发性感冒等毛病。为了重获健康,他开始钻研卫生学,最终以卫生改革家身份展开了新的生涯。通过自我实验,他发现,充分咀嚼每一片食物有助于完全消化,也有助于减肥、增强耐力,使人强壮而健康。当然,他并不是第一个提醒人们注意美国式快速饮食习惯的人。威廉·奥尔科特在《生命与健康讲座》中就嘲讽了这种令人生厌的习惯,而西尔威斯特·格雷厄姆、艾伦·怀特及其他卫生改革家都提倡慢速进食。此外,对德育这样一种能使人乐观、健康并摆脱神经衰弱和精神疲劳困扰的理论,弗莱彻撰写著作、进行讲演宣传其重要意义。

到 19 世纪末,形成于卫生改革运动中的理念迅速内化为企业家精神。这些企业家中,有体育之父伯那拉·麦克法登(Bernarr Macfadden,1868—1955),他常常自称为运动疗法教授。麦克法登认为,体育使人强健。事实上,他主办的《体育》杂志的座右铭就是"体弱犯罪"。与奥尔科特、格雷厄姆和克里格等人强调节欲的做法不同，麦克法登的著作，包括五卷本的《体育大百科全书》都赞同健康有益的性活动。他在不同著作中表述了他的健康思想，这些著作有《建造活力》《深呼吸与加强心、肺、胃以及所有活力器官的活力》《便秘的原因、效应与治疗》《为健康而节制饮食》《家庭健康手册》《男性雄风》等。

麦克法登拍摄电影、撰写传奇故事、出版侦探杂志（如《真实的故事、真实的忏悔和真正的侦探》）和报纸，还参加世界最健美先生的竞赛活动。查尔斯·阿塔特斯（Charles Atlas，也叫 Angelo Siciliano，1892—1972）原先是一个只有 97 磅重的赢弱者，却成为 1922 年的世界健美先生竞赛冠军。他声称自己是在观看了动物园一头狮子的行为后，发明了一种"动态扩张"锻炼法。1927 年，出售邮购体锻课程的查尔斯·阿塔特斯有限公司成了赢利大户。

家庭医学

在殖民时代，绝大多数人生病时会向亲戚、土医和草药医生求助，而不是去找专业内科医生。家庭医生喜欢使用各种进口药物，但它们又贵又没什么效用。而那些不愿去看医生或无法求医的人，常常依赖传统疗法，或看一些流行的草药书和医治保健自学书籍。《每个人都是自己的医生：可怜的殖民者医生》（1734）一书的作者是弗吉尼亚一位名叫约翰·谭南（John Tennent，约1700—1760）的医生。这本书很普通，但就是在这本书中，约翰对专业医生收取过高的医疗费、使用糟糕的治疗法等行为大加抨击，并向那些付不起"医生诊视费"的穷人推荐各种既便宜又方便的诊疗方法。他警告道，弗吉尼亚州有很多沼泽地，从而使感冒、咳嗽、扁桃体炎、胸膜炎、肺结核和其他瘟疫成为该地区的多发病。谭南详尽描述了上述疾病的症状，还就膳食、预防疾病和医药等问题发表了独特见解。他认为，要预防喉咙疼痛和相似的不适症状，只须洗洗头颈并于每天上午仰头将后脑勺浸在冷水里就可以了。不过，治疗其他疾病则需要放血、起疱、敷药剂或服用梨花糖浆、甚至服用由松脂和"鹿粪"制成的药丸。因为这本书的读者是那些不愿"被医生之手玷污"的人，因此，谭南在书中故意对水银、鸦片和金鸡纳树皮等学术术语只字不提。

当时出版的许多书籍都给母亲如何照料家人的健康、关心孩子的身心发育等问题提供了有益的建议和忠告。卡萨琳·比彻（Catharine Beecher，1800—1878）是哈福特女子学院的创建者，该学院展开了以科学生理学为基础的衣着改革和体育锻炼活动,教学课程包括健美操和体育课。在《尊重教育进步建议》(1829)一书中,比彻认为,孩子体魄是否强健取决于妇女所受的教育,只有给她们讲授解剖学和生理学,使之了解膳食、晾晒衣物、锻炼和衣着样式对身体的影响,才能使之学习如何通过控制这些因素来增进健康。她解释道,"恢复健康是医生的职责",但让孩子健康则是妇女的基本责任。

到20世纪末,大量著名的卫生保健机构和专业组织出版了许多有关家庭医学指南的书籍,以满足公众日益增长的需求。这类书籍包括《美国医学协会家庭医学指南》、《临床家庭医学》、《约翰·霍普金斯家庭卫生图书》、《哈佛医学院家庭医学指南》、《美国医生学院完全家庭医学指南》、《医学信息手册:家庭版》等。与谭南那本仅仅只有70页的小册子不同的是,现在,各种家庭医学指南图书厚达2 000页,内容囊括急慢性病、药物、选择性医学、医学草药、保健品、不明原因疾病、死亡、营养和流行的减肥膳食等。

在18世纪,美国人活跃于医学实践、预防疾病和治疗等领域。南北战争爆发时,来自正统医生和宗派医学家对疾病管理施加的影响力在不断增加。这也意味着,在疾病治疗过程中,行医者正成为专业人员和专业性权威,他们不断告诫那些准病人要听从专家的意见。许多正统医生相信,广泛传播诊断和治疗疾病的知识有利于各种竞争性学派(如托马斯主义者、卫生改革者、体内疗法、水疗法)的产生和发展。在为非专业人士撰写保健书籍时,正规医生在给出一般指南的同时还强调,疾病的管理需要依靠医术精湛的医生。这样,病人的责任就变为寻找医生并小心遵从医嘱了。随着医学宗派主义医疗实践的有序化和专业化发展,他们也逐渐要求病人认真听从专家的意见。

医学宗派

19世纪的美国,医学宗派主义运动第一波浪潮催生了水疗法、托马斯主义、折中主义、生理—医学学派和顺势疗法等宗派。尽管这些宗派的医学理论和治疗体系各不相同,但他们都认为,所谓正规医生才是最危险的江湖医生。这些非正统医生都视自己为医学改革家、治疗专家、革命家、专家和新哲学学派成员。在他们看来,应以病人是否满意作为衡量医疗体系好坏的检验标准。在正规医生已无能为力的慢性病治疗中,更要坚持这一标准。这些反对正统医学的批评者指出,医学执照法违背了美国人自主决定健康和治疗的权利。

塞缪尔·托马斯(Samuel Thomson,1769—1843)是新罕布什尔州一个农夫。他创建了一种基于草药疗法的医学体系,用草药来代替正统医疗中那些苦涩的药物,尤其是那些含有水银、砷、锑及其他有毒化学物的药物。托马斯反对正规治疗学,挑战正规医生的权威,是 19 世纪 20 年代到 30 年代美国最有影响力的行医者。他采纳了一种自称为纯粹经验的思想,认为其医学体系是"研究病人而非死读书的产物;是经验而非阅读的结果"。

在托马斯看来,他之所以能成为草药治疗法的权威,是研究新罕布什尔州一农妇进行的草药实践的产物,也是自己不介入那些所谓真正的医生之间的竞争的结果。疾病加上所谓正规医生所造成的伤害,使托马斯失去了许多亲人。此后,他决定放弃农耕生活,做一个巡游四方的草药学医生。在托马斯的自传里,我们看到,正规医生骂他是庸医,托马斯就反问道:"究竟是一个用最简单和最安全的方法去拯救病人的人是庸医,还是一个使用有毒药物却不治疗病人而使病人痛苦直至死亡的人才是最大的庸医?"与正规医生坚持使用放血方法、给病人注射含汞及其他有毒药物的药剂不同,托马斯建立了一种廉价、安全便捷的医疗体系。采用这一医学体系,既能减少医疗费用,也能避免男医生在检查女病人时出现的尴尬。虽然托马斯的治疗法并不具有革命性,但由这一医学体系开辟的市场却极具创新性,并带来了巨大利润。到 19 世纪 30 年代早期,数以百万计的美国农民阅读托马斯的著作,采用了他创立的治疗方法。

托马斯所开处方中的药物基本上来自植物,此外,温泉浴也是其处方的内容之一。事实上,托马斯提出了一种简单的理论,强调要消除疾病就得增加身体内外体热。托马斯所使用的植物性药物包括一种能清洁胃部并减少消化不良、名为半边莲的植物催吐剂;能保存身体热量的辣椒粉和温泉浴;用各种树根、树皮和浆果制成的助消化茶叶;用红酒或白兰地制成并能强化体能的植物补剂等。通过学习,托马斯主义者学会了 600 多种已知疗效的治疗方法。托马斯还提出健康生活的实用性建议,并分析了食用受到污染的肉类以及酗酒会对人体造成的伤害。

1822 年,托马斯的《健康新指南》出版了,此书后来再版多次,有些版本还在书名后加上"庸医揭秘"这一副标题。买这本书之前,读者必须买下复制此书的"权利",还要成为当地植物协会成员,要立誓忠于托马斯体系并"在必要时"帮助他人。该书语言简洁,引人关注。同时,托马斯还告诫读者,正规医生用一种已经死亡的语言开出的是一剂致命的毒药处方,他们故意用晦涩的拉丁语开处方,以蒙蔽头脑简单的老百姓。

400　　　　托马斯主义在许多国家得到成功,但这一医疗体系在市场化过程中很快出现了大量仿冒者和竞争者。一些正规医生偷偷采纳托马斯医疗体系,一些代理商在市场上销售未经托马斯许可的药物。尽管托马斯力图将其医疗实践思想转化为一场持续性自助运动,但许多"专家"行医者却颠覆了这一治疗体系。他们提出药物摄生法,创建私人诊所,培训学生和学徒,警告病人不要自说自话给自己治疗疾病,于是,托马斯主义分化为许多相互敌对的派别。1838年后,这一宗派就再没召开过全国性大会。到 19 世纪 40 年代,托马斯主义运动已被瓦解,取而代之的是各种新的竞争性对手。

　　　生理学医学学派和折中主义这些新学派采纳了托马斯的植物医学思想,反对正规医学的药物,但与托马斯不同的是,他们依托其理论、教育、学校和专业杂志,自誉为职业内科医生。生理学医学主义的创始人阿尔瓦·柯蒂斯(Alva Curtis,1797—1881)就是一位植物学医生,他试图通过构建新的职业同一性而与托马斯主义和正规医生相抗衡。第一所生理学医学学校在俄亥俄州的哥伦比亚创建,接着,在阿拉巴马州、乔治亚州、麻省、纽约、田纳西州和弗吉尼亚州等地都出现了这类学校。但到 1911 年,这些学校都关闭了。

　　　将这些充满争议的医学宗派结合起来的哲学观是古代身体内在"活力"或人体"内在医生"的理念。生理学医学学派认为,植物疗法强化了人体本身具有的治疗力量,正规医生的对抗疗法使用的矿物性药物是危险的人工毒药。美国改革医学协会和美国生理学医学医生协会也采纳了上述观点。柯蒂斯不仅用演讲的方式大力宣传其医学科学体系和植物性药物的益处,而且在其著作《各类流行医学体系的检测与批判》中大力宣扬生理学医学主义胜于其他医学体系的长处,并发表文章回击正规医生的"挑衅"。尽管生理学医学学派只占美国医生的一小部分,且其医学院校也没能成为学术主流,但该学派依然不断求取其在军队中施行医学治疗的权利,还不断向国家医学执照和管理委员会提出抗议。

　　　折中主义医学创始人伍斯特·比奇(Wooster Beach,1794—1868)与托马斯主义并没有直接联系,但他与一位植物学治疗者一起学习过,还出了一本401　有关家庭医学的书。由于在纽约一所医学院学习并取得了由国家医学学会颁发的医生执照,所以比奇视自己为专业植物学医生。在《美国医学实践》(1833)一书中,他指出,正规医学实践"是对人体最致命的危险行为"。整个正规医学原料只包含几种有毒矿物质。医生开出这些矿物性药物,更多地是给人体造成伤害而不是治疗疾病。相反,折中主义则是一个号召医学改革的哲学思想学派，这种新兴的植物学医学以"真理恒久不变原则"为基础，而来自临床实践的实验、观察和事实也都验证了折中主义医学原则。折中主义者出版的教科书包括病理学、症状学、诊断学、病状预测学，它们还对对抗疗法、顺势疗法、水疗学和折中主义疗法进行了比较。

1830 年，比奇及其同事在俄亥俄州的沃廷顿组建了一所医学院，这是美国第一所得到特许并能授予学位的植物医学院校。尽管比奇相信这所新学校能为植物医学提供科学的基础，但他仍称其治疗体系为"折中主义体系"，这是因为他的理论体系缺乏一种独特的医学哲学理论。1839 年，在举办了一次十分轰动的解剖展览后，学校关闭了。至此，该校已培养了 100 个折中主义医生。1845 年得到特许而建立的折中主义医学研究所位于俄亥俄州的辛辛那提，这是此类学校最主要和最成功的代表。到 1892 年，全美一共有 10 所折中主义医学院校，这些学校的课程设置基本上与正规医学院一样，包括解剖学、病理学、药学与药物、外科学和助产术。与其他正规医学院校相比，这些学校更愿意接受女学生，尽管这一举措遭到了某些人的反对。

虽然折中主义医学学派强调用天然植物和所谓新型高效药物进行治疗，并明确反对放血疗法，但正如名称所暗示的，他们关于治疗的看法其实十分灵活。在与生理学医学学派和托马斯主义的竞争中，折中主义学派非常成功，但与正规医学和顺势疗法学派相比，他们依然比较弱小。不管怎样，到 20 世纪初，美国折中医学协会在全国 32 个州都有了分支机构。折中主义医学研究所教授约翰·史卡德（John M. Scudder，1849—1936）、约翰·乌里·勒伊德（John Uri Lloyd，1849—1936）等人力图通过出版大量教科书和专业杂志、发展新疗法和改进折中性药物来提升该学派的地位，但他们的努力失败了。1939 年，最后一所折中主义医学院校"折中主义医学研究所"关闭了。但是，由约翰·乌里·勒伊德及其兄弟共同创建的勒伊德图书馆却保存了大量讲述植物药剂学及历史发展的正规书籍。虽然折中主义学派消亡了，但勒伊德却成了一位成功的药理学家和药物制造商。他是美国药理学协会主席，在推进 1906 年颁布的《美国食物和药物法》过程中发挥了重要作用。作为一位多产的作者，他撰写并出版了《论治疗学》、《动态治疗学》和一本关于草本植物紫锥花研究方面的著作（今天我们依然可用这种植物有效治疗伤风感冒）。

作为 19 世纪最成功的医学学派之一，顺势疗法由德国医生克里斯蒂·弗里德利克·塞缪尔·哈尼曼（Christian Friedrich Samuel Hahnemann，1755—1843）创建。他是一位受人尊敬的医生和化学家，但他坚信正规的医学治疗对人有害也没有什么效果,从而脱离了医学实践。1796 年,他建立了一个基于"以毒攻毒"原则的治疗体系,也正是在这一年,他重新认识到自己作为医生的天职。1810 年,《医学研究法》第一版问世了。在这本书中,他讲述了顺势疗法的基本原则。为了回应批评者对其体系的攻击,他还出版了《捍卫理性的医学研究法》一书。

哈尼曼在该书中指出,"医生最高也是唯一的职责就是让病人恢复健康"。真正的科学医学必须以实验为基础,"借助感觉,通过仔细观察和科学实验,去认识自然",去推进医学的进步。正是通过大量实验,哈尼曼提出了顺势疗法基本原则。在那些实验中,他使用了尽可能纯的药物。在哈尼曼看来,如果给健康者服用大剂量药物的话,就会使服药者出现各种病症。他指出,要"验证"药物,可以用实验直接测试药物,也可以通过实验了解这些药物在健康者身上产生的效应。只有认真观察病人症状,才能给具有同样症状的病人服用小剂量药物。

哈尼曼医学治疗体系的基本概念是,疾病是非错即对的行为,自然总是做得最好,医学应帮助人体增强现有症状而不是取代它们。哈尼曼相信,对自然干预得越少,对人体就越有利。因此,只要使用的药物增强了现存病症,他就会停止用药。哈尼曼指出,以往的学派在实践中运用对抗疗法(用对立的方法来治疗),这是非常危险的。换言之,对抗疗法相信使用各种治疗手段,使人体出现不同于病症的症状。哈尼曼认为,如果真有江湖医生的话,那么,他们就是那些坚持对抗疗法理论和方法的人。

在猛烈批判旧学派的过程中,哈尼曼认为,对抗疗法医学"毫无价值、自欺欺人,用这种疗法只会危害人的生命"。采用对抗疗法的医生会使用大剂量的强效药物,它们经常含有致命的催吐剂、泻药、催涎剂、利尿剂、腐蚀剂等混合物,再加上大量放血,所有这些治疗,只会使可怜的病人更加虚弱。结果,除了已有的疾病外,病人身体还出现了"永远无法根除的新毛病"。

哈尼曼指出,对抗疗法对生命的本质、疾病的起源乱加推测,并构建其"所谓体系",但医生并不能观察到那些致病的"活力"或"精神载体";而对顺势疗法医生来说,感知的症状可以构建起"疾病的真实形象"。顺势疗法可以排除病症,摧毁疾病的隐蔽根源。对抗疗法忽视病症,使得对疾病内在隐匿根源的寻找徒劳无益。相反,顺势疗法的目标则是用快速、温和、可靠和无害的方法彻底消灭疾病。为确定使用的药物和合适的药物剂量,顺势疗法医生常常要对"病人的身体、心智、职业、生活习惯、社会家庭关系"等加以全面评估。

顺势疗法的第一个原则是相似性法则，第二个原则是微元法则。因为病人对药物都非常敏感，顺势疗法医生从不使用大剂量的纯药物。药物剂量即便只增加一点点都会加重病人的病症，为避免这一情况，哈尼曼做了一系列药物稀释实验。普通化学家都认为，稀释会使原始物质消失。因此，为保证药物稀释后仍保持药效，哈尼曼采取了能降低药物毒性、增加"高药效"的稀释步骤。每次稀释时，都要进行一系列的有力摇动。他认为，这样能从内在物质基元或"物质"中释放出药物的"基元"或"理念"，我们可以将药物与水、酒精或牛奶混合达到稀释目的，因为，有关证据表明，水、酒精和牛奶等都是中性物质。

自然卫生法、自然疗法和其他非药物性治疗学派都选择了顺势疗法而不是对抗疗法，但他们认为，哈尼曼的理论基础还有缺陷，因为他假设医药能帮助自然并治愈疾病。自然疗法"通过合理安排食物的摄入"来治疗疾病，目的在于排除体内毒素，并"在体内形成正常的细胞、血液、组织和分泌液"。不管是治疗还是预防疾病，自然疗法都不使用药物，他们力图用膳食和合适的精神生活方式来建立一个"健康环境"。在医疗实践中，顺势疗法只使用小剂量药物，这样可以不伤害病人。对抗疗法和化学家则嘲笑稀释药物的疗效。犬儒学派给特别敏感的病人开出了一张顺势疗法的鸡汤食谱，这就是，一锅水里有一只鸡的影子。

顺势疗法不满正规医生严厉苛刻的治疗方法，在美国掀起了一股顺势疗法流行浪潮。流行病为顺势疗法强调其治疗系统的安全性和有效性、证明对抗疗法的危险性提供了大量机会，根据顺势疗法医生威廉·赫尔坎贝（William Holcombe）和戴维斯（F. A. W. Davis）医生的说法，1835 年黄热病流行时，他们的病人只有 33 人死亡，而在正规医生那里则死了 430 人。当顺势疗法学派开始管理位于纳齐兹的密西西比州立医院时，由于禁用放血、泻药、甘汞、起疱和其他对抗疗法，大大增加了病人的存活率。

康斯坦尼·赫林（Constantine Hering，1800—1880）是美国最先使用顺势疗法的先驱之一。他展开了一系列成功的医学实践，并将一些对抗疗法转化为新的治疗体系。在北美顺势治疗艺术协会的赞助下，他最先在美国翻译出版了《哈尼曼顺势疗法医学》，还撰写了《顺势疗法兴起与发展简述》和其他有关顺势疗法的著作。

1848 年，宾夕法尼亚顺势疗法医学院刚创立时，绝大多数教师都是正规医学院的毕业生，他们都会使用顺势疗法。教师内部关于顺势疗法的分歧推动着竞争对手哈尼曼医学院的建立。不过，这两所医学院在 1869 年合并为一所学校。20 世纪初,美国约有 40 所顺势疗法医学院,还有顺势疗法医院、诊疗所、医学学会、医学杂志和专业医生,其中还包括大量女医生。然而,到 20 世纪 20 年代,就仅存两所顺势疗法医学院了。细菌学、病理学、生理学和药物学侵蚀着顺势疗法的理论基础。哈尼曼医学院通过更新课程、摒弃讲授顺势疗法等方法而苟延残喘,但最后还是与宾夕法尼亚顺势疗法医学院合并为阿勒格尼卫生科学大学。

405   顺势疗法在中产阶层的传播和发展过程中,作为这一疗法的拥护者、病人和医生,妇女发挥了重要作用。受人欢迎的女作家,如伊莉萨白·斯图尔特·菲尔普斯(Elizabeth Stuart Phelps, 1844—1911)就将其著作与顺势疗法结合起来。菲尔普斯说,她的个人奋斗目标就是"天堂、顺势疗法和女权",她还在小说《扎伊德医生》中探讨了妇女与顺势疗法的联系。小说主角是一位名叫扎伊德·阿塔拉哈·勒伊尔德(Zaidee Atalanta Lloyd)的顺势疗法医生,她在医学院学了三年,在国外学习一年。显然,勒伊尔德医生受过良好教育,而与对抗疗法医生和其他反对顺势疗法的医生相比,她对病人更富有同情心。然而,顺势疗法界并不总是欢迎女性的,1867 年,美国顺势疗法学会(AIH)反对接受一位女性为其会员,但在两年后,该学会通过投票接受了所有想学习和实践顺势疗法的申请者,不论男女。美国医学协会的会员认为,女性与宗派主义医学的紧密联系表明妇女根本不适宜当医生,直到 1915 年,这一协会才有了女会员。

当一些内科医生对彻底终结庸医、开始创新还摸不着头脑的时候,奥利弗·温德尔·霍姆斯(Oliver Wendell Holmes,1809—1894)却明确阐述了真正的医学与顺势疗法疗效"错觉"的不同以及真正的医学与顺势疗法中那些招致公众强烈批评的致命错误之间的差异。霍姆斯在强调正规医学占主导地位的同时也承认,假如影响治疗的自然因素不受到干扰的话,那么,一个内科医生诊疗的病人中有 90% 迟早会康复。于是,他得出结论:自然治愈了病人,而医生得到了称赞和回报。他还宣称,假如我们把所有医学(除了几种极重要的医学外)都抛入大海的话,对人类将大有裨益,不过海里的鱼就要遭殃了。尽管威廉·奥尔科特、约翰·哈维·克里格、伍斯特·比奇、安德鲁·泰勒·斯蒂尔和塞缪尔·哈尼曼也给人们带来"错觉",但他们依然是医学信任的表征。霍姆斯指责竞争性医学宗派的领袖歪曲了上述医学体系,常常将别人已有的发明和思路占为己有,还隐瞒其教育培训背景和其他犯罪行为。

尽管顺势疗法医学院校逐渐消失了,但到 20 世纪末,整体主义和选择医学的兴起,使某些地区又流行起顺势疗法,人们再次掀起使用顺势疗法的浪潮。出于保险赔偿的考虑,美国的一些州通过法案,给一些选择医学以传统医学同等的地位,包括顺势疗法、针刺疗法、按摩疗法等。这时也出现了新的顺势疗法,它强调精神和整体原则,而不是哈尼曼所说的相似原则和微元原则。　　406

整体主义体内疗法提出,我们要治疗作为一个整体的病人而不应像还原论者那样仅仅治疗疾病。正是基于这一理念,哈尼曼认为,我们永远无法探知人体深处的活动,必须反对所谓特殊疾病的还原论。顺势疗法中的纯粹派反对将顺势疗法作为一种口号贴在各种药店出售的药物上。同样,与其19世纪的先驱者一样,整体主义顺势疗法拥护者也在号召人们打破正规的还原论医学与选择医学之间的鸿沟。

整骨疗法与按摩疗法

整骨疗法的创始人安德鲁·泰勒·斯蒂尔(Andrew Taylor Still,1828—1917)出生于弗吉尼亚,父亲亚伯拉罕·斯蒂尔(Abram Still)是基督教卫理公会牧师,也是美国中西部社区建设的先驱。与殖民地早期传教士一样,亚伯拉罕·斯蒂尔要关心传教对象身心两方面的问题。虽然安德鲁·泰勒·斯蒂尔后来宣称自己就读于堪萨斯市医学院,在南北战争期间是外科医生,但显然,他是通过辅助父亲的工作和阅读教科书而成为一名医生的。仿效维萨里,斯蒂尔从墓地偷来尸体解剖,还解剖了许多动物,以增长其解剖学知识。在三个孩子死于脊髓脑膜炎后,斯蒂尔对正规医学完全失望了。宗教、经验、宗派主义医生强化了他传统药物是危险添加剂的观点。当他着手了解磁疗与人体机械学的关系时,才认识到不同于正规医学的选择医学的基本理论。他总结道,人体是一架机器,其中流淌着看不见的磁流,疾病是干扰体内磁流正常运动的结果。因此,人体机器保持磁流的和谐流动,才有可能治愈疾病。

在寻找新医学的过程中,斯蒂尔的结论是,公正慈爱的上帝能为解除人体疾病和苦痛创造必需的治疗法,上帝会将人体需要的所有治疗法都置于体内,以确保必要时这些治疗方法行之有效。斯蒂尔发现的方法就是整骨疗法,一种能调整人体机械结构以便保证以往各种治疗法都行之有效的可靠方法。至少,就斯蒂尔本人而言,他对这个新发现很满意。通过调整身体的骨骼而无需借助药物就能治愈疾病,他给这种新医学起了很多新名称,有磁疗者、人类工程师、快速接骨者,最后,命名为整骨疗法。然而一些批评者认为,他的治疗只　　407

是一种信仰治疗形式，是一种"按手疗法"(laying on of hands)。

当然，斯蒂尔并没有提出人体像机器一样工作的观念，但他聪明地将整骨疗法与"人体发动机"这一流行词语联系起来。他认为，整骨疗法是"操纵整个生命机器"的系统。整骨疗法的基础是机械杠杆原理，主张像操纵杠杆一样操纵骨骼，以释放加在神经和血管上的压力。斯蒂尔将身体所有器官具有的独立性与一个巨大的劳动联合体进行比较，认为身体各部分都"属于劳动兄弟会"。身体健康，它们就结合在一起，和谐而完美地工作。但如果这一联合体中有一个成员遭到虐待，作为整体的身体就会受到影响。从这一意义讲，需要用整骨疗法去调整和操纵骨骼，以使身体各部分有机结合起来，解除痛苦，保持健康。对抗疗法认为，女性易患疾病，除了身体的天生孱弱外，还有一些独特的病理状态如月经、怀孕、分娩、生育和绝经也是重要原因。相反，整骨疗法则认为，男女患病的根本原因都相同：身体各部分的不协调。

1892年，斯蒂尔在密苏里州的柯克兰维尔开办了美国整骨疗法学校，这所学校开始讲授整骨操纵技艺，后来还开设了解剖学、诊断学、化学等课程。学校一开始只有21个学生，其中5个是女学生。美国整骨疗法妇女协会指出，女学生在整骨疗法学校很受欢迎，而且，女毕业生在美国许多州的工作都很有起色。随着整骨疗法在细菌学、药物学及其他正规医学学科中得到运用，坚持安德鲁·泰勒·斯蒂尔观点的医生与采纳新理论、新方法和新疗法的医生之间出现了分歧和分化。不过，整骨疗法医生依然忠诚于该学派的基本理论和诊疗方法。尽管遭到正规医生的反对，但整骨疗法还是保持着一定的独立性。20世纪70年代，整骨疗法师在美国各州都获得了合法行医资格。当整骨疗法不再被冠为热衷迷信的江湖医生时，就成为一种力争独立性的"类似职业"的成员。

到19世纪末，整骨疗法逐渐取得了职业认可标准，但整骨疗法师还得与正规医生和"整骨疗法模仿者"作斗争。就像正规医生告发整骨疗法师无照行医一样，整骨疗法师也以其竞争者未经许可就采用整骨术来指控对方。绝大多数成功的竞争者称自己为按摩疗法者，申辩自己既不是正规医生也不是整骨疗法师。按摩疗法的创始人是丹尼尔·大卫·帕尔默(Daniel David Palmer, 1845—1913)，他在俄荷华州达文波特定居前，是个云游四方的商人和教师。对人体健康和疾病的狂热兴趣使他做了大量有关唯灵论、颅相学和整骨疗法的实验，此后，他又研究了磁疗问题。许多怀疑论者认为磁疗是一种催眠术。通过实验，帕尔默确信，疾病的根源是特异的，因此，治疗方法也只有一种是正确的。

1895 年，帕尔默宣称他发现了人体健康和治疗疾病的原理。在对这一里程碑式事件的描述中，帕尔默告诉我们，当时，他给耳聋 17 年的哈维·里勒（Harvey Lillard）进行医学检查，结果发现病人体内的脊椎很不均衡，他给里勒的脊柱增加压力，调整脊柱，减少了脊椎的不均衡性，几乎立即使里勒恢复了听力。在检查另一病人的心脏病时，帕尔默发现了另外一种脊椎不均衡现象，并通过调整脊柱成功地治愈了这个病人。帕尔默指出，就像骨骼错置会导致令人痛苦的拇趾囊肿胀和鸡眼一样，脊柱中的骨骼脱位会压迫神经，增加震动，产生张力和热量，改变组织，影响神经冲动，使相关组织和器官功能异常。然后，帕尔默构建了表征中枢神经与器官组织关系的解剖学图。帕尔默还用这一理论治疗心脏病、气喘病、肾脏问题和癌症等疾病。

一个对帕尔默的治疗非常满意的病人提议用按摩疗法（*chiropractic*）（该词来自希腊语 *cheiro* 和 *praktikos*，意为"用手来做"）来命名这种新治疗方法。按摩疗法认为，疾病的原因是中枢神经不均衡引致的神经功能缺失。帕尔默的推理方法与整骨疗法创始人安德鲁·泰勒·斯蒂尔的研究方法十分相似。帕尔默指出，人体自身有天然治愈能力，这种能力可以通过神经系统传遍全身。假如身体某个器官没接受到相应神经冲动的话，就会出现病变。和整骨疗法一样，按摩疗法也是通过对脊柱和身体其他结构进行物理操纵以达到放松身体、治疗疾病的目的。

帕尔默详述了其疾病理论及按摩效果，但是，许多现代医生宁可避开科学论争而只是指出，尽管对脊柱进行物理按摩产生的生理学效应有待进一步的科学研究，但经验证据表明按摩疗法还是有疗效的。一种观点认为，不论是正规还是非正规治疗方法，按摩治疗都可释放出影响痛苦和快乐感觉的化学物质，如 P 物质和脑内啡。

1906 年，帕尔默和几个同事因无证行医而被起诉并遭监禁。一年后，帕尔默一个学生在威斯康星州被逮捕，罪名是无照行医、无权做外科手术和进行整骨治疗，但法官和陪审团都认为他没有行医、做外科手术和进行整骨治疗，只是在进行按摩治疗。按摩疗法师在美国各州苦苦奋斗，争取有限的行医执照。虽然有行医执照的人被称为"医生"，但他们的行医范围并不包括正规医生认可的职责和活动。例如，脚病医生是依靠其实践领域而不是其哲学基本理论才获得有限的行医资格的。对按摩疗法者来说，不得开药物处方或不可做外科手术还不是最大的障碍，因为这些活动并不是按摩治疗的内容。1913

年,堪萨斯州首先给按摩治疗颁布了许可执照。如今,美国 50 个州都承认了这一治疗方法,将其纳入管理范畴。

1897 年,帕尔默在帕尔默治疗学校(即后来著名的帕尔默医院和按摩疗法学院)开设了第一批有关按摩疗法的课程。帕尔默的儿子巴特勒·约书亚·帕尔默(Bartlett Joshua Palmer,1881—1961)是该校第一批毕业生之一,也是该校最早的教师。许多竞争性学校相继创建、关闭,但没有一所学校能够与帕尔默创建的学校相抗衡,尽管巴特勒宣称自己信奉按摩疗法的理论及疗效,但批评者注意到,他生病时却去找医生,X 光片表明他的脊柱"明显弯曲,并有高度退行性关节炎"。

从按摩疗法的传统看,帕尔默被称为"发现者",巴特勒·约书亚是"发展者",大卫·D. 帕尔默(David D. Palmer,1906—1978)是"教育者"。巴特勒还是一个成功的商人,被他称为"制造按摩疗法师"的学校在其井井有条的管理下成绩斐然。巴特勒·约书亚的妻子玛珀·西斯·帕尔默(Mabel Heath Palmer,1881—1949)也毕业于帕尔默学校,毕业后在学校讲授解剖学,还是学校财务主管。巴特勒·约书亚对 1895 年发现的 X 射线很感兴趣,事实上,就是在这一年,他的父亲发明了按摩疗法。不久,按摩疗法师开始用 X 射线机器拍摄脊柱照片,这也成为发现脊椎不均衡现象的重要方法。

按摩疗法取得了极大成功,其领域也产生了思想分化。只使用脊柱调整方法而不采用其他方法的人被称为"纯粹派",在使用脊柱调整方法同时也采用其他方法(如营养性治疗、按摩、结肠灌肠法甚至使用药物)的人被称为"混合派"。事实上,按摩疗法不只是结合两种分离学派的思想,而是将各种思想有机融合在一起。许多按摩疗法师会提出膳食、营养和锻炼方面的建议。绝大多数求助于按摩疗法的病人都会抱怨自己的肌肉和骨骼不适,其中,几乎有一半的人诉说自己背部疼痛。在按摩治疗过程中,一般先做冷热裹法、敲背、按摩、指导性运动、擦热皮肤、肌肉牵引、电疗、超声治疗和采用罗尔夫方法(Rolfing),然后,拍摄 X 光片、拍数学层面 X 线照相术、核磁共振、用自记温度计诊断。罗尔夫法(也被称为结构整合疗法或人体本体论)由伊达·罗尔夫(Ida P. Rolf,1896—1979)创造。虽然罗尔夫疗法师并不完全是按摩疗法师,但他们却相信,身体不均衡是产生健康问题的根源。

1920 年,罗尔夫在哥伦比亚大学生物化学系获博士学位。在洛克菲勒研究所工作了 12 年后,她来到欧洲学习顺势疗法。在对正规医学的幻想破灭后,罗尔夫对整骨疗法、按摩疗法、瑜珈和其他治疗技术展开实验研究,以此为基础，她提出了结构整合疗法。罗尔夫认为，肌肉周围紧绷和增厚的组织使肌肉结构功能紊乱，造成了身体的不均衡，采用较深的组织按摩，可以释放压力，增强肌肉灵活性，使身体柔软、平衡，加强肌肉的功效和能量，进而达到治疗全身的目的。

　　按摩疗法学派指出，自从丹尼尔·大卫·帕尔默开办了第一所按摩疗法学校以来，美国医学协会就一直嘲笑和奚落按摩疗法。虽然正规医生将按摩疗法理论描述为一种"巫术"或"科学神话"，将其职业描述为一种"有执照的医学迷信活动"，但按摩疗法学派依然津津乐道于按摩疗法在卫生保健市场取得的成功。一些按摩疗法师力图提供科学证据来表明各种治疗条件下采用脊柱调整方法十分有效，但是，绝大部分支持按摩疗法的证据是来自病人的表扬信件而不是受控临床实验或动物实验。按摩疗法师曾报道他们可以治疗周期性偏头痛和紧张性头疼、轻微背痛、腰椎间盘突出、头颈疼痛、气喘病、腕骨隧道综合征、溃疡、纤维变性、腹部疼痛、溺褥、头部受伤、跨时区高速飞行生理节奏紊乱及艾滋病，但临床研究的结果却十分含糊。因此，人们在关注按摩疗法安全性的同时，对其有效性存有争议。批评家警告说，使用按摩疗法会增加中风、流血的危险，会增加脊柱中的血块，还会形成脊柱裂痕、伤害神经、拉紧肌肉以及导致痉挛并拖延对致命疾病进行常规性治疗。怀疑按摩疗法的学者注意到，按摩疗法学派把癌症也看作为神经阻塞造成的结果，强调按摩可以影响"生物能量同步性"和"生命力"的流动，同时又把种质论视为一种不相干的学说。在这种情况下，他们并不想得到来自科学家和内科医生的支持。

411

　　1967 年美国国会通过了《医疗保健法》。这一法案要求卫生教育福利部（HEW）主任必须研究下面这个问题，即非正规行医者是否也属于这一法案的管辖范围。有关这一问题的研究报告《医疗保健法之外的独立行医者》反对将按摩疗法与物理治疗包含在这一法案管辖范围内。1971 年，庸医行为研究委员会（COQ）秘书长和美国医学协会调研部主任一起向协会理事会提交了一份备忘录，指出委员会的主要工作是遏制并最终消灭按摩疗法，协会既要在医疗保健法的指导下遏制按摩疗法的发展，又要与那些得到美国教育部认可的按摩疗法机构作斗争。1974 年，按摩疗法教育委员会（CCE）采纳了国家标准，该标准现已得到美国教育部的认可。1975 年以来，该教育委员会批准美国所有的按摩治疗学院为合法机构，1972 年以来，医疗保健部重新开始对按摩疗法治疗征税。

　　20 世纪 70—80 年代，按摩疗法学派在一系列反对美国医学协会垄断的诉讼中取胜,促使后者审查其关于按摩疗法的调查结果,至少在公众场合,美国医学协会是这样做的。1976 年,在按摩疗法反美国医学协会的诉讼中,美国辐射学院、美国外科医生学院以及其他批评家指控被告美国医学协会密谋消灭按摩疗法,非法剥夺按摩疗法师到实验室研究、使用 X 射线机器和医院其他设备的权利。1987 年,联邦法院做出判决,判定美国医学协会进行了非法抵制按摩疗法的活动。

按摩疗法师欢呼这一判决是按摩疗法的胜利。这一案例也折射出一个事实,即美国医学协会始终视按摩疗法为卫生保健体系的竞争者并想要消灭它。美国医学协会"公开和隐蔽地""遏制和消灭按摩疗法专业"的做法,违背了《谢尔曼反垄断法》。法官在判决书中指出,以后美国医学协会不得对按摩疗法采用相似行为,而且,必须在《美国医学协会杂志》上发表法官的判决。20 世纪90 年代,美国医学协会一直想推翻这一禁令,但都没有成功。21 世纪以来,按摩疗法学派依然好打官司,这次他们提出的诉讼对象是南卡罗来纳州的十字蓝盾公司,抗议该公司限制按摩疗法的赔偿,是对按摩疗法的歧视。在与医疗保险公司打官司过程中,按摩疗法学派要求拥有一个与正规医生和整骨疗法师"同样的活动领域"。

412　选择性医学、补充医学和综合医学

卫生改革运动和医学宗派的挑战,最终促使正统医学界去探索竞争性治疗体系。尽管在 19 世纪晚期,科学发展改进了诊断手段,种质论、细胞病理学和生理学有效解释了疾病机理,但治疗医学的范围依然有限。内科医生逐渐放弃了甘汞药物,不再采用放血和通便等治疗手段,转向了实验室研究和受控临床实验,同时,更严格的医学教育确保了正规医学权威的合法性和有效性。医学界不断扩展疆界,医学治疗越来越有效,外科手术越来越安全,许多医生确信,非正统医生及其医学体系的挑战已然消失。

到了 20 世纪最后十几年,历史学家、社会科学家和医学政策分析专家普遍认为,现代科学医学疗效显著,彰显出巨大的力量,医学宗派、非正统行医者、传统或民间医学正趋于消亡。非正统医生,不管是古代医学理论的鼓吹者,还是新的宗教崇拜领袖,除了成为人们茶余饭后的谈资外,似乎与医学市场毫无关联。因此,当统计资料表明,20 世纪 90 年代,30％以上的美国人采用选择性医学治疗,创造了一个几亿美元的市场时,医学界才大吃一惊。进一

步的研究表明,公众对选择性医学的兴趣正在增加而不是下降。

21世纪初的一份调查表明,40％以上的美国人使用或正在使用选择性医学,大约75％的美国人相信祷告的力量,85％的人相信某些食物能治愈疾病或增进健康。这份调查的对象主要是27种选择医学或其他非常规医学。它们包括针刺疗法、芳香治疗、印度草药医学、草药学、植物药物、酶、深呼吸运动、沉思疗法、能量治愈、瑜珈、顺势疗法、医学磁疗、按摩疗法、按摩、反射按摩疗法、自然疗法、特殊膳食、魔杖搜寻疗法、祷告,甚至还有古代占卜术。调查结果还表明,在追求最适宜的健康状态时,受过教育的人更倾向于整体医学或选择性医学。70％的加拿大人使用选择医学,三分之一的加拿大人在正规医学基础上使用选择性医学治疗。在法国,顺势疗法非常流行,75％的法国人说他们已尝试过选择医学。在中国,95％的医院有中医病房。

公众对健康、治愈和医疗保健的需求改变了正统医学与那些曾被斥为宗派主义和迷信活动的治疗活动的关系。当内科医生试图将各种竞争性医学治疗方法结合起来而不是消灭它们时,就把非正统医学归为补充医学、选择性医学或综合医学。从主流医学视野看,选择性医学包括整骨疗法、按摩疗法,也包括民间医师和宗教医师,还有自然疗法、顺势疗法、针刺疗法、膳食计划、反射按摩疗法、治疗性按摩、磁疗法、自我治疗和草药学说。

使用选择性医学的拥护者对草药疗法、各类维生素及所谓食品补充药物很感兴趣。1994年,美国国会通过了《食品补充和卫生教育法》。该法案规定,在市场中,处方药与食品补充药物的重要差别在于,处方药必须持有美国食品药物管理局(FDA)证明,以证明其安全性和有效性,而食品补充药物在市场销售则不需这种证明,只有在美国食品药物管理局证明某种食品补充药物有害时,才可召回该药物。而且,食品补充药物制造商可使用表征其产品为"全天然的"和"很安全的"广告和鉴定书。专门出售食品补充药物、草药和维生素类药物的商店声称,这些产品能提高人体新陈代谢活力、增进心血管健康、预防疾病等。许多食品和饮料公司还做各种实验,表明那些"功能性"或"保健性"产品包含大量常见于普通食物和传统草药中的有效成分。批评家认为,这种食品补充药物占据市场的份额如此之小,不会造成什么危险,但是,称这些在市场上销售的食物补充药物为平衡性食品,也许要比称为功能性食品更妥当。一些非常流行的草药治疗药物包括,能增加体能并减肥的麻黄、治疗感冒的松果菊、治疗潮红的黑升麻、镇静神经的卡瓦西酒、治疗良性前列腺肥大的矮棕榈叶、治疗抑郁症的麦芽汁以及治疗失忆的银杏叶等。然而,药物学家强调,诸如麻黄、雏菊、美洲石蚕、印度蛇药、半边莲、胡薄荷、苦艾草、育亨宾碱和甘菊等草药都有潜在的毒副作用。即便几个世纪以来人们一直使用这些草药,但采纳传统疗法的病人可能没有注意这些草药对胎儿或者肝脏会造成某些毒副作用。

针对将选择性医学与主流医学结合起来的意图,批评者警告道,这将削弱现代医学基础,也会阻滞生物医学的进步。拥护者则认为,世界各地很多病人转向选择医学,原因就在于正统医学不能满足病人的需求。病人特别关注营养性物质对人体健康的影响,同时也对滥用药物和过度使用外科手术提出疑问。正规医学的批评者注意到,处方药和医疗事故是造成医院里数以千计死亡病例的罪魁祸首,而且,许多与正统医学相关的理论和实践都源自随机的临床实验。

1998年,迫于国会的压力,美国国立卫生院提高了选择医学办公室的级别,该办公室是于1991年由国会提供基金建立起来的。同时,国立卫生院还建立了美国补充医学和选择医学中心(NCCAM),该机构的职能是,评估选择医学、支持有关临床实验、给公众提供信息和建议。2002年,美国白宫下属的补充医学和选择医学政策委员会发布了一份有关选择性治疗的报告。报告号召要增加有关研究投入,保险公司和医疗保健要关注选择性治疗。为了回应公众和政府对选择医学的兴趣,医学界和许多著名医学院校纷纷推出选择性治疗研究项目和综合医学研究项目。甚至连美国兽医协会都把选择医学置于其研究范围内,美国整体论兽医协会成员也强调要对动物施行草药疗法、针刺疗法、顺势疗法和按摩疗法。

对传统与选择医学进行多种测试,常常会产生模棱两可的结果。对这种结果,支持者和反对者都不满意。1996年,埃密丽·罗萨(Emily Rosa)设计了一种被称为"治疗性接触"的实验性测试方法,该方法很快就成为广泛使用的选择性技术。1998年,她在《美国医学会杂志》发表了其第四级科学交易计划。赞成该技术的人宣称,手在病人身体旁边移动而不接触身体,治疗医师就能通过操纵病人体内有缺陷的能量场,使之重新平衡,达到释放病症的效果。不过,如果把病人与医师用屏幕隔开,12位参加罗萨实验的医师就无法确定被实验者的能量场。对这一结论,参加实验的医师表示了疑义,他们认为,在这个实验研究中,研究计划的提出者就来自美国治疗性接触研究小组和庸医观察协会。

庸医观察协会的领袖们警告,随着补充医学和选择医学中心的建立,人们逐渐接受了综合医学，但这种趋势并不意味着选择医学已被视为主流医学。也许，这种情况有助于复活那些未被控制、未纳入管理范围的医学分支和江湖庸医。然而，医院、医学学术研究中心和医学院推出了各种有助健康、减轻压力的活动，还推出了瑜珈、按摩和生物反馈、古印度第三眼温油头部治疗法（即将热芝麻油滴在前额上）、指压、芳香疗法等，以吸引新病人和新顾客。美国医院协会发现，所有医院中，超过 15％的医院提供选择医学治疗，其中包括有关补充医学研究中心。

2002 年，为了回应日益高涨的使用选择医学浪潮，世界卫生组织（WHO）创建了第一个全球战略规划，分析传统和选择医学治疗，力图推进其成为卫生保健服务的一个部分。事实上，正是世界卫生组织注意到，保证传统疗法不被制药公司霸占和申请专利，以及不因过度开采而毁灭医学临床使用植物是非常重要的。在世界上绝大多数地区，大多数人依靠传统医学治疗疾病。例如，在莫桑比克，每 50 000 个人中只有一个正规医生，而每 200 个人中就有一个传统疗法医师。如今，世界卫生组织官员正在号召各国政府加强传统疗法医师的培训工作，给他们颁发行医执照，同时还要加强药物管理，提高传统医学理论和实践的质量。因为传统医学疗法医生如果不采用非传统的防腐技术，而使用肮脏的注射器、手术刀、剃刀、玻璃碎片和豪猪刺等器械，都会导致疾病的传播。

批评者警告道，在世界卫生组织的鼓励下兴起的选择医学热，使可怕的江湖庸医在授予一切思想观念以"平等机会"、更多肯定、更少怀疑的环境中滋生并发展起来。面对重病、慢性病和无法治愈疾病，人们很容易去求助于江湖医生。那些与癌症庸医和艾滋病庸医战斗的学者告诫大家，当今社会发展和立法变革使非正规医学更能被人接受，这就需要培育和繁荣一支与全球"庸医部队"作斗争的力量。

推荐阅读

Baer，H. A.（1991）. *Biomedicine and Alternative Healing Systems in America：Issues of Class，Race，Ethnicity，and Gender*. Madison，WI：University of Wisconsin Press.

Bauer，H. H.（2001）. *Science or Pseudoscience：Magnetic Healing，Psychic Phenomena，and Other Heterodoxies*. Urbana，IL：University of

Illinois Press.

Berman, A. , and Flannery, M. A. (2001). *America's Botanico-Medical Movements: Vox Populi*. Binghamton, NY: Pharmaceutical Products Press.

Brenneman, R. J. (1990). *Deadly Blessings: Faith Healing on Trial*. Buffalo, NY: Prometheus Books.

Cayleff, S. E. (1987). *Wash and Be Healed: The Water-Cure Movement and Women's Health*. Philadelphia, PA: Temple University Press.

Coulter, H. L. (1994). *Divided Legacy: A History of the Schism in Medical Thought*. Washington, DC: Center for Empirical Medicine.

Crellin, J. K. , and Philpott, J. (1997). *A Reference Guide to Medicinal Plants: Herbal Medicine Past and Present*. Durham, NC: Duke University Press.

Dinges, M. , ed. (2002). *Patients in the History of Homoeopathy*. Sheffield, U. K. : EAHMH Publications.

Donegan, J. B. (1986). *Hydropathic Highway to Health: Women and Water Cure in Antebellum America*. Westport, CT: Greenwood Press.

Engs, R. C. (2000). *Clean Living Movements: American Cycles of Health Reform*. Westport, CT: Praeger Publishers.

Ernst, R. (1991). *Weakness is a Crime: The Life of Bernarr Macfadden*. Syracuse, NY: Syracuse University Press.

Flannery, M. A. (1998). *John Uri Lloyd: The Great American Eclectic*. Carbondale, IL: Southern Illinois University Press.

Frohock, F. M. (1992). *Healing Powers: Alternative Medicine, Spiritual Communities, and the State*. Chicago, IL: University of Chicago Press.

Fuller, R. C. (1989). *Alternative Medicine and American Religious Life*. New York: Oxford University Press.

Gardner, M. (1993). *The Healing Revelations of Mary Baker Eddy: The Rise and Fall of Christian Science*. Buffalo, NY: Prometheus Books.

Gevitz, N. , ed. (1988). *Other Healers. Unorthodox Medicine in America*. Baltimore, MD: The Johns Hopkins University Press.

Gevitz, N. (1991). *The D. O.'s. Osteopathic Medicine in America*. Baltimore, MD: The Johns Hopkins University Press.

Gijswijt-Hofstra, M., Marland, H., and de Waardt, H., eds. (1997). *Illness and Healing Alternatives in Western Europe*. New York: Routledge.

Goldstein, M. S. (1999). *Alternative Health Care: Medicine, Miracle, or Mirage?* Philadelphia, PA: University Press.

Hafner, A. W., Carson, J. G., and Zwicky, J. F., eds. (1992). *Guide to the American Medical Association Historical Health Fraud and Alternative Medicine Collection*. Chicago, IL: American Medical Association Division of Library and Information Management.

Haller, J. S., Jr. (1994). *Medical Protestants: The Eclectics in American Medicine, 1825—1939*. Carbondale, IL: Southern Illinois University Press.

Haller, J. S., Jr. (1997). *Kindly Medicine. Physio-Medicalism in America, 1836—1911*. Kent, OH: Kent State University Press.

Haller, J. S., Jr. (2000). *The People's Doctors: Samuel Thomson and the American Botanical Movement, 1790—1860*. Carbondale, IL: Southern Illinois University Press.

Helfand, W. H. (2002). *Quack, Quack, Quack: The Sellers of Nostrums in Prints, Posters, Ephemera, and Books*. Chicago, IL: University of Chicago Press.

Jütte, R., Eklof, M., and Nelson, M. C., eds. (2002). *Historical Aspects of Unconventional Medicine: Approaches, Concepts, Case Studies*. Sheffield, U. K.: EAHMH Publications.

Jütte, R., Risse, G. B., and Woodward, J., eds. (1998). *Culture, Knowledge, and Healing: Historical Perspectives of Homeopathic Medicine in Europe and North America*. Sheffield, England: EAHMH Publications.

Kaufman, M. (1971). *Homeopathy in America: The Rise and Fall of a Medical Heresy*. Baltimore, MD: The Johns Hopkins University Press.

Moore, J. S. (1993). *Chiropractic in America. The History of a Medical Alternative*. Baltimore, MD: The Johns Hopkins University Press.

Murphy, L. R. (1991). *Enter the Physician. The Transformation of Domestic Medicine*, *1760—1860*. Tuscaloosa, AL: University of Alabama Press.

Nicholls, P. A. (1988). *Homeopathy and the Medical Profession*. London: Croom Helm.

Nissenbaum, S. (1988). *Sex, Diet, and Debility in Jacksonian America: Sylvester Graham and Health Reform*. Chicago, IL: University of Chicago Press.

Numbers, R. (1992). *Prophetess of Health: A Study of Ellen G. White and the Origins of Seventh-Day Adventist Health Reform*. Knoxville, TN: University of Tennessee Press.

Numbers, R. L., and Amundsen, D. W. (1998). *Caring and Curing: Health and Medicine in the Western Religious Tradition*. Baltimore, MD: Johns Hopkins University Press.

O'Connor, B. B. (1995). *Healing Traditions: Alternative Medicine and the Health Professions*. Philadelphia, PA: University of Pennsylvania Press.

Peel, R. (1989). *Health and Medicine in the Christian Science Tradition: Principle, Practice, and Challenge*. New York: Crossroad Publishing.

Randi, J. (1987). *The Faith Healers*. New York: Prometheus Books.

Risse, G. B., Numbers, R. L., and Leavitt, J. W., eds. (1977). *Medicine without Doctors: Home Health Care in American History*. New York: Science History Publications.

Rogers, N. (1998). *An Alternative Path: The Making and Remaking of Hahnemann Medical College and Hospital*. New Brunswick, NJ: Rutgers University Press.

Rosenberg, C. E., ed. (2003). *Right Living: An Anglo-American Tradition of Self-Help Medicine and Hygiene*. Baltimore, MD: Johns Hopkins University Press.

Rothstein, W. G. (1992). *American Physicians in the Nineteenth Century. From Sects to Science*. Baltimore, MD: The Johns Hopkins University Press.

Salmon, J. W. , ed. (1985). *Alternative Medicine. Popular and Policy Perspectives*. New York: Tavistock.

Sampson, W. , and Vaughn, L. , eds. (2000). *Science Meets Alternative Medicine: What the Evidence Says About Unconventional Treatments*. Amherst, NY: Prometheus Books.

Schnucker Robert, V. , ed. (1991). *Early Osteopathy in the Words of A. T. Still*. Kirksville, MO: Thomas Jefferson University Press at Northeast Missouri State University.

Schoepflin, R. B. (2002). *Christian Science on Trial: Religious Healing in America*. Baltimore, MD: Johns Hopkins University Press.

Silver-Isenstadt, J. L. (2002). *Shameless: The Visionary Life of Mary Gove Nichols*. Baltimore, MD: Johns Hopkins University Press.

Smith, R. (1984). *At Your Own Risk: The Case Against Chiropractors*. New York: Simon and Schuster.

Smith-Cunnien, S. L. (1998). *A Profession of One's Own: Organized Medicine's Opposition to Chiropractic*. Lanham, MD: University Press of America.

Trowbridge, C. (1991). *Andrew Taylor Still, 1828—1917*. Kirksville, MO: Thomas Jefferson University Press.

Walter, G. W. (1994). *Women and Osteopathic Medicine: Historical Perspectives*. Kirksville, MO: Kirksville College of Osteopathic Medicine.

Ward, P. S. (1994). *Simon Baruch: Rebel in the Ranks of Medicine, 1840—1921*. Tuscaloosa, AL: University of Alabama Press.

Wharton, J. C. (1982). *Crusaders for Fitness. The History of American Health Reformers*. Princeton, NJ: Princeton University Press.

Whorton, J. C. (2002). *Nature Cures: The History of Alternative Medicine in America*. New York: Oxford University Press.

Whorton James, C. (2000). *Inner Hygiene: Constipation and the Pursuit of Health in Modern Society*. New York: Oxford University Press.

Young, J. H. (1992). *American Health Quackery: Collected Essays*. Princeton, NJ: Princeton University Press.

第十一章　妇女和医学

产褥热

　　18 世纪下半叶，欧洲人口增长迅速，其增加程度、持续时间和持久性都是史无前例的。哲学家、政治科学家、人口统计学家和医学史学家都对 18 世纪产生了浓厚的兴趣，他们称该世纪是启蒙和革命的时代。随着社会和知识结构的改变，人类医生也开始涉足传统女性分娩的领域。产褥热在以前是很罕见和散发的疾病，但在此期间它变得相当常见，作为传染病它开始频频出现，尤其是在接收贫困妇女的产科医院里，而这些医院遍布欧洲的城市和乡村。产妇的死亡引起了诸如约翰·彼得·弗兰克（Johann Peter Frank，1745—1821）这类社会改革家和医学家的特别关注，他认为一个国家最大的财富应根据其公民的人数、健康状况和生育能力而定。一个国家如果承担不起农民、工人、海员和士兵的死亡，那就更担负不起那些有生育能力的妇女由于分娩等相关的疾病而死亡。在一个理想的国度里，妇女的健康应该得到适当重视，这样才能够持续地生育出健康的新一代劳动者。弗兰克认为每一个国家都应该建立最高医学委员会，通过收集和分析每一个乡村、城镇、地区和省市的出生和死亡名单来发现死亡率过高的原因，特别是引起怀孕期、分娩期、产后妇女、婴儿和小孩子死亡的因素。

　　历史人口统计学家和女权主义学者认为以城市医院的产科病房和"男性助产士"为特征的新型医学产科学的发展与流行性产褥热的发生有着一定的因果关系。产褥热一般是指发生在分娩后 11 天之内的一种严重的、全身性的感染。除了表现为高热和产道流脓外，还会引发腹腔和胸腔的疼痛性脓肿，甚至致死性的败血症。17 世纪伟大的医学家和生理学家威廉·哈维（William Harvey，1578—1657）发现了导致这些产后妇女受到致命性感染的原因：分娩后，胎盘分离的部位造成了一个巨大的内部创伤。除了烧伤以外，伤口通常不会如此之大,因此很容易感染。尽管产褥热这个定义暗示了它和分娩有一定的因果联系,但却没有提供有关其病因的具体情况。不是所有的产后发热和感染都被叫做产褥热,特别是其中有一种特殊的情况要归因于 A 组溶血性链球菌。溶血性链球菌引起的疾病同样可以表现为猩红热、脓毒性咽喉痛、丹毒和风湿性热。这就给许多工作带来了困难,包括追溯产褥热的病史及该病和生育能力改变之间可能的因果联系、产科医院的使用和妇产科的发展等。

这场与产褥热的斗争除了在妇女和医学史上占据有较重要地位以及促进治疗技术的专业化之外,还被看作是无菌外科发展史上新的一页,因为产褥热本质上和伤口感染相同。不幸的是,尽管对产褥热的病因、传染性和预防措施的了解先于无菌外科学的发展,但 19 世纪对无菌原则的认同和接受并没有导致采用那些可以预防大多数产褥热病例的实践措施。直到 20 世纪 30 年代,在磺胺药尚未使用之前,产褥热仍然是威胁分娩期妇女的最主要的疾病。即便在美国最好的教学医院的产科病房,也至少有约 20% 的产后妇女患有产褥热,并且有些死于产后感染。尽管医生可以在分娩时经阴道滴注水银红药水预防感染、对已经感染的病人静脉点滴,同时采用其他一些无效并危险的治疗,例如肌肉注射牛奶、静脉注射酒精、输血以及子宫切除术,但是产褥热一旦发生,几乎没有什么医疗的干预可以解决。

希波克拉底报道的病例显示,产褥热早在古希腊已经存在,只是比较少见。似乎正是在 18 世纪,产褥热才由一种罕见的个人悲剧转变为一种众所周知、频繁发生、人人谈虎色变的产科医院流行病。例如在巴黎的主宫医院(Hôtel Dieu)和英国新建的产科医院中就出现过这种流行病。一些医生认为产褥热可能具有传染性,然而阿伯丁(Aberdeen)的亚历山大·戈登(Alexander Gordon, 1752—1799)和曼彻斯特的查尔斯·怀特(Charles White, 1728—1813)却首先意识到医生是导致产褥热在病人之间进行传播的因素。怀特自夸他的病人中从未有人患产褥热,而他从事尸解的同事们却常有病人接连死于此病。

尸体解剖和产褥热之间的关系使美国诗人、医生奥利弗·温德尔·霍姆斯(Oliver Wendell Holmes)和匈牙利的产科医生塞麦尔维斯(Ignaz Philipp Semmelweis)认识到此病的传染性。不是所有的历史学家都赞同奥利弗·温德尔·霍姆斯有关产褥热的评论。例如,医学家和教育学家奥斯勒(William Osler, 1849—1919)赞赏霍姆斯具有逻辑和令人信服的论据,但是他不认为霍姆斯真的发现了产褥热的原因和预防措施。奥斯勒认同的是英国牧师和讽

421

刺作家雪梨・史密斯(Sydney Smith,1771—1845)的观点,他认为有关此病的发现应归功于那个能详尽、有力、透彻地说明这个疾病、让公众理解并接受这项发现的人,而不是第一个介绍这个疾病某些内容的人。

奥利弗・温德尔・霍姆斯

1843年,奥利弗・温德尔・霍姆斯(Oliver Wendell Holmes,1809—1894)看到了一篇写给波士顿医学发展协会的文章《产褥热的传染性》,尽管现在看来这篇文章对产褥热的传播和预防进行了清晰的、有说服力的和有逻辑性的探讨,但当时其所得到的反应却是人们的漠不关心甚至是敌对态度。作为最高法院法官霍姆斯(Oliver Wendell Holmes Jr.,1841—1935)的父亲,霍姆斯对法律并不感兴趣因而转投医学。在欧洲的学业完成以后,他一边行医一边还在达特茅斯和哈佛任教。首先使他扬名的是他的一首名为"勇敢的老人"的诗,这首诗使他陶醉在出书的喜悦当中。

在波士顿医学发展协会的一次会议上,一例有关产褥热死亡病例的报道引起了霍姆斯的好奇心。从事尸体解剖的医生因患"病理学家的脓毒血症"(败血症)在一周内就死去了。这位医生在去世之前曾为好几位妇女接生,而这些妇女都患上了产褥热。霍姆斯从这个病例推测产褥热是一种接触性的传染病,可以通过接触医生从一个病人传给另一个病人。为了验证他的假设,霍姆斯需要一些有关死亡病人的资料,这些病人在治疗中死亡,可能就是治疗导致的。这些资料是医生们极不愿意让人知道的。最终,霍姆斯还是收集到足够的证据,这使得"丈夫委员会"要求那些已造成5—6个病人死亡的医生在产科停业,因为这些病人正是死于医生的日常随访。即使对统计学和概率理论知之甚少,但霍姆斯在作如下论断的时候也有足够的理论支持:"单单一个从业者在一个月内造成16例产妇死亡绝非偶然。"

然而令霍姆斯沮丧的是美国最高产科界权威坚决否决产褥热有传染性的说法。霍姆斯的批评家们坚信医学界专家的"价值和尊严",否认医生可能成为"罪恶的使者"并有将传染病传给病人的可能性。医生们将产褥热的发生归因于偶然或是上帝,不承认个人在此疾病传播中的作用。但是,由于该病只发生在某些医生和那些由医生照顾过的妇女的身上,于是霍姆斯争辩道产褥热肯定是通过接触性传染而不是通过瘴气传播。传染是指通过触摸或直接接触传播感染性疾病。瘴气是指可以污染空气、引发疾病的有毒蒸汽。换句话说,霍姆斯认为,产褥热通过某个特殊的人进行传播,这个人很明显地"否认和不相信这个事实"。最终,霍姆斯被同行的不妥协激怒了,他谴责他们是伪善的、自以为是和无知的罪人,是"职业杀人犯",并对他们的视而不见和不能作出正确判断的疏忽提出警告,责备他们对产房瘟疫携带者的忽略,认为"他们应该祈求上帝的宽恕,因为人们将永远不会原谅他们"。

由于长时间地争论该疾病的传播本质,加上许多复杂的理论上的原因,医生们否认产褥热可以通过接触性传染而传播的可能性。但我们仍然不能忽略霍姆斯的告诫,他认为如果不愿相信一个绅士的干净的双手竟然是引起该病死亡的原因,至少有一部分的传染可以通过自我照顾而减少。尽管毒气学说风行一时,但医生仍然是严重威胁病人生命的罪魁祸首。霍姆斯通过威灵顿(Warrington)医生的事例对此观点进行了详细的阐述。威灵顿曾经解剖了一例产褥热的病人,他将手直接伸入尸体的腹腔,掏出其中的内脏,随即又为五位妇女接生,结果她们无一幸免地全部患病。霍姆斯列举的另一个例子是传染学说的强烈反对者坎贝尔(Campbell)医生,他也解剖了一名产褥热死亡的病人,之后为了教导他的学生,他将盆腔内的脏器装进口袋带入教室。晚上他没有更换衣服就为一名妇女接生,之后那名妇女病死。第二天他用产钳为另一个病人接生,那个病人也死亡。在接下来的几个星期内发生了许多例这样的情况。几个月之后,坎贝尔参与解剖另一个产褥热死亡病人,没有来得及彻底洗手和更换衣服,他就被叫去为两个病人接生,结果那两个病人都死于产褥热。

报道了产褥热具有传染性的病例后,霍姆斯概述了产褥热的预防方法。他认为产科医生应尽量避免参与任何尸体解剖。如果一个医生已经接触了尸体,则应该彻底洗手,更换每件衣服及衣服上的物件,24 小时内不要接生。若已造成两例产褥热的病例,该医生应该至少停止产科工作一个月,并尽量使自己免患该病。医生私底下行医时发生产褥热病例,应该被看作是一种犯罪而不只是不幸。霍姆斯坚持认为,从职业利益的角度来看医生应该对社会负责。

很多人很佩服霍姆斯可以用简洁易懂的散文阐明逻辑道理,但是对于他声称发现了产褥热的病因和预防措施则半信半疑,因为他的观察并不新颖,而且他没能让医学界接受他的学说。批评家们排斥他,认为他仅仅是一个诗人医生,他只是重申了戈登(Gordon)和怀特(White)的观察资料,对于产褥热明确病因的理解并没有取得进一步的发展。在这场产褥热的争论中,霍姆斯除了拥有逻辑和说服力的笔触以外没有任何武器。匈牙利的产科医生塞麦尔维

423

斯(Ignaz Philipp Semmelweis)从事和霍姆斯相似的研究,和霍姆斯相比,他明显缺乏机智和外交能力等基本素质,仅仅用统计和经验证据这些生硬的武器来参加产褥热的争论,但他的见解却从未受到任何人的指责。

塞麦尔维斯

　　小说学家比历史学家更适合描述塞麦尔维斯(Ignaz Philipp Semmelweis,1818—1865)充满英雄色彩和灾难的一生。但是一些历史学家认为塞麦尔维斯对医学历史的贡献被夸大了,因为产褥热造成的死亡率在他的著作出版之后有增无减。另外,在消毒规范被广泛接受的时候,人们几乎已经遗忘了塞麦尔维斯。塞麦尔维斯和霍姆斯两个人在当时对产科学的影响甚微,但如今人们愈加意识到对他们理论的忽视恰恰是导致产褥热悲剧的原因之一。

　　塞麦尔维斯出生于匈牙利的布达佩斯,1837 年被送往维也纳学习法律,424　不久以后转入医学院校。当时,维也纳的大学特别是医学院是改革活动的温床。在那里,地位牢固的教授和保守的政府官员共同面临着年轻的教职员工们在政治、社会和科学研究方面的挑战。当时流行着这样的说法:相比外科手术和照看病人,那些维也纳伟大的医学、科学家们对科学研究更感兴趣。塞麦尔维斯受到过三位开创病理和临床研究新途径的领导者的影响:罗基坦斯基(Karl von Rokitansky,1804—1878)、斯科达(Josef Skoda,1805—1881)和希伯拉(Ferdinand von Hebra,1816—1880)。作为病理解剖学专家,罗基坦斯基亲自解剖了 30 000 例尸体。细胞病理学的奠基人魏尔啸(Rudolf Virchow,1821—1902)称罗基坦斯基为“病理解剖学的林奈”。

425　　　塞麦尔维斯获得医学学位后继续留在维也纳深入学习产科学和外科学。他曾和斯科达一起学习诊断和统计的方法。1846 年,塞麦尔维斯成为维也纳综合医院第一产科临床部的正式医生,他的指导老师是克莱因教授(Johann Klein,1788—1856)。维也纳综合医院在 18 世纪时已有相当规模,弗兰克(Johann Peter Frank)认为它在空间和对传染性疾病隔离的适当分区方面和其他医院相比有很大的优势。尽管维也纳医院并没有具备弗兰克所介绍的所有专科病区,但它有一个精神病区、传染病房、为有钱人和孕妇设立的特别病房以及 20 张床位以上的大病房。弗兰克认为“一家理想的医院应该做到:治愈患病的病人;完善医学科学;培养好的医生”。但 18 和 19 世纪的医院远远达不到这样的要求。由于综合性医院过分拥挤、缺乏资源、不能保证病房的清

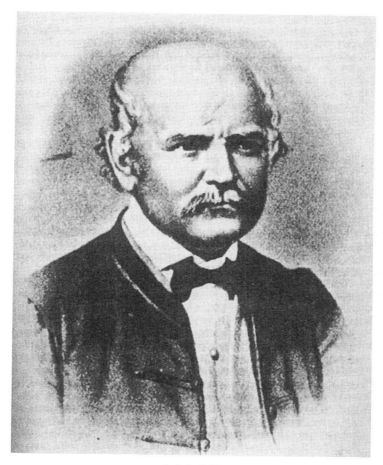

塞麦尔维斯

洁和通风,传染性疾病成为对病人和工作人员的严重威胁。这样的环境对分娩期和产后的妇女尤为危险。

　　为了保护新生母亲,不使她们患传染病,弗兰克规定产科病房应该从综合医院中独立出来。理想中的产科病房应该包括三个部分:一个是孕妇可以休息、待产的地方;第二个是孕妇生产的地方;第三个是为产后妇女准备的只有两三张床位的小房间。需进行外科手术的孕妇不应在同一个分娩室,弗兰克告诫说,对"人工分娩"的眼见和耳闻会对临产的妇女产生不利的影响。产科病房不需要为生病的妇女提供床位,因为产后患病的妇女应转入综合医院。然而,医院的管理者和医生认为这样精细的预防警惕是没有必要的,是不理性的,当然最重要的是,对大型慈善性的机构来说花费太大。

19世纪40年代,维也纳医院为医学研究者和教师提供了大量的"临床病例"——为贫困所迫的病人在得不到治愈的情况下就转入该院。医生和学生们每年参与数千例分娩的病例和数百例尸体解剖。因此,当时维也纳医院对外国医学生非常有吸引力。维也纳产科病区的创始人布尔(Lucas Boër,1788—1822)取得了70 000多例病人中死亡率为1.25%的骄傲成绩。布尔限定学生们只能用人体模型(具备子宫和产道)来锻炼技能,但他的继承者克莱因却让学生积极参与体检和接生。基于"死者应服务于教学"这样的主张,克莱因允许将死亡的产妇和婴儿的尸体用于分娩的示教过程。克莱因的主张使学生有了良好的临床经验,但是作为代价,死亡率却飙升到10%以上。

经过一段时间的扩展和重新组织,克莱因把产科病区分为两个独立的部分:一个由助产士管理并训练学生;另一个由医生监督管理学生的实践操作。在一个临床病区中的妇女有时被五个或更多的学生检查,学生可自由往来于病房和邻接的解剖室。1841年至1846年间,产科死亡率为10%到13%,在特殊恶性流行病流行期,有20%至50%的产科病人死于发热。相反的,另一个产科临床病区由助产士管理,死亡率通常为2%—3%。一些有关产科死亡率的研究表明,与在医院分娩相比,在家中分娩的死亡率只有5‰。

由于不能解释病人的高死亡率,塞麦尔维斯被产褥热这个问题困扰住了。每天,他都检查病房中的每一个病人,示范检查临产妇女的正确方法并为她们动手术。开始每天病房的工作之前,塞麦尔维斯都会尽责地解剖因产褥热死亡的病人的尸体。但在他协助工作的前几个月中,产褥热的死亡率实际上增加到了约18%。

有点讽刺的是,启发塞麦尔维斯找出产褥热病因的不是他对死亡率的系统研究、对病人的观察和解剖室内的勤奋工作,而是他的朋友——维也纳法医学教授雅格布·柯里斯卡(Jakob Kolletschka,1804—1847)的去世。当塞麦尔维斯在度假时,柯里斯卡由于尸体解剖时的一个小伤口而死于"病理学家的脓毒血症"。对于解剖学家来说,脓毒血症是众所周知的危险。解剖时手上的一个小伤口从未被注意到发红、跳痛、沿着手臂形成红色条纹,预示着致命性的感染。当塞麦尔维斯研究柯里斯卡的尸体解剖报告时,他意识到这个结果和产褥热死亡的那些尸体解剖特征十分相似。

很明显,柯里斯卡的严重感染是由于解剖刀使某些"尸体物质"进入了小伤口而引起的。因此,塞麦尔维斯得出的结论是:尸体内部的物质肯定是产褥热的病因。接受外科手术的妇女很少,但分娩后,妇女极易受感染,因为除了胎儿通过产道引起的损伤外，从子宫壁剥离胎盘也可以引起一个巨大的内在伤口。正如解剖刀把尸体物质带入解剖者的血液中一样，检查医生污染的手也会把尸体物质从解剖室带给产妇。解剖学家手上尸体气味的存在可以证明：用肥皂和水进行的一般冲洗并不能完全去除从解剖室里带来的脏物。

通过对柯里斯卡悲剧性死亡进行的分析，塞麦尔维斯构建了自己所谓的学说的基础：产褥热和"病理学家的脓毒血症"一样，是由于尸体物质或疾病造成的有毒物质进入体内而引起的。塞麦尔维斯反对几乎所有的医学权威，声称只有他的学说和维也纳产科医院的统计数据与事实是相符合的。他的主要论点是没有任何流行的理论可以解释由医学生组成的第一病区和由助产士组成的第二病区间死亡率的差别为什么会达三倍以上。事实上，这个差别还不止三倍，因为一些患产褥热的妇女被转入了综合医院，她们的死亡没有被包括在第一病区的统计报告中。而第二病区中统计的病人除非患有很严重的疾病例如天花，否则很少转入其他病房。

根据流行的医学教条，产褥热是由"空气—宇宙—地球"的影响或"流行病体质"引起的。流行病体质是指产褥热会侵犯那些体内有些易感因素如乳汁热以及和分娩、哺乳相关的血液特殊性的妇女。许多复杂的因素也被用来解释两个病区间死亡率的差别。一些医生认为是医院过于拥挤，可是实际上第二病区更加拥挤。塞麦尔维斯注意到了两个病区之间另一个有意思的区别：第二病区长产程的产妇患产褥热的几率并不比产程短的产妇多；而在第一病区，产程长的产妇更易患产褥热。此外，那些所谓的在家分娩后被转入医院的产妇似乎对该病有一定的免疫力。这种异常的现象也许可以看作慈善医院不断扩大、为产妇和婴儿服务，而反过来，病人也无偿地为医院充当"教学病材"。一般来说，如果病人能使医院相信她本来打算来医院分娩，只是在赶到医院之前分娩已经发生了的话，那么医院也会接收分娩后的病人。所以为了避免被用作进行"公共教育"，一些妇女在来医院之前就雇佣了助产士，然后声称是在家生产，再住进医院。

医院当局把高死亡率归结于那些在产科医院分娩的穷困、绝望、未婚的妇女的悲惨状况。这或许可以解释慈善医院病人与在家分娩产妇之间的死亡率的差别，但却不能解释一二病区间的不同。还有一种解释认为死亡率的不同是由于妇女雇佣男性医生和学生引起的。颇有讽刺意味的是，高贵的上层妇女宁愿选择外科大夫也不会选择助产士为自己接生，因为这样她们就不会死于卑微的人之手。对于一病区恶名的恐惧也是导致疾病的可能因素之一。塞麦尔维斯证实了在两个病区间死亡率上的统计学差别先于对这种差别存在的认识,同时,他认为恐惧能够导致产褥热和毒脓症的想法非常荒谬。

有人指责外国医学生在为病人进行治疗时动作过于粗暴和粗糙,因此医院当局就对体检时损伤的高发生率负有责任。塞麦尔维斯却为此抗议,声称人工检查和接生相比,即使再笨拙的医学生也很难造成重要的损伤。然而,病房中外国医学生的减少和人工检查数量的降低也确实使得产科死亡率暂时下降。对此塞麦尔维斯再次解释说他的学说和观察是一致的:尝试通过给学生提供临床经验和解剖教学来提高医学教育的方法反而成了产褥热传播的温床。外国医学生花费了很大的心思和代价来到维也纳,他们特别渴望能使用这些只有在欧洲城市较大的教学医院才有的尸体和"临床材料"。

为了减少尸体微粒的传播,塞麦尔维斯坚持让所有的医学生和医院工作人员在每次离开解剖室检查病人之前用漂白粉溶液洗手。一个月之内,产褥热的死亡率从13%降到3%。和大家习惯性的认为相反,19世纪的医生并不是没有洗手的习惯,然而,肥皂和水洗手只能达到社会承认的清洁度,并不能洗去所有的有危险性的尸体残留物质。1848年是采用漂白粉严格洗手的第一年,第一病区的死亡率降到2%。产褥热病例的增加归因于其他类型的感染,表明解剖室并不是造成致命污染的唯一来源。渐渐地,塞麦尔维斯意识到消毒的范围程序应该扩大,应该包括在分娩过程中和病人接触的所有工具。尽管一病区死亡率的降低不可否认地幅度很大、很成功,但是塞麦尔维斯要求的消毒程序却被认为不适合慈善医院。甚至由于缺乏严格的洗手制度,产褥热发生率的起伏屡见不鲜。怀疑论者认为临床医学中的一句古老的谚语说得对:"相关性并不一定指明原因。"克莱因教授是塞麦尔维斯及其学说的坚决反对者,他指责塞麦尔维斯的助手不服从权威以及其他罪名。

1847年秋天,塞麦尔维斯完成了关于产褥热病因和预防措施的学说,以后所有的观察包括一些实验室动物的试验也仅仅只是进一步证实和扩展这个学说。但该学说带给他的却是有如罪行般可怕的负担。出于对病人的关心和对疾病了解的渴望,塞麦尔维斯比任何一位同事都要勤奋地研究病理学。因此,他每天做完解剖室的工作后就继续进临床,过多地接触尸体而使得他患上了发热病,已经携带了这种导致产褥热的致命性尸体物质。

遗憾的是,塞麦尔维斯不愿意把他的学说公诸医学界,不管是以演讲的形式还是出版的形式。他的朋友和导师希伯拉发表了两篇关于产褥热病因学和漂白粉使用的文章,但是没有产生有意义的影响。斯科达对塞麦尔维斯的统计数据产生了很深的印象,为此向皇家科学院发表了有关产褥热的演说,希望能够调查塞麦尔维斯的研究结果。尽管希伯拉、斯科达和罗基坦斯基支持塞麦尔维斯,但是他们也并不完全明白塞麦尔维斯的研究程序,他们的陈述也并不完全正确。总的来说,塞麦尔维斯的学说是 1848 年自由主义运动失败的牺牲品,也是他不愿意将自己的学说发布于医学界的牺牲品。由于塞麦尔维斯对自由主义运动的支持以及克莱因对其学说的愤恨和控诉,塞麦尔维斯失业了。

　　尽管塞麦尔维斯提供的一套消毒方法可以减少术后感染和产褥热的发生,但是他的发明对当时的医学实践并没有产生影响。就像“经典的”这个词普遍被用来形容没人读的书,“里程碑”这个词也经常用来形容被人忽视的见识和洞察力。如果说塞麦尔维斯的发明是一种“突破”,也就意味着当它实现以后,产科病房对妇女来说将非常安全了。事实上,塞麦尔维斯在与产褥热和风行的医学观点的斗争中丧失了他的心智和生活。他不愿意向腐败、无知妥协,却又缺乏一些外交、演讲和文字解说方面的天分,正是由于食古不化、缺乏与时俱进的变通能力,塞麦尔维斯亲手毁了自己的事业生涯。在 1848 年将自己的学说推到欧洲自由改革的风头浪尖绝对是个错误的决定。或许这个时候作出革命性的发现很适合,但作为一个外国人,想在维也纳得到官方的认可和支持无异于痴人说梦。

　　当塞麦尔维斯最终获得无薪大学产科学教师(其报酬直接来自学生的学费)的职位时,官方法令规定他只能用人体模型来教授产科学。这使塞麦尔维斯非常气愤和气馁,觉得在维也纳没有发展事业的希望,于是他离开这个城市回到了匈牙利。不幸接踵而来:贫穷、失业、一年内两次骨折。塞麦尔维斯的生活中仅有的希望之光是他与比自己小 20 岁的玛丽(Marie Weidenhofer)的婚姻。他们的第一个孩子在出生后的 48 小时内死于脑积水,第二个孩子在 4 个月时死于腹膜炎,但有两个女儿和一个儿子生存下来。幸运的是,塞麦尔维斯获得了佩斯(Pest)大学理论和实践产科学的教授职位以及佩斯大学圣罗切斯(St. Rochus)医院的荣誉称号。尽管最初塞麦尔维斯遭到了医院工作人员的排斥和反对,但他坚持自己的消毒程序,最终将产科病房的死亡率降低到小于 1%。约翰・帕提斯・加里(Johann Baptist Chiari,1817—1854)、里特尔・冯・费恩瓦尔德・布劳恩(Ritter von Fernwald Braun,1822—1891)和约瑟夫・斯佩思(Joseph Späth,1823—1896)于 1855 年出版了一本有关分娩和妇科医学的教科书,其中第一次收录了塞麦尔维斯学说中有关严格洗手可以预防产褥热发生的相关信息。加里于 1842 年到 1848 年间跟随克莱因教授在维也纳第一产科病区工作,但他在教科书出版之前不幸死于霍乱。

即便在塞麦尔维斯的朋友中,他的学说也常常被误认为仅仅是简单地把产褥热和尸体残留物质联系在一起。也因此,那些半信半疑想要证实塞麦尔维斯学说的人都失败了,因为他们没有注意到那些相关因素,例如器械、亚麻线、敷料的消毒以及与感染病人的隔离。最有说服力的是,在塞麦尔维斯向一个来访的产科学家代表团解释自己的学说以后,那些将信将疑的同僚们回答说洗手并非什么稀奇事,因为所有的英国医生在离开医院之前都要洗手。

对塞麦尔维斯学说的抵制和冷漠,部分是由于医学界保守的传统,但是塞麦尔维斯本身不愿意将自己的观察所得发表于众也产生了一些影响。他声称对写作有一种病理性的厌恶,把公布这个学说的任务留给了那些过分强调尸体物质的同事。虽然没有常规的尸检,一些医院仍被过高的产科死亡率苦恼,而这个学说似乎和他们的问题不相关。况且,当时人们将产褥热归因于无法避免的宇宙力量,这多多少少推卸了医生对产妇死亡所负的责任。想要推翻这种观念,单凭洗手这一简单的说法显然没有什么底气。

1861 年,塞麦尔维斯终于克服了对写作的恐惧,出版了《产褥热的病因学、概念和预防》。塞麦尔维斯解释说他之所以写这本书是"为了消除人们对分娩医院的恐惧,为丈夫保护妻子,为孩子保护母亲"。不幸的是,19 世纪 60 年代,许多对这个学说概念模糊、知之甚少的医生认为从 19 世纪 40 年代以来这个学说就是难以服众的。评论家们把他的书贬为"来自布达佩斯的傻瓜"(Pester Narr)的疯话。迫于作者身份的压力,塞麦尔维斯散发了许多讽刺性的小册子和公开信,谴责间接杀害母亲和婴儿的评论家。塞麦尔维斯引用敌人的名字,谴责他们"在上帝和世界的前面"是医学界的尼禄,应背负故意杀人的罪恶感。塞麦尔维斯沮丧的心情在加重,他在思考,假如他的学说能在 1848 年被接受,多少死亡可能会被阻止。他的健康状况在恶化,直到他的妻子同意送他去精神病收容所。两个星期后,他死在那里。最初,他的死亡被归因为感染于解剖伤口引起的败血症,但是有一些证据表明,塞麦尔维斯患有痴呆、精神性梅毒或早老性痴呆症,他是在收容所不幸被看守人打死的。

尽管这个学说的价值在维也纳和布达佩斯的医院里显现出来,但是很少有医生对塞麦尔维斯的工作感兴趣。德国"病理学之父"鲁道夫·魏尔啸(Rodulf Virchow)起初拒绝这个孕妇易于感染的学说,直到 1864 年,魏尔啸才接受了产褥热感染的概念。塞麦尔维斯死后不久,约瑟夫·李斯特(Joseph

Lister，1827—1912)开始发表一系列论述抗菌体系的文章。到了 1880 年,作为李斯特抗菌体系的一部分而不是塞麦尔维斯的工作,这个学说或多或少地被合并进了遍及欧洲的产科学实践。虽然李斯特后来承认塞麦尔维斯是他的"临床先驱",但是他的灵感来自于法国化学家路易·巴斯德(Louis Pasteur，1822—1895)有关葡萄酒和啤酒的防腐工作。然而,当巴斯德 1879 年在巴黎医学学术会议上宣布有关产褥热可能发病原因的发现时,对产褥热的发病原因仍然归于临产妇女特殊的感染状况上。

432

实际上,在产科和外科实践的转变中,细菌理论所扮演的角色是有疑问的。举例来说,奥利弗·温德尔·霍姆斯不认为接受细菌理论是接受产褥热感染学说的先决条件。的确,在 19 世纪 80 年代,在倡导细菌理论之前很长时间,他已经对同事们提出警告和建议,要汇集他们"小的细菌军队",支持塞麦尔维斯的学说。此外,尽管在外科学中已普遍采用消毒和无菌措施,但是在磺胺药物和青霉素使用之前,产褥热的死亡率仍然非常高,而美国和英国的产科死亡率和欧洲相比则依然较高。

助产士和医学男性

当然,产褥热并不总是一种流行病,而且分娩也并不属于男医生的医学领域。尽管女性一般被排除在医学职业之外,但助产士职业曾经是她们专有的。直到近代,分娩才被认为是一种自然现象而不是医学事件。当分娩开始时,产妇仍然留在家中,她的女性朋友、亲戚和助产士会被请到家中。这种"社会分娩"为妇女提供了一个支持系统,在这个系统里,妇女安慰分娩的产妇、分享经验、提供建议、保护婴儿,并帮助新生母亲度过分娩期。

在整个欧洲的历史中,宗教权威在助产士的选择上具有非常明显的影响,个性和虔诚是获得准许的必须标准。助产士被禁止实施流产或隐瞒生育情况。人们希望助产士能让私生子的母亲说出父亲的名字。如果婴儿在特有的洗礼前濒临死亡的话,合格的助产士能够为婴儿进行一个紧急的洗礼。如果母亲在分娩中不幸死亡,助产士则必须能够试着在子宫中或剖腹产术中进行洗礼。根据美联邦检察官克雷默(Heinrich Krämer)和斯普雷格(Jakob Sprenger),也就是臭名昭著的《女巫之槌》(1486)这本书的作者的说法,助产士是所有女巫中最邪恶的。助产士被谴责导致流产并向魔王撒旦祭献新生儿。流产的产物、死胎、脐带和胎盘在巫术的药理学中臭名昭著。在低卑的地

433　位和微薄的收入面前,如果能依靠巫术、贩卖禁售物品或为他人打胎及杀婴来牟利,那些助产士又何乐而不为呢。1680 年之后在英国很少有起诉控告巫术的罪行,直到 1736 年有关巫术的法令条例才被撤销废除,有证据表明,对女巫的迷信一直持续到 18 世纪后期。由于圣经中上帝对夏娃的诅咒,助产士被禁止使用药物或巫术减轻孕妇分娩时的痛苦。不过,据说助产士可以通过购买符咒、护身符和药物来减轻孕妇的疼痛,以方便分娩。但一旦被发现,病人和助产士都可能受到严重的惩罚。

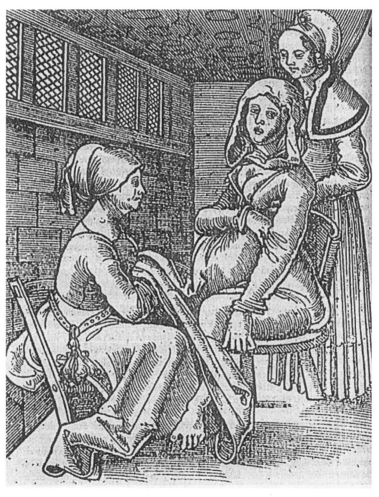

助产士参与接生

随着合法学习和行医机会的越来越少,女性行医者逐渐淡出了历史的舞

台。一个典型的例子就是中世纪医学史中萨勒诺(Salerno)的特罗特拉 434
(Trotula)的治疗。至于特罗特拉是否是 20 世纪期间萨勒诺大学的教授和有
关产科、妇科许多重要论文的作者,还是像女爵士特罗茨(Trots)这样虚构的、
可笑的人物,都存在相当大的分歧和疑问。特罗特拉编写的产科教科书的简
译本被一代代妇女珍藏着。《英国特罗特拉》包含各种复杂而又奇异的治疗方
法,此外还有关于妊娠、分娩的各种建议以及治疗"宫内风"和其他妇科疾病的
方法。读者如果对其中的某些处方存有疑义,作者建议他们可以在家禽身上
做实验。

到 15 世纪中叶,非宗教权威开始在管制助产术方面取代教堂的位置。发
生难产时,被禁止使用外科器械的助产士只能求助于医生。尽管对违规的惩
罚可能是死亡,但助产士显然已经习惯于使用普通的工具来满足需要。事实
上,助产士在难产的分娩过程中已经使用到了钩、针、勺和刀。许多助产士可
能是文盲或因为贫困而买不起书,但是男医生却反对使用本国语言出版助产
术的教科书。最早的助产士的印刷课本是罗斯林(Eucharius Rösslin,死于
1526)的《孕妇和助产士的玫瑰园》,这本书直到 18 世纪 30 年代仍然在使用。
德文教科书包括 20 幅插图,主要由希腊和拉丁文著作编辑而成,1540 年的英
文译本取名为《产科学》。

呼吁改善训练并提高助产士地位的事件使得一些女性从默默无闻的行医
者中脱颖而出。在法国,路易丝·布尔茹瓦(Louise Bourgeois,1563—1636)
获得了法国法庭助产士的荣誉。在写给女儿的作品中,布尔茹瓦描述了助产
士生涯的艰辛。顺产的时候,病人认为助产士所做的是理所当然的,但是如果
发生了并发症或者死产,她们却要遭受指责。塞勒(Elizabeth Cellier)是 17 世
纪伦敦的助产士,她被同时代的人认为是"机智、充满活力的女性",但 19 世纪
的男性产科医生却认为她的努力只是为了不择手段地提高助产士的地位。
1687 年,在一份递交给国王詹姆士二世(James Ⅱ)的请愿书中,塞勒提出大
多数婴儿和母亲的死亡都是由于助产士生疏的技术造成的。为了减少婴儿和
产妇的死亡率、提高助产士的地位,塞勒提议建立助产士学院和皇家医院,希
望国王支持和资助她的提议,但是医学院很轻易地就压制了这项提案。尽管
塞勒由于对世俗的叛逆和一些诽谤性的文字而声名远扬,但是很少有人真正
了解她的一生。在 1680 年的"Meal-Tub Plot"事件中被宣告无罪后,塞勒出 435
版了对这一事件的申明,取名为《关于对塞勒的控诉和释放的简要叙述》,直接
导致她被控诽谤。于是塞勒被施加罚款并上颈手枷示众。塞勒向国王的请愿

以及她写作和批评争论的能力都表明 17 世纪的助产士是有文化的,而且在公共事物中积极而又活跃。实际上,对那时许许多多的助产士的研究都显示助产士是受过良好训练的,成功而且受人尊敬。

尽管有证据显示 18 世纪时医生取代了助产士,至少对富裕的女性是这样,但被誉为"国王的助产士"的库德雷(Marguerite Le Boursier du Coudray,1715—1794)却拥有持续而又成功的事业生涯。1740 年,库德雷在通过由一组皇家外科医生和富有经验的助产士组织的专业鉴定后,被允许在巴黎实行助产术。成功的实践和政治技巧使她成为国王的助产士。拥有这项殊荣的她游历整个法国,向助产士和外科医生传授最新的生产技巧和方法。聪明的库德雷设计了一个精细的"教学机器",它由与人体实物大小一致的女性骨盆组成,包括胎儿、胎盘和脐带,并且出版了助产术艺术的插图教科书。1786 年的一个调查表明:在那个年代,库德雷和她的助手至少培训了一半的助产士、外科医生和分娩医师。

以弗所(Ephesus)的索兰纳斯(Soranus,98—138)被认为是产科和妇科界的权威,他在《妇科学》中描述的助产士是女性,是有文化的、熟知医学理论、相信科学、强壮、冷静、令人尊敬而且灵巧的。尽管医生们从希波克拉底到威廉·哈维(William Harvey)都对产科和妇科很感兴趣,但是他们也想当然地认为助产术是属于妇女的。即使在 17 世纪,男性助产士仍然是具有争议的、有威胁性而又有些荒谬可笑的形象。只有在难产或分娩发生阻碍时才会请医师或外科医生。男性助产士的出现导致的最有可能的结果就是母亲和婴儿的死亡。由于医生在处理难产情况时越来越成功,妇女们也越发愿意在并发症发生前请教他们。到 18 世纪,一些经济条件较好的妇女越来越喜欢选择男性助产士,希望可以有一个安全的生产过程。使用产科工具的医生逐渐取代了那些导致死胎的外科医生和被禁止使用外科工具的助产士。

古代有关女性生殖系统的错误概念多数都是有关怀孕、妊娠、性别决定和分娩的医学理论导致的。尤其需要了解的是在分娩的时候,胎儿往往比母亲更加积极地参与这一过程。既然分娩的妇女被认为是分娩过程中的一个障碍,医生的任务就是使用任何必须的工具帮助可怜的胎儿尽早从子宫中解脱出来。然而,男医生却在分娩控制这一环节上向助产士提出了挑战,他们声称自己对女性生殖系统解剖和生理知识拥有更全面的理解。文艺复兴时期的解剖学家们抵制了许多有关人类生殖系统的神话,例如古希腊将子宫描述成可移动的、不安宁的、两个腔的器官、带着与生俱来的对分娩的饥渴。但是,即便在 20 世纪早期,人们对有关子宫的形态学、子宫颈的功能和分娩的机制仍然存在相当大的争议。

作者创造而不是重新改造过去的一个例子是埃夫林(James Hobson Aveling,1828—1892)所写的两本书,他是恰斯(Chelsea)妇女医院的医生以及伦敦产科学会助产士的审查者。埃夫林的圣徒传记《钱伯伦和助产学的产钳》(1882)展示了男性医生对助产术的伟大贡献。相反,他的《英国助产士:其历史和前景》(1872)一书的目的是为了引起人们对女性助产士的注意并强调由于她们的无知而导致的不幸和损害。埃夫林把塞勒上颈手枷的那幅画作为他助产士历史的卷首插画,就好像她的罪行已经变成一种医疗事故而不是一种政治性的诽谤。为了解释助产士的地位有多低,埃夫林写到当牛发生难产的时候,助产士甚至被叫去为牛接生。但是在动植物稀少的偏远的农村地区,一头牛可能被认为比一个妻子更有价值,这样的要求或许不能作为一种侮辱。

埃夫林声称威廉·哈维曾经把英国助产士从医学职业中最被轻视的位置里解脱出来,更准确地说是在产钳和其他外科工具方面,以及负责男性统治领域的特殊专业知识要求方面占有垄断地位,甚至超过哈维在胚胎学方面的著名研究。虽然产钳的形状和功能都很简单,但它的起源是模糊的。可以肯定的是所谓的"铁手"是由死亡的器械进化而来的。在外科医生使用产钳之前,他们所能做的就是杀死或用刀、钩、穿孔器、切石钳取出一个压紧的胎儿或尝试对一个垂死的妇女进行剖腹产术。到 18 世纪早期,男性医生们已经拥有了好几种产钳,使用它们来接生即使是受挤压的婴儿。然而,这种工具的原始形式在至少 100 年前就由钱伯伦家族的一个成员发明了。1600 到 1728 年间,钱伯伦家族自夸他们在处理难产方面的能力远远超过皇家学院的任何一位医生,家族的四代人都从事着赚钱的助产行业。

钱伯伦家族中究竟是谁发明了产钳,这一点并不清楚,因为这个家族有着令人费解的秘密和奇怪的取名方式,几乎所有的儿子都叫彼得(Peter)或休(Hugh)。1598 年,老彼得(1560—1631)被庸医行会吸收为会员,他可能是第一个实践性产钳的发明者。通过采用这种神秘的工具,老彼得可以顺利地接生下婴儿,否则婴儿就会死亡。尽管老彼得是个庸医,但是他拥有皇家赞助者,例如国王詹姆士一世的妻子圣安妮王后(Queen Anne)。钱伯伦家族声称就是因为彼得在助产术方面出色的技术导致皇家学院的医生妒忌,才引发一系列的起诉和检举。除了受到责难和罚款之外,老彼得还曾被送往伦敦西门

437

的监狱,罪名是无证行医。

像哥哥老彼得一样,小彼得(1572—1626)也是一名庸医,专长是助产术,同样也和皇家学院的医生们做着长期的斗争。为了摆脱那些所谓杰出的伦敦医生的一系列起诉,小彼得尝试着考大学。1610 年他参加了考试,但结果却失败了,他在医学学术上的成就不能使那些审查者们满意。学院的成员包括赫赫有名的弗拉德(Robert Fludd,1574—1637)之前都指责过小彼得侮辱了学院。病人也纷纷抱怨小彼得收了大笔的费用保证他们能完全康复,但是给他们开的药方却使情况越来越糟。1616 年,小彼得想为伦敦的助产士组织一个官方社团,但学院的医生拒绝、抵制了这个请求。1634 年,钱伯伦最大的儿子彼得(Peter Chamberlen Jr,1601—1683)重新提出这个建议,仍然遭到了拒绝。

钱伯伦最大的儿子彼得先后在几所有威望的意大利医学院校学习医学,成为家族中第一个获得真正医学学位的成员。1628 年彼得教授成为皇家学院医生中的一员,而这个有威望的组织曾经起诉过他的父亲和叔叔,让他们烦恼不已。后来彼得教授成为英国三个国王和王后以及其他外国王子的常任医生。像之前的彼得们一样,能够有幸成为家族中第一位正式医生以及在产科学方面的成就不禁让他飘飘然,经常和学院的医生发生争执。

彼得教授的三个儿子——休(Hugh Senior)、保罗(Paul)和约翰(John)也成了产科医生,继续在家族的垄断中得益。休·钱伯伦(Hugh Chamberlen,1630—1720)教授是查理二世(Charles Ⅱ)的妻子凯瑟琳(Catherine)的助产士。在他翻译的一篇有关助产士的法国论文的序言中,休承认妇女总是非常害怕看到医生走进产房,因为她们确信当"男人"进入后,母亲和小孩就会死亡。但他透露这并不要紧,钱伯伦家族拥有"上帝的祝福",天才和勤奋使他们发明了安全接生难产婴儿的方法,而在这种情况下,其他任何行医者通常"必然面临危机,如果不想用钩子损坏一个或两个"。休没有让人们分享他成功的秘密,为此向大家道歉,解释他不能因为钱财而损害家庭。但最终他背叛了家族,提供这种秘密工具来进行买卖。

1818 年,人们在钱伯伦家族的一间隐蔽隔间里发现了一系列产科工具。最初的产钳是可分离的、弯曲的、有孔的刀片。刀片插入产道后,被安置在婴儿头颅周围,交叉的部分用一个铆钉或皮带连接和固定,使医生可以掌握好器械,尽力做好牵引。这种工具看上去有点像夹着莴苣头的沙拉钳。埃夫林在其有关钱伯伦家族的圣徒传记中惊人地声称在彼得教授家中发现的产钳"毫无疑问是钱伯伦家族制造的第一个助产钳,从此以后,涌现出至今仍在使用的各种类型的产钳"。这些工具仪器是如何从一个严格保守的秘密中突然冒出来的仍然是一个谜。无论如何,到 18 世纪中叶,人们发明了许多各种类型的产钳。这些年来,许多类型的基本工具器械被介绍使用,有些不重要,有些没有用,有些甚至很危险。当用产钳接生失败的时候,就会使用仪器手柄上的穿孔器和钩子。不是所有的医生都相信这种工具会在分娩中为产妇带来好运的。例如,英国著名的外科医生、产科医生和解剖学家威廉·亨特(William Hunter,1718—1783)就警告行医者:"当这种工具救活一个的同时会杀死 20 个"。

最早向助产士和她们的病人提出男性医生威胁的是英国的助产士简·夏普(Jane Sharp),她是《助产士手册》(或叫作《产科学发现》,1671)一书的作者。夏普的教科书是第一本由英国妇女编写的有关助产术的手记,建立在她的经验以及对女性身体和生育功能掌握的医学信息上,对助产士有实际且容易接受的指导意义。教科书包括对女性和男性"生殖部分"的描述,与怀孕、不孕、分娩、流产有关的疾病,产后照护、乳母、新生儿以及普通小儿疾病的讨论。夏普声明女性助产士是受到圣经批准认可的,而男性助产士却没有,妇女比学院的医生更相信上帝。夏普承认婴儿和孕产妇死亡率相当高,但是她拒绝让助产士承担所有的罪名。她强调大多数妇女忍受着贫穷和苦难,坚持认为贫穷的妇女更需要的是肉类,而不是内、外科医生的服务。

439

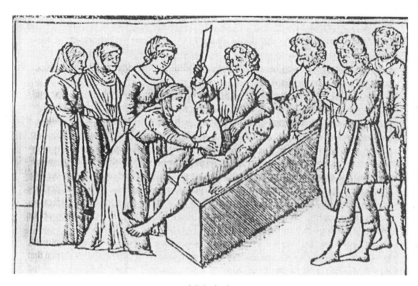

剖腹产术

　　缺乏培训的助产士和外科医生会导致婴儿和孕产妇死亡率的上升,但是正如 19 世纪卫生改革运动领导者的工作所证明的,营养不良、卫生环境差的住房、被污染的食物和水、糟糕的空气、危险的职业也同样会导致消极的结果。在英国,总的来说婴儿死亡率平均为 150/1 000,但在劳动阶级居住地区这个比率更高。在那里,母亲要做工,药物被用作"婴儿保姆",以致婴儿死亡率激增到 200—260/1 000。药剂师以药丸、酏剂、安抚兴奋剂的形式每年出售上百磅的鸦片,当母亲在厂区工作的时候,被注入镇静剂的婴儿则留在家中,死于药物、痢疾和营养不良。

　　18 世纪的道德家和新闻记者们发现,有关男性助产士的争议是社会新闻素材的极好来源。社会批评学家警告说法国舞蹈、小说和男性助产士将会导致女性道德腐化、社会混乱和文明的毁灭。男性助产士同时也是医学界讥讽的对象,所有专业的研究都被怀疑的眼光看待。医学院不允许产科医生成为会员、拥有权利和特权。由于助产学是一种手工操作,这与博学的绅士们格格不入,绅士们不应该降低身份参与分娩这种屈辱的事情。但为了在家庭中保持威望,外科学院的领导者建议由外科医生和药剂师的妻子、寡妇和女儿来指导助产士。

　　批评学家指责男性助产士故意夸大分娩的危险是为了自我利益,把一个自然事件转变成一个外科过程。医生们也被指责滥用仪器来节省时间、收取大量的费用。据一个英国助产士称,他用一堆医学术语掩盖了他的失误以至于受迷惑的病人还感谢他这个杀害了婴儿并使母亲残疾的人。产科学家也玩世不恭地用同样的骗术感动病人而逃脱罪责。例如,医生在象征性地探察病人的阴道后便早早离开,但他却告诉病人他正在做的事帮助她分娩。这样,即使婴儿出生时他不在场,在一切顺利的情况下他也能赢得荣誉,而如果期间出现任何问题的话就可以把责任推托到护士身上。

　　一些医生承认除了助产士的性别,其他的一些因素都可能决定分娩的结果。例如,曼彻斯特的查尔斯·怀特(Charles White, 1728—1813)教授注意到那些生病的、半饥饿状态的、穷困的农村妇女在生产时即使助产士的水平并不高,但实际的产科死亡率却要低于那些在产科医院分娩的城市妇女和由男性医生接生的富裕妇女。女性助产士的批评家们却争辩,妇女不可能完全掌握科学知识和使用医疗器械,因为即使正常分娩,问题也可能突然发生。因此所有的病例都应该由男性医生来照护。

　　为了推脱不利的责任,许多医生愿意接受助产士群体,但却不能容忍女性助产士的真正竞争。产科学会的成员们清楚地了解助产士和产科医生所扮演的角色截然不同。助产士更适合贫穷的妇女,这些妇女比有钱的妇女更强壮,因此在分娩中不需要那些细微的医疗器械的帮助。助产士应该限制于那些"艰苦的、乏味的、报酬低的、适合女性的工作",而男性医生应保持着"男子气概和高贵的地位,为有钱人提供服务"。当遇到异常分娩的情况时,助产士往往会求助于产科医生,但是医生很可能拒绝接受由助产士帮助的病人。由于产科医生拒绝助产士的请求而导致产妇死亡的例子屡见不鲜,许多医生认为这可以教会那些没有远见的人改变做法,省下钱来首先请医生。当病人意识到医生不能由助产士替代的时候,那些过时的女性竞争者就消失了。

441

到 19 世纪末,助产士和男性医生之间的斗争结果已经呼之欲出了。人们已经从埃夫林的声明中嗅到了完全胜利的气息:那些无知、缺乏训练、没有竞争力的助产士的肮脏的历史就要结束了。不过,19 世纪男性医生的胜利还是一个谜。当然那时的科学还没有走进产房。从助产士转型到产科医生的这段时期,外科医生的手法还很粗糙,缺乏经验,仍然注重力量和速度,缺乏无菌概念。此外,这一时期也弥漫着女性的羞涩。一个有教养的维多利亚妇女宁可谈论死亡也不和男医生讨论"妇科疾病"。19 世纪后期进入医学职业的妇女也趋向于反对传统的助产士。为了在医学界争有一席之地,她们普遍接受了女性羞涩的维多利亚传统,认为对于分娩来说女性医生相比助产士和男医生都是一个比较好的选择。

荒谬的是,假装最正统的人恰恰是那些举双手赞同男性支配产科的人。有人认为生育的医疗化反映了人们对妇女福利的深切关注。还有不同的意见认为这是敌视妇女的一种反映,它产生一种欲望,因为最终的退化导致的性别问题而惩罚她们:取消她们的女性支持系统,取而代之以男医生的控制,这些男医生将分娩这个危险的、不可预知的过程转变成常规的外科程序。当时有一种说法是:"生殖对妇女来说就像繁衍后代对鲑鱼的意义,一旦任务完成,她们的使命也完毕了,即使死亡也是情理之中的事情"。这对于女性来说是一种根深蒂固的藐视,或者至少是缺乏同情心。

18 和 19 世纪医院的作用开始扩展,大城市的医生可以获得一定的临床经验,使得"铁手"的出现有了可能。"铁手"被认为是"不朽的象征和伟大的武器",成为以女性为中心的传统生育和医疗化生育之间战争的导火索。随着 19 世纪 50 年代产科麻醉的产生,产科医生可以保证无痛分娩,并垄断产科仪器。产钳和麻醉的使用可以使分娩更加迅速,减少疼痛,但是妇女可能要付出损伤和感染的严重代价。批评家警告说当母亲被麻醉后,粗鲁和不必要的使用产钳会给母亲和婴儿带来严重的伤害。伤害的造成一方面是由于医生没有仔细检查以保证母亲的生理组织没有被夹在产钳中,另一方面,医生不小心将手指碰到了产钳,而这个手指没戴手套也可能没有清洗过,这同样也会对病人造成危害。

尽管在 19 世纪的医院里那些被作为临床教材的穷困、绝望的妇女没有选择接生人员的机会,但是有钱的妇女越来越多地选择医生参与家庭分娩以确保分娩的安全和减少疼痛。20 世纪中期,分娩走出家庭进入了医院。为了提高产科的地位,使之成为专业的领域,德利(Joseph B. DeLee, 1869—1942)和其他产科带头人认为有必要消除和其他普通行医者包括助产士之间的竞争。据德利所称,分娩是一个外科程序,应该由产科医生在医院的手术室里进行,因为只有在医院的手术室里才能保证产钳接生和外阴切开术的正常进行。德利创建了芝加哥产科中心,为产科的精密课程提供"临床素材",来自威斯康星州、马凯特和西北大学的学生可以在那里接受德利教授的产科科学理论。

20 世纪 20 年代以来,医院分娩已逐渐成为大势所趋。1938 年以前,美国有一半的婴儿出生在家里;到了 1955 年,大约 95％ 的婴儿在医院出生。但在医院分娩的妇女往往感到自己是"在一群陌生人当中",不免会觉得孤单。这种转变被认为是生育史上最重大的变化。医疗化医院分娩从统计的角度来说确实比在家中分娩要安全。不过,妇女选择医院分娩是期望医院可以提供专业的无痛分娩以及确保母亲和婴儿的安全。

自从医务人员拥有了"铁手"和"麻醉剂"以后,助产士的地位就开始岌岌可危。和脊椎指压治疗师、验光师、足病医生及牙医不同,助产士从来就没有获得过"医生"的头衔。20 世纪 60 年代和 70 年代,卫生保健回归自然的潮流和女权运动都在召唤"以妇女为中心的分娩"的回归,但是医疗化分娩的趋势风靡一时,到了 20 世纪 80 年代在美国的一些医院超过 25％ 的婴儿都是通过剖腹产来到这个世界上的。在这里,我们涉及的是医疗机构、职业角色、社会期望和对妇女本性信仰的改变,不难看出产褥热和助产士的历史是整个复杂转变的一部分。男性助产士作为地位低下的外科医生进入了女性支配的社会生育世界,将分娩转变成医生主导的医学世界的一个外科事件,为产科医生和妇科医生创造了非常有价值的职业角色。

麻醉剂的使用——例如 19 世纪后半世纪使用的乙醚和氯仿以及 20 世纪前些时期使用的"半麻醉药物",一种吗啡和东莨菪碱的混合物同样也提高了产科医生的地位。妇女知道了只有在拥有训练有素的产科医生的医院里才能无痛分娩。半麻醉通常和"预防性产钳术"、外阴切开术以及其他常规外科措施结合在一起。外阴切开术作为产科技术的一部分在 20 世纪 20 年代得到了大力提倡和发展。按照理论来说,它是在分娩过程中为了防止外阴撕裂的一种方法,但可能它的主要作用是为了方便产钳的插入,确保产程的顺利进行。然而到了 20 世纪 80 年代,研究者们开始意识到外阴切开术的危险远远大于它所谓的好处。19 世纪后期和 20 世纪的早期,其他一些在女性生殖器官上的外科手术形式也变得十分常见。这些外科手术包括"正常卵巢切除术",之所以叫这个名字是因为它是在正常健康的卵巢上进行的。妇科医生认为这种手术可以纠正女性的一些行为,包括精神错乱、神经衰弱症、精神不稳定、月经不调等等。阴蒂切开术也是为了同样的原因。

针对女性正常生理功能的医疗干预,批评家们从病理学的角度提出了"现代生活的过分医疗化"的警告,其中包括怀孕和停经。例如,自从 20 世纪 60 年代以来,一些妇科医生认为停经是一种雌激素缺乏的疾病,雌激素替代疗法可以预防女性化退变、高血压、高胆固醇、骨质疏松症、关节炎和一些严重的情绪紊乱。尽管有人声称激素替代疗法(HRT)是完全安全的,但是 1975 年,研究者们证明了绝经后的雌激素治疗和子宫内膜癌之间存在一定的联系。另一些有关由医疗设施和处方药引起损害的报告更是滋长了女权主义者对于在妇女身上使用医疗干预的批评和评论。已烯雌酚(DES)是 1938 年制造出的合成雌激素,它的滥用说明怀孕和分娩的医疗化对于下一代来说同样可能是一种危害。已烯雌酚可以用来治疗停经、糖尿病、无月经、痛经、生殖道发育不完全、不孕、早孕反应、血毒症、哺乳期抑郁以及预防自然流产。许多产科医生把已烯雌酚看作是孕期常规管理的一部分。在一些诊所有关已烯雌酚的试验中,一些孕妇并不知道她们所服用的"维生素药丸"中含有实验药物。

1970 年,一个年轻妇女所患的罕见恶性阴道癌症(小细胞腺癌)被证实和子宫内已烯雌酚(DES)含量有关,由此食品和药品管理局(FDA)裁定已烯雌酚"在预防流产的过程中使用不当"。人们对有关已烯雌酚是否真的可以预防流产这一问题仍然存有争议,但是研究者有充足的证据证明合成激素会导致胚胎病、婴儿畸形和癌症。新生儿学家认为所谓可以改善怀孕或帮助新生儿发育的已烯雌酚其实是完全无效甚至是危险的。例如镇静剂,就是 20 世纪最臭名昭著的致畸药物,当初被用来治疗怀孕期间的早孕反应以及帮助睡眠。

在世界许多地方,助产士作为一个重要的角色继续照顾着孕妇和出生的

444

婴儿,但是在美国,她们试图提高助产士地位的努力却没有成功。在公共卫生领域,一些美国改革家尝试用注册护士取代传统的助产士,这些注册护士在助产术方面受过良好的培训。布雷肯里奇(Mary Breckinridge,1881—1965)于1925年创立了边远地区护士服务组织(FNS),它证明了助产护士的价值,同时也见证了美国医学界对这项活动的镇压。布雷肯里奇在英国做志愿护士的时候开始对助产术培训项目产生兴趣。作为将助产护士带入南方贫困地区的计划的一部分,布雷肯里奇远赴哥伦比亚教师学院学习公共卫生护理,并前往英国和苏格兰的医院里学习助产术。在肯塔基山区选出来参加这项活动的妇女通常是由助产士照顾的,而这些助产士则是从别的助产士那里学到的助产技术。如果请医生的话,要价至少是助产士的10倍,而且医生要的是现金不能以货代款。

边远地区护士服务组织的助产护士提供产前照护,执行伤寒、白喉和天花的预防接种以及治疗寄生虫性的传染病。尽管她们家境贫寒,出行只能靠马匹代步,但FNS使得当地的产科死亡率总体上低于肯塔基地区及全国水平。虽然FNS在完成目标上取得了很大的成功,但是并没有在国内为助产护士建立起自主的职业角色,同样也没能在美国的城镇和乡村地区推行其他助产培训项目。

然而,助产护士并没有完全消失。美国助产护士学院于1955年建立,培养持证的助产护士,也就是说,助产护士要接受护理和助产术两方面的教育。虽然持证的助产护士熟知如何照护健康妇女和新生儿,但是她们只能在医生的监督下进行操作。美国产科和妇科医生学院都采取了这样的政策,如果所有的行为都在"直接的医疗小组"里进行,那么允许医生、助产护士和其他相关医疗人员的合作。尽管统计学研究反复证明当有助产护士照护孕妇的时候,很少有早产和低体重婴儿的情况发生,但是医学界对助产护士的态度仍然保持冷漠和敌视。美国护士协会和国家护理联盟对助产护士的界定非常模糊。成立于1982年的北美助产士联盟就认为护理不是助产术的必要先决条件。

20世纪70年代时,一些妇女重新对助产术产生了兴趣,她们希望可以避免一些侵入性的医疗技术,比如引产、硬脑膜外阻滞、外阴切开术和剖腹产术。那些在医院里受到机械式医疗化对待的妇女开始将有助产士参与的家庭分娩视为一个可能的选择。到了2000年,每个州都允许持证的助产护士实践操作,然而各个州有关非专业性助产士和家庭分娩的法律却不尽相同。国家健康统计中心的报告显示:1976年在美国持证的助产护士仅仅参加了1‰的分娩过程。2002年,她们参加了差不多8%的分娩,到了2004年却又呈下降趋势。在纽约城,根据健康和精神卫生部门的调查,1997年持证的助产士参与了12%的分娩,2002年却下降到9.7%。助产士、医生、医院的执行官和病人共同造成了助产士的使用下降,这和保险事宜和诉讼案有关。助产士所造成的医疗事故的保险费比产科医生要高得多。2002年在纽约城,助产士开办的四个独立生育中心中,只有两个在第二年得以继续维持。虽然医院建立了由助产士组成的生育中心来吸引病人,但却通过划分更多的病人为高危患者而限制了助产士的工作。

甚至在21世纪,妇女接受医疗照护和教育的权利也受到了限制,产科和婴儿死亡率可能达到了超现代水平。有关阿富汗的研究显示了相当高的婴儿和母亲的死亡率。阿富汗乡村数百万的妇女生活在不变的怀孕和分娩周期中,而大多数成年人生活在缺少医疗保健的环境中。2001年由世界卫生组织开展的一个调查研究估计产科的死亡率为2%。那些母亲在分娩中死去的婴儿只有1/4的机会能活过他们的一周岁生日。半数阿富汗妇女分娩的死亡是由孕期中的并发症或分娩本身导致的。研究者提出90%的产科死亡可以通过良好的医疗保健来预防。

护士的发展

446

人们经常说每个妇女都是护士。但自从护理采用了南丁格尔模式之后,这句话就变成了"每个护士都是妇女"(在医院从事同样工作的男性也被象征性地称为护理员)。不管在病房还是医院,护理都被认为是女性正常角色的一部分。当了解男性和女性的角色之间存在着传统的区别后,弗洛伦斯·南丁格尔(Florence Nightingale,1820—1910)和其他一些护理的改革家尝试将护理从无需技能的苦工转变为一种专门的职业,这种职业将适合受过教育的中层妇女。在南丁格尔从事护理前,宗教妇女——修女参与了护理的发展和医院的建立。然而,到19世纪,医院却普遍因为落后的条件和护理人员能力的匮乏而声名狼藉。因此,尽管南丁格尔没有发明护理,但她成功地改变了护士的形象并承担起了改革护理的训练方法的关键任务。

南丁格尔经常说医药的好处是说不清道不明的,这一点都不夸张,因为相形之下,良好护理的价值是不言自明的。甚至在外科医生采用消毒和无菌措施之前,南丁格尔训练下的护士们就十分强调医院病房的清洁。自从南丁格尔时代以来,护士的角色在很多方面都有了改变,20世纪90年代的调查研究进一步验证了南丁格尔的格言和宣言。在拥有相对较高比例注册护士的医院接受治疗的病人患上并发症的可能比那些拥有相对较少注册护士的医院的病人要小得多,而且绝大多数都可以较早地出院。长时间的住院和较高的并发症发生率有关,比如像尿路感染、肺炎、胃肠道出血、中风、心跳停搏以及死亡,而这些并发症都是可以通过迅速的干预手段来预防的。美国护士协会长期坚持强调:维持注册护士在医院里的人数比例是确保良好医疗照护的关键。

1921年,在美国医院行政部门庆祝第一个国家医院日的时候,他们承认现代医院的发展同训练好的护士是相辅相成的,为此,他们选择5月12日,即南丁格尔的生日作为庆祝日。在美国,南丁格尔和内战的经历激发了人们建立护士学校的努力。早在医院重视教育、培训医生的角色以前,医院的管理者就发现建立护士学校是很有必要的。在19世纪70年代建立了第一所护士培训学校之后,美国护士培训学校的数目就呈现出快速增长。1930年,已有超过2 000所医院培训自己的护士学生,供给自己的病房。但在护士学校数量扩展的同时,对医院职位和私有职责委派间有限的数量竞争却降低了对训练护士的职业期望。根据南丁格尔的意愿,早期的护理改革家希望从"女学生"中征集人选,这些人才会将护理看作是一个特殊的理想。然而,随着医院护士学校数量的扩大,这种选择性降低了,护士被认为是专业的、值得信赖的工作者,她们仍然从属于医生,地位低下。于是,护理领导者尝试为护士学校创立一套标准的课程并努力为训练护士建立专业的身份。为了避免"护士"这个词被滥用,护理协会建立专利法律来区别训练过和未训练过的护士。到二战时期,护理实践终于在本质上建立起了现代模式,在医院的病房中,大学毕业的护士取代了护士学校的护士。

护理改革家、教育家纳丁(Mary Adelaide Nutting,1858—1948)和多克(Lavinia Lloyd Dock,1858—1956)坚持认为护士最主要的职责是对病人,而不是医生,她们迫切要求护士可以管理自己的职业和专业。作为进步论世界观的倡导者,多克和纳丁把她们的工作看作是完成社会改革、促进社会进步的妇女使命的一部分。除了教学和写作,多克还通过社区运动表达了献身改革和公共卫生关系的决心。多克作为一个公共卫生护士和她的同事沃尔德(Lillian Wald,1867—1940)一起工作,后者是纽约城亨利街道社区的创建者。多克和纳丁相信护士自己编著的以及为护士编著的书和期刊是职业和专业自主权这场战斗中取胜的要素,她们花了许多年时间为四卷本的《护理史》

(1907—1912)收集资料。最近的研究表明,护士们至今仍然在朝着多克的目标而努力工作,即护士自主掌握护理事业。

随着南丁格尔的区域护理实验模式的推广,19世纪80年代,美国的慈善机构开始赞助那些来访的护理团体。护士照顾病人、穷人,帮助他们洗浴、穿衣、吃饭和清洁房间,同时给他们用药、观察生理体征、教导其家庭成员如何照顾病人及避免传染。大城市的护士也试图将她们访问的移民家庭美国化。一些护士和社会改革家相信她们的工作将帮助改善那些导致疾病、污秽和贫穷的社会环境。在20世纪早期,扩大的公共卫生活动为受训护士提供了一个新的领域,在这个领域中她们拥有更多的专业自主权,而不再仅仅是完成常规的医院工作或私人护理。公共卫生护士参与在社区住宅、学校及儿童福利中心开展的各种护理服务,推广对性传播疾病的预防运动,在工厂诊疗所、急救站进行预防性医疗和健康教育。由于有了被认可的协议和医生的常规医嘱,护士可以避免一些法律问题并享受充分的自主权。国家公共卫生护理组织成立于1912年,但是大多数地方政府仍然不赞同这样的想法,否认护理服务是公共卫生工作的必要部分。然而,随着医院地位的上升,护理协会受到了医疗系统改变的巨大影响。二战以后,卫生服务组织曾一度经历改变,再次阻碍了护士发展专业的渴望。但最终,医院、官方政府机构和医生还是设法接受了那些曾经由社会义务服务团体和公共卫生护士承担的工作。

"女性本性"和女性医生

"女性问题"是19世纪的医生、科学家和哲学家诸多著作的主题。医生使用所谓的科学争论来使传统的社会和经济形式合理化和合法化,把自己描述成了解女性生理特殊知识的科学家。美国医生认为女性是虚弱和易生病的,因为女性生理包括月经周期天生就是病理形态的。在19世纪70年代,医生越来越多地将女孩和妇女的健康问题归因到教育上。女性的健康,特别是中枢神经系统,据说是受子宫和卵巢控制的。因此,青春期的脑力劳动,特别是在男女共校的环境,被视为影响女性生殖系统发育的重要因素。这个流传已久的基本原理的建议者和支持者是克拉克(Edward H. Clarke, 1820—1877)、《性和教育:给女孩的公平机会》(1874)这本颇具影响力的书的作者。

除了在波士顿从业以外,克拉克还是哈佛大学教授以及禁止女性学生入学哈佛大学这场斗争的领导者。克拉克赞成当时流行的观点,认为人体是一个闭合的系统,有一个有限的"能量库"。换句话说,人体是一个战场,在这个战场上所有的器官都共享有限的能量资源。大脑和女性生殖系统之间的斗争相当危险。克拉克坚持认为(相当不正确)"为排卵过程和生殖系统的发育和完善保留月经是出于本能"。月经期生理和心理上的完全放松对女性生殖系统的正常发育是相当必要的。

在克拉克看来,从大学毕业的女性,如果经受了所有严酷的考验,就注定要遭受不育、残废、无月经、痛经、白带、慢性和急性卵巢炎、子宫脱垂、贫血、便秘、头痛、癔病、神经痛和其他困扰。女孩学习拉丁文和数学的"智力"消耗毁坏了相当一部分脑细胞数量,会减弱生育能力。逃脱不育的受过教育的女性则将会面临高危怀孕和难产,因为她们的骨盆相对比较小,而婴儿的脑部比较大。她们也不能照护自己的婴儿,因为她们"既没有相应的机能也没有营养必需品"。作为证据,克拉克列举了平胸的 D 小姐作为例子。D 小姐 14 岁进入瓦萨(Vassar)学习,毕业后,她患上了痛经、癔病、神经过敏、头痛、慢性久病和便秘。还有一个不幸的学生在毕业后也去世了,尸体检查发现了一个耗尽的大脑。甚至布林茅尔学院(Bryn Mawr College)的创建者和校长托马斯(Martha Carey Thomas,1857—1935)也记得当她还是一个小女孩的时候听到这样的警告也很恐慌。

克拉克假设的实验证明大学女性和其他女性一样健康,而对运动和精神技能的研究也表明月经周期并没有特殊的影响。反对克拉克假设的人们认为有他这样观点的医生存在偏见,而且受到此类事实的蒙蔽,即他们所见到的病恹恹的女性实际上是真的患有疾病的。女性医生认为女孩之所以生病是因为她们不好的饮食习惯、缺少新鲜的空气、紧身胸衣、束身衣以及知识和运动的缺乏。一些持怀疑态度的人则认为那些娇弱的上层妇女中发现的慢性、非致死性的"女性疾病"其实只是医生的小题大做。相比之下,仆役、工厂工人和其他社会底层的妇女就不需要在月经期休息一周。

雅各比(Mary Putnam Jacobi,1842—1906)是一名杰出的医生和医学作家,她明确地声明妇女之所以被诊断为永久性的残疾,是因为医生认为她们是有利可图的病人。她在《妇女月经期的休息问题》一书中回答了这样的问题:"在月经期间,妇女是否需要生理和心理的休息? 应该达到什么样的程度?"这本书于 1876 年赢得了哈佛大学的波尔斯顿奖(Boylston Prize)。雅各比的著作证明了教育和专业工作并不会损害女性的健康。实际上,受过教育的妇女比其他任何女性还要健康。当然,许多女性并没有她们所能达到的那样健康,但是对于她们来说真正的药物治疗法是接受更多的教育,绝非目不识丁。患病的妇女大多数是酗酒的丈夫、患性病的丈夫和"恶劣的社会环境"的牺牲品。但是癔病和其他衰弱性的"神经疾病"却非常符合克拉克等医生的观点,因为这些病"不致死,不可能治愈,但需要医学治疗"。作为纽约城妇女医学协会的创建者之一,雅各比是倡导妇女接受医学教育的积极改革者。雅各比1864年毕业于宾夕法尼亚州的女子医学院。在新英格兰医院做了一年的实习医生后,为了提高医学技能,她去了巴黎,成为第一个进入巴黎医学院的女性,1871年她以最高荣誉毕业。

许多学院的代表不支持克拉克的声明,他们认为他们的女性学生非常健康。瓦萨学院的住院医生坚持认为在那些了解克拉克对瓦萨的认识是错误的人当中,没有人会相信他其他的著作。有关那个不幸的"D小姐",并没有在瓦萨学院找到证据证明这所著名的学校接收过一个14岁的女孩。豪(Julia Ward Howe,1819—1910)是美国的女权主义者和《共和国的战斗圣歌》(1862)这本书的作者,她以《对克拉克教授"性教育"的回应》为名发表了一系列批评性的评论。在仔细阅读了《性和教育》之后,豪总结它不是一本关于科学、文学、哲学的著作,也不是有关健康的论文,它仅仅是反对妇女接受教育的一种争论。和克拉克不吉利的预言相反,妇女并没有因为希望进入哈佛大学而患有疾病和不育。克拉克对于在女性发育期间接受教育的危险的警告只不过和古代的"老妇人谣言"一样不可信,那些谣言认为女性生病是因为湿脚、丝袜、骑马、跳舞或参加冬季舞会。治疗女性疾病的方法是接受更多的教育,而不是减少它,特别是有关生理的知识。当克拉克从他对生病女性的观察中作归纳总结时,他没有注意到当妇女不再学习、不再接受知识时,才会导致一毕业就患病。

在反对妇女接受教育的运动中,克拉克并不孤单。波士顿的妇科医生和《波士顿妇科社会杂志》的出版者斯托勒(Horatio Storer,1830—1922)*同样也赞同"月经困难"的论点。另一个美国妇科医生建议女孩子"在青春期的前一年和后两年都好好休息"。同时他补充,每个月经周期都要"好好休息"。美国的神经科医生米切尔(S. Weir Mitchell,1829—1914)认为在一个女孩完全成熟之前,过多的脑力劳动会损害她"将来的女性功能"并使其患病。美国著名的心理学家霍尔(G. Stanley Hall,1844—1924)同意这样的说法,认为过多

* 原文为1869—1872,根据维基百科,修改为1830—1922。

的精神刺激对于女孩和妇女来说都是一个危害。因此,女孩应该选择参加特殊的学校来适应女性的生理周期。

当美国医学会(AMA)为接收女性医生争辩时,19世纪70年代的争论包括女性永远不会成为医生这样的宣称,因为女性缺乏理性的判断,生理结构也证明女性的大脑大小不足以接受医学教育,她们的判断会随着"一个月中的不同时间"而每天改变。在英国著名的"女性问题"的争论中,Lancet的社论声称,由于"身体的不合格",妇女很难成为医生,尽管她们可以成为护士和助产士来帮助穷人。许多医生同意克拉克(Edward H. Clarke)在《性和教育》一书中提出的学说,但是一些人赞同接受女性成为专业和职业上的同事。一个医生抱怨道,如果美国医学会不承认女性医生,那么他就不能和"受过高等教育"的女性医生讨论问题,即便他可以自由自在地"和医学界的许多无知的愚笨的男性沟通"。

女性没有必要因为她们特殊的"女性疾病"求助于像克拉克教授这样的医生。实际上,许多人依赖的是本土医药、民间药方和专利药物,而不是医生。照护患有疾病的人是"女性天职"的一部分。然而,一些妇女有能力将女性的谦卑和有女性特色的康复艺术转变成繁荣的事业。最有名的例子是平卡姆(Lydia E. Pinkham,1819—1883)和她的蔬菜混合物,这是一种草药治疗方法,可以有效地治疗包括头痛和疲乏在内的和生殖器官以及功能有关的疾病。蔬菜混合物的成功反映了对正统医药的普遍不满,特别是在女性中。平卡姆家族显示出在市场和广告方面的天才,平卡姆的"女性虚弱治愈方"包含40种草药滋补品,包括生命根、麒麟根、黑类叶升麻、胸膜炎根、胡芦巴的种子。满意的顾客给平卡姆发来数以千计的信件,支持她的观点,认为蔬菜混合物比医生开的处方更加有效而且比较安全。蔬菜混合物到了20世纪40年代还很流行,直到现代"特效药"出现取代了平卡姆的草本万能药。

在19世纪,许多医学实践者凭着学徒的身份或是在医学院校几个月的沉闷学习——正统的或是宗派主义的——之后,带着可疑的文凭赢取了"医生"的头衔。在这方面,有很重要的一点要记住,就是尽管布莱克韦尔(Elizabeth Blackwell)经常被称作是第一个女医生,但从严格的角度来说并不一定真实。在布莱克韦尔之前也有其他一些女性学习医学,但是是她将传统医学这个职业向女性敞开,她是一个开路先锋。古往今来,尽管女性行医者所接受的培训和从事的工作在本质上和男性行医者相同,但她们通常被称为助产士或草药医生。例如,亨特(Harriot Hunt,1805—1875)在完成医学学习后,在波士顿行医大约40年。在那时,只有少数的行医者可以从医学院校毕业。然而,在她的自传中,她说到在那片男性医学为主导的天地中,她时刻被孤立、被避开,仿佛她患有可怕的疾病。

　　伊丽莎白·布莱克韦尔(Elizabeth Blackwell,1821—1910)在自传中说到她之所以决定成为一名医生是因为她的一个朋友死于"脆弱的天性"的一种痛苦的疾病——可能是子宫癌。这个妇女认为她"受到的痛苦"是因为由男性医生治疗而导致的,所以她建议布莱克韦尔成为一个医生。克服了最初厌恶学习解剖学、生理学和人体所有的苦事的想法,布莱克韦尔觉得成为一名医生是一个必要的道德上的改革运动。1847年,当布莱克韦尔开始申请医学院校时,没有一个正规的学校招收女性。最终,纽约的日内瓦城医学院接收了她,这是一所普普通通、但是很正统的医学院校。1849年1月,布莱克韦尔得到了文凭,被授予医学博士的头衔。

　　为了获得外科学和产科学的临床经验,布莱克韦尔去了欧洲。在巴黎的产科医院照顾一个病人时,布莱克韦尔的一个眼睛受到了感染,差一点摧毁了她的职业生涯。治疗感染的方法包括烧灼眼睑、在教堂用水蛭吸血、冷敷、颠茄油膏制剂、洗脚、芥子气膏药和限制肉汤的饮食。由于一只眼睛永久性地失去视力,布莱克韦尔放弃了专攻外科的想法。在英国时,布莱克韦尔遇见了弗洛伦斯·南丁格尔(Florence Nightingale),意识到了卫生和适当的医院管理的重要性。1859年,布莱克韦尔成为大不列颠联合王国医生登记册上的第一位女性。布莱克韦尔就医学教育发表了许多场演讲,为女性建立了伦敦医学学校——英国第一所女性医学学校。

　　希望为医学女性创造更多的机会,布莱克韦尔返回了美国。她的妹妹埃米莉·布莱克韦尔(Emily Blackwell,1826—1910)于1854年毕业于克利夫兰医学院,师从辛普森(James Young Simpson,1811—1879)学习产科学。辛普森是爱丁堡助产术学的教授和苏格兰外科学与产科学的领头人之一。1857年,布莱克韦尔姐妹和撒华嘉(Marie Zakrzewska,1829—1902)创建了一个诊疗所和一所医院为穷人服务。纽约妇幼保健院的女子医学院一直为女学生提供指导和临床经验直到1899年。撒华嘉最初是柏林助产士学校助产术学的教授,后来移民去了美国,在克利夫兰医学院获得了医学学位。和布莱克韦尔姐妹一起工作后,她搬到了波士顿,建立了新英格兰妇幼保健院。

　　1869年,伊丽莎白·布莱克韦尔评估了女性医学的进步后,对女性医学的未来非常乐观。布莱克韦尔声称至少在北部地区,"女性在医学领域获得自

452

453 由和平等的机会"已经取得。20 世纪的妇女非常崇敬布莱克韦尔,将她看作一个模范角色,承认她是一个好的开创者而不是一个预言家。同时,尽管布莱克韦尔被认为是激励历代美国女孩的灵感,但她的一生经常被看作一场必然的漫长而孤独的战斗,在这场战斗中如果女性选择了一生从事事业而不是婚姻和家庭,那她必须得将这项职业进行到底。有关历代女性医生中开路先锋的详细研究表明了个人和事业间的广阔关系。很少有人知道 19 世纪的女性医生结婚、抚养孩子以及从事医学。除了在医学界全权参与之外,另外一些女性医生在公共卫生、社区团体运动、婴儿保健院、工业卫生和实验室医学中找到了合适自己的职位。

　　1859 年,加雷特(Elizabeth Garrett,1836—1917)在伦敦拜访妹妹埃米莉·布莱克韦尔期间,在题为"对女性来说,医学是一个专业"的一个演讲会上加雷特遇见了姐姐布莱克韦尔。布莱克韦尔激励了加雷特,她决定成为一名医生。当一名医生问加雷特为什么选择医生而不是护士时,她回答:"因为我想一年赚 1 000 英镑而不是 20 英镑!"她富有逻辑性的回答赢得了父亲纽森·加雷特(Newson Garrett)——一位富有的商人的完全支持。

　　在布莱克韦尔医生登记册上拥有一席之地后,英国还没有哪个医学学校向女性开放,医生登记册也不接受有外国学位的女性。朋友建议加雷特在尝试学习医学前,在米德尔塞克斯医院(Middlesex Hospital)做六个月护士来测试她的忍耐力和奉献精神。三个月的试用期之后,加雷特放弃了做护士,成为一个医学生,她参与病房的查房、在诊疗所工作、帮助急诊病人、参加演讲和考试。尽管加雷特在每一门课程中都获得了荣誉证书,但是她还是没有成为一名正式的学生。她的申请被牛津大学、剑桥大学和伦敦大学拒绝了,这些大学的章程中都说明教育要提供给"所有阶级和教派的人,无论有什么差别"。加雷特被拒绝的理由是女性不属于任何阶级和教派。

　　为了要获得合格的文凭,将自己的名字写入医生登记册上,加雷特决定得到药剂师学会(L. S. A)的开业证书。药剂师学会的开业证书虽然没有医学学位那么有威望,但是拥有药剂师学会颁发的证书的持证者可以成为公认的医生。为了获得资格,申请者要跟随一个有资格的医生做五年的学徒,和公认的大学指导教师演讲沟通,然后通过资格考试。药剂师学会并不提倡给每个女性公平的机会,但是它的章程声明将给符合规定的"所有人"机会进行测试。

454 根据加雷特的合法的观念,"所有人"包括女性。1865 年,加雷特最终迫使药剂师学会接受了她的文凭,参与资格考试。一年之后,加雷特的名字被载入了医生登记册。药剂师学会很快改变了它的章程,将获得公认医学院校的毕业证作为获取药剂师学会的开业证书的先决条件。当然,所有这样的学校都不包括女性。在之后的12年,没有一位女性的名字被记录进医生登记册。

1866年,加雷特在伦敦为妇女开设了圣玛丽诊疗所。六年后,这个诊疗所成为新的妇幼保健医院。加雷特·安迪生(Elizabeth Garrett Anderson)死后,医院改名为安迪生医院。1869年,加雷特遇见了她未来的丈夫。约翰·安迪生(James George Skelton Anderson),他是沙德威尔(Shadwell)儿童医院主任董事会的成员之一。尽管两人结婚并生了三个孩子,加雷特·安迪生仍然继续行医。此外,她获得了巴黎大学的医学学位,成功地通过了考试,完成了"偏头痛"论文的答辩。加雷特·安迪生和其他的女医生创立了伦敦女子医学院。作为主任和教授,安迪生反对这样的想法:即将成为传教士的女性应该来学校获得些许医学知识。她认为医学是一个专业而不是慈善和施舍。此外,她认为女性愿意牺牲自己的意愿很容易被激发。在一战期间,加雷特·安迪生的女儿路易莎·加雷特(Louisa Garrett,1873—1943)教授是女子医院军团的组织者和恩德尔街道(Endell Street)军队医院的外科主任。

一些女性医生通过加入那些和对男性开业者没有兴趣的社会改革运动紧密联盟的领域而开创自己独特的职业。美国工业卫生的开路先锋汉密尔顿(Alice Hamilton,1869—1970)决定学习医学,她认为这个职业是唯一一个可以允许自己从事有用和独立工作的事业。1893年她从密歇根大学医学部获得医学学位,她的班级共47人,她是13名女性中的一名。汉密尔顿在明尼阿波利斯市西北妇幼保健医院和波士顿的新英格兰妇幼保健医院做实习医生。由于对研究比对临床实践更感兴趣,汉密尔顿在莱比锡大学和慕尼黑大学、巴黎巴斯德机构和约翰·霍普金斯医学院校学习了细菌学和病理学。

在西北大学女子医学院教病理学的时候,汉密尔顿成为赫尔住宅的居民。赫尔住宅是由美国社会改革家亚当斯(Jane Addams,1860—1935)建立的社区住宅。1902年女子医学院关闭之后,汉密尔顿加入了新传染病纪念研究所。汉密尔顿有关芝加哥伤寒热的研究使人们意识到苍蝇在传播细菌中的作用以及疾病和卫生之间的关系与公共卫生改革的需求。汉密尔顿在赫尔住宅的经历使她认识到许多工人患上不可治愈的疾病是因为经常暴露在工厂、铸造厂和铁矿厂有毒的环境里。尽管欧洲已经建立了工业医学这门学科,但是在美国,职业病从本质上被忽略了。她发现男医生似乎认为职业病有些"被社会主义或女性对穷人的多愁善感感染了"。

作为伊利诺伊州职业病委员会的管理主任，汉密尔顿将工业毒物的研究例如铅和实验室研究结合在一起。作为调查的结果，伊利诺伊州通过了工人抚恤金法律，为工人提供安全措施以及医学体检。1911年，汉密尔顿成为美国劳动局一名不受报酬的特殊的调查者。当汉密尔顿开始研究工业疾病时，医生和雇主认为工人可以通过洗手来预防工业毒物。汉密尔顿试图使他们相信"一个制铅工人每天吃三顿饭，即使在喝汤和喝咖啡的时候没有洗手，但是他在一分钟内呼吸16次，当空气中含有铅时，他就很有可能吸食到铅，不管他有没有洗干净手指甲"。发现了铅尘的危害后，汉密尔顿继续调查砷、汞、有机溶剂、镭和其他有毒物质的危害，特别是在橡胶厂和军需品工厂。汉密尔顿在和工厂业主协商谈判的时候通常都很成功，因为她注重实效，坚持不懈，而且"公平但又不过分"。

一战后，人们对工业卫生的兴趣和注意增加了，但是因为这个领域是新的而且仍然有些值得怀疑，所以并没有引起男医生的注意。汉密尔顿欣然同意成为哈佛大学医学院工业医学部的教授助理，因为她是唯一的候选人。作为大学的第一位女教授，哈佛大学和汉密尔顿签了三份合同。她不会参加哈佛教工俱乐部或是积极投身于庆祝游行，也不会要求得到足球票。1935年，汉密尔顿从哈佛大学退休，获得工业医学教授助理名誉称号。一生中，汉密尔顿一直是保护性立法、儿童劳动法、和平主义、计划生育和其他一些社会改革的提倡者。在家中，汉密尔顿死于中风，享年101岁。

在美国，1850年到1895年间建立了19所女性医学院校。19世纪末仍然存在的学校有波士顿女子医学院（新英格兰女子医学院）、妇女医学院（堪萨斯城，密苏里州）、纽约妇幼保健医院的女子医学院、芝加哥医学院女子医院、纽约免费女子医学院、巴尔的摩女子医学院、宾夕法尼亚州女子医学院以及纽约女子医学院和女子医院。只有后三所学校直到1909年还开着。其他的学校要么关闭，要么合并给男女合校的学校。宾夕法尼亚州女子医学院最初还招收那些支持女性医学教育的男医生。19世纪90年代，女子医学院同时招收男性和女性。一般来说，产科和妇科的教授以及学院的院长都是女性。1969年开始招收男学生后，学校改成宾夕法尼亚州医学院。

1899年，科内尔大学开始招收女学生后，布莱克韦尔姐妹关闭了纽约医院的女子医学院。在把医学职业向女性开放这项运动中，许多领导者认为男女合校很好，所以她们认为单独的女子学校没有存在的必要。在要获得加入美国医学院校资格的奋斗后，19世纪90年代似乎代表了女性医生的"黄金时代"。布莱克韦尔姐妹相信所有医学院校的大门都应该向女性开放。不幸的是,没过多久这扇门又关上了。在 20 世纪的前半时期,招收女学生的学校数量很少以至于女孩们很难相信女性曾经构成医学生的一个重要部分。

一些 19 世纪的宗派主义学校比正统的医学院校更多地向女性开放,但是它们大多数在本世纪末不存在了。幸存的那些要么放弃了创建者的哲学思想,要么和正统的医学院合并了。例如,怀特(Ellen G. White)建立了福音传道者医学院,发布基督再临论者的健康消息,保护包括女性教师和学生在内的女病人的羞涩。医学院十个学生中有四个是女性。尽管怀特希望学院可以获得所有的资格鉴定,但加利福尼亚林达(Loma Linda)的福音传道者医学院的基督再临论者学院开始作为一所水疗学校。由于怀特影响力的消失,学院的领导者打破了宗教教条和医学科学间的平衡。怀特有关训练女性去服务女性病人的目标很快就被放弃了,同时被放弃的还有使女性学生和教师角色合理化的"羞涩教条"。20 世纪 20 年代,基督再临论者学校转变成正统的医学院校,放弃了它教育培养女性医生的信条。

在布莱克韦尔乐观地宣布女性加入医学教育的战斗最终会胜利之后的一个世纪,国会有充足的证据证明妇女长久以来都了解的:美国医学院校对女性充满歧视。然而,一些学校的行政官认为"女性地带"拥有 5％的限额就够了。1970 年,美国妇女公平运动联盟(WEAL)领导社会阶级运动反对所有的医学院校,声称要挑战入学歧视限额系统。1905 年到 1955 年,4％到 5％的医学生是女性。1969 年,9％的医学生是女性。1971 年,在对美国妇女公平运动联盟提出诉讼的回应中,美国公共卫生服务宣称接受联邦资助的医学院校不得在招收学生和工资方面歧视女性。1975 年,女性医学生的数量增长了三倍。

457

推荐阅读

Apple, R. D., ed. (1992). *Women, Health, and Medicine in America. A Historical Handbook*. New Brunswick, NJ: Rutgers University Press.

Ashley, J. A. (1976). *Hospitals, Paternalism, and the Role of the Nurse*. New York: Teachers College Press.

Aveling, J. H. (1967). *English Midwives: Their History and Prospects*. London: Elliott. (Reprint of the 1872 edition.)

Aveling, J. H. (1977). *The Chamberlens and the Midwifery Forceps*, Me-

morials of the Family, *and an Essay on the Invention of the Instrument*. New York: AMS Press. (Reprint of the 1882 edition.)

Barker-Benfield, G. J. (1976). *The Horrors of the Half-Known Life: Male Attitudes Toward Women and Sexuality in Nineteenth-Century America*. New York: Harper & Row.

Blackwell, E. (1977). *Pioneer Work in Opening the Medical Profession to Women: Autobiographical Sketches by Dr. Elizabeth Blackwell. Introduction by Dr. Mary Roth Walsh*. New York: Schocken. (Reprint of the 1914 edition.)

Blustein, B. E. (1976). *Educating for Health and Prevention: A History of the Department of Community and Preventive Medicine of the (Woman's) Medical College of Pennsylvania*. Canton, MA: Science History Publications.

Bonner, T. N. (1992). *To the Ends of the Earth. Women's Search for Education in Medicine*. Cambridge, MA: Harvard University Press.

Borst, C. G. (1995). *Catching Babies. The Professionalization of Childbirth*, *1870—1920*. Cambridge, MA: Harvard University Press.

Breckinridge, M. (1981). *Wide Neighborhoods: A Story of the Frontier Nursing Service*. Lexington, KY: University Press of Kentucky.

Buhler-Wilkerson, K. (2001). *No Place Like Home: A History of Nursing and Home Care in the United States*. Johns Baltimore, MD: Johns Hopkins University Press.

Bullough, B. , Bullough, V. L. , and Stanton, M. , eds. (1990). *Nightingale and Her Era*. New York: Garland.

Bullough, V. L. , Church, O. M. , and Stein, A. P. , eds. (1988). *American Nursing: A Biographical Dictionary*. New York: Garland Publishing.

Caton, D. (1999). *What a Blessing She Had Chloroform: The Medical and Social Response to the Pain of Childbirth from 1800 to the Present*. New Haven, CT: Yale University Press.

Clarke, E. H. (1972). *Sex in Education; or, A fair Chance for the Girls*. New York: Arno Press. (Reprint of the 1873 edition.)

DeVries, R. G. (1985). *Regulating Birth: Midwives, Medicine and the Law*. Philadelphia, PA: Temple University Press.

Djerassi, C. (2001). *This Man's Pill: Reflections on the 50th Birthday of the Pill*. New York: Oxford University Press.

Donegan, J. B. (1978). *Women and Men Midwives: Medicine, Morality, and Misogyny in Early America*. Westport, CT: Greenwood Press.

Doyal, L. (1995). *What Makes Women Sick. Gender and the Political Economy of Health*. New Brunswick, NJ: Rutgers University Press.

Drachman, V. G. (1984). *Hospital with a Heart: Women Doctors and the Paradox of Separatism at the New England Hospital, 1862—1969*. Ithaca, NY: Cornell University Press.

Evenden, D. (2000). *The Midwives of Seventeenth-Century London*. Cambridge: Cambridge University Press.

Fee, E., and Krieger, N., eds. (1994). *Women's Health, Politics, and Power: Essays on Sex/Gender, Medicine, and Public Health*. Amityville, NY: Baywood Publishing.

Fraser, G. J. (1998). *African American Midwifery in the South. Dialogues of Birth, Race, and Memory*. Cambridge, MA: Harvard University Press.

Furst, L. R., ed. (1997). *Women Healers and Physicians: Climbing a Long Hill*. Lexington, KY: University Press of Kentucky.

Gelbart, N. R. (1998). *The King's Midwife: A History and Mystery of Madame du Coudray*. Berkeley, CA: University of California Press.

Hamilton, A. (1985). *Exploring the Dangerous Trades: The Autobiography of Alice Hamilton, M. D. Foreword by Barbara Sicherman*. Boston, MA: Northeastern University Press. (Reprint of the 1943 edition.)

Hibbard, B. (2000). *The Obstetrician's Armamentarium: Historical Obstetric Instruments and their Inventors*. San Anselmo, CA: Norman Publishing.

Howe, J. W. (1972). *Sex and Education; A Reply to Dr. E. H. Clarke's "Sex in Education"*. New York: Arno Press. (Reprint of the 1874 edition.)

Kaufman, M., Hawkins, J. W., Higgins, L. P., and Friedman, A. H., eds. (1988). *Dictionary of American Nursing Biography*. Westport, CT: Greenwood Press.

Koblinsky, M., Timyan, J., and Gay, J., eds. (1993). *The Health of Women: A Global Perspective*. Westview Press.

Leavitt, J. W., ed. (1999). *Women and Health in America: Historical Readings*. Madison, WI: University of Wisconsin Press.

Leighow, S. R. (1996). *Nurses' Questions/Women's Questions: The Impact of the Demographic Revolution and Feminism on the United States Working Women, 1946—1986*. New York: Peter Lang.

Loudon, I. (2000). *The Tragedy of Childbed Fever*. New York: Oxford University Press.

Magner, L. N., ed. (1997). *Doctors, Nurses, and Medical Practitioners: A Bio-Bibliographical Sourcebook*. Westport, CT: Greenwood Press.

Marland, H., and Rafferty, A. M., eds. (1997). *Midwives, Society and Childbirth. Debates and Controversies in the Modern Period*. New York: Routledge.

McGregor, D. K. (1998). *From Midwives to Medicine. The Birth of American Gynecology*. New Brunswick, NJ: Rutgers University Press.

Melosh, B. (1982). *"The Physician's Hand": Work Culture and Conflict in American Nursing*. Philadelphia, PA: Temple University Press.

More, E. S. (1999). *Restoring the Balance: Women Physicians and the Profession of Medicine, 1850—1995*. Cambridge, MA: Harvard University Press.

More, E. S., and Milligan, M. A., eds. (1995). *The Empathic Practitioner: Empathy, Gender, and Medicine*. New Brunswick, NJ: Rutgers University Press.

Nuland, S. B. (2003). *The Doctors' Plague: Germs, Childbed Fever and the Strange Story of Ignác Semmelweis*. Norton/Atlas Books.

Nutting, M. A., and Dock, L. L. (2000). *A History of Nursing*. (With a new introduction by L. Williamson.), 4 volumes. Bristol, UK: Thoemmes Press.

O'Dowd, M. J. (2001). *The History of Obstetrics and Gynaecology*. Boca Raton, FL: CRC Press.

Oakley, A. (1984). *The Captured Womb: A History of the Medical Care of Pregnant Women*. Oxford: Basil Blackwell.

Peitzman, S. J. (2000). *A New and Untried Course: Woman's Medical College and Medical College of Pennsylvania, 1850—1998*. New Brunswick, NJ: Rutgers University Press.

Reverby, S. M. (1987). *Ordered to Care: The Dilemma of American Nursing, 1850—1954*. New York: Cambridge University Press.

Rooks, J. P. (1997). *Midwifery and Childbirth in America*. Philadelphia, PA: Temple University Press.

Rosser, S. V. (1994). *Women's Health—Missing from U. S. Medicine*. Bloomington, IN: Indiana University Press.

Sandelowski, M. (2000). *Devices and Desires: Gender, Technology, and American Nursing*. Chapel Hill, NC: University of North Carolina Press.

Semmelweis, I. (1983). *The Etiology, Concept, and Prophylaxis of Childbed Fever*. (Trans., ed., Introductory Essay by K. Codell Carter.) Madison, WI: University of Wisconsin Press.

Sharp, J. (1999). *The Midwife's Book; or, The Whole Art of Midwifery Discovered*. Edited by E. Hobby. Oxford: Oxford University Press.

Sicherman, B., ed. (1984). *Alice Hamilton: A Life in Letters*. Cambridge, MA: Harvard University Press.

Stage, S. (1979). *Female Complaints. Lydia Pinkham and the Business of Women's Medicine*. New York: Norton.

Thompson, L. (1999). *The Wandering Womb: A Cultural History of Outrageous Beliefs About Women*. Amherst, NY: Prometheus Books.

Ulrich, L. T. (1990). *A Midwife's Tale: The Life of Martha Ballard, Based on Her Diary, 1785—1812*. New York: Knopf.

Walsh, M. R. (1977). *"Doctors Wanted: No Women Need Apply": Sexual Barriers in the Medical Profession, 1835—1975*. New Haven, CT: Yale University Press.

Williamson, L. , ed. (1999). *Florence Nightingale and the Birth of Professional Nursing*, 6 Vols. Bristol, UK: Thoemmes Press.

Wilson, A. (1995). *The Making of Man-Midwifery: Childbirth in England, 1660—1770*. Cambridge, MA: Harvard University Press.

第十二章　外科的艺术和科学

现代外科学这一最受尊重、强大以及回报最高的医学专业之一是从一个最受轻视的医学分支发展而来的。一旦外科医生拥有战胜重大手术过程中出现的两大障碍——疼痛和感染——的武器时，这一变革就以惊人的速度发生了。全身麻醉是在19世纪40年代开始的，而消毒则是19世纪70年代的事。

然而，对外科学进展的进一步研究却发现，对于这个发生在19世纪的重大变革存在着一个更为复杂的解释。首先，即使不是在大手术中，至少在对外伤、溃疡、皮肤病、骨折以及关节脱位等的治疗上外科医生享有很长一段时间的成功。与内科医生对内部疾病的治疗相比，治疗外伤、泌尿系统疾病以及骨折的外科医生有理由夸耀他们的治疗方法的有效性。确实可以这么说，当外科医生用他们的专业技术和知识填补了药物和外科手术之间的差距的同时，他们也为一个强大的、统一而又内涵丰富的医学专业的专业化和现代化奠定了基础。

从一个更宽的视角来看外科学，我们可以发现，从昂布鲁瓦兹·巴累（Ambroise Paré，1510—1590）时期到19世纪早期外科学的发展在很大程度上归功于有创造力的外科医生们的工作、更好的教育、临床实践训练以及对解剖学、生理学的研究。即使是在对体液病理学的推崇风行一时的时候，外科医生的观点还是应把注意力着眼于局部的病变。当从活体的疾病过程与尸体病理性损伤两者之间关系的研究中得到支持时，越来越多的内科医生接受了局部病理学病变这一观点。外科学从内科医生的研究中获得许多知识，但同时提供了一种基于经验主义和解剖学的观点，这对整个医学日后的分支起了重要的作用。

麻醉

到了18世纪，解剖学研究的进步以及对局限性的、以损伤为基础的或是对固体病理学方法的认同为外科学的创新提供了一个知识框架。但从病人的角度来看,即使是极其需要的手术,疼痛也会是一个极大的避免手术的理由。生理学家把疼痛定义为一种与确实存在的或潜在的组织损伤相伴随的令人不快的感觉及情感体验。然而疼痛对生命的维持和保护却是非常重要的。疼痛为身体的创伤和伤害提供必要的警告,但它同时对健康有很强烈的负面作用。通常疼痛可以激发出一定的行动来阻止进一步的损害,但对疼痛的恐惧也让病人拒绝接受外科医生和牙科医生的建议。

虽然麻醉药用于宗教仪式及消遣娱乐已有几千年的历史,但奥利弗·温德尔·霍姆斯(Oliver Wendell Holmes,1809—1894)在思考传统医学的智慧时说,大自然只给了我们三种天然麻醉药:睡觉、昏迷以及死亡。对意识和情绪改变物质的研究比农业要早得多,但为典礼、宗教仪式或各种社会目的准备的药物却极少用来减轻手术过程中的疼痛。可能麻醉药与宗教的密切关系妨碍了它作为非宗教麻醉品的使用。另一方面,这种用于仪式中的使人进入极乐世界并且导致自残的魔药有可能主要是通过暗示才起作用的。假如药物不起作用,那么使用药物的人就会因不够虔诚而受责罚。假如有人因为药物过量而死,那是上帝的旨意。

因此,人们没有理由认为用于宗教仪式中的麻醉药制剂会符合用于外科麻醉的要求:绝对、完全、安全地消除疼痛。适用于宗教目的的药物可能会对接受手术的病人产生不可预计且危险的后果。根据对药物过量致死的统计学研究,人们宁愿为获得欣快感而冒药物过量的危险,却不愿意为手术冒险。在宗教活动中,生死掌握在上帝手上;而在手术室里,责任全在外科医生身上。

假如麻醉药是"温和的致醉剂",那么酒精应该是外科医生的选择。酒精制剂一直用于行刑前和一些部落仪式前的准备,例如包皮环切和割划皮肤。然而不幸的是,诱导昏睡状态的大剂量酒精往往会引起恶心、呕吐乃至死亡而不是睡眠。治疗者也试图通过麦斯麦术、催眠术、萨满教的仪式、祈祷和把疼痛象征性地转移到动物或无生命物体上的方法使病人达到一种称为心理麻醉的状态。这种方法可能不是绝对和彻底的,但是希望和信仰的结合可能比不纯的药物和酒精的复杂混合物要安全一点。

印度有各种各样的自我催眠方法,但这些方法要求高水平的训练和高度的专注以及很强的自我约束力。心理麻醉最著名的欧洲译本是由奥地利的内科医生弗里德里希·安东·麦斯麦(Friedrich Anton Mesmer,1734—1815)完成的。虽然麦斯麦的方法受到了内科医生的批评,并被包括美国的科学家

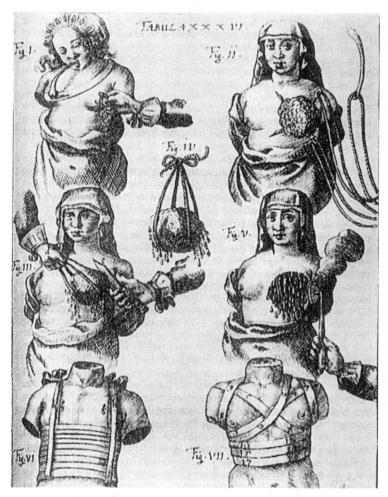

1666年,约翰·舒尔特的文章中描绘了乳房切除的过程

及政治家本杰明·富兰克林(Benjamin Franklin,1706—1790)和法国化学家
安托万·劳伦·拉瓦锡(Antoine Laurent Lavoisier,1743—1794)在内的好
怀疑的科学家认定是具有欺骗性的,但麦斯麦的"动物磁力"很容易使一些敏
感的病人进入一种梦游状态。由于"麦斯麦术"和江湖医术有着密切的联系,
医生和科学家不出所料地都对它持有怀疑态度。詹姆士·布莱德(James
Braid,1795—1860)创造了一个新词——催眠术——得以把科学研究中的麦
斯麦术或者说是"神经睡眠"从唯灵论和庸医骗术中区分出来。布莱德认为催
眠术是一种主观状态,它依赖于病人对暗示的接受程度。在敏感的受试者身
上,催眠师可以诱导出一种足以克服手术疼痛的深睡眠。为了展示这种方法

的威力,一位臭名昭著的法国"助产士催眠师"在产房催眠妇女并在动物园里把一头狮子送入梦乡。

当欧洲的内科医生开始严肃地对待催眠术的时候,吸入麻醉实际上已经取得了完全的成功。与历史潮流不相协调的是,伦敦大学的一个医学讲师约翰·埃利奥特森(John Elliotson,1791—1868)成立了一个专门研究催眠术的医院。他报道说即使是大腿截肢术也可以在催眠状态下进行。詹姆斯·依斯岱(James Esdaile,1808—1859)在印度工作时开始对催眠术感兴趣,他宣称在他做过的二百多例用催眠术麻醉的手术里死亡率低于 6%。然而不幸的是,在 1851 年回到苏格兰的时候,他发现催眠术在当地并没有在印度时那么有效。最终,催眠术被证实在心理分析中的发展比在外科麻醉中的发展更有意义。巴黎的神经学家简·马丁·查科特(Jean Martin Charcot,1825—1893)在对癔症的临床研究中使用催眠术,但同时认为催眠状态本身也是一种病态。对疼痛的神经内分泌学的最新研究可能有助于解释催眠术的机制。令人意外的是,虽然催眠术被人们普遍地贬为"仅仅是暗示",但它更有可能消除"真正的"痛而不是"想象中的"痛。

外科医生实验了很多种方法来分散病人对手术中疼痛的注意力。一种直接但粗鲁的、使人失去感觉的方法是对准病人的下巴猛然一击使其不省人事。这个方法并不确定也不彻底,但是外科医生可以在病人回过神之前从他身上取出一颗子弹。用反刺激剂例如荨麻刺刮擦病人也可以分散病人的注意力。按压神经或动脉也可以使病人对疼痛不敏感,但是也会引起窒息和死亡。只要血放得足够多而引起昏迷,就算割开静脉放血也可以止痛。放血的方法用于分娩、错位关节的复位、骨折固定前的准备。这些方法都因太难以预测后果而不符合外科麻醉的要求。

465　　神话和民间故事中很多地方都提到了那些神奇的药物,如特洛伊中的海伦用的去除疼痛和不适的药物。然而不幸的是,神话中完美的止痛药的成分是一个神秘的谜。更多的可用催眠药中包含了很多危险成分,吸入这些药物可能比吃了它更安全。用吸入的方法并不需要准确地计算药物有效成分的量,因为当病人麻醉完全时就可以撤除吸入剂。与此相反,吞掉或注射的过量药物并不能取出来。

出现在白雪公主故事里的"睡苹果"是个中世纪的典型,它一般包含鸦片、曼陀罗花、莨菪、毒芹、酒和麝香。通常使用者应该吸入苹果的香气而不是吃了它。中世纪外科医生推荐的"催眠海绵"里有相似的混合物。到了 16 世纪,外科医生把旧时常用的药物例如毒参茄划分为毒物，因为其麻痹人的感觉并使人变得胆小。在莎士比亚的《安东尼和克利奥帕特拉》中，克利奥帕特拉用毒参茄安全地使自己在安东尼回来之前睡着几个小时来打发时间。莎士比亚暗中提到了很多催眠物质，例如罂粟、曼陀罗草和"睡眠糖浆"，但是这些东西都不是最可靠的。在现实生活中，外科医生发现用药后在手术中睡死过去的病人往往很难醒过来。鸦片在毒参茄被弃用后的很长一段时间内备受推崇。像汤姆斯·西登汉姆（Thomas Sydenham，1624—1689）和约翰·亨特（John Hunter，1728—1793）这样知名的内科医生把鸦片当成是一种很有威力的药物，认为这是上帝仁慈的表现。对于一个为治疗疼痛难忍的恶性肿瘤而征求他的建议的同事，亨特说唯一的选择只有"鸦片！鸦片！鸦片！"大剂量应用时，鸦片通常会引起昏睡和精神消沉，但兴奋、呕吐、头痛和便秘等副作用并不少见。鸦片及阿片类制剂并不抑制呼吸，但是它们会减轻呼吸中枢对二氧化碳的敏感性。由于自主呼吸驱动力的减少，服用此类药物而睡着的人有可能因此而死亡。鸦片类制剂也有可能引起便秘、深度镇静、恶心呕吐、咳嗽反射的抑制或支气管痉挛。即使鸦片存在这些问题，但它仍被用在止咳药、安眠药中，还是安抚啼哭不止的婴儿的灵丹妙药。一些批评家认识到药物依赖性的严重性，但是鸦片一直到 20 世纪仍得到广泛应用。制备催眠药和麻醉剂可以把大麻、莨葜、颠茄、莨菪、曼陀罗以及各种各样绿色植物混合在一起制成一种奇异的色拉。颠茄一直被认为是穷人的"鸦片"，可用于失眠、牙痛和疼痛的治疗。

　　普遍存在的曼陀罗，其组织的各个部分都有毒性物质，但是有作用的阿托品碱和东莨菪碱集中在它的种子里。有关人们用酒吞食曼陀罗种子引起阿托品样中毒的报道并不少见。到了 20 世纪，长期被用作催眠药和镇静剂的东莨菪碱被产科医生大量应用，并称在东莨菪碱和吗啡的混合物诱导的"昏睡"状态下可以进行无痛分娩，且可对其进行科学监控。东莨菪碱随之风靡起来。批评家争论称这种昏睡与其说是麻醉的效果不如说是遗忘的效果。使用这种方法时，妇女经历了分娩时的痛楚，但之后她们忘了这回事，以为分娩过程是无痛的。贝莎·范·霍森（Bertha Van Hoosen，1863—1952）博士赞扬昏睡状态下的无痛分娩是"20 世纪对妇女最大的恩惠"。范·霍森设计了一个特殊的栅栏来约束进行这种所谓的无痛分娩的妇女，以免她们在剧烈翻身和尖叫中伤害自己。1915 年，范·霍森成立了美国医学妇女协会并成为该协会的首任主席。到了 20 世纪 20 年代，对"昏睡"的怀疑及其他可用药物的出现结束了东莨菪碱-吗啡麻醉的时代。东莨菪碱甚至被当作缓解晕船症状的药物而出售,虽然它可能引起危险的幻觉。

毒芹是一种声名狼藉的致死性毒药的活性成分,它曾给因被指控毒害雅典青少年心灵的古希腊哲学家苏格拉底(Socrates,前470—前399)服用。虽然很明显毒芹是一种危险的药物,但它有时候仍被混在麻醉药中使用。这个药物在感觉中枢受影响之前首先抑制运动中枢,这可能对外科医生有利,但对病人是有害的。同急于找到一种使痛觉丧失的药一样,外科医生迫切希望能找到一种能使肌肉松弛的药。马钱子(箭毒)是南美印第安人抹在箭头上的毒药,由于自然主义者、探险家亚历山大·范·休姆鲍特(Alexander von Humboldt,1769—1859)的介绍而引起了欧洲科学家的注意,而亚历山大差点在这个研究过程中丧命。箭毒并不能减轻疼痛,但它因能阻止病人活动并有强大的肌肉松弛效果而在手术中很有用处。假如没有辅助通气,箭毒引起的瘫痪状态可以是致命的,因此它在19世纪的手术中用处不大。数十年之后,外科医生将麻醉重新定义为:意识丧失(遗忘)、痛觉丧失和(必要时)肌肉松弛。

笑气、乙醚和外科麻醉剂

尽管自然界中有麻醉作用的物质非常丰富,18世纪化学革命带来的令人惊叹的合成药物还是让这些古代麻醉药物黯然失色。约瑟夫·普里斯特利(Joseph Priestly,1733—1804),英国神学家、教育家、作家和政治理论家,以发现氧气而著称于世。汉弗莱·戴维(Humphry Davy,1778—1829)爵士在评价他那孜孜不倦的化学研究时说:"从来没有人单独发现这么多新的令人好奇的物质。"最有趣的是以一氧化二氮或者笑气著称的气体。如果不是政治和宗教斗争干扰普里斯特利的研究并迫使他在1794年移居美国的话,习惯在自己身上试验新的气体效果的他可能已经发现笑气的麻醉作用了。

第一代气体化学家的天才发现给骗子和吹牛者提供了机会。对于那些承诺通过吸入氧气、氢气和其他"人造气体"就会对哮喘、卡他性炎症、结核和癌症有神奇疗效的人,尽责的试验者们并没有竞争力。尽管如此,一些医生仍然尝试着去寻找这些新气体的有用的医学作用。出于对气体化学的着迷,托马斯·贝多斯(Thomas Beddoes,1760—1808)说服他的朋友托马斯·韦奇伍德(Thomas Wedgwood,1771—1805)和詹姆斯·沃特(James Watt,1736—1819)帮助他建立了气体研究所,也就是一家用吸入人造气体来治疗肺部疾病的医院。许多科学家包括汉弗莱·戴维都开始对他的工作产生兴趣。因为遭受牙痛的困扰，1795年戴维开始吸入一氧化二氮。除了感到头晕、轻松和欣快感，戴维发现智齿引起的疼痛几乎消失了。但是随着吸入的逐渐减弱，疼痛很快重新出现，并且比以前更加严重。但戴维仍然提出一氧化二氮可能在外科手术中有用。戴维的同事迈克尔·法拉第（Michael Faraday，1791—1867）在各种气体的实验中发现了乙醚蒸汽的催眠作用。通过比较乙醚和一氧化二氮的作用，法拉第发现两种化学物质引起相似的反应。许多研究发现吸入乙醚或者一氧化二氮可以产生欣快感，但是，偶尔，吸入乙醚或者一氧化二氮的人会产生惊恐或者一些奇异的反应，比如感觉丧失、嗜睡、幻觉和昏迷。其他18世纪的化学家推荐乙醚适合于痉挛发作、头痛、痛风、风湿病、哮喘、耳聋、百日咳和其他一些疾病的治疗。

　　尽管为了证明吸入麻醉的安全性和有效性，亨利·希尔·希克曼（Henry Hill Hickman，1801—1830）做了勇敢的尝试，但还是不能提高医学界的兴趣。与许多麻醉先驱不同的是，希克曼不是简单地嗅闻各种化学气体。关在密闭的玻璃容器中的狗和老鼠被放置在各种试验气体下直到达到一种"假死状态"。在这种状态下，动物对疼痛感觉迟钝，但是在手术中存在循环衰竭的危险。由于试验不能激起医学界对外科麻醉的兴趣，显然希克曼难以接受这种压倒性的失败而自杀了。

　　19世纪40年代外科麻醉的发展史牵涉了一些极不相称的角色，相比历史剧他们更适合演滑稽剧。此外，主要事件没有发生在享有盛誉的欧洲医学院校或者是医院，而是在医学和科学世界的周围。这些主角的构成是巡游四方的教授、以表演为目的的化学家，还有在当时被认为更像骗子而不像医生的牙科医生。微乎其微的争论上的领先几乎消耗甚至毁灭了几个外科麻醉发现参与者的活力。这些角色中包括霍瑞斯·韦尔斯（Horace Wells，1815—1848）和威廉·托马斯·格林·莫顿（William Thomas Green Morton，1819—1868），在韦尔斯认识到一氧化二氮的麻醉作用以及莫顿论证乙醚的价值之前，他们俩还是合作非常成功的同事。查尔斯·托马斯·杰克逊（Charles Thomas Jackson，1805—1880），一个化学家和内科医生，后来宣布是他先发现乙醚的麻醉作用而不是莫顿。就在莫顿和杰克逊为谁先发现乙醚的麻醉作用在英国争执不休的时候，乔治亚州的一个叫克劳福德·威廉姆逊·朗（Crawford Williamson Long，1815—1878）的医生声明他在莫顿之前就已经发现了乙醚的麻醉作用。

468

在 19 世纪,自命为教授的人为兜售药物的表演和演讲给整个美国城镇居民带来了启迪和娱乐。这些化学教授利用新发现气体的令人惊奇的特性来使他们的演讲变得生动,比如利用氢气喷出火焰、鼓励志愿者吸入一氧化二氮而自娱自乐。牙科、内科和化学系的学生不用他们的巡回演讲的教授的帮助,只要愿意,随时都可以享受"笑气舞会"和"乙醚狂欢会"。事实上,这些物质的"香槟效果"如此出名,以致杰克逊试图申请专利的时候,莫顿的拥护者指出在美国几乎找不到一个学校或者团体的男孩和女孩没有吸过这些药物。

牙科医生似乎比其他开发者有更大的动力去发现新奇、有效的麻醉剂。不到烂牙的痛苦超越可以想像的拔牙的痛苦时,牙痛患者不会找牙医就诊。从古至今,牙医都宣称他们拥有移除病牙和消除疼痛的药物。古老的牙齿涂料包括想得到或想不到的任何东西,从蜂蜜和鸦片到烂苹果和甲虫磨成的粉,甚至浸过醋的响尾蛇毒液、吻一头驴子、咬掉老鼠的头、在坏牙中塞进一只活虱子,还有用牛粪涂抹牙床都是治疗牙痛的最奇特的方法。

在法国,牙科逐渐成为外科的一个专科。外科医生写的外科学教材特别包含了关于牙齿、牙齿和牙龈疾病、拔牙、假牙结构、牙齿填充材料与治疗牙齿和牙龈疾病其他方法的介绍。尽管那些单纯拔牙者的身份还不如那些庸医,但就是外科主治医生也要操作拔牙。16 世纪就有牙科学书籍出版,但是《口腔外科医生》(1728)——两卷本、由牙科医生皮耶尔·弗沙(Pierre Fauchard,1678—1761)所写的全面的论述被认为是口腔医学历史的里程碑。为 18 世纪法国贵族解决牙齿问题的外科医生享有很高的声望。

查平·阿隆·哈里斯(Chapin Aaron Harris,1806—1860)是美国牙科学的奠基人之一,一开始是向他兄弟学习内科、外科和牙科学的。1833 年,哈里斯通过了马里兰州医学部的考试,被授予医学博士。尽管哈里斯开始以医生作为职业,但他决定专职口腔科,在他从马里兰内科和外科学系取得口腔科职业证书而定居在巴尔的摩之前花了好几年时间流浪从业。哈里斯出版了很多牙科学的文章和书籍,包括《牙科的艺术:口腔外科的实践论述》、《口腔外科的理论与实践》和《口腔医学字典:文献、传记及医学命名法》。哈里斯是世界上第一所口腔科学校——巴尔的摩口腔医学院(1840)的创始人之一,建立了第一个国际口腔科协会——美国口腔科医生协会。

尽管在 19 世纪,美国牙科医生推出了改良的牙科器具和方法,但是来自未来病人的恐惧和医学界的蔑视严重限制他们专业和经济的进步。这些障碍特别让韦尔斯和他的合作者莫顿这样的人烦恼。韦尔斯和莫顿已经发明了改进的人造牙齿的安装和牙齿的焊接,但是潜在的消费者因为这个方法需要拔掉所有残存的牙齿和牙根而不能接受他们"如果不满意退钱"的治疗。因此,韦尔斯和莫顿对于能够消除牙科手术中疼痛的任何物质都极感兴趣。

1844 年 12 月 10 日,韦尔斯参加了加德纳·昆西·科尔顿(Gardner Quincy Colton)医生的一个演讲,其间展示了一氧化二氮的神奇效果。当一个志愿者因为笑气的作用即使跌下讲台折断了腿仍然保持兴奋的时候,韦尔斯被深深地震撼了。韦尔斯请求科尔顿把笑气带进他的办公室做试验。第二天早上,科尔顿给韦尔斯吸了笑气,然后约翰·M. 瑞吉斯(John M. Riggs)——一个牙科学生给他拔了一颗牙齿。当韦尔斯醒过来的时候,他惊喜地意识到在手术过程中他没有感到丝毫疼痛。在接下来的一个月中,韦尔斯在几十个病人身上使用了一氧化二氮。在莫顿的要求下,哈佛医学院的一个教授约翰·柯林斯·沃伦(John Collins Warren,1778—1856)允许韦尔斯讲授一堂外科课。然而,沃伦对无痛拔牙术的怀疑态度明显地表现在他对韦尔斯的介绍上。他提醒学生说:这里有一位先生,自称有一些东西可以驱除手术中的疼痛。当"志愿"拔牙的医学生在手术过程中呻吟的时候,韦尔斯和莫顿被敌对的观众嘲笑和羞辱了。讽刺的是,这个患者后来承认他没有感到一点疼痛。

470

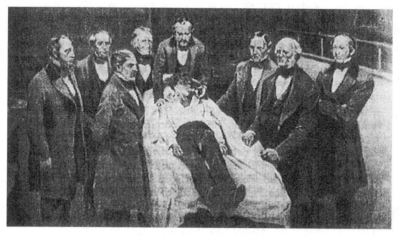

1846 年马萨诸塞州综合医院的外科麻醉手术

1848 年,亨利·J. 比格律(Henry J. Bigelow,1818—1890)在评价这个麻醉论战的时候认为韦尔斯没有满足外科麻醉的标准。外科医生要求药物的麻醉效果是绝对的、完全的和安全的。当时吸入笑气后的行为不能预料,在判断气体的效果上评价者发挥了很大的作用。那些为娱乐而吸入笑气的人经常表现得很兴奋,而为准备外科手术吸入笑气者变得昏昏欲睡、失去感觉。在吸入麻醉被承认之后的优先权争夺期间,莫顿抱怨说在这个发现中他是唯一一个遭受经济损失的。然而,他的同事韦尔斯因为参加这场辩论付出了更高的代价:失去了他的心智和他的生命。在专业认同宣告失败后,韦尔斯吸入乙醚和氯仿来应付失败的沮丧。在马萨诸塞州总医院的羞辱经历之后不到四年,韦尔斯因为涉嫌骚扰一年轻妇女并向其投掷东西(酸、乙醚、氯仿)而遭逮捕。两天后,韦尔斯被发现死在小屋里,身边有一个空的氯仿瓶、一个铅笔刀、剃须刀和一封自杀遗书。韦尔斯永远都不可能知道一氧化二氮混合氧气成为了口腔科麻醉的重要物质。

韦尔斯凄凉的结局使波士顿的贵族们深信仅靠一个牙科医生不能实施无痛外科手术的真谛,但是没过多久,莫顿就使优秀的内科医生们深信吸入麻醉并不是骗人的把戏。和一氧化二氮一样,乙醚经常被用来取乐,在它作为一种奇异的化学物品的悠长历史中,也有一些研究者非常着急去发现它的麻醉用途。乙醚的最早合成要归功于文艺复兴时期的数名炼金术士,但他们究竟是怎么合成乙醚的至今仍不清楚。乙醚的合成原料(硫酸和乙醇)应该说很容易得到,但是要增加乙醚的产出而减少转化为其他产物需要严格控制温度。当然,早期合成的乙醚不可能很纯,而且,莫顿发现,乙醚被用作麻醉药物时的纯度要求是非常苛刻的。尽管乙醚已经被用作一种止痛剂来治疗肺结核、哮喘和百日咳,它在麻醉方面的作用还很少被探究。在开拓者千方百计地寻找吸入麻醉的答案之前,要把乙醚狂欢会的愉快经历同牙科与外科手术联系在一起并不是一件简单和不言而喻的事情。

根据家族传统,莫顿在1842年毕业于巴尔的摩大学口腔学系。但是,没有证据显示莫顿曾经在哪所口腔学校注册。尽管口腔科学在当时没有被承认为是一个专业,但是开拓者努力改进他们的技术,提高他们的地位,他们出版杂志、建立专业协会和学校,巴尔的摩口腔外科学就是后来的马里兰大学口腔科学院。无论他们的教育和技术水平怎么样,韦尔斯和莫顿都是拥有非常好的技术和创新精神的牙医,特别擅长发明牙科器械和假牙制作。由于目睹病人的痛苦和宁愿死也好过做牙科手术的态度,莫顿对怎样消除牙科手术的疼痛深深着迷。像当时外科医生一样,牙科医生只能提供给病人不可靠的麻醉。此外,由于呕吐会导致窒息和死亡,在牙科手术中酒精和鸦片引起的恶心就特别危险。

不管韦尔斯和莫顿在经济上的合作多么成功，莫顿为了从牙科学到内科学的转变，还是成了杰克逊的私人学生。在一次关于牙痛的讨论中，杰克逊建议用"牙痛滴剂"的方式使用乙醚。杰克逊后来宣布他在19世纪40年代早期就知道乙醚麻醉，但是当韦尔斯给杰克逊的妻子和阿姨拔牙的时候，杰克逊做的仅仅是鼓励她们要勇敢。因此，在发明麻醉优先权的争夺战上，莫顿说他导 472 师的麻醉思想没有超越乙醚的液体应用，就像是鸦片和其他麻醉药的应用方式一样。一直致力于寻找解除疼痛药物，莫顿查阅了许多医学文献，发现乙醚曾经被用来止痉、镇痛、催眠。注意到当乙醚应用到坏牙时牙床会变得麻木，莫顿由此推想乙醚是否能够使整个人变得麻木。在严格保密的情况下，莫顿在各种动物身上试验了乙醚的吸入效果。但是不如意的是试验结果很不一致，莫顿寻求杰克逊的意见，从而注意到在药剂师那里买的乙醚很少有足够的纯度可以用作麻醉。

1846年9月30日，莫顿用乙醚浸透了一块手帕，边看表，边深深吸入。八分钟后，他恢复了意识，并且发现除了轻微兴奋和头痛之外，没有其他影响。那天晚上，莫顿试验了这个发现，给一个病人拔除了一颗坚固的磨牙。在这个无痛手术之后，那个病人给莫顿写了一封书面的证明书。确信自己的发现正确之后，莫顿再次和沃伦医生联络，要求给他一个机会来证明消除疼痛的方法。考虑到通过一个特殊的器械吸入乙醚比以前用抹布吸入的方法可以得到更可靠的结果，莫顿寻求一个有名的科学器械发明家的帮助。

1846年10月16日，也就是要在医院表演那一天，莫顿非常焦虑，他的用来吸入的器械还没有制造完成。当莫顿带着新的吸入器和秘密的"遗忘气体"冲进去的时候病人已经被捆在手术台上。从病人嘴巴和舌头中取出一个大肿瘤的过程中病人完全处于安静状态，被这个事实震惊的沃伦信服地宣布："先生们，这不是骗术。"目击者将这次乙醚麻醉表演称为"有史以来手术中第一个伟大的、令人惊奇的景象"。沃伦在马萨诸塞州总医院所做的在乙醚麻醉下手术的表演被看成是那个时代外科手术学的开始。这也是一场丑陋的优先权争夺战的开始，从此以后，写请愿书、专利申请、小册子、证明书、在专业杂志和百科全书上看文章之类的事情源源不断。

对于莫顿来说接踵而来的麻烦是1846年10月23日杰克逊的来访。杰克逊听说莫顿打算申请外科麻醉的专利从而获得大量的财富。牙科医生按照常规取得了他们的发明专利，但是内科医生常常被推断具有更高的道德准则。尽管如此，杰克逊要求为他的专业建议取得酬金，他的名字也应该在专利上， 473

而且应有 10％的专利收入。就在杰克逊向莫顿提出要求后不久,他给法国科学院发出一封秘密报告,宣称他发现了乙醚麻醉、已经指导了一名牙科医生在拔牙时使用乙醚。杰克逊的秘密报告是一个保险策略:如果乙醚被证明是危险的,这封报告会被丢弃,但是如果这是一项成功的发现,他就可以利用这个来宣布他的优先权。当乙醚麻醉的成功越来越被肯定时,杰克逊便把自己扮演成唯一的发明者,而把莫顿贬为服从他命令的配角。当杰克逊在麻省医学会上演讲的时候,大多数听众接受了这位杰出的内科医生、化学家、地质学家对于他的竞争者——牙科庸医的反对声明。但并不是每个人都很相信这是杰克逊的发明。事实上,杰克逊被质问如果莫顿的病人死了他是否会承担责任。那些批评杰克逊的人认为这就是一个古老谚语的很好证明:成功的前提有很多,但失败肯定是最令人厌恶的那一个。

麻省医学会的道德准则不容许医生使用秘密疗法,当莫顿要求给另外的病人作手术的时候,医院的外科医生拒绝雇佣他,除非他能揭示麻醉的特性。他们还让他确认:病人如果没有切除患肢会死,如果没有麻醉的情况下手术可能使患者死于休克。当莫顿的名声和财产的梦幻蒸发得比乙醚还快时,对他来说展望伟大的人道主义精神是不容易的。从他的发明中获益的机会总是在躲避他。1868 年,就在莫顿和他的律师讨论 20 年来他和杰克逊冲突的相关文件后不久,他因脑溢血而死亡。在由雅各布・比奇洛(Jacob Bigelow)医生写的一份墓志铭中,莫顿被誉为"吸入麻醉的发明者"。杰克逊比莫顿多活了12 年,但是他并没有安享晚年。就像故事说的那样完美而不真实:在喝了相当多的酒后,他走进墓园,在读了莫顿的墓志铭后差点愤怒得发疯。被宣布得了精神病后,杰克逊被一家精神病院收诊并在那里凄惨地度过了余生。

当韦尔斯、莫顿和杰克逊在为吸入麻醉的发明权争论的时候,先前鲜为人知的乔治亚州的克劳福德・朗带着证明书站出来宣布自己的发明优先权。和韦尔斯一样,朗在偶尔观察乙醚用于取乐时得到灵感,试图发现其在医学方面的潜力。当一个旅行化学家宣扬当地对笑气的兴趣时,朗提出乙醚也有让人愉快的作用。在朗的推动下,吸入乙醚变成当地一项流行的娱乐活动。在这些乙醚娱乐活动中,朗发现一些参加者在乙醚的影响下被碰出青紫块或者被碰伤而不自知。朗总结出乙醚可能被用来降低手术中的疼痛敏感性。但是很明显朗的乙醚娱乐活动比外科手术的机会多得多。1842 年 3 月,朗说服詹姆斯・M. 维纳布尔(James M. Venable)做手术切除颈部的肿瘤。知道维纳布尔害怕手术刀而喜欢乙醚,朗建议他在手术前吸入乙醚。直到 1849 年,朗在南方内外科杂志上发表了叙述他发明的文章。从技术上说朗出版了他的优先权。但是就像威廉·奥希尔(William Osier)爵士讲的那样,在科学上,声誉属于说服全世界的人,而不属于那个仅仅首先产生这个想法的人。

尽管费城的医学杂志极力反对、并且号召波士顿的医生联合起来反对骗子,乙醚麻醉仍快速从麻省传播至巴黎和伦敦。麻醉诚然是外科革新中一大重要因素,但也包括其他一些精细和复杂的因素。事实上,在 18 世纪到 19 世纪 30 年代期间,如果有更多的手术应用、唱反调的少一点、病理解剖多一点,麻醉的被承认导致的结果应该是外科的广泛应用而不是下降。在 19 世纪 40 年代以前很明显已经有很多潜在的有用的麻醉药物可供选择。无论如何,外科麻醉艺术进步的快速传播是必然的,当然医疗引起的事故和死亡也相应地不可避免。由于麻醉如此成功地改革了外科艺术,亨利·J. 比奇洛(Henry J. Bigelow)强烈要求改革哈佛医学院的教程,以向医学生重新灌输对病人的仁慈和敏感。自莫顿首次公开展示吸入麻醉的两年内,乙醚、一氧化二氮、氯仿和其他麻醉药物广泛应用于牙科、产科和外科。内科医生也将这些强效的麻醉剂作为治疗惊厥、哮喘、百日咳、痛经、阴道痉挛、神经痛、失眠、精神错乱的处方药。

詹姆士·扬·辛普森(James Young Simpson,1811—1879)是爱丁堡产科学教授,也是苏格兰领先的外科和产科医生之一,由于受到乙醚麻醉剂成功使用的鼓舞,他开始研究一种没有乙醚缺点的麻醉剂。用自己和朋友作为试验品,辛普森开始一项系统而危险的实验,试图寻找比乙醚有更好的气味、起效更快的挥发性麻醉剂。寻求了化学家的意见,通过自己的方法尝试吸入丙酮、苯、苯甲酸和其他一些有机溶剂之后,辛普森尝试氯仿。这种稠厚的无色液体能产生欣快感以及意识丧失。在接下来的一周里,辛普森的病人享受着氯仿产生的无痛觉的好处。氯仿比乙醚更容易使用,但是看起来似乎更加危险。事实上,很幸运的是外科麻醉的原理建立在乙醚之上,因为氯仿相关的高死亡率可能会阻碍这个医疗艺术分支的发展。着重于乙醚的缺点,辛普森发现乙醚会刺激呼吸道,同时它还有高度可燃性,这对于在烛光下操作的人非常危险。1868 年,化学家发现在合成氯仿时使用的水合氯醛也是一种有催眠作用的物质。在肝脏中水合氯醛不释放氯仿,而是合成三氯乙醇。在 19 世纪 70、80 年代化学家合成了更多有用的水合氯醛的类似物。

麻醉的安全问题并非争论的唯一观点,这可以清楚地表现在对产科使用麻醉的猛烈攻击上。牧师、医生和各种道德学家认为疼痛是上帝给予的,疼痛是人类生命中神圣的一部分,特别是在女人的生命中。助产士试图减轻分娩的痛苦,却被指责亵渎神灵、罪孽深重和违背自然并被处死。牧师公开指责辛普森的同时要求妇女用忍耐力和坚韧来忍受分娩的痛苦。圣经中难道没有说夏娃因为偷吃禁果而被责罚必须在生产时忍受疼痛吗?产科医生警告妇女分娩时的疼痛是由分娩时的宫缩引起的。因此没有疼痛就没有宫缩,也就没有正常的分娩。遭受磨难是女性生理中固有的一部分,分娩时的疼痛可以使妇女更温柔、柔弱并更具有母性。

辛普森为这种论调感到悲哀,他从科学和神学角度回击了他的对手。使用圣经来支持他的工作,辛普森引用圣经"申命记"中的一段话:"耶和华诚心祝福大地和子宫的果实。"更甚的是,在夏娃的惩罚案例中"痛苦"的根源应该是来自"劳动",包括了劳作和分娩两个方面。而且,上帝在给亚当作肋骨手术之前让他先深睡而建立了麻醉的原理。当 1853 年维多利亚女王生第八个小孩时,约翰·斯诺(John Snow,1813—1858)给她使用了氯仿。自此是否让正常妇女接受麻醉的问题终于解决了。当维多利亚女王的一个女儿分娩时,她说:"她可以使用氯仿是多么幸福。"不像他在美国的同类人,辛普森非常受尊敬,死的时候享有很高的荣誉。他被授予爵士称号,被任命为女王的内科医生,同时还被授予牛津大学荣誉博士学位和爱丁堡荣誉市民称号。当他于 59 岁去世时,苏格兰学术界和商界暂停一切活动,举办了一场最隆重的葬礼来纪念这位苏格兰医生。

476　　　　在美国,优先权的争夺转变成一场扩大了的辩论、一场关于乙醚和氯仿哪种麻醉剂更好的辩论以及辛普森的工作和美国人发现吸入麻醉价值大小的辩论。爱丁堡日报称麻醉中引入氯仿是"这个时代最伟大的发现"。比奇洛抱怨辛普森太不尊重他的美国前辈,为他的外科麻醉要求太多荣誉。作为回应,辛普森告诉比奇洛他不把氯仿和乙醚作为麻醉剂的应用看成是一项伟大的发现,而把这看成是包括了汉弗莱·大卫伯爵以及希腊、罗马和中世纪使用各种催眠蒸汽的外科医生的悠长历史中的一部分。因为辛普森和他的英国同事,氯仿的发现成为席卷历史事件的高潮。比奇洛愤怒地坚持在任何关于外科麻醉的说明中说氯仿是最伟大的发现是错误的。在氯仿麻醉引起的许多灾难和死亡之前乙醚已经成功并且安全地使用很多年。在比奇洛看来,辛普森自我扩大的历史影响只是为了掩盖真理的历史尘埃而已。比奇洛想让整个世界特别是英国人知道"麻醉的近代发现和氯仿的不重要应用"的区别。甚至在辛普森和比奇洛死后,这场争论还在继续。雅各布·比奇洛的儿子亨利·J. 比奇洛竭力想让世人明白是美国人发现了第一种绝对的、完全的、安全的外科麻醉剂——这种物质是乙醚而不是氯仿。

外科手术特色的改变,肯定给那些依靠速度和力量赢得荣誉的外科医生以沉重的打击,现在更看重的是外科医生发展的缜密思维和精细触觉。那些在专业分离事业中努力实践的开拓者们,致力于麻醉操作领域,取得了值得骄傲的成就。就像图书管理员反对人们从排列整齐的书架上拿书,对于外科主治医生以前努力获得的技能,现在说已经不需要了,他们肯定会怨恨这种欺骗伎俩。一些医生相信吸入麻醉药物会毒害血液、促进出血、引起惊厥、恶心、上瘾、延长昏迷、大脑兴奋、窒息、支气管炎、肺炎、脑炎、瘫痪、精神错乱、抑郁、局部或者系统性感染、流产或者对婴儿的伤害。麻醉可能损伤神经和肌肉或者妨碍伤口愈合。许多宗派人士反对像水疗法、同种疗法、自然疗法等一切强有效的化学物质包括麻醉。一些节制提倡者反对邪恶的麻醉就像反对邪恶的朗姆酒一样。

一些从业者像对待危险的亵渎神灵的新生物一样反对麻醉,而另外一些人毫无保留地接受麻醉,大部分医生就如接受一件好坏参半的事情一样小心地接受它并且有选择地应用。麻醉的风险和益处应该被一个新的"实用功效判定(计算)法"来综合评价,这个评价机制应该可以被用来考虑不同的个体,包括年龄、性别、人种、种族、手术的危险程度以及其他各个方面。麻醉技术的快速传播在医学历史上是空前的,但不是所有的病人享受到了无痛手术的好处,甚至是截肢手术。一些医生通过说明疼痛本身是危险的,因为它引起休克、耗竭原先储存的生命能量而损害身体,从而证明麻醉是正确的。总之,麻醉鼓励病人去接受手术并且允许外科医生精练他们的技术。全面麻醉的支持者谴责坚持选择性应用麻醉的医生为了夸大潜在的危险而维持对麻醉的独占控制。美国医学会警告氯仿和乙醚只能由内科医生使用,出于对麻醉的尊重,甚至牙科医生也要服从内科医生。把所有的利害制定成文,提醒医生也警告病人:水疗被证明是致命的除非是内科医生的处方而不是水疗医生。

许多 19 世纪麻醉学的批评家真诚地相信疼痛是上帝对人类失败和邪恶的惩罚。医学博士威廉·亨利·阿特金森(William Henry Atkinson),美国牙科协会的第一任主席,认为麻醉是一个魔鬼般的密谋,它剥夺了人们理解和忍受疼痛的能力,这些疼痛是上帝赐予他们去经历的。医生当然也被宗教教条所影响。但是专业规范也给他们条件去怀疑一个挑战几个世纪医学经验的创新——在以前的医学经验里疼痛感觉的丧失（比如昏迷、休克或者大脑损伤）是死亡的先兆。疼痛、生命和康复经常无可避免地被联系在一起。

　　新外科学的反对者猛扑在麻醉后死亡的报道上，而对如果在没有麻醉下手术病人死亡也很正常的事实视而不见。一些批评家担心麻醉给予医生过分的权力。麻醉剂可能被用来征服或者让不合作病人配合不必要的或者实验性的手术。也有可能疼痛的消除只是一个幻想，病人可能事实上在遭受疼痛但是被迫没有能力去表达或者回忆这种经历。尽管这些担心明显是被夸大的，但进一步的实验证明麻醉药物像其他有力的药物一样，会产生严重的副作用：致命的心律失常、术中的循环衰竭、术后肺炎、能导致窒息的呕吐或者是组织损伤，对肝脏、大脑、胎儿或者新生儿更微妙的作用等。作为现代医学专业，麻醉学包括外科麻醉管理、急慢性疼痛的消除、术后监护、重症监护管理、呼吸重症监护、慢性疼痛管理、复苏、急诊医学。麻醉的一些部门已经变成麻醉和手术期间的医学部门。然而，尽管在适宜、完全现代的条件下，麻醉危险也绝不能被低估。在许多病例中，全麻是手术中最危险的部分。

　　在正确的管理下，吸入麻醉总体上是安全、完全、绝对的。但是，完全没有知觉也不适合于所有手术。尽管一些药物和器械在莫顿的麻醉示范之前就包含在局部、区域和椎管内麻醉的发展中，但特殊技术的发展要在吸入麻醉被接受之后才真正开始。1803 年，弗里德里希·塞特纳（Friedrich Wilhelm Sertürner，1783—1841）从天然鸦片中分离出一种强效镇痛药晶体。塞特纳称之为吗啡，取名自摩耳甫斯神（Morpheus）——希腊的睡梦之神。吗啡的膏剂可以通过刀尖局部传入，吗啡溶剂可以直接在伤口慢慢注入。19 世纪 50 年代，查里斯·普拉瓦斯（Charles Gabriel Pravaz，1791—1853）和亚历山大·伍德（Alexander Wood，1817—1884）各自发明了现代形状的中空的金属针（这个设备在美国被称为皮下注射器，在英国大陆叫普拉瓦斯注射器）。吗啡注射通常用来减轻局部疼痛，但是有些外科医生在全身麻醉手术时也使用吗啡，他们认为吗啡可以预防休克、谵妄、恶心，并减少所需的吸入麻醉药的剂量。1874 年合成的海洛因是吗啡的衍生物，它作为一种号称比吗啡更安全的祛痛药在 19 世纪 90 年代广泛使用。当吗啡的化学结构在 1923 年被阐明之后，人们对吗啡的许多其他衍生物进行了试验，但是其中极少有特殊的优势。

　　古代的印加人曾成功地开发了古柯叶的麻醉作用及其改变情绪的作用，他们的秘鲁后裔则继续使用古柯叶来祛除疼痛、饥饿、恶心、乏力和悲伤。虽然欧洲人很快就接受了印第安人吸烟的习俗,但直到19世纪的化学家从其中分离出了有趣的生物碱(包括可卡因)之前,他们一直忽视了古柯叶。弗洛伊德(Sigmund Freud,1856—1939)阅读了有关可卡因的生理作用的报道之后,认为这个药可在各种精神和身体疾病的治疗中作为一种滋补药。弗洛伊德在自己身上做了试验,发现可卡因消除了他的沮丧、增加了他的精力。弗洛伊德因此力劝一位擅长治疗眼部疾病的医生卡尔·科勒(Carl Koller,1857—1944)尝试使用可卡因来治疗例如沙眼和虹膜炎等眼部疾病。当用可卡因溶液缓慢灌注到蛙眼时,科勒可以碰触青蛙的角膜而不引起其任何反应。当在兔子和人身上的试验相继成功之后,科勒于1884年在海德尔堡的眼科大会上宣布了他的发现。弗洛伊德把发现可卡因的局部麻醉作用的功劳归功于他的同事科勒,但是有些学者认为弗洛伊德应该因为他对可卡因的研究而被认为是精神药理学的奠基人。到19世纪末期,许多流行的膏药、鼻烟、栓剂、香烟、雪茄、专利药品和饮料中都含有可卡因。其中最著名的一个专利药品是1886年引入的Coca-Cola(可口可乐),它被认为是一种治疗药物和全身滋补药。可口可乐中除了含有古柯叶提取物之外还含有可乐果的提取物,后者咖啡因的含量很高。当1906年美国通过了纯食品和药品法之后,可口可乐制造商使用了去可卡因的古柯叶但是仍含有咖啡因。

　　纽约外科医生的领导人物之一——威廉·霍尔斯特德(William S. Halsted,1852—1922)认识到,科勒几乎没有开始探索可卡因可能有的麻醉作用。由于对可卡因的效果印象深刻,霍尔斯特德在自己、学生和实验动物身上进行了一系列试验。由于可卡因可以使血管收缩,因此它似乎是对血管丰富区域进行外科手术时的理想麻醉剂。霍尔斯特德开辟了一项被他称为传导阻滞或神经阻滞麻醉的技术——通过在适当的神经区域注射可卡因溶液来对身体某个特定部位进行麻醉的方法。

　　使用可卡因时,霍尔斯特德享受旺盛的精力和非凡的创造力,并远离疼痛和疲劳的感觉,但是一旦停止使用可卡因,他就会产生眩晕、绞痛、焦虑、失眠和幻觉。当对可卡因的成瘾影响了他的手术操作时,霍尔斯特德因为精神疾病被送进了精神病院。当他在一年之后戒掉了可卡因重新出现时,他已经变成了另一个人且对吗啡上瘾了。在他的同事威廉·奥斯勒(William Osler,1849—1919)和威廉·亨利(William Henry,1850—1934)的鼓励和支持下,霍尔斯特德作为约翰·霍普金斯医院第一外科教授继续着他伟大的事业。一百年之后,对可卡因滥用的症状描述包括强烈的过度焦虑、沮丧、急性精神失常、妄想、幻听或幻视以及伴随呼吸或心跳停止的惊厥。

麻醉的历史与疼痛的意义和机理的研究密切相关。虽然对疼痛机制的科学理解还远不完全，但是这个问题现在可以根据神经内分泌学以及 20 世纪 70 年代发现的阿片受体和内阿片肽（机体自有的内源性吗啡样物质）来再次得以阐述。根据鸦片和吗啡不是神经系统的自然组成这一事实，科学家推断机体内肯定存在阿片受体并通过内源性麻醉物质在疼痛的控制中起作用。艾弗拉姆·戈德斯坦（Avram Goldstein, 1919—　）——这一研究领域的先锋人物说，当考虑吗啡的作用时他总是问自己"为什么上帝要创造阿片受体？除非他已经创造了一种内源性的吗啡样物质。"正如酶和酶作用物像锁和钥匙那样相互匹配一样，天然阿片类物质与神经细胞（很明显神经细胞和吗啡及吗啡类药物相互作用）上的受体的相互作用也可能是这样的。1973 年，所罗门·辛德（Solomon Snyder, 1938—　）和珀特（Candace Pert, 1946—　）在大脑中识别出了阿片受体。同一年，许多其他实验室的科学家证实了这个发现。到了 1975 年，科学家发现了内源性阿片类物质——被称为内阿片肽或脑啡肽的模拟吗啡作用的一种神经递质肽类。内阿片肽的多个家族在大脑、腺垂体和其他组织中被发现。通过对内阿片肽系统的研究，神经生物学家和药理学家希望发现控制内阿片肽产生的途径，开发安全的内阿片肽样药物并调节急性和慢性疼痛。

虽然病人和外行相信减轻痛苦是医学的主要目标之一，但是在医学教育和培训中，疼痛和痛苦相对来说受到的关注很少。那些或主观上的、或由于各种文化差异产生的病人所感受的痛苦并不一定被理解为医学范畴内的功能障碍方面的病理和残疾。从传统意义上来说，疼痛一直被认为是一种症状而不是一个诊断，因此其本身被认为没有什么意义或好处。可能手术中疼痛的控制激起了人们希望各种形式的疼痛都可以用适当的止痛剂来控制的期望。然而外科麻醉的发展并不能很容易地扩展到急性和慢性疼痛这个更广的问题。从 20 世纪 60 年代开始，病人和病人的支持者开始对疼痛问题尤其是慢性疼痛越来越关注，而后者并不是外科医生关注的主要问题。尤其，慢性疼痛被称为是现代流行病中最难处理的问题之一。作为一种回应，许多医院和医学中心设立了多学科的疼痛门诊部。

手术后感染

麻醉对手术频率的影响一直是一个有争议的问题，但是对 19 世纪医院手术模式的仔细分析显示,麻醉的发展与外科手术的数量和范围之间存在正相关。手术例数增多有一部分是因为城市化和工业化,但是妇科手术尤其是卵巢切除术的增多却非常引人注目;做这些手术大部分是为了治疗非特异的"女性主诉"和情绪问题。那些怀疑外科医生是受一种"野蛮的欲望"驱使的人认为外科医生之所以为那些因意外事故而垂死的人做手术并不是因为想救他们而是把他们当作"示教材料"或实验样品。杰出的外科医生、生理学家和神经科学家约翰·贝尔(John Bell,1774—1842)爵士说理想的外科医生应具有"阿波罗的大脑、狮子的心、鹰的眼睛和女人的手",但是与他同时代的人却更有可能把外科医生当作"武装的野蛮人"。

新型手术一个惊人的高潮出现在麻醉出现后、杀菌剂出现前,但是有证据表明那个时期声名狼藉的手术后感染率与城市化模式的改变、工业化、贫穷以及营养不良的关系远比与麻醉的关系密切。医院的恶劣环境、典型住院病人的悲惨、日益加重的贫穷和工业化为19世纪医院感染的流行提供了一个可解释的框架。

理想化地说,外科手术的效果应该依据病人术后恢复的情况来衡量,但是手术所产生的戏剧性效果蒙蔽了一般普通的术后检测依据。在麻醉剂出现以前,主刀医生令人眼花缭乱的速度、力量和胆量在有限的手术范围中被认为是一种优势。传说中的一个外科医生在做截肢手术时切了他助手的两个手指头、一个观摩者的两个睾丸——这是那个时期外科手术的代表。经证明,这个时期的英雄有能在一分钟之内完成膀胱结石手术的威廉·切塞尔顿(William Cheselden,1688—1752)和能在60秒多一点的时间内完成在髋关节处的截肢手术的詹姆斯·西姆(James Syme,1799—1870)。当时的外科医生就像现在的运动员一样痴迷于创造新的速度记录,但是他们的目的是减少病人所忍受的压力、疼痛和打击。在这种情况下,外科麻醉可能被看作是标准的消毒过程的前提,因为事实上让行动疾如闪电的外科医生在对付清醒、尖叫并挣扎着的病人的同时实施消毒过程是不可能的。

当麻醉的艺术被掌握之后,外科医生不再被咒骂成是"武装的野蛮人",但是在19世纪典型的拥挤而又肮脏的医院里伤口感染经常从一个个别事件转变成一批流行感染,这种情况一般被称为"院内感染"。虽然外科医生可能承认病人在手术台上死亡的可能性比战士在战场上死亡的概率要高,但是这个不良预后并没有抑制人们对外科干预日益增长的兴趣。人们并没有清楚地了解伤口感染的原因直到细菌理论的详细阐明,但是自希波克拉底时期开始"不清洁"一直被认为是主要的原因。希波克拉底时期的医生认识到没有化脓(脓液形成)的伤口愈合更好。外科医生只能期望伤口在用酒、醋、刚排出的尿液或煮沸的水冲洗、清除异物并用简单的敷料覆盖之后愈合而不出现并发症。然而伤口感染是如此常见,以至于中世纪的外科医生开辟了一些详细的方法来促进化脓。这些方法理论上的合理化被称为是"可称赞的脓"学说。根据这个体液病理学的分支,疾病或伤口的恢复需要从体内排出腐烂的体液。因此伤口里出现奶油状白色的脓是愈合过程中一个自然而必要的过程。

在 19 世纪,外科医学操作和术后死亡率之间关系的评价受临床医学操作的变化而变化着,以至于变得非常复杂。而粗略的统计数据例似乎不言而喻:如 19 世纪 70 年代在巴黎医院接受大腿截肢的病人中死亡率达到 74%。由于了解成功的外科手术之后发生致命感染的几率很高,医生成了拒绝屈服于刀下的主要人群。例如,法国著名的外科医生、诊断学家和解剖学家迪皮特朗(Guillaume Dupuytren,1777—1835)面对死亡时拒绝接受手术治疗,他说他宁愿死在上帝手上而不是死在外科医生手里。"这是死亡乐于帮助活着的人们的地方"这一格言在解剖学家、验尸员和病理学家中非常流行,但当一个外科医生自己成了病人时这一格言并不令人鼓舞。对病人的尊重在另一个经常可以在医院中发现的拉丁格言——"当病人出现时,所有的谈话都应该终止,笑声应该消失,因为疾病统治了一切"中体现。

虽然医院被认为是人们死亡的地方,但是或许病人在充满同情和孝行的氛围中能得到安慰,一些医院每年一次的报告提示了一个让人敬畏的成功率。例如,1856 年费城儿童医院声称那一年收入院的 67 个病人中 41 例完全治愈后出院而没有一人死亡。与此相反的是,当阿布拉汗·雅可比(Abraham Jacobi,1842—1906)医生在 1870 年公开了纽约儿童医院令人震惊的死亡率后,他只好被迫辞职。医院领导者拒绝实行雅可比——美国儿科学的奠基人之一建议的改革。控制许多医院的慈善家通常认为对医疗机构使命道德上的指引比医学科学更为重要。

内科医生和外科医生对一切都了解得太清楚了,即使是一个针眼也会打开死亡之门。医生对危险的免疫力并不比他的病人强;解剖或手术引起的小伤口可以导致被称为是病理学家的毒血症的严重的系统性感染。医生有些夸张地告诫说兽医在马厩按常规进行手术比在医院里施行手术安全。当日常生活产生的毒气难以避免地在医院弥漫时,病房里的病人不可避免地发生坏疽、产褥热、毒血症和败血症。医生无休止地讨论这些疾病的本质,但是所有这些医院内发热都可以被"院内感染"一词所包括。当流行性发热的毒性特别强时,防止感染扩散的唯一方法是把医院烧掉。

具有讽刺意义的是,医院发展成医学教育和研究中心可能是造成大的教学医院高死亡率的一个重要因素。医院社会地位的改变可能也是"院内感染"大流行的原因之一。19世纪许多城市医院的名声是如此的差,以至于通常难以置信可怕的事情都可能是真实可信的。贫民窟里那些贫穷的居民坚信医院里的病人注定会死掉并被解剖以满足医生病态的好奇心。而法国的医院管理者则面对着恐怖的流言,称有秘密的解剖室收集人体脂肪来点亮医学系的灯。

对大医院的描述总是提到病房的拥挤、恶臭和肮脏。外科医生抱怨护士极少能严谨地工作;病人们抱怨他们将被饿死。血、脓、痰、粪便和尿在医院的地板上到处都是。没有隔离的手术室时,手术经常在病房中央进行。同一个脸盆、水和海绵在一整排病人身上使用,而脓液浸透的敷料收集在同一个"脓桶"中。从一个更积极的方面来说,脓液浸透的绷带给内科医生、化学家米歇尔(Johann Friedrich Miescher,1844—1895)提供研究所用的细胞,而这个研究成就了核酸的发现。而且,大量不同的病人为年轻的外科医生、内科医生和病理学家提供了无价的临床经验。医院开始变成一个关爱病人和实施临终关怀的避难所和慈善机构。医学理论、培训、医疗实践和对病理解剖的强烈兴趣以及社会经济因素等为这个机构创造了新的角色。但医院仍被包围在贫穷和施舍的矩阵中,在这里经济有效比清洁更重要。作为"高层阶级"的成员,慈善家、管理者和医生希望那些"低层阶级"的病人处在一个拥挤、不适和肮脏的环境中;过分干净的环境可能会使这些人更受打击和压抑。

虽然外科医生认为在离开解剖室之前应当洗一下手,但在手术之前他们不做任何特殊的准备。在手术过程中,外科医生用围裙或毛巾来保护自己的衣服,或者穿一件已经布满血和脓的旧衣服。而病人在手术前所做的就是脱掉外套并用一块用了很多次的海绵快速地擦几下。观摩者经常被邀请探查或检查有趣的伤口。自从引入麻醉之后,外科手术的节奏变得不那么狂乱,但当然也不是悠闲的。麻醉引入前所养成的习惯并不那么容易被改变。外科医生对自己那些省时的方法非常自豪,例如在手术时用嘴巴咬住手术刀。在所有的手术中使用同一件手术衣很方便,在翻领、纽扣孔和口袋里放置针、线和各种器械,这样能很方便地拿取。

把从席卷 19 世纪医院的感染流行外推到其他时代的外科感染问题——这种做法是错误的。确实,曾有人提出医院死亡率的波动反映了社会团体的贫困水平。饥荒、坏血病和疾病必然影响人们对感染的抵抗力。这个假设与兽医手术的观察相一致,因为后者虽然在几乎没有考虑杀菌且相当简陋的环境下进行,但是相对来说没有伤口感染的问题。因此院内感染这一 19 世纪独特的瘟疫可能是受工业革命的影响而造成,而不是从希波克拉底时期到李斯特时期外科操作的一个反应。

约瑟夫·李斯特和杀菌术

19 世纪的外科学与院内感染的流行是如此紧密联系,似乎现代外科学是约瑟夫·李斯特(Joseph Lister,1827—1912)将杀菌术引入之后的直接产物。虽然现代外科学进展的相关因素显然更复杂,但是李斯特的关于外科手术过程和术后护理质量的理论的重要性却是不能低估的。

李斯特的父亲约瑟夫·杰克逊·李斯特(Joseph Jackson Lister,1786—1869)是一个酒商,他的科学兴趣包括开发无色差的显微镜。李斯特在去爱丁堡学习外科学之前参加了伦敦贵格会的学校和大学学院。作为苏格兰伟大的外科医生西姆(James Syme,1799—1870)所保护的人,李斯特学习并热爱着"治疗艺术中最血腥和残忍的学系"。与导师的女儿幸福地结婚后,李斯特成了著名的外科医生、科学家和教师。李斯特与父亲的兴趣相一致,在临床工作之余进行炎症、感染和血栓凝固的显微研究。由于在皇家医院做外科医生助手和教师很成功,1860 年李斯特被任命为英国格拉斯哥牛津大学外科学教授,在那里他创建了杀菌技术。包括在 1869 年李斯特回到爱丁堡代替西姆为临床外科学的教授时,他的思路和方法一直在进展。1877 年,李斯特回到伦敦担任国王学院医院的教授。

与塞麦尔维斯(Ignaz Philipp Semmelweis,1818—1865)不同,李斯特是一个实验型的科学家,他将路易·巴斯德(Louis Pasteur,1822—1895)的认识应用于理论和实践的结合。和大部分同时期的学者一样,李斯特最初认为感染可能是由有毒气体进入伤口引起的。但当他注意到巴斯德有关葡萄酒和啤酒如何腐败的研究之后,他开始把细菌理论应用到外科感染中。虽然很少有医生愿意相信这个化学家的实验室里发生的事情与医学相关,但是李斯特开始使用各种动物模型来研究感染。在这些实验和临床病例中获得的认识为杀菌术的形成奠定了基础。

在攻克院内感染这一问题的研究中,李斯特有意选择开放(或复合)性骨折作为研究对象,因为与治疗相对简单的单纯性骨折(一种皮肤没有破损的骨折)相比,虽然两者的损伤程度和产生畸形的概率是相同的,但是"严重的后果"经常出现在开放(或复合)性骨折(一种骨骼的断端突出于皮肤之外的骨折)。复合性骨折的病人感染的概率超过 60%。外科医生传统的做法是探查并扩大开放的伤口,但是预后很差,以至于立即截肢被认为是一种合理的做法。然而,正如巴累(Ambroise Paré, 1510—1590)在处理自己的小腿骨折时所证明的,截肢或死亡并不是复合性骨折不可避免的结果。有经验的医生认为,任何傻医生都可以实施那种截肢手术,但是不通过一齐切除来治疗复合性骨折则需要高超的技术。

对杀菌剂和消毒剂的探索贯穿了整个民间医药和外科学的发展史。正如现代护理学和卫生保健改革的先驱南丁格尔常说的,除了迫使人们捂住鼻子并打开窗户之外,所发明的大部分试剂是无效的。石炭酸(一种苯酚的溶液)是 19 世纪用于化粪池、厕所、马厩和排水管道消毒的许多化学试剂之一。李斯特在读了卡莱尔镇使用石炭酸处理下水道中的污物收到良好效果的报道之后受到启发,开始在动物和人身上进行实验。经历了几次失败之后,李斯特从中吸取教训改进了技术。1865 年,一个腿部开放性骨折的 11 岁男孩被收入格拉斯哥皇家医院。李斯特把断肢用夹板固定好,并用石炭酸清洗和包扎伤口。6 周之后,断骨很好地接上了,伤口在没有化脓的情况下愈合了。在 1865年 8 月和 1867 年 4 月之间,李斯特用杀菌技术治疗了 11 个开放性骨折的患者,其中的 9 个存活了。杀菌技术的进一步改进使许多原本威胁生命的疾病得到了成功的治疗。当医院开始常规应用杀菌技术之后,院内感染的发生率显著下降。虽然李斯特于 1867 年在《柳叶刀》上发表了一篇文章阐明了杀菌技术,但是英国的外科医生普遍忽视他的工作。为了让英国外科医生接受杀菌技术,李斯特于 1877 年接受了伦敦国王学院临床外科学主席一职。虽然英国医学界仍存在对细菌理论的抵触,但李斯特在国王学院医院的外科示范终于争取到了那些持怀疑态度的外科医生的支持。

与李斯特共事过的外科医生把李斯特的想法和方法带回了自己的医学会,在那里进一步扩展他们的手术技能和范围。杀菌术不仅仅在那些必需挽救生命的医疗活动中得到运用,也使外科医生得以施行以往认为不安全或不可能的手术。到 1892 年李斯特退休的时候,他的方法终于得到了应有的承认

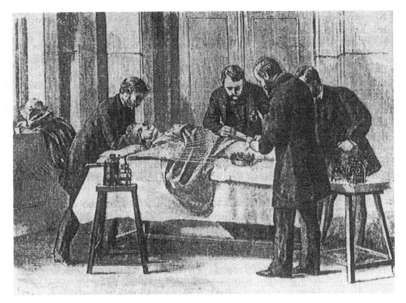

1882 年的消毒手术

并为他赢得了许多荣誉。李斯特是医学界里第一个被提升为英国贵族的人
(他在 1897 年成为莱姆里吉斯·李斯特男爵)。他是反对动物实验手术者非
常活跃时期在医学研究领域的一个热情支持者。反对细菌理论的理论上的理
由在专业讨论中被再三强调,但是正如针对产褥热的斗争一样,大部分的反对
意见来自于医院管理者,因为他们不愿意承担改善手术室和病房环境的费用。

李斯特认为他的成功是受到了巴斯德的启发,大气中导致腐败和感染的
物质实际上是散布于空气中和沉积于物质表面的细菌。为了直接杀灭空气中
的细菌,李斯特用喷雾设备做实验——在手术室里喷石炭酸。他很喜欢的那
个被称为"骡"的泵可以形成一层薄雾,但是病人和助手却认为这种石炭酸雾
过于刺激。最后,李斯特承认他过分强调了空气传播菌的问题。他不情愿地
放弃了喷雾,把注意力集中在了改进手术者的手、手术工具和伤口敷料的消毒
上。不幸的是,那些认为杀菌术只不过是简单地在伤口上泼石炭酸的外科医
生认为假如伤口感染那么这个杀菌术就失败了。

虽然今天的美国人很少有人熟悉约瑟夫·李斯特的工作,但是一些关于
"细菌杀手李斯特"的模糊记忆因为李斯特防腐液的广告而存在。这个商品的
名字把李斯特这个名字的提示价值加到了古代传统的具有强烈刺激气味的伤
口消毒剂上。自从 19 世纪 70 年代李斯特防腐液这一"细菌战士"被作为一种

广泛使用的杀菌剂和漱口水卖给医生和口腔科医生时，这个秘方一直保持它刺激的气味。从 20 世纪 20 年代开始，李斯特防腐液在面向公众的广告中一直被称为是一种预防感冒、喉咙痛和口臭的"细菌杀手"。

抗菌术和无菌术

19 世纪末期，许多外科医生加入了微生物学家使用改进的杀菌方法的行列，并且积极参与比较化学灭菌法和高温灭菌法以及抗菌术和无菌术的优劣。抗菌术的目的是用杀菌方法杀死伤口里和伤口周围的细菌。而无菌术的目的是防止细菌进入手术区域。因为几乎所有的伤口都多少存在一些细菌，所以无菌伤口的概念从生物学的角度来说是不严密的。另一方面，抗菌剂本身并不能保证愈合过程中不产生并发症；病人的免疫状况和病原菌负荷量是影响伤口愈合的重要因素。虽然李斯特钦佩路易·巴斯德，但他更喜欢自己的抗菌方法，即使在巴斯德和他的同事查尔斯·钱伯兰（Charles Chamberland，1851—1908）证实了对手术器械来说高温灭菌优于化学灭菌之后，李斯特仍坚持把他的手术器械泡在石炭酸中消毒。钱伯兰的高压灭菌器是一种在高压湿热的环境下灭菌的仪器，这个仪器在 19 世纪 80 年代的细菌学实验室中被广泛使用。

李斯特防腐液抗菌术和 19 世纪的外科医生对无菌术的接受之间的关系涉及一个复杂的、由各种动机、偏见、忠诚和理论构成的网。李斯特始终没有建立一套完整的无菌术操作流程。因为除了杀菌剂，李斯特本人对另一些附加的外科流程例如白大褂、口罩和手套的使用毫无兴趣。在采用了无菌术流程之后，他的同事回忆李斯特时说他是一个穿着旧外衣、在石炭酸气雾中做手术的人，当然他不乏成功之处。当外科医生们采用了日益严格的无菌术和抗菌术后，过去被认为只有天才或运气特别好的人才能做的手术变成了常规手术。然而，外科医生对抗菌术和无菌术的接受并不是快速或全面的，而且并不是所有的医院都可以提供支持的员工和环境。甚至到了这个世纪交替之际，对灭菌过程的漠视也并不少见。无菌术的支持者养成了在别人问"外科学有什么新进展"时回答"在手术前要洗手"的习惯。

令人意外的是，在这场同感染进行的斗争中，最后一个关键因素居然是医生的双手。霍尔斯特德（William Stewart Halsted，1852—1922）不仅是局部麻醉的先驱，同时也是无菌手术的倡导者。法国伟大的化学家路易·巴斯德说假如他是一个外科医生,他不仅将使用完全清洁的手术器械和经过高温消毒的水和绷带,还将在手术之前把他的手仔细清洗之后再小心地用火快速烘烤一遍。很难想象外科医生会同意把烘烤自己的双手作为常规的消毒程序,但是用来擦洗手的消毒剂也同样令人不适。当霍尔斯特德认识到外科医生不能充分灭菌这一事实之后,他认为应该在手上戴上橡胶手套以使手不受刺激性的消毒剂的伤害。最初,霍尔斯特德请古德意(Goodyear)橡胶公司为一位对消毒剂非常敏感的护士也就是外科的护士长卡罗琳·汉普顿(Caroline Hampton)小姐定制了手套。除了汉普顿小姐嫁给了霍尔斯特德而使约翰·霍普金斯失去了一位能干的护士以外——这个尝试还是很成功的。19世纪90年代,约翰·霍普金斯医院把使用橡胶手套列入了外科操作常规。以往医生们使用手套是为了保护自己不被病人尤其是那些可能得了梅毒的患者传染,而外科使用橡胶手套是为了保护病人不被医生传染的一个革新。

霍尔斯特德努力让同事们理解抗菌术和无菌术的原则,并向他们灌输尽可能减少损伤、保护组织的手术方法。然而在治疗患有乳腺癌的病人时,霍尔斯特德坚持他那种根治性乳房切除术是治疗疾病和挽救生命所必需的。霍尔斯特德很少关注病人日后的"生活质量"和根治性手术的损害外观形象的结果,因为他认为在病人中这些不再重要。由托马斯·伊金斯(Thomas Eakins,1844—1916)所画的一幅著名的外科医生 D. 海伊斯·艾格纽(D. Hayes Agnew)的肖像描绘了1889年施行乳房切除术的环境。与达·芬奇(Leonardo da Vinci)一样,伊金斯对科学和医学有浓厚的兴趣。他经常参加各种医学讲座和外科手术的演示,并在宾夕法尼亚州美术学院教授解剖。他为那些工作中的外科医生所画的高度写实的画像让19世纪的观众非常震惊。而今,"格洛斯诊所"(1876)和"艾格纽诊所"(1889)被认为是杰作。"格洛斯诊所"中沙米尔·格洛斯(Samuel Gross)医生穿着一件沾满血的双排扣上衣为一个病人做小腿手术。而艾格纽的肖像描绘了穿着干净白大褂的外科医生们为一个被麻醉的妇女做乳房切除术的情景。这种手术的死亡率非常高,外科医生们承认很少有病人真能从这个手术中获益。外科医生并不能治愈这个疾病,而在许多情况下甚至缩短了病人的生命。

霍尔斯特德的学生们回忆19世纪90年代在约翰·霍普金斯所学的外科技术时说,对于全体职员而言这是严格而又痛苦的——甚至比病人还痛苦。为了无菌,一些外科医生甚至剪掉了他们漂亮的胡子,在手术过程中克制着不和旁观者说话也不对他们的助手吼叫。最终,完整的无菌术操作流程包括特殊的手术衣、帽子、口罩以及把非手术人员从手术室中驱除。一些医院安装了特殊的镜子或圆顶玻璃,使参观手术者可以观察手术情况而不会污染手术室。就这样,抗菌术、无菌术和麻醉的合理应用把手术室从"死亡之门"变成了一个宁静、安详的场所。

而探究李斯特后期许多著名外科医生的成就就像是为身体的各个部分编辑目录一样是一项不可能完成的任务。让人们认识这样一个事实很重要,那就是外科学的进展远不止麻醉技术和无菌术这些显而易见的成功。外科医生的地位和培训的改变涉及更多微妙而又重要的因素,后者使这一曾经是较低级的技术发展成整合了病理解剖、医疗器械和生命科学等学科进步的外科科学和艺术成为可能。

从19世纪晚期开始,人们在攻克外科的三大难题——疼痛、感染和出血方面取得了巨大的成就。而对不同血型的免疫学基础的了解、实用的血液及血制品的保存和输血方法的出现使那些因为意外或手术失误而引起大出血的病人也有可能存活下来。通过传统的解剖学研究以及各种对身体各部分及其产物进行观察、探索和采样的新仪器与技术的应用,使人们对人体内部不为人知的结构的了解日益增长。在与疾病的斗争中,外科医生不再孤身作战,而成了麻醉、病理学、放射学、细菌学和免疫学等各方面专家队伍中的一员。到20世纪60年代,外科学取得了巨大的进展,其中最具代表性和传奇色彩的成就还登上了当时《时代》杂志的封面:人类心脏的移植。

严格地说,并不是所有决定外科学成功的因素都是医学科学的一部分。一些对手术后病人的重大威胁是如此微不足道,以至于关注它们可以说是对医学专业尊严的一种侮辱。例如,医院里用的绷带是用碎布条制成的,后者仅经历清洗这一过程,因此很容易携带细菌。而布条是国际贸易中的一个主要物品,因此也是传播疾病的良好媒介。无论外科医生的技术如何高超,无论手术室多么干净整洁,假如病人在术后用被污染的敷料包扎并睡在污秽肮脏的被褥上仍会引起感染和死亡。

关于院内感染

虽然外科医生已不再担心以往在医院横行的热病,但是很少有病人认识到院内感染仍是一个巨大的威胁。可能没什么病人知道这种感染来自于医院。虽然评估直接由院内感染引起的死亡率和患病率很困难,但是根据美国院内感染监测署的报告,总的感染率在大的教学医院中最高,而在非教学医院中最低。对美国医院进行的一项抽样调查表明,住院病人中有5％—6％发生了院内感染,而后者每年引起几千例的死亡。人们推测院内感染真正的发病率应该更高,因为很多这种病例并没有被报道。面对成本控制的呼吁,医院管理者通常忽略这方面,因为花费的资源并不带来收益。在所有医院中,院内感染的发生率在外科部门最高,其次是内科和妇科病房,而引起院内感染最普遍的也是最容易预防的一个原因居然是许多医生和医护工作者忽视了洗手,而后者是控制感染的一个重要方面。假如塞麦尔维斯和李斯特还在世的话,他们也一定会感到遗憾的。许多医护从业者认为洗手是19世纪的技术且已被现代方法例如使用一次性手套所取代,但是他们忽略了一个事实,那就是细菌不仅会污染手套同样也会污染手。1999年医学会发表的一篇报道发现医院的医疗失误估计每年使44 000到98 000人丧生。理论上来说,施行手术的团队明了手术中所使用的每件东西,并保证在手术结束之前任何用在病人身上的物品都要取出来。外科医生承认把物品遗漏在病人体内的事件偶有发生,这是一个危险的错误因为它可以引起严重的感染、器官损害甚至死亡。研究者估计在美国遗留海绵或其他器械在患者体内的事情每年至少有1 500例;而手术的总量超过2 800万例。手术中遗漏的物品包括海绵及各种器械例如血管钳、牵引器或电极。这些错误可以导致死亡、脓血症、再次手术以及住院时间的延长。

虽然院内感染毫无疑问提高了发病率和死亡率,也增加了医疗费用,但当病人住院时,对其面临的院内感染风险作出准确的估计仍有困难。因为现今医院内病重以及极其虚弱的病人例如器官移植病人、早产儿、伴有多系统疾病的年老患者、肿瘤病人、烧伤病人和艾滋病患者等的比例显著增高了。这些病人往往还未来得及接触院内感染就去世了,从而影响了估计院内感染发生率的准确性。

推荐阅读

Baszanger, I. (1997). *Inventing Pain Medicine: From the Laboratory to the Clinic*. New Brunswick, N J: Rutgers University Press.

Bending, L. (2000). *The Representation of Bodily Pain in Late Nineteenth-Century English Culture*. New York: Oxford University Press.

Cassell, J. (1991). *Expected Miracles: Surgeons at Work*. Philadelphia, PA: Temple University Press.

Caton, D. (1999). *What a Blessing She Had Chloroform: The Medical and Social Response to the Pain of Childbirth from 1800 to the Present*. New Haven, CT: Yale University Press.

Cole, F. (1965). *Milestones in Anesthesia: Readings in the Development of Surgical Anesthesia, 1665—1940*. Lincoln, NE: University Nebraska Press.

Ellis, H. (2001). *A History of Surgery*. San Francisco, CA: Greenwich Medical Media.

Eaulconer, A., and Keys, T. E., eds. (1965). *Foundations of Anesthesiology*. 2 Volumes. Springfield, IL: C. C. Thomas.

Fenster, J. M. (2001). *Ether Day: The Strange Tale of America's Greatest Medical Discovery and the Haunted Men Who Made It*. New York: Harper-Collins.

Fisher, R. B. (1977). *Joseph Lister, 1827—1912*. London: Macdonald and Jane's.

Gaw, J. L. (1999). *"A Time to Heal": The Diffusion of Listerism in Victorian Britain*. Philadelphia, PA: American Philosophical Society.

Gootenberg, P., ed. (1999). *Cocaine: Global Histories*. London: Routledge.

Keys, T. E. (1963). *The History of Surgical Anesthesia*. New York: Dover.

Lawrence, C., and Lawrence, G. (1987). *No Laughing Matter: Historical Aspects of Anaesthesia*. London: Wellcome Institute for the History of Medicine.

Livingston, W. K. (1998). *Pain and Suffering*. Seattle, WA: IASP Press.

Ludovici, L. J. (1961). *The Discovery of Anaesthesia*. New York: Thomas Y. Crowell.

Mann, R. D., ed. (1988). *The History of the Management of Pain: From Early Principles to Present Practice*. Park Ridge, NJ: Parthenon Publishing.

Meldrum, M. , ed. (2003). *Opioids and Pain Relief*: *A Historical Perspective*. Seattle, WA: IASP Press.

Organ, C. H. , and Kosiba, M. M. eds. (1987). *A Century of Black Surgenos*: *The U. S. A. Experience*, 2 Volumes. Norman, OK: Transcript Press.

Pernick, M. S. (1985). *A Calculus of Suffering*: *Pain, Professionalism, and Anesthesia in Nineteenth-century America*. New York: Columbia University Press.

Pert, C. B. (1997). *Molecules of Emotion*: *Why You Feel the Way You Feel*. New York: Scribner.

Ravitch, M. M. (1982). *A Century of Surgery*. *1880—1980*. 2 Volumes. Philadelphia, PA: J. B. Lippincott Co.

Rey, R. (1995). *The History of Pain*. Cambridge, MA: Harvard University Press.

Rosai, J. , ed. (1997). *Guiding the Surgeon's Hand*: *The History of American Surgical Pathology*. Washington, DC: Armed Forces Institute of Pathology.

Rutkow, I. M. (1992). *The History of Surgery in the United States*, *1775—1900*. Vol. 1, *Textbooks, Monographs, and Treatises*. Vol. 2, *Periodicals and Pamphlets*. San Francisco: Norman Publishing.

Rutkow, I. M. (1998). *American Surgery*: *An Illustrated History*. Philadelphia, PA: Lippincott-Raven.

Snyder, S. H. (1989). *Brainstorming*: *The Science and Politics of Opiate Research*. Cambridge, MA: Harvard University Press.

Spillane, J. F. (2000). *Cocaine*: *From Medical Marvel to Modern Menace in the United States*, *1884—1920*. Baltimore, MD: Johns Hopkins University Press.

Sykes, W. S. (1982). *Essays on the First Hundred Years of Anaesthesia*. 3 Volumes. Chicago, IL: American Society of Anesthesiologists.

Thomas, V. T. (1985). *Pioneering Research in Surgical Shock and Cardiovascular Surgery*. *Vivien Thomas and His Work with Alfred Blalock*.

Philadelphia，PA：University Pennsylvania Press.

Volpitto, P. P. , and Vandam, L. D. , eds. (1982). *The Genesis of Contemporary American Anesthesiology.* Springfield，IL：Charles C. Thomas.

Wall，P. (2000). *Pain：The Science of Suffering.* New York：Columbia University Press.

Wangensteen, O. H. , and Wangensteen, S. D. (1978). *The Rise of Surgery. From Empiric Craft to Scientific Discipline.* Minneapolis，MN：University Minnesota Press.

Wolfe，R. J. (2001). *Tarnished Idol：William Thomas Green Morton and the Introduction of Surgical Anesthesia：A Chronicle of the Ether Controversy.* San Anselmo，CA：Norman Publishing.

Worboys，M. (2000). *Spreading Germs：Disease Theories and Medical Practice in Britain，1860—1900.* New York：Cambridge University Press.

Younger，S. J. , Fox，R. C. , and O'Connell，L. J. , eds. (1996). *Organ Transplantation：Meanings and Realities.* Madison，WI：University of Wisconsin Press.

第十三章　医学微生物学和公共卫生

　　尽管与疾病的细菌起源相关的概念由来已久，但微生物学直至19世纪才成为一门科学。在这一过程中，科学家和医学改革者们常常就疾病的"传染说"和"瘴疫说"的对立问题发表他们的观点。虽然瘴疫说是19世纪公共卫生运动的原始动力，但对最早期的这些概念演变和用法的进一步研究表明，它们并不是相互排斥的。从伏拉卡斯托罗（Girolamo Fracastoro）《关于疾病传染》（1546）一书的出版到19世纪末微生物学的确立，把传染说和瘴疫说截然分开不但容易产生惊人误解，而且并不符合时代特征。也就是说，文艺复兴时期的作家及其追随者常常在这两个概念之间摇摆不定。当"传染"被很笼统地定义时，包括了那些可直接和间接传播的有害物质，同时"瘴疫"也被模糊地定义为可导致疾病的有毒的污秽气体时，二者并非是不相容的。因而，当19世纪的细菌学家把伏拉卡斯托罗尊为细菌学说先驱而对他表现出浓厚兴趣时，可能对他观点的解释和他本人及文艺复兴时期的其他医生的看法大相径庭。

　　17世纪期间，显微学家们观察到"微动物"、纤毛虫、毛细血管网和某些种类的细胞。列文虎克（Antoni van Leeuwenhoek，1632—1723）是当时最有创造力的显微镜学家之一，他描述了霉菌、原生动物、细菌、精子细胞等其他种类的"小细胞"。然而，大多数医生和自然哲学家对"引起疾病的微生物"的概念理解与古代关于中邪、蠕虫、飞毒等说法没什么不同。此外，显微镜学家们所看到的"微动物"究竟是疾病、腐败和发酵的原因还是其结果呢？几乎没有什么证据可供判定。

　　疾病、传染、腐败可通过接触而散播，这种说法古已有之。虽然伏拉卡斯托罗的《关于疾病传染》（1546）被公认为最早提出细菌学说的论著，然而是乔瓦尼·科西莫·博诺莫（Giovanni Cosimo Bonomo，1663—1696）最先令人信服地证实了这个观点，即人类的传染性疾病是由一种接近于不可见的微生物引起的。博诺莫证明了人类传染病之一的疥疮，俗称"瘙痒病"，是一种肉眼刚

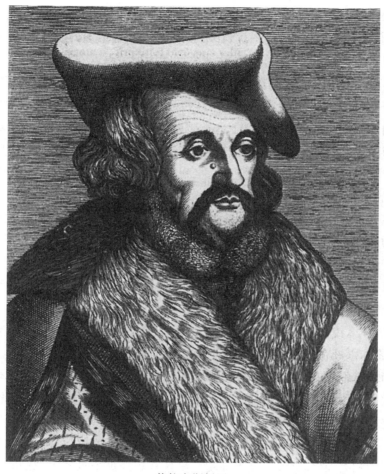

伏拉卡斯托罗

好可见的乌龟状的微小寄生虫——疥螨引起的。当雌螨钻进宿主皮肤并产卵时，不幸的宿主就会起皮疹，并伴有强烈的搔痒。它可通过疥疮患者或其用过的衣被等媒介直接或间接地传给他人。它还可以传染猫、狗、马、牛、猪和其他一些野生动物，这时通常称为兽疥癣或家畜疥。然而，当时疥螨被看成是一种稀罕物，而不是作为致病性的范例。

　　支持传染说的进一步证据来自对蚕病的研究。亚格斯汀·巴谢（Agostino Bassi，1773—1857）发现，如果把取自死于白僵病的蚕身上的物质接种给健康的蚕，可以诱发该病。在巴谢看来，蚕硬化病是由某种"微植物"或寄生真菌造成的。推而广之，他认为别的传染病也可由同样的寄生物引起。为了纪念巴谢，该真菌后来被命名为"白僵菌"。苏黎世的医学教授舍恩莱因（Johann

Lucas Schönlein，1793—1864)在探索癣病的病因时受到巴谢的影响。1839年，他报道在癣疮的小脓疮中找到了真菌。但和长篇大论的巴谢不同，舍恩莱因仅用了 200 来字论述疾病和寄生虫之间的因果关系。

苏黎世的解剖学教授雅格布·亨利(Jacob Henle，1809—1895)于 1840 年发表了《关于瘴疫和传染》，除了阐述疥疮和蚕硬化病之外，另有几种微生物也得到了公认。在严肃地批评了这类试验证据之后，亨利探讨了疾病和微生物之间的可能联系。尽管伏拉卡斯托罗的论著和亨利的假说可能有些关联，但由于工作内容和时代背景的差异，亨利和伏拉卡斯托罗给予"传染说"和"瘴疫说"的含义大不相同。

亨利认为，医生们总是把疾病的罪魁祸首归于瘴疫，即掺合并毒化空气的某种物质。他争辩道，从来没有人可用科学仪器证实瘴疫的存在，它不过是人们穷于解释疾病的原因而无以名之的"假想物"。

根据亨利的假说，传染因子导致传染病，因为无论该因子是何种致病物质，显然其数量在感染个体中能够增值。假设天花脓疮中脓的接种体可感染很多人，那么传染因子必定是某种可在患者体内繁殖的生命体，因为化学物质、毒素和毒液在量上总保持恒定，唯独生命体具有自我繁殖的能力。

当假定患者能够排放致病因子时，流行病的自然史便得到了逻辑性的解释。致病因子如果排自呼吸道，自然不难通过空气传播；如果排自消化系统，就会进入阴水沟和水井等。由于关于疾病原理缺乏有力的证据，科学家只能在合乎理论的指引下开展研究工作，亨利强调科学不能仅仅原地不动等待确切证据的到来，必须采取行动去证实。虽然亨利的理论没能引起同时代人的普遍重视，但在微生物学确立之后，他的关于传染的论著被视为里程碑。

路易·巴斯德

19 世纪上半叶，寻找微生物已不是什么稀奇的事了。路易·巴斯德(Louis Pasteur，1822—1895)并非论证细菌导致传染病的第一人，但他的工作在证实细菌学说与传染病、外科学、医院管理、农业和工业的关系上有着非同寻常的重要作用。从立体化学到发酵学，从疾病的自发说到病原说，从免疫学到病毒学，从消毒、灭菌到保护性疫苗的制备，巴斯德的理论几乎启发了 19 世纪微生物学每一个分支的进展。他和同事总是同时进行好几项工作，诸多兴趣之间相互影响，因而难以理出一个清晰的年表来探讨他的工作，但这种复杂性正如他所说:"科学通过相辅相成发展而进步"。巴斯德的科学生涯也可援引为实际问题研究和所谓纯科学研究之间相互作用的一个范例。

　　青年时期的巴斯德学习勤奋,而且富有艺术天赋,但他的高中化学成绩仅列中等(这种老师在鉴别英才时犯下的荒唐错误似乎总会成为伟大科学家传记中必不可少的部分。也许这可以给予那些未发挥潜质的学生以希望,并使老师们能够更加谦卑)。学生时代的巴斯德在1838年到巴黎尝试第一次的努力,但是严重的思乡情绪使他不得不返回故土。在这期间,他学习人物肖像的描绘,这似乎是一种很好的治疗方法,使他又有精力回到学习中。后来,巴斯德放弃了对艺术的追求而将全部精力投身于科学。在巴黎著名的高等师范学校,巴斯德继续物理和化学方面的学业,成绩优异。但他在那里的最大收获是学会运用化学实验的方法解决他所陌生的生物学和医学上的一系列问题。

　　在攻读博士学位期间学到的实验方法和所遇到的问题,使巴斯德在日后许多领域获得了成功。虽然硕果累累,但在巴斯德安息的地方——巴黎的巴斯德研究所只记录了他主要的九项工作:同分异构现象、发酵学、自然发生说、果酒学、蚕虫学、啤酒学、传染学、免疫疫苗的制备以及狂犬病的预防等。虽然巴斯德对一般的哲学和基础科学问题比对具体医学问题更感兴趣,但在医学史上,他因传染病研究上的一些实际工作而名垂青史。

　　晶体结构、立体异构和分子对映现象的研究看上去似乎和医学生物学相去甚远,然而正是这些工作提供的统一思维方法为巴斯德走出困惑提供了线索。巴斯德发现有些有机分子存在镜像对称的现象,即以左手映像和右手映像的形式存在,就好像一副手套一样。循此重要线索研究晶体物质和微生物的行为方式,他发现同分异构可作为区别生命现象和非生命现象的基本原则之一。

　　在众多至理名言中,广为流传的是巴斯德关于理论的重要性以及机遇的作用方面的言论。他坚持认为理论和实践同等重要,但他承认,为了国家的利益,科学教育应当服从于工商业的需要。他争辩说:"没有理论的指导,实践不过是庸俗的循规蹈矩。"当被问及纯科学发现的作用时,巴斯德聪明地反问道:"新生儿有何作用呢?"一次偶然的机会,巴斯德发现在他所制备的有机酸溶液中生长的霉菌总是右手式构象而不是相反。信奉"机遇只青睐那些有准备的头脑"的信条,巴斯德由此受到启发,转而研究微生物在发酵中的作用。

　　当巴斯德被任命为里尔大学化学系教授和科学系主任后,他被敦促去协助当地工业的发展。他将晶体研究中使用的方法运用于甜菜汁的发酵,从中

499

500

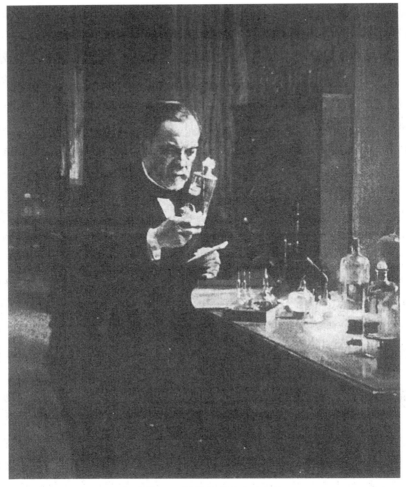

路易·巴斯德在研究狂犬病

发现了微生物和光学活性物质的存在。精通立体化学的他提出了一种假说，即发酵依赖于活的细菌或酵素。先前关于酵母在发酵中作用的猜测遭到了当时最有声望的有机化学家们的嘲笑，比如，李比希(Justus von Liebig，1803—1873)、伯齐利厄斯(Jöns Jacob Berzelius，1779—1848)和维勒(Friedrich Wöhler，1800—1882)。他们都认为，发酵是一个纯化学过程，微生物是发酵的产物而非发酵的原因。尽管在今天，巴斯德是个家喻户晓的人物，但是在当时李比希被认为是19世纪最伟大的有机化学家。像巴斯德一样，李比希也因好强的性格、好斗的个性、著作等身以及能同时处理多件事情的能力而著名。

通过对各种发酵过程的进一步研究，巴斯德得出这样一个结论：发酵是由具体的、有组织的酵素所引起的。环境、温度、酸度、媒介成分以及各种毒物都会通过特殊的途径影响不同的酵素。此外，巴斯德还认为，活酵素是各种传染性疾病和发酵过程的原因。尽管李斯特(Joseph Lister)在防腐上的工作很大程度得益于巴斯德的发酵理论，但大多数医生反对与"啤酒和白酒"相关的酵素与人类疾病有关。巴斯德有关发酵的研究推动了白酒、啤酒、醋等产品生产的发展。创造适当的发酵环境、巴斯德灭菌(部分消毒)、纯接种等概念对许多工业问题的解决起到作用，同样具有非常重要的经济价值。

501

对发酵学的研究引导巴斯德向古老的自然发生说发起了挑战。朋友们告诫他不要卷入一场不可能获胜的斗争中去，因为要证实一个大家公认的不可能的事情是不大可能的。也就是说，要想证实自然发生说在过去、现在、将来都不能发生是不可能的。当然，巴斯德卷入这场争论时，并未被来自各方的意见所干扰，尽管他在私人笔记中坦言对这一学说非常着迷，但是在公共场合，他却全力以赴地去说服自然发生说的支持者及其在医学中的同盟军。根据追溯 17 世纪雷迪(Francesco Redi，1626—1698)有关自然发生说的研究中腐肉产生苍蝇实验的一些手段，巴斯德着手证明微生物在无菌的媒介中并非自然发生，那些支持自然发生说的所谓证据是由于技术上的粗心和实验器材造成的。

关于生命起源的哲学论点，例如唯物论和无神论或宗教论和唯灵论，与酒类制造商和外科医生并没有多大关联。自然发生说争论中有实际意义的要点是在现有的条件下，发酵、腐败、感染和流行病都是由空气和一些物体表面，包括工具、绷带、海绵以及外科医生的双手上特殊的微生物引起的。空气携带细菌的数量可在抽吸空气时用棉纱滤阻载菌尘埃而检测出来。许多环境因素影响空气中的菌种和数量，比如与山林中的空气相比，医院空气中的细菌数量要高得多。

巴斯德最简单、也最有说服力的实验之一涉及特殊构造的天鹅颈烧瓶的应用。当液体在烧瓶中进行灭菌时，火焰下的液体通过 S 形的弯曲被抽出来，而其中的媒介能在普通空气进入的情况下保持灭菌状态。批评家无法怀疑在媒介中有些神秘的生命力，因为当烧瓶倾斜时，灭菌的媒介就会和瓶颈中附着的带菌尘粒接触，这样媒介很快就充满微生物。虽然几乎所有的媒介可用极简便的方法消毒灭菌，但某些明显的例外也最终归因于耐热的芽孢。巴斯德坚信，只有所有自然发生说的坚持者们被彻底击败，才有可能迎来一场医学变革与胜利。他和他的学生们创立了消毒灭菌技术，从而使现代微生物学和手

502

术学成为可能。尽管和自然发生说倡导者的斗争明显没有作用,巴斯德告诫说只有推翻错误自然发生说,应用于疾病预防和治疗的合理方法才能得到发展。

　　意识到保守的医生对其理论持怀疑态度,巴斯德似乎不愿在高等动物中试验。然而1865年在他的朋友、一位名叫杜马(Jean Baptiste Dumas,1800—1884)的农业大臣的恳请下,巴斯德开始对蚕虫病进行研究。到1870年,巴斯德已经证实了蚕虫病中有两种由微生物引起的疾病。当时对养蚕业的蚕虫病的研究席卷了法国,这场瘟疫是多种环境因素、营养不良和微生物复杂的交互作用的结果。对蚕虫病的探索使原来从以发酵为主的研究过渡到对高等动物和人类疾病,如炭疽、鸡霍乱、猪丹毒、产褥热、霍乱和狂犬病等的研究。巴斯德对病菌理论的应用越来越有信心,他得到了同事的帮助和技巧,使得在高等动物甚至病人身上进行实验有了可能。然而事与愿违,并非巴斯德所有的工作均获得成功。比如,他在产褥热患者的病原上找到了一种微生物,并告诫医生们正是他们把患者身上的病原体带给了健康妇女。就像奥利弗·温德尔·霍姆斯和塞麦尔维斯一样,巴斯德也没能使医疗界信服,也没能使妇产科的医疗措施得以改进。甚至,一位气急败坏的对手借口他败坏医学的声誉而向他挑战,要求同其决斗。当然,这种粗暴的、个人的仇恨并不代表整个医学和公共卫生界。在那些热情地接受巴斯德研究成果并将其视为他们自身所从事的公共卫生改革运动的人中不乏有懂科学、重事实的公共卫生学家。然而许多法国医生反对巴斯德的观点,因为他们惧怕新式的预防医学会危及其饭碗和职业。但1895年左右,这种恐惧和抵制失去了地盘,因为五花八门的强有力的新疗法不是削弱而是加强了医疗业。当然,巴斯德和他的研究机构成为法国科学的偶像。据诺贝尔奖获得者弗朗索瓦·雅格布(Françoise Jacob,1920—　　)所说,当内阁大臣建议对法国教育做些改变时,戴高乐将军(General de Gaulle,1890—1970)反驳道:"在法国有三样东西是神圣不可侵犯的:法国教育、巴斯德机构和埃菲尔铁塔。"

503　　对于狂犬病——一种罕见而致命的人类疾病及其肉眼不可见的微生物的研究,巴斯德同样也取得了巨大成功。在制取预防狂犬病疫苗的过程中,巴斯德为自己的论点,即微生物学是"无限小者有无限大作用"找到了广泛的证据。研究工作的第一步是寻找病原微生物。然而在寻找狂犬病的致病微生物时,所有努力好像都是徒劳的。当时的科学家刚开始解决"接种"的一些技术上的理论和一些难题,巴斯德却巧妙地制备了抵抗不可见病毒的疫苗。传统意义上的"病毒"并无特定意义,泛指导致疾病的毒物或未知因子。按照现代病毒学的观点,狂犬病是由亲神经性的病毒引起的急性致命性脑炎,这种病毒属于棒状病毒家族狂犬病种。大多数的狂犬病是被患有狂犬病的哺乳动物咬过而引起的。经过几个星期到几个月的潜伏期之后,病毒开始在中枢神经系统复制。狂犬病毒可以经神经弥散到唾液腺和其他器官。现代医学为狂犬病在人和人之间的传播提供了一些不曾预料的机制。2004 年,有三个人在接受了同一捐赠者捐赠的感染有病毒的器官后(肺、肾、肝)都不幸死于狂犬病。捐赠者在死于脑溢血之前没有表现出任何狂犬病的症状。以前的报道提示至少有八人在接受角膜移植后感染狂犬病。

　　为什么巴斯德不选择那些普通且易于研究的疾病,却去研究罕见的狂犬病呢? 为此,人们提出几种答案。也许真正的原因是萦绕于他脑中的恐怖记忆:当他还是孩子时,侵入阿尔布瓦地区的疯狼的嚎叫、受害者因不堪火烙伤口的惨叫造成了这种选择。这样的选择也显示了巴斯德的巨大抱负和喜爱制造重大新闻的本性。然而巴斯德早已声誉日隆,似乎无必要冒此危险。因为研究狂犬病必须和最可怕的生物之一———疯狗打交道。

　　另一个影响其选择的因素也许是巴斯德的矛盾心理:他既谴责在人身上实验,又希望防治人类疾病。他认为,在人身上实验不仅不人道,而且是犯罪行为。另外他对人类疾病的研究还受到他对活体解剖的极端反感和对医生的复杂感情的约束。为了调和这些矛盾,他需要一种人兽共患的同样严重的疾病,以便使实验性治疗的效果适于人类。不管动机如何,巴斯德的选择是对的。他在狂犬病疫苗方面的成功受到全世界的欢呼,被称为微生物学上最伟大的成就[年纪够大的人或许还记得小儿麻痹症带来的恐慌以及索尔克(Jonas Salk,1914—1995)的脊灰疫苗激起的兴奋、希望和感激]。真实的巴斯德作为当时最伟大的科学家之一,差一点就消失在神话、罗曼蒂克和崇拜之中。被人们誉为天才、英雄和圣人的巴斯德成为 20 世纪科学中历史学家的目标。

504

　　预测狗咬伤后果的困难性是评价巴斯德狂犬病疫苗中的一个复杂因素,也就是说,通常情况下染上狂犬病是致命的,但并非所有和疯狗遭遇的犬均会染上狂犬病,实际上,并非所有的疯狗均为狂犬病狗。而且,狂犬病的潜伏期并非固定不变,甚至在某些病狗中,咬伤和疾病之间的关系很难评价。英国的外科医生亨特(John Hunter,1728—1793)曾记录过一条疯狗,该狗曾咬伤 21人。这些人无一人接受过治疗,然而只有一人患病。如果他们被治疗,治疗大夫就会宣称他们治愈了 20 例狂犬病患者。然而,医生们通常不愿意走在治疗之前,即使他们的治疗方法更多地是造成伤害而不是治愈患者。例如,中世纪著名的医生维拉诺瓦(Arnau de Villanova,约 1235—1311)认为在被疯狗咬伤之后,不应该先治愈其伤口,而是应该先用水蛭吸血、拔火罐或用有毒的敷料在开放的伤口上持续至少 40 天。以毒攻毒的概念是一些治疗方法的基础,这些治疗方法包含一些从疯狗的舌头上或猎犬的心脏中提取的蠕虫。根据盎格鲁撒克逊人的民间传说,即便是疯狗也有其医学价值。将由疯狗头脑制成的粉末和酒混合,据说可以治疗淋巴结核(影响颈部淋巴结的一种结核)。

为了提取狂犬病毒和制取疫苗,巴斯德需要一个培养实验室。显然,通常情况下很难发现一只疯狗,而保证它们合作就更困难了。狂犬病狗窝像 20 世纪 80 年代的艾滋病(AIDS)诊所或有毒的废弃垃圾回收站一样不受欢迎,这一点毫不稀奇。一个可靠的相对安全的传染狂犬病毒系统(包括在实验动物颅骨上打孔以及通过硬脑膜注射传染性物质)被用于研究兔子和其他动物。狂犬病毒被从一只兔子传染给另一只兔子,这样一种"固定"的病毒可被生产,该种病毒可有短暂的潜伏期,以及可重复生产的毒力。最终巴斯德和他的同事发现,当分离出的狂犬病动物脊髓在空气中晾干的时间增加时,其毒力减弱。为了检验空气中晾干的这些物质是否具有预防作用,他们每天为狗注射制备的脊髓悬浮液,这些悬浮液被直接注射到狗大脑中时,狗仍不得病。到 1885 年为止,巴斯德满意地认为,他可以可靠地使狗产生对狂犬病毒的免疫力。

一旦狗身上实验结果公开,随之即来的就是该种疫苗用于人体的安全性和有效性问题。显然给全法国所有的狗都接种疫苗是不可能的;况且,野生动物作为传染源是无法限制的。显然,对狂犬病这种罕见的病而言,为大规模的人群接种让他们遭受这种病苦而又危险的注射是不值得的。然而,巴斯德的疫苗是对付疼痛、病苦和死亡的唯一希望,否则,狂犬病患者是不可救药的。1885 年 7 月 6 日,一个 9 岁的小孩约瑟夫·密斯特(Joseph Meister)被带到巴斯德的实验室。两天前,他遭一条疯狗袭击,咬了至少 14 处,有些伤口非常深。检查过伤口后,医生都毫不怀疑地认为他将染上狂犬病,而且死亡不可避免。巴斯德在和医院的同行们商量后,开始了对小孩的接种过程,尽管长时间的接种带来了不适,但约瑟夫完全康复了。第二位病人是一位 15 岁的小男孩,6 天前被狂犬病狗疯狂地咬伤。消息不胫而走,疫苗的成功使用既招致了尖锐的批评,又激起了过分的期望。医生、兽医、反活体解剖和反疫苗者抨击巴斯德,但是被疯狗或疑为疯狗咬伤的惊恐的受害者则涌向了他的实验室。

人类狂犬病发病过程的不确定性和疫苗的不成熟性带来了悲惨的失败和成功。成功的接种有赖于接种是否及时以及受害者对疫苗的个体化反应。由于一部分人对疫苗的个体反应导致的死亡在所难免，反对者认为仅仅以患者不死于狂犬病来衡量成功毫无意义。当某些病人出现瘫痪时，巴斯德的批评者就称之为谋杀犯并指责他用实验室狂犬病毒感染了人们。然而，当狂犬病患者将巴斯德的治疗方法同狂犬病相比时，纷纷认为巴斯德的方法是科学战胜疾病的一个伟大胜利。世界各地的人们重复着李斯特对巴斯德的褒扬："整个世界上实在没有第二人对医学的贡献超过你。"也许巴斯德的德国同行科赫（Robert Koch）不这么认为。但他们彼此之间的敌视至少可部分归因于普法战争激起的民族仇恨，当然主要还是因为他们在目标、科研、风格和个性上有很大的不同。

506

1885 年 10 月，巴斯德将对约瑟夫·密斯特的治疗方法的描述呈交给了巴黎科学院。报纸和期刊很快传播了对狂犬病疫苗的报道并且对细菌学说产生了很大的兴趣，期待着对一些致死性疾病有新的治疗方法。被狂暴的狗和狼咬过的人纷纷请求巴斯德为他们治疗。例如，在美国新泽西州的纽瓦克，有一条疯狗咬伤了另 7 条狗和 6 个小孩，这些男孩被送到法国，接受了巴斯德疫苗的治疗，最终成功。这也更增加了对巴斯德工作和细菌学说的兴趣。在 20世纪的美国，1960 年以前大多数的案例都是由驯养动物引起的，所以预防狂犬病很大程度上是针对驯养动物的。到了 2000 年，由于这些努力的成功，只有 10％的狂犬病由驯养动物引起，且狂犬病致死人数也由 20 世纪初每年超过 100 例下降到每年两例。然而，美国每年还是有大约 4 万人因狂犬病而接受治疗，其中大多数是因为接触了狂暴的浣熊、丛林狼和蝙蝠。联邦政府官员已经试图通过飞机空投一些含有口服狂犬病疫苗的诱饵来消灭浣熊狂犬病。瑞士和法国也使用口服狂犬病疫苗来预防狂犬病。然而据统计，蝙蝠比浣熊造成的危险更大。

在公众场合，巴斯德坚持应用合理的科学方法，但是私下他也追寻经验性的方法，通常这些指导理论也被认为是不合理的。他的同事、临床医生爱密尔·鲁（Emile Roux）极力劝说巴斯德要谨慎，并且批评他进行人类试验的方法。一些科学史家形容巴斯德是"独裁主义者，政治上的反动分子，自欺欺人，过于关心荣誉，对其助手非常吝啬，对其对手非常残忍以及鲁莽而过于自信地进行人类实验，使得患者处在非常危险的地位"。不过，也有一些学者和科学家认为巴斯德在进行人类实验前，已经对实验为患者带来的危险做了适当的评估，并且是在充分可行的基础上才进行的。巴斯德是一个公众人物，是一个科学家，他非常擅长吸引公众的注意，转变人们的看法。很明显巴斯德隐藏了有关狂犬病和炭疽热研究中模棱两可以及不利的部分。在约瑟夫·密斯特之前至少有 2 名患者接种了狂犬病疫苗，但结果却被认为无法确定，所以也就没有公布和发表。巴斯德的批评家们认为他的狂犬病疫苗具有危险性，而他的拥护者却坚持认为在面临致死性疾病时，疫苗是相对安全的。巴斯德的拥护者强调一个事实，即在所有的医学治疗方法中都存在固有的一些未知危险因素，而在科学家选择研究的疾病中也存在一些固有的已知危险因素。科学史家对巴斯德有关疫苗的研究持批判态度，但是有一点需要注意，巴斯德及其同时代的人在解决疫苗安全性、开发有效疫苗时碰到的困难和疑惑至今仍然没有解决。

罗伯特·科赫

　　和巴斯德不同，罗伯特·科赫（Robert Koch，1843—1920）是以医生的身份步入细菌学研究的。他的研究主要始于一些医学实际问题，而巴斯德的微生物学研究始于化学。虽然缺乏巴斯德的丰富想象力，但科赫具有细致观察事物的才能，这使现代微生物学成为可能。与科赫同时代的人称他是天才的工艺学家和细菌学家。

　　科赫是矿井管理员梅曼·科赫（Mermann Koch）和妻子梅特兰（Mathilde）的 13 个孩子中的老三。科赫在哥廷根大学开始医学学业时，大学中有许多极有名望的科学家。而在 19 世纪 60 年代，甚至亨利似乎也对细菌和疾病的关系不感兴趣。1866 年，科赫获博士学位并通过了国家医学考试。他花了好几个月的时间在柏林查利特医院考察医疗服务，参加了德国著名医生、细胞病理学创始人鲁道夫·魏尔啸（Rudolf Virchow，1821—1902）举办的讲习班。虽然科赫个性迟钝，但他有一些很浪漫的梦想。最初，科赫希望成为一名船医或一名军医。但为了能和埃米·弗拉茨（Emmy Fraatz）订婚，他放弃了这个梦想。他的第一个职位是汉堡总医院的助理医生，这段经历使他有了一些与霍乱打交道的经验。后来，他又回过头来研究这种病。1867 年，他找到了另一份工作，而且拥有了自己的私人诊所。他和埃米·弗拉茨结了婚，看来注定要在偏僻的乡村度过一生了，在那里科赫只能作为一名地区医疗官和乡村医生。1870 年普法战争期间，科赫应征成为一名军医，乡村生活有一段短暂的中断。

和其他许多医生一样,科赫发现战场才真正是最终的医学学校。他的关于伤寒和战伤的经验后来证明在其研究中非常有用。

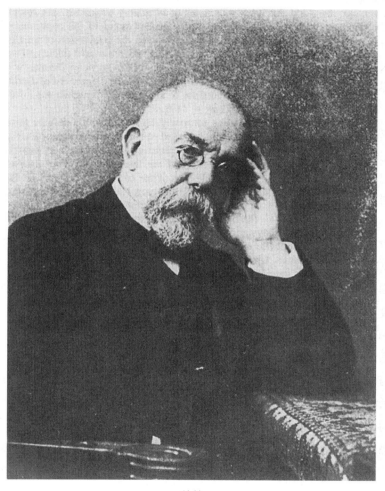

科赫

　　在官方职务和私人执业之外,科赫仍有业余爱好,比如自然史、考古学、摄影术,同时也为卫生学、公共健康和细菌学的研究而挤出空余时间。1875 年,他参加了一些科学与医学会议、参观了一些研究中心,激发他以更严肃的态度投身于科学研究。当所在地区出现炭疽病时,科赫准备着手研究细菌与疾病的关系。炭疽病主要是一种牛羊病,但其中的一些品种可在人体中发病,并产生严重的局部皮肤溃疡,被称为"恶性脓疱",可产生危险的情况,如胃坏疽和

508

被称为"毛工病"的恶性肺炎。细菌学说的支持者对炭疽病和其相对较大的杆菌尤其感兴趣。波兰特尔（Franz Pollender，1800—1879）早在1849年就曾在炭疽病患者的血液中观察到某种细菌，但直到1855年他才公布其发现。皮埃尔·瑞尔（Pierre Rayer，1793—1867）宣称在死于炭疽病绵羊接种后的绵羊血液中发现了杆菌。然而，第一个提供详实的证据旁证杆菌和炭疽病之间关系的人是达万（Casimir Joseph Davaine，1812—1882），他论证了炭疽病可由血液接种而传播到实验动物。1863年，达万发表了几篇关于"丝状体"传染性的论文，该"丝状体"存在于炭疽致死的动物血液中，而完全相同的杆菌也可在人恶性脓疱中发现。这些实验只是提示性的，而非确凿有力。达万并未分离且纯化炭疽杆菌，而且其证据也不符合亨利所建议的标准。

到1876年为止，科赫已获得了炭疽杆菌的培养基，而且发现了该细菌的生命周期和自然病史。和达万一样，科赫也将炭疽病从感染的牛传染到兔和鼠上。超出其前辈的研究，科赫可以在活体动物体外培养炭疽杆菌。用兔或牛的体液做培养基，科赫可以建立和纯化细菌培养，并将它们注射到实验动物体内。科赫的纯实验培养基可导致炭疽病，就像从自然感染的家畜获取血样本那样。为了随时得到可导致炭疽病的物质以及验证该杆菌在传了多代之后是否改变，科赫连续在老鼠中传代接种（即老鼠到老鼠接种），即便连续培养20代杆菌形态依然保持不变。这些实验排除了致病动物所带毒物使实验动物致病的可能，只有在受感染的动物体内增殖的因素才可产生这种传递链。

当科赫在显微镜下观察炭疽杆菌切片时，他看见丝状的细菌变为串珠状的孢子。当加入新鲜的培养基时，孢子变为有活性的杆菌又开始增殖。孢子极度的耐受力正可解释受炭疽杆菌污染的地区为何炭疽病持续存在。孢子可抵抗恶劣的环境，所以一个浅沟中的动物尸体可孕育足够的孢子去感染别的动物。至此，对炭疽病自然史的了解随即提供了控制该病的措施，即合理处置受污染动物的尸体。

在解开炭疽病之谜后，科赫把研究成果寄给了斐迪南·科恩（Ferdinand Cohn，1828—1898）。科恩是德国著名的细菌学家，也是有名的植物学家。尽管科恩起初有些怀疑，但仍邀请科赫到布莱斯劳大学演示他的实验。当然，科赫并非闯进科学殿堂宣称发现解决炭疽病的第一人，然而这一次，科恩及其同事发现实验结果和操作确实令人信服。在科恩的支持下，科赫的论文"炭疽病的病原学——基于炭疽杆菌的生命周期"发表在《植物生理学通讯》上。

由于科赫在炭疽病上的工作基础，他很有信心地预言细菌学研究可控制传染性疾病。为了说服保守的医生和科学家,科赫呼吁细菌理论的支持者们学会培育出细菌的纯系,而抛弃粗心和推测性工作,并且向人们展示微生物学在疾病防治中的价值。最终,他的预言被充分地证实。然而,是路易斯·巴斯德制备了炭疽病疫苗并在绵羊和牛中使用,而且还证实蚯蚓参与了传染链,它通过把孢子带回地面而传播该病;在地面上,孢子被食草动物吃掉。虽然数量未必代表质量,但非常有趣的是巴斯德发表了31篇关于炭疽病的文章,是科赫的两倍。在解决问题和获取解决问题的方法的差异上加深了两人的矛盾,科赫直接和公开地攻击巴斯德的工作。科赫对法国同行的工作表示怀疑,因为他们没能制备出纯培养基,为诋毁巴斯德,他甚至不惜让世人知道巴斯德并非医生这个不争的事实。当提到巴斯德曾享有"琴纳第二"这个称号时,科赫却轻蔑地认为琴纳的工作是有关人而非绵羊的。

　　尽管利用炭疽杆菌孢子制造恐怖武器变得有可能了,但在21世纪,制备适用于人类的安全有效的炭疽疫苗仍然是一个问题。在20世纪90年代,炭疽疫苗接种在海湾战争期间遭到了指责。海湾战争综合征是指在美国士兵中一些人不愿意接受强制性的疫苗接种。炭疽疫苗的有效性仍然具有争议,批评家认为对疫苗修正并没有经过充足的实验,也没有充分的安全性。1979年在苏联的斯维尔德洛夫斯克爆发了炭疽大流行,而该地区正位于一个研究生化武器的生物制剂工厂附近。这次炭疽流行揭露了用于武器研制的炭疽孢子的大规模生产是很危险的。起初苏联官方认为炭疽大流行的爆发是由受感染的肉引起的。苏联历史上有许多炭疽发生的案例都是起因于牲畜和肉类加工。然而1979年大爆发中62人的死亡很明显是因为吸入了炭疽,而并非胃里的炭疽杆菌。在20世纪90年代揭示了生物制剂项目的本质和程度。

　　在证明了炭疽病的病原之后,科赫进而转向伤口感染的一般问题上。英国外科医生约瑟夫·李斯特是通过防腐系统掌握这门技术的。许多研究者曾在创伤性感染的疾病中发现有细菌的存在,但无法确定这究竟是疾病的原因、病理过程的结果抑或是无特定关系的个体。某种程度上,对伤口感染的研究支持不同的、固定不变的细菌的存在;而这恰可以对卡尔·冯·耐格里(Karl von Nägeli,1817—1891)的进攻以反击,此人因反对格雷戈尔·孟德尔(Gregor Mendel,1822—1884)的遗传理论而在遗传学史上占有一席之地。如果细菌不是作为单独的品种而存在,那么说某种细菌,比如炭疽杆菌,可产生某种特定的病毫无意义。诸多"特定病原"定律的批评者确实"见"到了变形;科赫认为这是由粗糙的技术造成的,这只有通过简化获取纯化培养基的流程和使制备镜检材料方法标准化才能达到。

对创伤感染疾病的实验性研究使科赫认为,特定的感染由特定的微生物引起,他也向人们展示了细菌在健康动物的血液或组织中并不存在。然而医学会没能理解科赫的细菌理论可普遍解释伤口感染,因为系列实验以小鼠坏疽和败血症为主。科赫精通实验技术,但他缺乏巴斯德对制造轰动新闻时机的把握。如果他可清晰地演示老鼠败血症和人类感染之间的关系,他的同事将对其工作深信不疑。对于这项工作,在城市的医学中有机会接触临床资料而不是在农村,这一点非常关键。然而李斯特却注意到科赫的工作,而且非常明智地将他的著作《创伤性感染性疾病的病原学》译成英文。

科赫一边开着私人诊所,一边继续研究工作。几年之后,科赫获得了一个新的职位,成为柏林的皇家卫生办公室下属一个新建办公室的主任,主要从事一些微生物学研究。1885 年,他成为柏林大学卫生学教授兼院长,担任这一职务直到 1891 年。那一年,大学为他成立了传染病学院。虽然事业上是成功的,但他的私生活很不美满,这种情况一直持续到他遇到了 17 岁的海德薇格·冯布格(Hedwig Freiberg)。他和妻子离了婚。当时科赫的女儿和他的研究助理爱德华·普弗尔(Eduard Pfuhl)结了婚。这个著名科学家和年轻艺术家之间的浪漫爱情在医学界和科学界掀起了一场"道德风暴"。在 1892 年德国医学大会上,同行们对科赫的风流韵事比对他的科学论文更感兴趣。1893 年结婚时,科赫已年近 50 而海德薇格才 20 岁。

科赫对医学会怀疑他的细菌理论感到沮丧,他深信获得进展的可行方法是制备出纯培养基。动物体可能是最适合获取细菌的培养基,但微生物学家必须在体外培养纯细菌以证实细菌在致病中的作用。在发现不可能为所有的细菌找到一种通用的培养基时,科赫找到一种方法可把通常的营养基变为固态,在其之上细菌可生长成像岛屿一样的菌落,就像在土豆片和面包上发现的霉菌菌落那样。在古代民间烹调法的启发下,科赫将在东方烹调中运用的从海藻中提出的一种多糖替代了明胶。明胶在 37 ℃时熔化,而且易为细菌所消化,而琼脂制成的胶液则不会被细菌所消化,而且温度高于 45 ℃时仍保持固态。这种方法被称为"科赫氏板技术"。科赫认为,纯培养基是研究传染性疾病的必要基础。理查德·朱利叶斯·皮特里(Richard Julius Petri, 1852—1921)是科赫卫生研究院的一员,他也发明了一种特殊的培养基。由于皮特里培养基的广泛运用,生物学学生更熟悉皮特里的名字。科赫及其同事解决的另一个技术难题是对各种公共卫生措施的复查,例如消毒。微生物学使人理

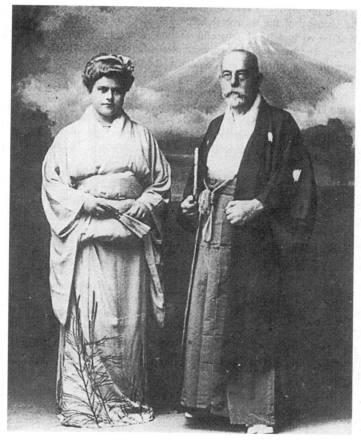

罗伯特·科赫和他穿着日本和服的第二任妻子(1903)

解了消毒(杀死活的细菌但并不一定杀死芽孢)和灭菌(完全杀死芽孢和细菌)。在检验一些使用许久的防腐剂时,科赫发现某些人们喜欢使用的防腐剂几乎没有消毒功能,而其他的只是抑制其生长并不能杀菌。

　　当李斯特、巴斯德、科赫三人在1881年伦敦召开的第七届国际医学大会上见面时,科赫非常高兴有机会在李斯特的实验室中演示其圆板技术。从这次大有收获的旅行返回之后,科赫开始了对结核病的研究。科赫把所有的精力投于对结核菌的研究并找到一种对付它的办法,他不辞辛劳地工作且对自己工作的结果讳莫如深。1882年3月,在柏林的一个生理学学会上,他宣称找到了结核杆菌。这个发现使整个世界为之沸腾。英国物理学家约翰·丁铎尔(John Tyndall,1820—1893)是巴斯德非常忠实的支持者,他在伦敦《泰晤士报》上以通信的形式刊发了科赫论文的英文总结。几周之后,丁铎尔的信在

《纽约时报》刊发,各种社论和报道立刻为结核的主题所占据,报道说科赫的发现不久即会导致结核病治疗方法的产生,可能会以巴斯德对付炭疽病那样的方式发展。

科赫曾回忆,在细菌学发展的黄金时代,各种传染病的病原体似乎都被微生物学家所掌握,就像从树上落下成熟的果子那样,但结核杆菌却不愿轻易落下。在科赫研究的所有微生物中,结核杆菌是最难确认、分离和培养的。在合适的琼脂培养基上,大多数细菌可于两天之内产生菌落,而结核杆菌形成可见的菌落需两周时间。在这些实验当中,高超的实验技术、特殊的媒介、合适的实验动物是必不可少的。同样必不可少的是要确信结核是一种传染性疾病,要有结核致病体可被分离的信心以及无限的耐心。结核杆菌的发现以及科赫有关结核杆菌可以在患病的组织中发现的论证扫除了人们的疑惑。因为结核杆菌可攻击人体几乎每一个部位,它可产生一系列令人迷惑的临床症状,如普通结核、结核病、淋巴结核、粟粒性结核和脑膜炎等。结核杆菌的发现证实不同临床症状是特定致病原作用的表现。

只有在深知结核病对 19 世纪人们生活的影响之后,才可理解科赫重大发现的深远意义。据统计,结核病比那些最恐怖的流行性疾病,如天花和霍乱更具破坏性。在 17 世纪,《结核病:关于消耗性疾病的论文》(1694)一书的作者理查德·莫顿(Richard Morton,1637—1698)发现,一个人如果长到成年而不受哪怕是一点结核病的伤害是难以置信的。在 19 世纪,结核病被称为"人类死亡之首",当时每七例死亡之中就有一例是结核病。基于结核病的受害者最有可能是那些多才的年轻人这样一个事实,其危害作用被扩大了。年轻的艺术家、作家、作曲家和音乐家的悲惨死亡使结核病和艺术天才有缘的神秘传说更为流行。强壮的艺术家抱怨道诗人不到 30 岁就因患结核病而死是平常的事情。约翰·济慈(John Keats,1795—1821)的短暂一生正反映了结核病这被夸大的一面以及那些加速这些本不可避免的死亡的错误的治疗,虽然诗人的母亲和兄弟死于结核病,诗人却被诊断为"消化热"。他接受了让人心力交瘁的治疗方案,"放血疗法"和"饥饿疗法",尸检后明确诊断为肺结核且其肺被完全破坏了。

大多数传染病的受害者死得过早或恢复得太快,不像患结核病的艺术家那样,在患慢性却不可抵御的疾病后沉思默想。对奥地利的小说家弗兰兹·卡夫卡(Franz Kafka,1883—1924)而言,结核病并非一种普通的疾病,而是"死亡之源"本身。用生动浪漫的语言来说,结核病患者被一种神奇的力量所支配,这种力量促使其成就艺术。然而,随着这种病在城市的贫民窟和贫穷的乡村中横行,显然它们并非必然相关而是偶尔相关。可能是死亡的威胁、持续的低热、为控制咳嗽而服用的阿片类药物激起了艺术家的创造动力,增添了患病女性的魅力。只有"结核天使"符合理想的浪漫的女性形象:年轻、苍白、纤细,由于发热而发亮的眼睛,轻轻地把咯血吐进白色丝帕的神态,尤其是在不可避免的但有所救赎的死亡之前。就像济慈所悲叹的那样,"年轻变得苍白,变得如幽灵般纤细,然后走向死亡"。

515

科赫发现结核杆菌之后,人们逐渐接受结核病与贫穷和污秽的关联比天才和艺术更大这样的事实,从而取代了先前的反常情结。然而更糟的是,就像科赫早期论文提及的那样:结核在形状、尺寸、染色等特征和麻风杆菌相似。医学上对该病的起因和治疗上有不同的见解在某些地区反映出来。生活在北方的肺痨患者在南方接受治疗时会惊奇地发现,在阳光普照的西班牙和意大利他们非常不受欢迎,因为那里的人们想当然地认为结核是有传染性的。北欧的医生通常相信一种非传染的可遗传的"结核素质",即对结核菌易感者易患结核病,这种病在家庭中蔓延,有时甚至蔓延几代人。这早已为大家所熟知。而且,虽然几乎每个人都暴露于结核杆菌之下,但只有某些人染病,这种现象被用来反对传染性。这近似于说:子弹并非杀人,因为并非阵地上的每个人都是被子弹打中的。

科赫并非结核病"统一理论"的首推者,甚至不是第一个证明其传染性的人。威廉·巴德(William Budd, 1811—1880)是一位以关于伤寒热的经典论文而闻名于世的流行病学家,主张结核病在英国的黑人中和非洲流行显示它是一种传染性疾病。伟大的法国医生维尔曼(Jean Antoine Villemin, 1827—1892)曾试图通过向兔子和荷兰猪接种结核病患者痰、血或其他物质向人们演示其传染性。人类结核向兔子的传播显示痰、血和支气管分泌物的传染性。他甚至认为人身上发生的结核和牛身上发生的结核是一样的。然而,他的工作并未收到时效,其他医生重复他的实验也没有结果。虽然听诊器的发明者雷奈克(René Laënnec, 1781—1826)向人们展示结核病可在人体产生致病效应,但是魏尔啸认为肺结核和粟粒性结核并非同一种疾病。在某些个体中表现为粟粒性结核,而在其他个体中表现为肺结核形式。虽然魏尔啸在细胞病理学上取得了辉煌的成就,但他关于结核病的观点似乎被缺乏临床经验所限制,民族傲慢与其他的偏见又蒙住了他的眼睛。正像科赫轻视法国微生物学一样,魏尔啸轻视雷奈克和"巴黎学派"及其成员的那种尸检与临床相结合的

516

方法。当然,魏尔啸的抵抗并不完全和民族主义有关。在审视过科赫的演示后,魏尔啸继续称之为"所谓的结核杆菌"。

在培养了一种明显和各种形式相关的细菌之后,科赫提供了毫无争议的证据:结核杆菌就是结核病的原因。同时,科赫演绎了"科赫定律",即要证实特定的病原为特定病的原因须满足该定律。雅格布·亨利和其他人在之前已经建议使用这些定律,但是科赫为疾病的细菌学提供了最为严格的演示。为了满足科赫定律,研究者必须证明引起疾病的特定微生物是恒定的、不变的。仅仅有某种微生物不存在于健康的生物体或其他疾病的证据只是提示性或暗示性的而非确凿有力的。毫无争议的证据必须是在培养基中培养出来或从污染组织及其他生物体中分离出来的。在某种被宣称的细菌被连续培养之后,应该接种到健康的动物体内。如果纯培养物在实验动物中诱发出该病,研究者应该从这些动物中分离出该微生物以证实二者之间的关系。像霍乱、伤寒、麻风这样的疾病不可能符合科赫定律。因为尚未发现合适的动物模型,要为这些疾病提供毫无争议的证据,需要进行有悖道德的人体试验。科赫定律原本为传染性而制定,但这种一般性方法已被应用到其他研究上,比如由石棉或其他化学物质造成的身体危害。

即便科赫的发现并未随即产生预防性疫苗或治疗药物,但仍给予人们希望,谨慎听话的患者可在适当的指导下康复。然而,面对伟大的法国同行的挑战,科赫承受了巨大的压力。1889 年,在经过了几年公职和旅行之后,他又开始了实验室工作;他非常勤恳而且对致死大量豚鼠的试验保密。一年后,在第十届柏林医学大会上,科赫暗示他已找到了治疗结核病的办法。对科赫所言的仔细推敲本可避免媒体对科赫所作的治疗前景的一时性评价,歪曲的报道导致过高的期望。科赫声称找到了一种物质可阻止试管和活体中结核细菌的生长,而所谓的活体,是豚鼠而非人体。这一点非常重要,因为豚鼠自然状态下并不感染结核细菌,只有用适当的方法接种才可致病。然而科赫不留神称其试剂为药物,媒体立即称这种试剂"科赫液"、"科赫素"、"科赫水"。科赫称其制备液为"结核菌素"。根据在豚鼠上试验的初步结果,大规模的人群试验尚未成熟。然而,绝望的肺痨患者已等不及对照试验的确证了。

虽然德国法律禁止"不明药物",科赫仍拒绝透露结核菌素的性质。科赫确实提供了一名制造结核菌素的医生的姓名和地址,这位医生在科赫的女婿爱德华·普弗尔的名下工作。亚瑟·柯南·道尔(Arthur Conan Doyle,1859—1930)曾被派往柏林学习掌握这种德国药物,正像他报道的那样,有成百上千的结核病患者需要这种治疗。甚至约瑟夫·李斯特带其侄女到柏林接受治疗，也十足等了一星期科赫才有时间见他。被结核菌素的工作以及冯·贝林(Emil von Behring, 1854—1917)和北里柴三郎(Shibasaburo Kitasato, 1852—1931)有关白喉和破伤风防治工作深深震撼，李斯特感慨道德国科学已远远超越了英国。

在科赫推出结核菌素的一年内，成千上万的人接受了结核菌素的治疗，但是科赫的同事对严格的临床实验却没有什么兴趣。初期，结核菌素在皮肤、骨或关节中似乎起到一定作用，但是医生和患者经常会因一些主观性的征象而误入歧途，他们往往认为是希望导致了这些好的作用而不是特定的治疗干预措施。不幸的是，进一步的试验表明，在肺结核患者中结核菌素无效甚至有害。例如，爱德华·特鲁多(Edward L. Trudeau, 1848—1915)医生管理着纽约萨拉纳克湖的一家重要的结核病隔离病房，他发现结核菌素并没有他和患者想象中的那么好、有那么神奇的效果。世界各地失望的患者和医生立刻强烈地谴责科赫及其不明药物。一份为德国政府准备的报告表明，虽然其结核菌素适用方法不正确，但几乎没有发现可证实其作用的证据。然而一些有关治愈和改善的轶事让政府官员们继续支持结核菌素的使用，而且允许在监狱和军队中使用。

当科赫最终公开药物的性质和制备方法后，科学家和医生惊奇地发现结核菌素只不过是结核杆菌的甘油提取物。批评家们讽刺科赫是在已知其药无效之后才公开其秘密的。科赫申辩道，结核菌素的制备非常复杂，他担心一些医生和江湖骗子们试图模仿制备结核菌素而且进行这种有害的接种，给病人和德国科学声誉造成损害。当批评的风暴到来之后，科赫为自己安排了一次埃及之行，让女婿接管结核菌素一切事务和传染病学院。1896年后，科赫基本上放弃了对结核病和结核菌素的研究，转而研究热带疾病，他最终实现了旧时想要到异国他乡旅游的梦想。尽管在医学微生物学的历史上科赫是一位先驱者，但是直到1905年他才因在结核病和细菌病学上的研究而获得诺贝尔奖。

和多种疾病打交道的经验使科赫得出结论，对结核病可能没有办法用类似于其他细菌性疾病成功免疫的方法来获得免疫力。然而科赫仍希望结核菌素改进型可作为免疫或治疗药物。这个梦想最终没有实现，但至少医疗界认同它可作为一种诊断早期无症状结核的辅助手段。在那个崇拜英雄的时代中，科赫在自己身上试验结核菌素，强烈的反应表明，像同时代的其他人一样，

518

他也未能逃脱"结核的触摸",他感染的是一种后来被称作"迟发型超敏反应"的复杂的免疫现象。结核病被认为是一种不体面的疾病,对婚姻来说是一种障碍,也不在保险公司保障的范围之内,许多人和他们的家庭都找不到合意的、精确的词来下诊断。

结核菌素并非是一种治疗性药物,但它的发现是向结核菌宣战的武器。结核菌素可用于诊断早期无症状的病例,微生物的实验室检查可通过咽培养或痰培养帮助医生们确定病人当时的状态。运用结核菌素的灾难性教训是小心谨慎和严格的临床实验是必要的,而百年之后寻求艾滋病(AIDS)治疗药物的时候抛弃了双盲的临床实验表明我们已完全忘记了这些教训。20世纪80年代的艾滋病就像19世纪80年代的结核病那样,被认为是一种神秘的可怕的致死性疾病。使用可能有治疗作用或至少减轻疾病进程的一些药物被认为是不人道的,但对于像艾滋病和结核这样复杂和不确定的发病机制的疾病而言,人们仍寄希望于不确定是否有效或尚未被证实有效的药物。

受结核病的影响,英国作家查尔斯·狄更斯(Charles Dickens, 1812—1870)把结核病描述成无情的敌人——没有药物可以治疗、即使财富也不能使人逃脱的灾难。然而,结核病的发病率和死亡率在抗生素疗法使用之前有很大的降低,控制结核病的进展应归功于医生和公共卫生工作者。他们提倡结核病是可以预防的,使医生和患者意识到这是一个很复杂的因果关系网。检查早期病例和确切地把握感染的发生率是靠结核菌素的皮肤敏感实验和肺部的X线检查。虽然结核菌仍无处不在,然而由于生活质量的改善,新鲜的空气、阳光和营养的改善使该病的发生率大大降低。科学家设想由于生物学上的科学指导和个体生活习惯的改变,没有疫苗也可达到消灭结核病的目的。然而就"生物智慧"的本性,医学界权威和公共卫生界权威很少达成一致意见。

根据20世纪20年代到30年代的调查,结核菌素皮肤实验显示北方大学中50%—60%的大学生以及西南80%的学生都感染了结核。医学和护理系的学生甚至有着更高的感染率。一些学校报道,毕业的时候所有的学生结核菌素都呈阳性。同时,在一般的大众人群中结核病的发病有所下降。由于结核病和穷困有着一定的联系,在这些具有相对特权的院校中的发现令人惊惶。特别在女子学校中,学校将保护学生的健康放在最先考虑的位置。这从本质上抵消了医学方面的警告:教育对女性的健康和发展是有害的。

当不同的结核杆菌被发现在毒力、毒性上有很大不同的时候,科学家们希望像使用牛痘预防天花一样,找到一种特殊的菌株来预防,但是得到结核疫苗非常困难。有一些地区几乎每个人都经历过与结核杆菌的接触，许多人都有过长期存在的但是隐匿性的感染。结核菌可以在人体宿主内保持隐匿状态很多年，它可以通过复杂的脂质厚膜来有效地躲避免疫攻击。最先广泛用来预防结核病的是艾伯特·利昂·查尔斯·卡尔梅特（Albert Léon Charles Calmette，1863—1933）和同事从活的减毒株中提取的疫苗。从 20 世纪 20 年代起，卡介苗（BCG）开始应用于儿童结核病的免疫预防。尽管有关卡介苗的效果和安全问题仍存有许多争议，但这种新疫苗在许多发展中国家仍是抗结核战役中的主力军。

520

　　认识到饮用带结核杆菌的牛奶会增加危险，是控制结核病进程中的重要一步。一些科学家认为结核病源自驯养的牛，再通过牛奶和牛肉传染给人类，但是有关人和牛的结核病之间的联系仍然是有争议的。在 1901 年伦敦召开的第一届英国结核病大会上，科赫提出人的结核和牛的结核是两种不同的疾病。与当时的主流说法相反，他指出人类不会感染牛的结核。这个论断使人震惊并非因为它是错误的，而是因为在早期工作中科赫曾经说过人和牛结核是相同的微生物引起的。如果真的是这样，科赫有关牛结核病的新观点将在公共卫生方面产生极大的影响。细菌学专家们开始着手证实或反驳这个论断，一个英国委员会得到的结论是，牛结核是一种对公众健康有威胁的疾病，而另一个德国委员会则支持科赫的观点。冯·贝林（Emil von Behring，1854—1917）提出污染的牛奶是儿童患病主要原因的结论被西奥博尔德·史密斯（Theobald Smith，1859—1934）证实。史密斯发现 1—5 岁的儿童非常易患结核，直接病因是那些被当作牛奶出售的"结核菌培养基"。史密斯主张将摧毁受结核菌感染的奶牛作为公共卫生的一个必要措施。

　　兽医和公共卫生工作者都趋向于将牛结核病对人类健康造成的危险作为重点。而科赫却受到了批评，因为他强调的是肺结核，而且他认为牛结核病是件没有意义的事情。美国的儿科医生亚伯拉罕·雅各比（Abraham Jacobi）曾经说道："世界上成千上万婴儿的生命比一个科学家的名誉重要得多。"尽管死于结核病的大多数婴儿都是由于肺结核而死亡的，但是美国城市内 10％的婴儿和儿童是由于牛奶而传染上结核病继而死亡的。史密斯认为，如果反对污染的牛奶和水这场战斗被科赫和其他一些人暗中破坏的话，"公共卫生的整个机制"都将处在危险中。

　　科赫一直继续他早期的工作，虽然条件很艰苦、简陋，但他是一个有耐心、认真负责的工作者。在获得巨大成功之后，他似乎变得越来越有成见、骄傲和

521　教条。许多批评家指出这是使德国科学权威化和充满火药味的一个因素。也
许科赫也感到自己成了科赫神话的牺牲品,他备受政府压制和公众的奉迎。
当和科赫持相同立场的一个科学家错了的时候,科赫神话般的讲话会危及公
众的健康。

　　1908 年,国际结核病大会上主要探讨了牛结核问题。科赫关注的是肺结
核,忽略了由受污染食品引起的感染是可以防止的,这一点受到了美国反对巴
氏消毒的人的关注。科赫认为儿童结核病与肠道感染并非相关,因为因结核
病而死亡的人中每 12 个就有 11 个是肺结核导致的。这对于儿童疾病来说是
个很奇怪的提法。批评者认为,这不过是科赫为保护德国政府和德国肉食工
业所营造的一个幌子。科赫于 1908 年会议之后回到柏林,打算继续结核病的
研究工作,但他的健康状况每况愈下,终于在 1910 年死于心脏病。两年之后,
传染病学会易名为罗伯特·科赫学会。

　　从希波克拉底时代开始,结核病患者就被迫采用古怪的食谱,被施用有害
的治疗方法,以及服用"鸦片类"的西也酏剂。最具奇异色彩的治疗方法就是
从中世纪到 18 世纪在英国和法国国王中一直实行的"皇家触摸礼"了,那些可
怜的淋巴结核患者往往被选作代表接受一枚硬币作为纪念品。这些宗教仪式
是用触摸的次数来支付施舍的,像米盖尔·塞尔维特(Michael Servetus,
1511—1553)一样的怀疑者会发现在受触摸礼的人中只有很少一部分人会康
复,但是由于对疾病自然过程的不可预知性,这些皇家触摸礼也许和其他一些
治疗方法起着一样的作用。

　　随着医学风尚的变化,医生指出,休息、锻炼、受限制的饮食、富含营养的
食物、新鲜的空气、充足的阳光、补剂和镇静剂将有利于结核病患者。许多标
准的治疗方法都没有作用,其他一些方法,像金盐之类的实际上加剧疾病的发
展。民间治疗结核病的方法有把狼肝、黄鼠狼的血、鸽子的粪和臭鼬鼠的精髓
在酒里煮,而吃活蜗牛据说也可防结核病。20 世纪,医生们开始用包括木溜
油、洋地黄、鸦片、鱼肝油、重金属、金制剂和福勒氏液的治疗。公共或私人的
代理商建立起结核病药房和疗养院。一些医生提倡呼吸山林里的空气、远足
以及骑马和做一些适合的工作,而另一些医生则警告说锻炼会增加肺的负担,
可用人工气胸的方法使肺得到彻底的休息(即在胸膜和肺之间注射空气使肺
522　压缩)。19 世纪 90 年代得到论证的人工气胸曾在 20 世纪 30 到 40 年代广泛
运用。注射是在肺完全治愈或患者死亡之前以规则的间期重复进行。

　　在 20 世纪最初几十年时间内,结核病仍然是人类死亡的主要原因。科赫

和一些卫生保健科学家的工作使人们认为用新的医学技术、结构和管理组织以及政府的权威干预来控制结核病是可能的,甚至可以达到消灭结核病的目的。然而,20世纪对抗结核的战役被放在个体的责任上,忽视了深层的经济和社会问题,这些问题使得贫困和结核有着密切的联系。许多医生忽略了科赫工作所提供的线索,也小看了致病菌在疾病传染性中所起的作用。关于疾病的自然遗传倾向和先天素质的观点仍没有被舍弃。在贫困和结核病之间,一些社会的、环境的因素也对结核病的形成和发展起着很大的作用。比如,营养不良、居住条件拥挤、缺少新鲜空气和阳光,这些因素都被忽视了。这些疾病的受害者像中世纪麻风病人一样,被隔离、限制在疗养院中。

关于结核病疗养院的浪漫想法总是想象着那些"神奇的大山"中的净土,有充分的阳光、营养丰富的食物和治愈疾病的其他大自然条件。这种想法被后来的研究推翻了。实际上住在疗养院里的患者饱受孤独,严格的体制和机构制度增加了他们的痛苦。在19世纪和20世纪,疗养院的疗法从良性的疗法:新鲜空气、休息等等发展到包括严格的处方、分等级的工作、药物试验和外科手术等更加严格、医学化的疗法,但疗效却显著偏低,就像一项调查提到的那样,注射金制剂的42名患者中9名死亡,即使这样的治疗效果仍被视作成功。一些患者被迫接受人工气胸治疗,虽然在一些机构中这种治疗技术死亡率高达50%。经分析,这些令人失望的研究结果使一些调查者们认为,找到治疗结核这么顽固、复杂的疾病的特效的化学药物几乎是不可能的。

由于种种原因,结核病这场"白色瘟疫"在有效抗生素出现之前已经平息,而这些原因仍是今天的热点。许多详实的结核病研究都说明结核病死亡率的大幅下降是发生在1947年出现特效的治疗方法之前。结核病就像麻风病一样,应该以社会和整体联系的观点来看。人类遭受一种特殊疾病而面临灾难和死亡,不可能只归结为微生物这一个原因。然而结核杆菌并没有消失。

523

在第四届世界结核病大会(2002)上,流行病学家指出大约有20亿人感染了结核病,每年大约200万人死于结核病。2002年,纽约报道了约1 000例结核病病例,但是事实上只有5%到10%的纽约人在暴露此病时测试结果呈阳性。在结核病和艾滋病有某种联系和耐药菌株变得平常的一段时间内,处理结核病菌的机器基本上都被拆除了。20世纪80年代,在纽约的监狱和庇护所报道了耐药性结核病的爆发。到了1991年,纽约被诊断为结核病的患者中有20%都对治疗此病的抗生素发生了耐药反应(例如利福平和异烟肼)。耐药性结核病的死亡率高达40%至60%,基本上和那些不经过治疗的药物敏感性结核病有着相同的死亡率。流行病学家估计,全球每年大约有 30 万耐药结核病的新发病例,但在许多有着很高艾滋病感染率的贫穷国家都缺乏可信的数据。在有些国家,患者没有得到充分的治疗,而这导致耐药菌株的发生、发展,在这些国家中耐药性的病例更加常见。在一些国家,治疗结核病的药物被当作非处方药出售而且经常被滥用和误用。

二战中青霉素的成功使用让人们觉得其他的抗生素也可能对治疗结核病有效。但不幸的是,在实验室里能有效控制动物结核病的药物并不等于在临床治疗中对人类有效。但是塞尔曼·A. 瓦克斯曼(Selman A. Waksman, 1888—1973)在 1943 年发现的链霉素,在被证实对豚鼠有效之后又被证实对人体也有效,但早期链霉素制剂不纯而且引起很严重的副反应,如耳聋。而且在 6 个月的链霉素治疗之后只有 51% 的患者症状改善。最终,在抗结核病的药物队伍中又加入了对氨基水杨酸、异烟肼、利福平和其他一些药物。不管怎样,链霉素及其他一些化学药物治疗的出现改善了患者的治疗和境况,而且几乎使疗养院空无一人。结核病死亡率大幅下降被认为是卡介苗(BCG)的功劳,这种观点直到链霉素出现才被终止。

从公共卫生角度看来,即使短期内也可有效地阻止传染病的蔓延并切断传染链,而一个完整的治疗需花费几个月的时间。就麻风而言,长时间的治疗不仅花费大而且还会产生耐药性,对于结核杆菌而言,它们生长缓慢,较顽固,这些病菌能浸在福尔马林溶液中存活几年。然而,只要有合理的治疗,结核病还是可以被完全医治的。20 世纪 60 年代,应用可能的医学技术治愈结核病已被广泛接受,然而到了 20 世纪 80 年代,由于复杂的社会、经济和政治原因,消灭结核的可能性仍很遥远。例如在美国,公共卫生权威说,在那些贫穷和传播艾滋病(AIDS)的地区仍然易患结核病,且有上升趋势。结核病,尤其是当结核病与艾滋病共患时,医学科学和公共卫生在防止疾病进展哪一种更有效之间存在着分歧。

19 世纪末,微生物学已经成为一门发展出一些特殊分支学科的科学。教科书、杂志、协会和其他多种多样的微生物学进展几乎和细菌一样快。1879 年,巴斯德的同事伊密·杜克劳斯(Émile Duclaux, 1840—1904)在索邦神学院创立微生物学课程。1884 年,科赫在柏林大学介绍了医学微生物学的课程和进展。到 19 世纪 90 年代,甚至美国的医学院校和农业大学都开设细菌学课程。医学微生物学的发展刺激了以实验室为基础的医学教育的出现。1910 年,亚伯拉罕·弗莱克斯纳(Abraham Flexner)指出,美国和加拿大的医学教育中医学微生物学都被定为必修的科目。

当一些内外科医生开始把疾病的病原理论和职业实践结合在一起的时候，一些医生和科学工作者在进入 20 世纪以后仍然拒绝接受病原说。例如，英国的病理学家、流行病学家和医学史学家查尔斯·克赖顿（Charles Creighton，1847—1927）认为，在流行病的发生和发展中，瘴毒、工作条件、气候的改变是最重要的因素。尽管克赖顿承认细菌和一些疾病有联系，但是他并不认为它们是病原体。这些拒绝接受病原理论的人中，有许多是在提高城市人们健康水平中有很大成就的卫生保健工作者。由于卫生保健条件的提高，事实上在流行病和地方病的控制上，控制卫生条件和污染比控制致病菌的效果更为有效。

马克斯·冯·皮腾克夫（Max von Pettenkofer，1818—1901）一点也不赞成疾病的病原学说，不屈不挠的他创立了世界上第一个卫生保健协会。皮腾克夫曾在一段时间内对表演很感兴趣，此后他决定投身于生理学、化学和医学的研究工作，并于 1843 年在慕尼黑获得医学学位。四年后他被授予医药化学教授职位。由于出色的工作，1878 年他成为慕尼黑卫生保健最有声望的教授。皮腾克夫相信卫生保健科学将揭示传染病学的起源，也将成为最有效的防治传染病的方法。他在医学方面的贡献属于现在被称为环境医学的公共卫生保健医学。

皮腾克夫反对巴斯德、科赫和其他一些细菌学家的主要论点，他仍坚持瘴毒、工作条件、气候改变这些条件的失调和紊乱会造成疾病的产生和蔓延。他提出了"地下水学说"，指出水中含有霍乱产生的瘴毒。接着，他改善了城市的污水管理系统而成功地控制了霍乱。由此他对微生物引起霍乱的观点不感兴趣。1892 年，面对无可指责的证据：霍乱弧菌的存在，这位 74 岁的现代卫生保健学的奠基人吞下了生长有霍乱弧菌的肉汤培养汤，承认有轻微的不适，但他仍然否认与霍乱有关。

为了减少霍乱而改进的污水管理系统同样也减少了其他一些水源性疾病的威胁，比如说伤寒热。经典著作《伤寒热：其本质、传播模式和预防》（1873）一书的作者威廉·巴德（William Budd，1811—1880）指出，被伤寒热患者的排泄物污染的水可以将疾病传给千家万户。患者会出现发热、皮疹、头痛、腹胀、腹泻、昏迷、谵妄、腹膜炎和胃肠道出血。19 世纪 80 年代沙门氏伤寒菌被发现后，罗伯特·科赫提出了预防疾病传播的方法。在公共卫生对抗肠热的战役中隔离"健康带菌者"的方法被认为是最有争议的一部分。

因"伤寒玛丽"而家喻户晓的玛丽·梅伦(Mary Mallon，1870? —1938)被认为是公共卫生历史上的一个代表人物。梅伦是爱尔兰移民，是个厨师。不幸的是，她曾经是沙门氏伤寒菌的无症状携带者。由于她是厨师，她将疾病传染给了 47 个人，其中有三个人不幸死亡。公共卫生权威开始特别关注食品加工者在疾病传播中的作用。一些伤寒的爆发源于在奶厂工作的携带者，结果发现需对牛奶进行巴斯德杀菌法。在雇员生病后，梅伦于 1907 年被确认为携带者。纽约的公共卫生官员对她进行了隔离限制，但是她在 1910 年被释放，同时警告她不能再当厨师。1915 年伤寒大爆发之后，官员们发现梅伦仍然在斯隆产科医院做厨师。于是，她再次被隔离到北兄弟(North Brother)岛上，最终于 1938 年死在那里。社会历史学家将梅伦的遭遇归结于性别、种族划分和阶层歧视，而不是她的带菌状态。

当 19 世纪霍乱从印度老家传播出来后，亚洲霍乱才被欧洲人了解。欧洲的贸易、商业、旅游和军队入侵都被认为打破了地区之间的阻碍，使得先前被限制在印度地区的霍乱传播开来。疾病向西传播，在新的地区流行，并造成全国大流行。21 世纪初期，霍乱的流行遍及各大洲的 75 个国家。

和淋巴腺鼠疫或流感的全国大流行相比，霍乱在主要贸易沟通干线上的传播相对来说比较慢，直到铁路、蒸汽船的出现加速了货物、武器和微生物的流动。尽管在总体死亡率上，结核病和疟疾都比霍乱要高，但是霍乱仍然成为 19 世纪最令人恐慌的流行病。霍乱引起的恐慌使城市意识到要保持水源和其他一些基本公共卫生设施的纯净。

尽管一些患者最初有些肠道不适、头昏眼花和疲乏之类的症状，但发作常常是突然和剧烈的。许多患者会出现严重的呕吐和腹泻、口渴或腹部绞痛等等。体液的严重流失会导致"米汤样的大便"，这说明丢失了许多肠壁粘膜。转眼间，一个健康的成年人会变得像古代的木乃伊一样干瘪。虚弱的幸存者会出现肌肉抽搐、寒战或高热以及身体的虚弱。

20 世纪初，西欧基本上消灭了霍乱，但是在俄国、中东、非洲和亚洲，这种疾病仍然是一个非常严重的公共卫生问题。一战以来，在世界上一些穷苦的地区，霍乱的爆发甚至夺去了 50% 到 60% 人的生命，其中大多数是由于脱水或并发症死亡的。当进行一定的静脉输液后，几乎所有的患者都能康复，但是治疗方法还是相当保守。重症患者仅仅通过口服液体的补充不能恢复，因为这样的液体补充不能很快被身体吸收而弥补脱水。然而当不能进行静脉输液时，口服补充盐水和葡萄糖也可以降低 5% 左右的死亡率。这种简单有效的治疗方法和 19 世纪医生提倡的方法形成了鲜明的对比。

由于估计死亡率在 30％到 80％之间，所以可以推想很可能一些并不严重的腹泻性疾病被误诊为霍乱，然后导致一些不可思议的成功治疗的案例。许多医生都迫切要求在疾病出现肠道失调的先驱症状时就给以干预治疗。这些治疗方法包括放血、甘汞、鸦片、鸦片酒、白兰地酒、石脑油、颉草属植物采制的镇静剂、磷镁碳酸盐或用蓖麻油做缓泻剂。热浴、热毯、在皮肤上敷芥末和亚麻仁制成的膏状物、用热盐和糠制成的袋子、摩擦和抗刺激的药物被认为可以用来治疗循环不良和虚弱。一些医生建议用冰水浸润，用烟草制剂灌肠或静脉输入盐水。许多患者拒绝使用传统的医学方法而转向汤姆生的草药疗法、秘方疗法、水疗医生和其他顺势医疗者。医院里用"数字方法"，即用统计数据来分析不同治疗方法的医生开始意识到他们的治疗方法无效。面对霍乱爆发的威胁，公共卫生官员警告人们，只有掌握常识、呼吸新鲜的空气以及保持个人和公共卫生才能阻止灾难的发生。在一些城市，霍乱的威胁引发了前所未有的对于环境清洁的重视。市民们甚至发现以往污秽不堪的街道铺上了一层光洁的鹅卵石。

医生和公共卫生官员对霍乱传播的性质这个问题陷入了无休止的争论。弗洛伦斯·南丁格尔（Florence Nightingale，1820—1910）提出，从曾经发生过霍乱流行的印度情况来看，霍乱不能在人和人之间传染。解剖尸体的医生也很少被传染此病，因为他们事后会洗手，而且也不在病房里吃东西。但是在贫困的地方，所有的家庭成员不得不挤在一间病房里吃饭，也很少有机会洗手。

英国医生约翰·斯诺（John Snow，1813—1858）进行过典型霍乱的流行病学研究。斯诺认为霍乱"毒害"是通过食物、水和受污染的手经口传播的。人和人之间的直接接触并不会导致疾病，因为这种病的传播载体是受到霍乱病毒污染的水体。约翰·斯诺阅历的一部分和 1854 年布罗德（Broad）大街的霍乱爆发在公共卫生、流行病学、医学地理学的历史上有着某种神话般的地位。斯诺于 1849 年发表了有关霍乱是通过污染的饮用水传播的理论，文章的题目是《霍乱传播的模式》。1855 年这本书的第二版印刷发行，包括了一些新的调查和证据。

尽管意大利组织学家菲利浦·帕西尼（Filippo Pacini，1812—1883）对霍乱弧菌进行了一些早期的研究，但是霍乱弧菌的真正发现还是要归功于 19 世纪 80 年代的罗伯特·科赫及其同事。细菌学家在肮脏的亚麻布上、在饮用

527

528

水、洗澡水和洗衣服的水中都发现了霍乱弧菌。在科赫分离出霍乱弧菌后,梅契尼柯夫(Elie Mechnikoff)非常有信心的预言:"对付霍乱的这场战争不久将结束,这个疾病将留藏在历史的档案中"。不幸的是,梅契尼柯夫太乐观了。

欧洲和美国倡导的卫生改革在本质上排除了一些发达的工业化国家霍乱流行的可能性。但霍乱并没有消失,只是被一些现代的污水卫生系统控制着。零星的案例仍然出现在得克萨斯州和路易斯安那州的海岸沿线,但是由于美国人对霍乱并不熟悉,所以疾病可能会被误诊为食物中毒。霍乱弧菌有许多不同的菌株,不同菌株间的毒性也存在着混乱和疑惑。霍乱弧菌可以在海洋和盐水中顽强生存,它们和贝壳动物、甲壳类动物和浮游动物有着广泛的联系。在路易斯安那州许多城镇阴冷的下水道里都发现了霍乱弧菌,霍乱的发生也和食用了生蚝和蒸蟹有关。全球气候的变化可能会影响霍乱弧菌的分布。海洋温度的变化也影响了许多浮游动物的繁殖期,通常繁殖会出现在霍乱爆发之前。

在世界上许多地区霍乱仍然是一个危险。但问题的真实严重程度并不是很清楚,因为政府喜欢将霍乱称作其他的一些疾病,如食物中毒、胃肠炎、肠道流感或另一些委婉的说法,例如"腹泻"等。20 世纪 90 年代,在南美爆发了霍乱的大流行,多数都是在秘鲁一些贫困落后的地方。然而有一些是因为飞机上的餐饮而导致了霍乱,这也再次证明了任何疾病都可以经由航线传播到世界的任何一个角落。

尽管人们对霍乱弧菌及其基因组和毒素都有了详尽的科学了解,但是在20 世纪末,对于发展中国家成千上万的人来说,霍乱仍然是一个威胁。每年在发展中国家大约有 30 万人感染霍乱。2002 年,科学家发现当霍乱弧菌经过人体肠道时似乎传染性更大,使得在实验培养基础上疫苗的发展更加复杂。从孟加拉国一个患者的粪便中分离出的霍乱弧菌比在实验室向老鼠注射的菌株的传染性要高 10 到 100 倍。

尽管经过氯化处理,但是在世界上许多人口密集的城市中的水源甚至比约翰·斯诺研究过的更加糟糕。2004 年,在巴基斯坦首都卡拉奇的一处水源样本中发现了许多微生物污染物,例如弧菌、志贺氏菌、贾第鞭毛虫、轮状病毒、甲肝病毒和戊肝病毒。在 20 世纪 50 年代,卡拉奇的人口有 43.5 万人,而到 2002 年人口达到 1 400 万。

如果皮腾克夫能继续调查今天世界上多数地区的水源性疾病情况的话,他将会继续维护关于贫穷和缺少卫生保健条件是引起霍乱滋生和传播的主要流行因素的卫生学说。尽管皮腾克夫的瘴气理论和科赫的病原学说有许多分歧争论,医生们认为卫生学的科学研究对传染性疾病的防治有更大的效果。正是巴斯德、科赫及其学生的工作,使扎根于微生物学或"细菌的真理"激起了人们对公共和私有卫生改革的兴趣。一些历史学家认为细菌理论和医学微生物学使人们的注意力从疾病真正的社会经济根源转移了过来,而强调了工业的资本主义、种族主义和指责牺牲者的道德教育。当然,疾病的公共和私有负担是和贫穷、过分拥挤、落后的卫生条件以及缺乏医疗照护有关。然而,微生物学家和流行病学家指出,特定的微生物仍然是特定疾病发生发展的必然因素。

看不见的微生物与病毒学

在能够确定各种特定病毒——天花和狂犬病的特性很久以前,科学家们已经提供了预防接种的潜在的最重要而又极富戏剧性的范例。由于拉丁文病毒(virus)的意思在两千多年的使用中经历了许多变化,因此现代读者在古代文献中遇到这个术语时很可能感到困惑。"病毒"最初和一般的意义是指"粘液",可能含有不愉快的意义,但不一定是含有危险的意思。然而,拉丁文作者越来越多地将这个术语用于暗示毒物或毒液、威胁健康的东西或者神秘未知的传染源。因此,罗马作者塞尔苏斯(Celsus,约 14—37)和路易·巴斯德都提及狂犬病毒(virus of rabies)。

而中世纪的学者们普遍地将"病毒"作为"毒物"的同义词。16、17 世纪的医学专题论文中,译者通常用英语"renom"(毒液)代替"virus"(病毒)。17 世纪的作者讨论传染病时提到一种"病毒传染病"或"病毒瘟疫"。18 世纪的医学作者将"病毒"这个术语用于传染病,如琴纳(Edward Jenner)论及的在脓性淋巴中传播疾病的"天花病毒"。对于 19 世纪早期的医学作者而言,"病毒"代表了引起传染病的含糊原则。这个术语的模糊含义使其具有特别的吸引力。

19 世纪后期细菌学说建立之后,"病毒"被用作"具有传染性物质"的一般意义。而 19 世纪 90 年代当亚显微过滤性传染源被发现时,病毒这一术语被锁定为这类病原体。尽管一种传染病的致病源还未得到鉴定,但巴斯德断言"所有的病毒都是微生物"。科赫思索着各种不同传染性疾病的未知原因,认为其病原有机体和细菌是不同的,其他类型的有机体可能参与了多种疾病。

530

当时已知的其他病原比细菌大,如已为众人关注的引起疾病的原生动物,但这并没有在理论上排除更小的寄生物以特定的形式存在。但是,科赫假说的威望限制了病毒学和原生动物学,因为在人工媒介上实际上不可能培养这种生体。科赫没有让细菌学的教条束缚自己在热带医学方面的工作,尽管在实验室还不能培养微生物。

到 19 世纪末,微生物学技术大量涌现,足以使科学家有高度信心命名许多特殊细菌或原生动物引起的疾病。但一些疾病的传染源难以用通常的技术分离。最终奇异的但光镜下可见的病原体(如立克次氏体、衣原体、支原体属和布鲁氏杆菌属)被划分为真菌、细菌和原生动物。因为一些外来病原体具有复杂的生活史并且难以在体外培养,它们可能是尚未被发现的多种传染病的病原。

所以 20 世纪早期,病毒这个术语常限于过滤性、看不见的微生物类型。从可操作的意义而言,这类微生物根据它们可通过细菌不可通过的滤孔、且在光镜下看不见的属性而得以确定。过滤性的标准是巴斯德的同事查尔斯·钱伯兰(Charles Chamberland,1851—1908)的研究结果,他发明了一种多孔渗水的瓷器瓶,用来将可见的微生物从培养基上分离出来。这种技术可以在实验室里使用,用来准备无菌液体,以及在家中制备纯净水。这在高压锅的发展中也有一定的作用。高压锅是一种通过高压下的蒸汽来使物品达到灭菌效果的仪器。但是基于技术的标准提供了很少有关病毒的遗传和生化性质的法则,由于科学家对这种看不见的可滤过性病毒密切关注,他们发现操作性标准与病毒之间并非存在必然的联系。不可体外培养的传染源也不是满意的标准,因为科学家不能排除这种外来微生物需要特殊的培养基和生长条件的可能性。对这种现象的更激进的解释是:某些微生物可能是专一寄生于活的有机体,所以在体外任何无细胞的培养基上都不能生长。

尽管出于对人类健康的考虑,我们希望病毒消灭所有的烟草植物,然而正是由于在烟草花叶病毒(TMV)的研究中作出了巨大贡献,阿道夫·爱德华·迈尔(Adolf Eduard Mayer)、马丁奴斯·贝杰林克(Martinus Beijerinck)、迪米特里·伊凡诺夫斯基(Dimitri Ivanovski)三人才得以成为病毒学的奠基人。尽管烟草产品在现代是有害的,但在当时对它们的研究的确为病毒学发展作出了贡献。植物病毒学的研究可追溯到 1886 年,迈尔(1843—1942)发现烟草花叶病(TMD)可通过接种病态植株叶片提取物传给健康植株。由于不可人工培养烟草花叶病微生物,迈尔滤过了树汁,并阐明过滤液仍然具有传染性。

迈尔推断这种微生物一定是一种极不寻常的细菌。1892年,伊凡诺夫斯基
(1864—1920)阐明烟草花叶病传染源可通过最精细的滤孔,但所有分离和培
养这种"烟草微生物"的尝试都失败了。

没有了解到伊凡诺夫斯基的研究,马丁奴斯·贝杰林克(1851—1931)仍
然报道了烟草花叶病(TMD)。贝杰林克发现患有烟草病植株的树液经滤器
过滤之后仍有传染性,因为过滤液可连续地将病传给大量植株,所以他总结
说,烟草花叶病一定是由一种为了繁殖将自己整合给活的原生质的实体引起
的。在研究了大量植物学文献的基础上,贝杰林克认为可溶解的细菌可以引
起许多植物病。

弗里德里希·吕夫勒(Friedrich Loeffler,1862—1915)和保罗·弗洛奇
(Paul Frosch,1860—1928)在他们的口蹄疫病研究中做了类似的观察,他们
的研究是可滤过性的动物病毒性疾病的首个案例。想要从患病动物的口和乳
房的伤口中培养细菌的努力最终没能取得成功。但是,他们可利用来自患病
动物囊泡的微量无菌滤液将疾病传给牛和猪。过滤液也可以将疾病传染给其
他实验性动物。他们的实验结果表明,只有可自身繁殖的生命物质能通过一
系列动物之后持续引起该病。吕夫勒和弗洛奇认为其他一些传染性疾病,例
如天花、牛痘、牛瘟也可能是相似的过滤性微生物引起的。然而他们认为传染
源是一种特别小的微生物,而非一个根本不同的实体。

科学家们后来证实口蹄疫是一种具有高度传染性、通过空气传播的病毒
性疾病,它可以侵袭偶蹄类牲畜,例如牛、绵羊、山羊和猪。口蹄疫病毒属于细
小的核糖核酸病毒家族,这个家族包括许多重要的人类病原体,例如脊髓灰质
炎病毒、甲肝病毒以及鼻病毒。细小的核糖核酸病毒以小型的 RNA 基因组
为特征。对于那些进食了受污动物肉和奶的人们来说,口蹄疫并不算一个威
胁,但是和受感染动物有亲密接触的人可能患上此病。19 世纪 30 年代,科学
家通过接种和饮用受感染牛的牛奶而使自己患上此病。有证实的口蹄疫病例
在欧洲、非洲和南美洲的许多国家都出现过。然而,在很大一部分农场动物受
感染的情况下,人类感染此病的几率还是比较低的。

美国人在 1870 年知道了口蹄疫这种疾病。不久这种疾病出现在美国、阿
根廷、智利、乌拉圭、巴西、玻利维亚、巴拉圭和秘鲁的报道中。19 世纪 70 年
代到 20 世纪 20 年代爆发了口蹄疫,从新英格兰到加利福尼亚。到了 20 世纪
50 年代,委内瑞拉、哥伦比亚、厄瓜多尔和加拿大都报道了这种疾病。1951
年,泛美洲口蹄疫疾病中心建立。通过聚集各参与国家的信息,中心制订了消

532

灭口蹄疫的计划。到了 2000 年,智利、厄瓜多尔、阿根廷、巴拉圭和巴西的部分地区都宣布消灭了口蹄疫。尽管许多权威声明口蹄疫事实上已经在西欧灭绝,但自 1967 年第一次爆发以来,2001 年的大流行造成了巨大的经济损失,仅仅在英国就有超过 100 万的动物遭到毁灭。虽然疫苗在某些疾病流行的国家使用,但是由于打过疫苗的动物对口蹄疫抗体的测试呈阳性,实施免疫接种的国家不能说明它们的牲畜是"无病的",这些牲畜也不能出口到其他国家。英国科学家认为,患有口蹄疫动物的肉是不能进入英国的,这是非法的,而且也不能用来饲养猪。

1915 年,弗雷德立克·威廉·托特(Frederick William Twort, 1877—1950)发现,即使是细菌也会感染病毒。就像乔纳森·斯威夫特(Jonathan Swift, 1667—1745)在有关显微镜的讽刺诗歌中所说的那样,自然主义者可能采用工具来证实跳蚤被比其还小的跳蚤捕食。试图在人工介质上培养病毒时,托特注意到生长在琼脂上的某些细菌群落有时变得像玻璃一样透明。如果透明群落物质的一小部分碰触到微球菌的纯群落,它们也会变得很透明。像许多神秘的动植物的传染源一样,"托特粒子"是可滤过的。托特对这个问题的研究因"一战"而中断,其论文对微生物学没产生多大的影响。之后托特开始沉迷于推测、思索性的研究,他开始思索细菌是否从病毒甚至更原始的形式进化而来。

费里斯·代列尔(Félix d'Hérelle, 1873—1949)在巴斯德研究所研究痢疾杆菌时,也发现了噬菌体的存在。1917 年,他发表了观察结果和关于"对抗痢疾杆菌的看不见的微生物"的观点。虽然托特在两年前也发布了相同的观点,说他也发现了相同的现象,但是费里斯·代列尔从不承认托特的说法。因为这种看不见的微生物不能够在实验室的介质中或不耐热的细菌上生长,但是却可以在简单盐溶液中的细菌悬浮液中生长良好。代列尔总结抗痢疾杆菌是一种"噬菌体",可以吞噬细菌。"噬菌体"有的时候被称为托特-代列尔颗粒。从细菌性痢疾中康复的患者大便样本中会发现这种看不见的微生物。当在志贺氏菌的培养基中加入活性过滤液时,细菌的生长很快就停止了,随即死亡或分解。其溶解产物在新鲜的志贺氏菌培养基上也产生了同样的效果。超过 50 例这样的实验都产生了相同的结果,说明活体是使细菌分解的主要因素。

从发现的现象的基本含义来看,代列尔预测到可能存在针对其他致病性细菌的噬菌体。尽管这种看不见的微生物的自然寄生状态看起来是特殊的种类,但代列尔相信通过实验室的调控,噬菌体可以转化为具有活性的"微生物免疫"，用以对抗人类病原体。他声称在自然的恢复和流行病的末期都需要噬菌体。美国小说家辛克莱·刘易斯（Sinclair Lewis，1885—1951）和医学作家、微生物学家保罗·德·克鲁伊夫（Paul de Kruif，1890—1971）协作于1925年在《阿罗史密斯》（Arrowsmith）上表述了这个观点。尽管在抗生素这种"神奇的药物"出现后，"噬菌体治疗"的实验性试验就被放弃了，但是在苏联，这种方法一直在使用，某些传统的印度治疗中也包含自然的噬菌体。例如，1896年，一位西方的科学家报道印度的恒河水对霍乱弧菌有杀灭作用，而恒河因其治疗特性而闻名。

在20世纪，想要通过实验室提炼噬菌体进而研究出对付致病菌的武器的希望并没有实现，但是研究者仍然继续探寻用病毒治疗耐药性细菌的可能性。2000年估计大约有9万美国人死于医院获得性的耐药性细菌感染。一些科学家认为用于结核菌的噬菌体也许可以为微生物的致病性提供一些有用的洞察观点，就像一些用于诊断和简洁有效的药物治疗方法与19世纪的医师提倡的方法形成强烈的反差一样。有关结核菌噬菌体基因组的研究表明，在噬菌体和它们的宿主之间存在一些基因交换。许多研究者对此表示怀疑，主要因为将自我复制的病毒注入患者血液会引起一些可能的负反应。然而一些药厂已经在探寻使用基因工程来控制潜在有益的"治疗性噬菌体"了。这些噬菌体可用于口服或者局部治疗。

为了寻找一种可以杀死特定细菌病原体的病毒，研究者不得不使用病毒的混合物。批评家指出噬菌体的制剂可能会被不知名的病毒株感染。即使用了高纯度的制剂，危险的病毒株还是可以通过重组和突变形成。此外具有复制能力的病毒也有可能获得并表达出能产生毒素的基因或者习得如何攻击患者的细胞而不是靶细胞。一些研究者希望基因工程可以产生更为特殊的病毒，从而减低风险。另一些主张认为那些被"自然母亲"所监控的自然发生的病毒可能是比较高级的，而且比那些改良的病毒生产起来要便宜。一种方法是在食物准备过程中利用噬菌体去杀死沙门氏菌属和李斯特氏菌。这些病毒常常和食物中毒有关。

从实用而非哲学的观点来看，在20世纪30年代、40年代研究者用新的生物医学技术检测后，许多关于病毒本质的争论都从历史的记忆中隐退了。到20世纪40年代，生物医学揭示生物大分子是多么复杂，生物化学的进展支持将病毒作为介于细胞、基因、分子之间的概念。病毒一般被描述为由蛋白质外壳和能够进入宿主细胞并获取其代谢装置的核酸所组成。至于什么是病毒

534

以及它们如何进入植物与动物、微生物与大分子、生物与非生物,法国的微生物学家安德列·利沃夫(Andre Lwoff, 1902—1994)对斯坦因(Gertrude Stein)著名理论的释义似乎是一个更合理的答案,即"病毒应当被视为病毒,因为病毒即病毒"。

虽然人类基因工程在许多流行的新闻和报纸中出版发表,但与之相反,微生物基因组的排序并没有引起多大的公共关注。微生物的染色体组在制备更好的疫苗、发酵更安全的食物和饮料、生物防备能力、清洁环境和提高健康水平等方面,可能有非常实际的应用价值。尽管在 2003 年,某一百个微生物的全部基因排序已经完成,科学家指出我们对于微生物世界的了解仍然非常少。

对由被称作慢病毒、类病毒和朊病毒引起疾病的实体的研究表明,仍有许多迷人的但是有害的生物存在于亚微生物世界。和病毒不同,类病毒是一种由不包含蛋白质外壳的小的、单股的 RNA 分子组成的病原体。1971 年间,席奥多·O. 迪纳(Theodor O. Diener, 1921—)发现了马铃薯纺锤形块茎病的传染体是一种由裸 RNA 组成的异常病原体。2001 年,人们研究了约 30 种类病毒种类和数百种变异体,发现类病毒疾病影响许多植物,从鳄梨树到椰子树,同时类病毒可能也影响动物的肿瘤形成以及其他一些疾病。尽管有关类病毒和其他小 RNA 的研究引起了人们的极大兴趣,但是有关类病毒如何复制、怎样在细胞间移动、怎样引起疾病都还存在许多问题。类病毒虽然被称为进化化石和细胞形成前进化的遗物,但是这个发现仍然激起人们去研究异质性 RNA 和人类疾病的关系。

类病毒被称为"赤裸的入侵者",它们包含有核酸,但仍适合分子生物学遗传中心法则的基本架构,即遗传信息是从核酸流向蛋白质的。朊病毒是 20 世纪发现的一种异常的传染体,它挑战了遗传中心法则,也挑战了"病毒即病毒"这个观点。至少这种无秩序状态的情况最初由"慢病毒"引起。1982 年,斯坦利·普鲁辛纳(Stanley B. Prusiner, 1942—)定义了朊病毒这个术语,意思表示"蛋白质的传染性颗粒"。大家知道的因朊病毒引起的疾病有传染性海绵状脑病(TSE),是中枢神经系统的退行性疾病。动物中的朊病毒疾病包括绵羊和山羊的痒病、传染性貂脑病、杂交鹿和麋鹿的慢性消耗病、猫海绵状脑病和疯牛病(BSE)。人类因朊病毒引起的疾病有中枢神经退化病-克雅病(CJD)、一种和疯牛病有联系的新的变异体、致死性家族性失眠症、格斯特曼综合征(Gerstmann-Sräussler-Scheinker)以及库鲁病。

库鲁病是一种只发生在新几内亚岛先前的人中的疾病,卡尔顿·盖杜谢克（Carleton Gajdusek，1923—）基于对库鲁病的研究提出这样一种想法，一些神经性退化性疾病可能是由于一种异常的传染体引起的。基于在此领域的研究，盖杜谢克总结库鲁病是在服丧仪式中被传播的，在这种仪式上妇女和小孩要处理和吃死去的亲戚的大脑。当嗜食同类为非法被制止后，疾病的发生率就降低了。利用库鲁病患者的大脑组织，盖杜谢克和他的同事把疾病传输给了黑猩猩。然而直到接种的两年后症状才出现。盖杜谢克和其他一些人的实验室研究表明库鲁病、搔痒病和克雅病可能由相似的传染体引起。盖杜谢克认为此传染体是非传统的"慢病毒"，藉此他于 1976 年获得了诺贝尔奖。

库鲁病历史的大部分似乎都和疯牛病及变异克雅病的演变有关。羊搔痒病是一个古老的苏格兰名称，指一种发生在绵羊和山羊身上的疾病，18 世纪就为人们所记载。但是直到 20 世纪 80 年代疯牛病首次出现在英国后，才有了牛和人类间传播的证据。科学家认为疯牛病的流行是从给牛服用了营养补充物后开始的，这种营养物中含有羊和牛的残余物。从本质上将草食动物转变为肉食动物、甚至像库鲁病中的食人者，新的饮食疗法可能为羊搔痒病病源体传染给牛创造了前所未有的机会。疯牛病的流行在 1992 年达到了高峰，毁灭了数百万的牛群，从那时起受污染的肉类产品进入了食物链。世界卫生组织警告说在 2003 年，尽管最危险的情况发生在英国、东南亚、加拿大、北非和美国这些食用过受污染产品的国家，但是许多国家特别是东欧都处于疯牛病的危险中。

不是所有的朊病毒感染都会从一个种类传给另一个种类，但是克雅病（CJD）的新变种，指定变异体克雅氏病（vCJD）的病因还是要归咎于食用了患疯牛病牛的肉。英国有数百万的人食用过被污染的牛肉，但是只有相对较少的人感染了疾病，这说明朊病毒疾病的传播途径还不是很清楚。疯牛病引起的恐慌使得人们提高了对朊病毒疾病的关注。一些新的疾病的出现，例如疯牛病、变异克雅病可能和人类对环境的影响有关，特别是在一些以前孤立、隔离的植物、动物和传染体有了广泛的国际交换后。

1972 年，在普鲁辛纳的一个患者死于克雅病后，他开始研究有关克雅病与库鲁病和羊搔痒病间联系的文献。克雅病的发病呈零散的状态，全世界 60 岁以上的人中约每 100 万中有一例发生。普鲁辛纳从死亡仓鼠的大脑中分离出羊搔痒病体，他惊奇地发现它只是由一种特殊的蛋白质构成的。以前所有被人们所知的传染体，甚至最小的病毒都包含有遗传物质，这些物质以核酸的形式表现，如 DNA 或 RNA。普鲁辛纳的"蛋白质唯一假设"最初被认为是一种异端邪说,但是在几年之内,在测试的动物包括人类中就发现了朊病毒蛋白质编码的基因。

尽管仍存在诸多疑惑和争议,到 20 世纪 90 年代,许多科学家已经接受了普鲁辛纳的朊病毒假设。1997 年,普鲁辛纳由于发现朊病毒以及建立了一个新的病原体类型而被授予诺贝尔生理学医学奖。根据普鲁辛纳的理论,朊病毒蛋白可以以两个截然不同的构象存在,其中一种构象是完全无害的。朊病毒蛋白还可以以变异的构象存在,表现为不受约束的蛋白质或称为"邪恶的双胞胎"。在变异的构象中,朊病毒蛋白可以引诱它们良性的配对物发生转变,变得和它们一样具有传染性。当这些变构的蛋白聚积在一起后,它们会形成线样的结构,最终破坏神经细胞,导致致死性的大脑疾病。尽管对朊病毒引起大脑疾病的机理还存在许多疑点,但普鲁辛纳认为了解朊病毒蛋白三维结构可能为找到有用的治疗干预方法带来希望。此外,朊病毒假设在解释羊搔痒病类疾病的传染性、遗传性及其他性质中取得的成功,暗示了在其他疾病(包括早老性痴呆症、帕金森综合征和肌萎缩性侧索硬化)中,类似的致病机理也起到一定作用。

1972 年,澳大利亚病毒学家弗兰克·麦克法兰·伯内特(Frank Macfarlane Burnet)发表了一个著名的声明:"对传染性疾病的未来最有可能的预测就是它将是非常沉闷的。"伯内特曾经在 1960 年和彼得·梅达沃(Peter Medawar,1915—1987)共同获得诺贝尔奖。从 20 世纪 60 年代起,许多医生和卫生政策分析家都认为,由于抗生素、疫苗和其他一些治疗方法的力量,微生物疾病从本质上是可以被彻底消灭的。到了 20 世纪末,很明显对于可以消灭传染性疾病的预测被夸大了。已知的和未知的传染性生物体继续在寻找新的机会破坏人类和动植物的健康。20 世纪末,大约每年有 5 亿人的疾病和 600万人的死亡都是由艾滋病、结核和疟疾引起的。在发展中国家,每两例死亡中就有一例是由传染性疾病引起的。全球化和交通运输的快捷将整个世界连结在了一起。

人类疾病的"目录"在不断发展、变化中,新的疾病产生、旧的疾病例如"发热"或"不明原因引起的发热"被重新检测然后被分解为"新的"特定的疾病。1999 年纽约爆发了西尼罗河热,不久就传播到其他国家。这说明对病原体来说,在新的地域进行传播是非常容易的。先前一些不知道的疾病,例如艾滋病、军团病、莱姆病、疯牛病、埃博拉病毒热、里夫特裂谷热、严重急性呼吸综合征(SARS)、禽流感、猴天花、尼帕病毒病、狂犬病、金迪普拉病毒病等等都曾出现过。当许多病原体产生耐药后,旧的疾病就向新的地区散播。例如金黄色葡萄球菌的耐药菌株可以引起致死性的肺炎、心脏感染、中毒性休克以及坏死性筋膜炎。

　　科学家们已经确定影响传染性疾病分布和出现的诸多影响因素,包括环境因素、人口增长和年龄的分布、移民、战争、国际商贸、技术和工业因素以及国家和国际上对疾病控制、公共卫生措施的实施。全球变暖导致的气候变化将会严重影响全球疾病的分布,特别是水源性疾病和虫媒疾病。尽管对发达的工业化国家来说,老年人的慢性退行性疾病是个主要问题,但是在世界上的大多数地方,穷困和缺乏基础卫生设施将造成传染性疾病的持续。据联合国的报道,21 世纪初期有超过 10 亿人口缺少清洁的饮用水,每年有超过 200 万人死于由污水和贫穷的卫生条件而引起的疾病。

推荐阅读

Baldwin, P. (1999). *Contagion and the State in Europe*, *1830—1930*. New York: Cambridge University Press.

Barry, J. M. (2004). *The Great Influenza*: *The Epic Story of the Deadliest Plague in History*. New York: Penguin.

Bashford, A., and Hooker, C, eds. (2001). *Contagion*: *Historical and Cultural Studies*. New York: Routledge.

Bates, B. (1992). *Bargaining for Life*: *A Social History of Tuberculosis*, *1876—1938*. Philadelphia, PA: University of Pennsylvania Press.

Brock, T. D., ed. (1999). *Milestones in Microbiology*. Washington, DC: ASM Press.

Brock, T. D., and Robert Koch (1988). *A Life in Medicine and Bacteriology*. Madison, WI: Science Tech.

Bullough, B., and Rosen, G. (1992). *Preventive Medicine in the United States*, *1900—1990*: *Trends and Interpretations*. Canton, MA: Science History Publications.

Conrad, L. I., and Wujastyk, D., eds. (2000). *Contagion*: *Perspectives from Premodern Societies*. Brookfield, VT: Ashgate.

Crosby, A. W. (2003). *America's Forgotten Pandemic*: *The Influenza of*

1918. New York: Cambridge University Press.

Debré, P. (2000). *Louis Pasteur*. Baltimore, MD: Johns Hopkins University Press.

Dormandy, T. (1999). *The White Death: A History of Tuberculosis*. New York: New York University Press.

Dubos, R. , and Dubos, J. (1987). *The White Plague. Tuberculosis, Man, and Society*. New Brunswick, NJ: Rutgers University Press.

Duffy, J. (1990). *The Sanitarians: A History of American Public Health*. Urbana, IL: University of Illinois Press.

Farmer, P. (1999). *Infections and Inequalities. The Modern Plagues*. Berkeley, CA: University of California Press.

Fenner, F. , and Gibbs, A. , eds. (1988). *A History of Virology*. Basel: Karger.

Garrett, L. (1994). *The Coming Plague; Newly Emerging Diseases in a World Out of Balance*. New York: Farrar, Straus and Giroux.

Garrett, L. (2000). *Betrayal of Trust: The Collapse of Global Public Health*. New York: Hyperion.

Geison, G. L. (1995). *The Private Science of Louis Pasteur*. Princeton, NJ: Princeton University Press.

Grafe, A. (1991). *A History of Experimental Virology*. Berlin: Springer-Verlag.

Guillemin, J. (1999). *Anthrax: The Investigation of a Deadly Outbreak*. Berkeley, CA: University of California Press.

Hammonds, E. M. (1999). *Childhood's Deadly Scourge: The Campaign to Control Diphtheria in New York City, 1880—1930*. Baltimore, MD: Johns Hopkins University Press.

Hays, J. N. (1998). *The Burdens of Disease: Epidemics and Human Response in Western History*. New Brunswick, NJ: Rutgers University Press.

Hughs, S. S. (1977). *The Virus: A History of the Concept*. New York: Science History Publications.

Jarcho, S. (2000). *The Concept of Contagion in Medicine, Literature, and*

Religion. Malabar, FL: Krieger.

Kiple, K. F. , ed. (1993). *The Cambridge World History of Human Disease*. Cambridge: Cambridge University Press.

Laporte, D. (2002). *History of Shit*. Cambridge, MA: MIT Press.

Latour, B. (1988). *The Pasteurization of France*. Cambridge, MA: Harvard University Press.

Leavitt, J. W. (1996). *Typhoid Mary: Captive to the Public's Health*. Boston, MA: Beacon Press.

Lechevalier, H. A. , and Solotorovsky, M. (1974). *Three Centuries of Microbiology*. New York: Dover.

Lederberg, J. , Shope, R. E. , and Oaks, S. C. Jr. , eds. (1992). *Emerging Infections: Microbial Threats to Health in the United States*. Washington, DC: National Academy Press.

Lederberg, J. , ed. (1999). *Biological Weapons: Limiting the Threat*. Cambridge, MA: MIT Press.

Parascandola, J. , ed. (1980). *The History of Antibiotics: A Symposium*. Madison, WI: American Institute of the History of Pharmacy.

Porter, D. (1999). *Health, Civilization, and the State: A History of Public Health from Ancient to Modern Times*. New York: Routledge.

Prusiner, S. B. (1999). *Prion Biology and Diseases*. Cold Spring Harbor, NY: Cold Spring Harbor Laboratory Press.

Rabenau, H. F. , Cinatl, J. , and Doerr, H. W. , eds. (2001). *Prions: A Challenge for Science, Medicine and the Public Health System*. New York: Karger.

Riley, J. C. (2001). *Rising Life Expectancy: A Global History*. New York: Cambridge University Press.

Rosner, D. , ed. (1995). *Hives of Sickness. Public Health and Epidemics in New York City*. New Brunswick, NJ: Rutgers University Press.

Schwartz, M. (2003). *How the Cows Turned Mad*. Berkeley, CA: University of California Press.

Silverstein, A. M. (1981). *Pure Politics and Impure Science: The Swine Flu Affair*. Baltimore, MD: Johns Hopkins University Press.

Summers, W. C. (1999). *Félix d'Hérelle and the Origins of Molecular Biology*. New Haven, CT: Yale University Press.

Tomes, N. (1998). *The Gospel of Germs: Men, Women, and the Microbe in American Life*. Cambridge, MA: Harvard University Press.

Watts, S. (1998). *Epidemics and History: Disease, Power and Imperialism*. New Haven, CT: Yale University Press.

Young, J. H. (1989). *Pure Food: Securing the Federal Food and Drugs Act of 1906*. Princeton, NJ: Princeton University Press.

第十四章　诊　断　与　治　疗

　　数百年来，医学理论、实践以及治疗方法都变化很小，以至于希波克拉底和盖伦都可以很容易地重新加入到博学的医生团体中。然而即使是19世纪80年代，最博学的医生也会彻底被当今的医学诊疗技术以及科学、制度、教育、经济和伦理学上的成就所迷惑。然而，我们仍可以认为现在所沿用的医学教育实践的概念性的框架依然是巴斯德和科赫时代的。一个世纪的伟大变革奠定了健康和疾病可以用生物医学科学来解释的基本理论。

　　治疗理论和实践在19世纪改变巨大。自希波克拉底时期开始，医生和病人就期望可以用治疗来改变症状并显著地去除恶劣的体液和分泌物。虽然回顾过去，保守的医生对"放血、通便和灌肠"的治疗方法没有什么改变，但是医生们认为治疗应基于每个病人独特的特征及环境，例如年龄、性别、职业、饮食习惯、家族、气候环境、季节因素等等。明智且有经验的医生治疗的是病人，而不是疾病。医生警告他们的学生不能针对某个病开处方，而应该针对某个病人及部位开处方。医生常常根据系统失衡来考虑疾病。因此治疗是对恢复病人的自然平衡所做的一些理性的尝试。通常采取"耗竭"的治疗方法，例如放血、拔火罐、通便及饥饿疗法。基于系统理念，这些治疗方法显然是"有效的"。因为一个发热、烦躁的病人有可能在放血和呕吐之后变得比较平静。到了19世纪50年代，医生开始相信大部分病人所患的疾病让人变得虚弱，而不是过分刺激。因此，回复自然的平衡需要治疗性的刺激而不是耗竭。虽然治疗干预的合理性随着历史而改变，且因文化的不同而不同。正如威廉·奥斯勒 （William Osler）的一句名言："对服药的渴求可能是人类区别于动物的最大特征。"奥斯勒展示了对治疗的健康的怀疑论，而不是屈从于治疗势在必行，他更乐于在他的教科书上写"目前没有治疗方法"或"药物治疗的作用有限"。

　　然而到了19世纪末期，医生推崇基于实验科学来采取治疗措施。医生开始学习通过采取客观的技术来诊断疾病而不是主要依靠病人的主诉。作为

"科学的从业者",越来越多的医生关注特定的疾病同时缩小病人之间的差别。新的治疗合理化要求治疗针对特定的疾病。"实验治疗学"或"生理治疗学"承诺在实验室中追求的治疗方法可以解释健康、疾病和治疗行动的基本生理学原理。当治疗学与基础科学相结合而不仅仅是治疗症状,那么医生可以针对某一特定的病理过程开处方。但是认为在实验科学之前发展一个新的"科学治疗学"时代的乐观主义精神实质上对治疗学没有什么实质的贡献。新的科学治疗方法的承诺并没有马上提供可以治愈的方法,不过它可能帮助医生质疑并抛弃老的、有时候甚至是危险的治疗方法。真正的新型治疗方法例如血浆治疗方法直到 19 世纪 90 年代才从实验室出现。100 年之后,生物工程和基因工程公司也在为未来的神奇药物和突破做着类似的承诺。

假如我们从遭受病痛者的角度来看待医学史,我们可以发现希波克拉底和盖伦对治疗病人的痛苦、希望、绝望、期望、对医嘱的不依从性和采取自我治疗这些方面依然为现代的医生提供了很有价值的建议。其实,他们很注重的疾病的预防、病人的个性、病人与环境的相互作用、将病人作为一个整体治疗的观念、医生是一个为人提供健康之道等多方面的观点,都与大众的期望产生了强大的共鸣。

到了 20 世纪初,医学微生物学使鉴定许多传染性疾病的病原和传播途径成为可能,但是对治疗的影响甚微。在外科方面,如果灭菌消毒无效,外科医生与中世纪的同行一样也对感染束手无策。微生物学的黄金时期对于医学科学来说是一个令人振奋的时代,但对于病人来说,知道疾病的致病原因不如掌握一种治疗方法更重要。细菌学理论对公共健康的最大益处在于它为处理例如伤寒、霍乱等水源性传染病的威胁提供了指导,通过改善卫生设施和合理的公共卫生措施例如净化饮用水、合理的排污系统、食品检验和巴斯德消毒法等来阻止疾病流行。然而呼吸道疾病例如结核和白喉却呈现出一系列不同的问题。当卫生管理部门开始着手制定一些强制措施时(如疫苗接种、病人隔离及传染病的健康携带者的识别等)遭到了反对,认为这样做侵犯了个人自由和隐私权。

诊断的科学和艺术

医学微生物学的成功使 19 世纪医学的另一个重要方面黯然失色,后者是从我们可能认为令人不快的病床边的临床医学实践和尸检室中的病理学检查的交叉点中衍生而来。伴随着对尸体存在的疾病性质和位置的更加精确了解，人们最终对活体身上的疾病有了更精确的诊断。症状与体内局限的损害相联系，但是直到像听诊器这类仪器发明之前，这类损害只能在尸检中发现。这些不断发展并为人们所热情接受的疾病诊断中的技术支持代表了过去两百多年来医学实践进展的主要方面。医疗器械不仅在诊断艺术的变革中起了显著的作用，同时还影响了病人和医生之间的关系、医学专业领域的区分、医疗实践的重点甚至医疗保健的经济结构。从希波克拉底时期直到19世纪，大多数医生主要依赖于主观的信息，例如病人对自身病程的描述以及医生对病人明显症状和体征的观察。至于什么症状和体征有价值是根据当时医学界普遍的观点和医生个人的经验决定的。总的来说，体格检查包括触诊等的应用是极其有限的，除了对脉搏情况的检查。在这种情况下，医生可以不看病人而通过书信来诊断和开处方。实际上，通过信件咨询医生的费用经常比到医生的诊所就诊的费用要高。

544

在19世纪，大部分医生都被鼓励运用上一世纪伟大的临床医生和病理解剖学家规划的方法——通过直接的体格检查来积极获得有关疾病症状和体征的客观信息。1761年莫尔加尼(Giovanni Battista Morgagni，1682—1771)出版了他的五册巨著——《疾病的病因与分类》，利奥波德(Leopold Auenbrugger，1722—1809)出版了另一本在医学史上具有里程碑意义的小册子《叩诊技术》(Inventum Novum)。在短短20多页里，利奥波德阐明了一种被称为"胸部叩诊"的新的诊断方法。运用这种方法，医生可以通过仔细评估叩击或重击患者胸部所发出的声音来了解患者胸腔内的情况。当然医生要学会区分健康胸腔的声音和早期结核或肺炎等患病胸腔的声音需要积累大量的实践经验。

利奥波德被认为是一个有天赋的业余音乐家和作曲家，所以与大多数医生相比，他的听觉可能更灵敏。胸部叩诊依赖于声音在空气和液体中传播不同的原理，与叩击酒瓶或啤酒桶来确定是不是空的或半满相似。利奥波德的父亲是个小酒馆的店主，所以他有可能对这个现象非常熟悉。虽然利奥波德认为自己的方法具有革命性的意义，但一些医生认为他的方法与听诊和希波克拉底时期的其他诊断方法——例如摇晃病人后听液体在胸腔内泼溅的声音或把耳朵贴在病人胸口听的方法没有很大区别。事实上，利奥波德的老师也曾把腹部听诊的方法用于腹水的病人(体液在腹腔内积聚)。

1808年，柯维萨特(Jean-Nicolas Corvisart，1755—1821)出版了对利奥

波德著作的翻译和注释本,这才引起了医生对他的著作的兴趣。这时,由于巴黎医学院在病理解剖方面的工作,体液病理学被局部病理解剖学所取代。柯维萨特的弟子,尤其是雷奈克(René Théophile Hyacinthe Laënnec,1781—1826)证实了直接和间接听诊的价值,由此进一步把体检由艺术转换为科学。在 Necker 医院和 Charité 工作期间,雷奈克采用了巴黎临床医学院的目标和方法。最终听诊器的发明使他成为这个医院的典范及法国科学的象征,但在短暂的一生中他饱受同行的冷遇与敌视。

545   19 世纪早期"学院派医学"的倡导者把自己视为希波克拉底的追随者,因为他们强调临床观察,但是他们的工作环境及方法与前人相去甚远。法国大革命的领袖幻想着一个没有医院、医学院及医生的新时代。与此相反,新医院、医学院与专业标准却在革命之后涌现了。在巴黎的大医院里工作的医生可以处理成千上万的病例,承担数以百计的尸体解剖。大量美国学生涌向法国的大医院来弥补他们所接受的有限的教育并积累临床经验。成为法国老师学生的同时,他们把老师的著作翻译成英语。他们对欧洲仅有的大量观察疾病的机会的嫉妒在他们的介绍性的语言中表露无遗。19 世纪稍晚期,德国和英国的医学院和医院取代法国成为临床研究和实验室研究的中心。

19 世纪盛行的"学院派临床医学",为更积极和具有侵入性的体检和诊断方法、各种治疗干预的统计学评估[有时也称为鲁易斯(Pierre Charles Alexandre Louis,1787—1872)数字方法]以及通过解剖室的检查来明确各种症状、损害和治疗之间的关系提供了"临床资料"。虽然直接听诊和胸部听诊逐渐成为被柯维萨特称之为"内部医学"的诊断和研究的有效辅助手段,但很多医生不愿意采用这些方法。因为病人普遍忽视个人卫生,身上有大量的蚤、虱,医生不愿意把自己的耳朵贴在病人身上也是可以理解的。听诊器不仅可以使医生与病人之间间隔一定的距离,同时它还改善了听到的胸腔内部声音的质量。听诊器(steth oscope)的名字来源于希腊语中的"胸部"(stethos)和"观察"(skopein)。它是许多"scopes"中第一个使研究者得以接近身体内部并在人体被切片和死亡之前"解剖"活体。

在《关于中世纪听诊》(1819)一书中,雷奈克描述了他检查一个有心脏病体征的年轻妇女时所遇到的困难。由于胸壁过于肥厚,即使戴着手套仔细地叩诊也不能提示有关胸腔内部情况的有价值信息。由于拘于礼节又不便将耳朵直接贴在胸壁上听诊,雷奈克突发灵感,他取出一束纸卷成桶状。把桶状纸卷的一端放在病人的胸壁上,把另一端贴着自己的耳朵,他便可以非常清晰地听到心搏声。雷奈克的纸桶的进一步改进,使通过它听到胸腔内部的各种声音和运动成为可能。通过对听诊器的材料和构造的改变,以及向双耳传送声音的听诊器的引入,医生们尝试对听诊器进行改进。直到 20 世纪 20 年代,听诊器的外形都没有很大的改变。典型的听诊器被归为"治疗类选法的工具",通过它来检测明显可疑的声音然后进行更精细和昂贵的检查,例如超声心动图。

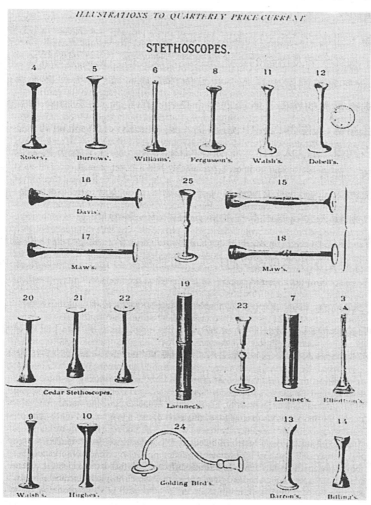

1869 年用于出售的听诊器

雷奈克告诫医生在使用听诊器时不要忽视利奥波德的方法,因为医生应该使用尽可能多的辅助方法来进行诊断。更重要的是,在还不能有效地使用

547 各种辅助工具之前,大量的临床实践也是必需的。为了学习技术,年轻的医生应该在一家可以接触到各种各样的病人以及有专业指导的医院工作。另外,需进行大量的尸体检查来肯定诊断的正确性。由于在研究中经常接触结核病人,雷奈克最终也和他的许多同事一样死于结核病。法国是对结核病的研究贡献巨大的国家,但是直到 20 世纪,法国结核病的死亡率仍居西欧最高位,很大的一部分原因可能就在于与传染相比母婴传播的影响更大,而且对公共健康措施普遍不重视。

约翰·弗比斯(John Forbes,1787—1861)爵士于 1821 年将雷奈克 900 页的关于胸部疾病及听诊的论述摘录翻译成英语。他认识到听诊器极其有价值,但是他怀疑英国医生是否会普遍使用间接听诊,因为后者太费时而且麻烦。他觉得最大的妨碍是听诊器完全是外来的东西,与英国的传统毫不相容。它可能在军队、海军和医院中使用,但不能用于私人诊所里的病人。弗比斯和他的很多同事一样,认为让一个尊贵的医生用一根管子去听病人的胸部多少有点荒唐。换言之,器械把外科医生和手工劳动者联系在一起,这与英国医生的哲学风范不一致。很多医生认为器械辅助诊断的作用小而不确切,相反器械对医生和病人之间原本存在的联系可能是一种威胁。

显然,弗比斯医生被证实是一个蹩脚的预言家。很快,听诊器就成为医学的象征,并且是医生不可或缺的行头。虽然极少有医生的听诊水平可以与雷奈克的高超水准匹敌,但是很多医生认识到使用这个工具可以获得有关病人情况的客观信息,同时可以对不同的疾病做出鉴别诊断,例如鉴别结核病和胸膜炎。听诊器使医生"解剖"活体成为可能,但是只有尸检可以明确诊断。即使是最无私的病人也不会同情把尸检作为最佳诊断疾病的方法的医生,因为很少有尸检能比 20 年的体征观察更能揭示病理学过程。

有意思的是,虽然桑克托留斯(Santorio Santorio)在 17 世纪就把温度计引入临床,但温度计并不像听诊器那样很快就被作为一种诊断工具而接受。局部病理学的原理和外科学的进步使人们逐渐信任并接受物理方法来帮助诊548 断,但是反映体温的温度计却与实体病理学的模式不符。

听诊器只是第一种得以让医生了解人体内部各种隐蔽和缝隙处的诊察仪器。从雷奈克的听筒到计算机断层扫描(CAT 扫描)、核磁共振影像(MRI)和正电子发射计算机断层扫描(PET 扫描)经历了一段漫长的过程,但是与希波克拉底和雷奈克之间相隔的几个世纪相比,这只是短暂的一瞬。从病人的角度来看,诊断方法的进步假如不伴随治疗方法的进步的话,前者的价值就值得怀疑。虽然越来越多精细而又昂贵的新型器械大大提高了医学的实力和声望,减轻了许多病人对疾病不确定性的担忧,但它们并不一定能改善对疾病的治疗。

对巴黎和维也纳大医院的一个持续的抱怨就是那里的医生对诊断和病理学兴趣很浓厚,但对治疗却没什么兴趣。19 世纪一个愤世嫉俗者评价对病人进行积极干预的医生和依赖被动或期待疗法的研究者之间的斗争说,维也纳的医生已不再害死他们的病人,而只是让他们死去。在巴黎的医院里,各种各样的疗法竞相引起人们的注意。一些医生热衷于放血疗法,另一些依赖于锑或其他化学疗法,同时也有一些医生仍然忠于古老的、取自植物、动物和矿物的复杂疗法。即使"治疗"是治愈疾病的艺术这一标准定义也遭到了质疑,有人认为它是对疾病采取的最简单方便的手段。奥利弗·温德尔·霍姆斯认为,假如把除奎宁和鸦片之外的所有药品都扔到海里,那么病人会好得多。然而大多数医生认为尝试效果不确切的方法总比什么都不做要好。而且,化学的进步为人们提供了新的药品,如吗啡、依米丁、士的宁、可待因和碘等,虽然这些药品的安全性和有效性还不确定,但毫无疑问是很有威力的。

结核菌素和胸部 X 线摄片的应用使结核病的早期准确诊断成为可能,但这同样可以理解为只是简单地延长了病人等待不可避免的死亡的时间。复杂精细的诊断仪器的发展成为健康护理事业的基础,同时却也因为增加了医疗费用而遭到谴责。虽然听诊器及类似的仪器提出了研究活体内在结构和功能的基本理论,而引入更复杂、精细且昂贵的诊断技术却可以追溯到 1895 年伦琴(Wilhelm Konrad Roentgen,1845—1923)对 X 线的发现。伦琴在研究阴极射线的特性时,发现了一种可以穿透包括衣服、毛发和人体在内的不透明物质的新型射线。然而骨骼能阻挡射线穿过,因此胶片上留下了骨骼阴影的图片。伦琴在乌兹堡物理医学协会的初步报告中包括好几张图片,其中知名的一张是伦琴夫人的手骨照片。当大众的出版社报道了关于 X 线的事件后,伦琴的发现在医学中的潜在价值引起了全世界的关注。1901 年,已经是全世界知名人物的伦琴获得了第一届诺贝尔物理学奖。

549

X 线为医生提供了一种新的诊断工具,同时也提供了研究人体内部的方法。正如让通过新的途径观察微观世界和宏观世界成为可能的显微镜和望远镜一样,X 线通过穿透包绕骨骼的肉体创造了一种观察人体的新方法。在最初的狂热和不严格使用后,研究者发现持续地暴露在 X 线中可以引起组织损伤和诱发肿瘤以及烧伤,后者发现得更早。

　　到了 20 世纪 60 年代后期,新的医学仪器使观察以往用普通的 X 线无法观察的人体内部的情况成为可能。这种方法称作"二次波成像",包括计算机断层扫描、磁共振影像(MRI)、超声、乳腺 X 线照相术和正电子发射计算机断层扫描(PET)。英国电学工程师豪斯菲尔德(Godfey Hounsfield,1919—2004)爵士和南非物理学家科马克(Allan Macleod Cormack,1924—1998)因为各自在计算机辅助 X 线断层扫描中的贡献而共同获得 1979 年诺贝尔生理学医学奖(计算机辅助断层扫描器中图像的亮度是用豪斯菲尔德单位测量的)。他们两人都没有医学背景,也没有博士学位,但是借由诺贝尔奖委员会的话,他们革命性的工作"将医学引入了太空时代"。

　　计算机轴向断层扫描通过电脑分析并接收来自各个方向的 X 线生成一系列交叉断面的图像。虽然最初的扫描仪是针对头部检查而设计的,但是这个仪器被改制成用于全身各个器官系统的检查。虽然这个仪器耗资巨大,但是到 2000 年已经有近 7 000 台 CAT 机在美国医院中使用。磁共振影像(最初被称作核磁共振或 NMR)可以产生人体各个部位任何角度的薄层图像,从而提供生物医学和解剖信息。MRI 在诊断脑和中枢神经系统的疾病中尤其具有价值。早在 20 世纪 40 年代,物理学家和化学家就已使用了核磁共振技术,但是直到 20 世纪 80 年代它才被称为磁共振影像并作为一种诊断工具。

550　　在不到 200 年的时间里,诊断和治疗技术成为医学的中心而且是其中一个极其昂贵的组成。技术的成功导致人们对与这个医疗实践改革相关的确切风险和益处产生了一系列期望和疑问。对医疗仪器诊断能力的信任导致了对尸体检验兴趣的下降,而后者却是这个领域的先人们认为很基本的一个过程。

　　尸检曾在大部分医院死亡中作为一项常规执行,但是到了 20 世纪 80 年代,在美国和其他一些国家,尸检数急剧下降。在 1970 年之前,美国医疗组织鉴定联合授权委员会至少负责所有医院死亡中 20% 的尸检,但是到了 1995 年,国家卫生统计中心停止了有关全国尸检统计数据的收集。在大部分与医院或医生相关的不正常死亡病例中,人们有必要进行尸检来明确医生有无疏忽之处。医生和医院管理者由于担心因误诊而被起诉,越来越回避尸检。对医疗失误进行量化的努力提示尸检可以揭示大约 25% 的医院死亡病例中的漏诊或误诊。在大部分情况下,正确的诊断可能会改变治疗措施或手段。尸检显示,许多系统性的细菌、病毒和真菌感染在病人死亡前都没被诊断出来。不管引起一个特定病例死亡的原因是什么,这种感染对曾接触过这个病人的人来说可能是一个威胁。对死于重症监护室的病人的类似研究发现了许多错误诊断的例子,同样也发现了感染、肿瘤和其他未被诊断出的疾病的证据。研究者指出,对精细影像诊断技术的过分依赖有时候会直接导致严重的诊断错误。

血清疗法

当新一代的科学家回顾细菌学的黄金时代时,他们的热情会因为认识到仅仅发现病原体并不能治愈疾病而冷却。在重新评估影响健康和疾病之间平衡的因素之后,他们意识到,把注意力集中于某个微生物学因素的做法过于狭隘,而应致力于了解人体对微生物的生理反应机制。当然,当生物体受到一种特定疾病的侵袭后幸存下来,它会对该种疾病产生免疫力这一现象已是众所周知。正如人们接种牛痘疫苗而获得对天花的免疫力的机理。"免疫"的拉丁文原意是"免除"。自从琴纳提出疫苗接种,人们清楚了保护性疫苗是利用了机体的自身保护机制。但是现代免疫学始于 19 世纪 80 年代,当时路易·巴斯德(Louis Pasteur)在实验室里证明减弱致病菌的毒力并制备特异性疫苗是可行的。基于巴斯德和罗伯特·科赫(Robert Koch)的工作,北里柴三郎(Shibasaburo Kitasato)、埃米尔·冯·贝林(Emil von Behring)和保罗·艾尔利希(Paul Ehrlich)逐步发展了一种名为"血清治疗"或"化学治疗"的新治疗方法。

埃米尔·冯·贝林(Emil Adolf von Behring,1854—1917)来自于一个子女众多的家庭,由于家庭条件有限,他以在普鲁士军队服役 10 年作为代价进入柏林军医大学学习。军事医学院校为许多经济困难的人提供了一条获得专业技能的途径。在传染病研究所担任科赫的助手之后,贝林成了海尔大学和马泊格大学的教授。普鲁士教育文化部的主要官员阿尔特霍夫(Friedrih Althoff,1839—1908)在促进贝林的事业上起了重要作用。当贝林成为马泊格卫生保健研究所的主任时,他把研究所分成两个部门,一个进行治疗实验性研究,另一个教授卫生学和细菌学。贝林声称由于健康原因不再继续授课,而致力于研究和商业投机。1914 年,他发现了可用于生产血清和疫苗的贝林结核菌素。他的生涯为一个新时代——基础科学研究可以带来专利和收益——提供了范例。

19 世纪,一种疾病在不同的时间内多次爆发,它被称为假膜性喉炎、恶性咽痛和喉瘟,引起了临床医生和微生物学家的关注。布莱特奥(Pierre Fidèle

Bretonneau，1778—1862)建议命名为"白喉"，他认为这是一种特殊形式的恶性喉咙痛，会引起突然的窒息而使儿童死亡。1883 年，克勒勃（Theodor Klebs，1834—1913)和吕弗勒（Friedrich Loeffler，1852—1915)发现了这种疾病的致病菌——白喉棒状杆菌。19 世纪 80 年代末，巴黎巴斯德研究所的研究者发现去除了菌体的白喉培养液中含有一种毒性物质，将其注入实验动物，会出现白喉的症状。尸体检验发现该病会引起内脏器官的广泛损害，但是菌体通常局限在喉部。巴斯德的同事鲁（Émile Roux，1853—1933)和耶尔森（Alexandre Yersin，1863—1943)证实，白喉杆菌会分泌一种毒素进入血液并引起各种组织损伤。白喉由吸入病人或携带者咳嗽或打喷嚏时释放的细菌而引起。感染后一周内，患者经历无特异性症状的疾病过程以及特征性的喉咙后方出现一层"假膜"。疾病爆发期间，致死率大概为 30%—50%，但是大多数之后获得免疫的病人患病时症状相当轻微。医生有时候会进行气管切开以防止窒息引起的死亡，但是这个手术只能产生暂时的缓解，毒血症仍可能引起死亡。19 世纪 90 年代，气管切开基本被气管插管所取代。

一个在科赫研究所工作的日本医生北里柴三郎（Shibasaburo Kitasato，1852—1931)分离出了破伤风杆菌，证实该细菌与白喉杆菌一样产生一种毒素，将这种毒素注入实验动物体内会引起同样的症状。作为一名军医在李斯特时代接受训练时，贝林就对使用"内在的抗感染物质"来治疗感染性疾病产生兴趣。从碘仿实验开始，他进行了一系列的抗毒物质研究。当时人们普遍认为化学消毒剂对身体的危害性比细菌对身体的危害性更大。一些初期实验表明，碘仿虽然不能杀死细菌，但似乎可以中和细菌产生的毒素。

贝林和北里柴三郎一起致力于白喉和破伤风杆菌毒素的研究，他们发现，给实验动物进行一系列的毒素注射后，动物会产生一种抗毒素，后者存在于血液中并可以中和细菌毒素。实验动物产生的抗毒素可以用于使其他动物免疫，甚至可以治愈受感染动物。受这些早期研究结果的鼓舞，贝林预测他的毒素-抗毒素混合物最终可以根除白喉，后者每年在德国夺取 5 万儿童的生命。

将血清治疗从实验室中的新奇事物转变成一种治疗工具的第一步就是利用羊和马来大量生产抗毒素。虽然贝林计划与赫斯特（Hoechst）建立商业关系，后者是制造科赫的结核菌素的德国化学公司，但是他的混合物波动大、不稳定，日常使用或商业价值不大。由于担心法国科学家在血清治疗方面后来者居上，贝林向艾尔利希（Paul Ehrlich，1854—1915)寻求帮助。艾尔利希已系统地研究了利用植物毒素——蓖麻毒素及豆毒素进行免疫的方法，知道如

552

何增加抗毒素。艾尔利希使血清治疗成为现实。贝林和艾尔利希在柏林成立了一个实验室，从羊和马身上获得血清。

　　1892年，贝林、艾尔利希和赫斯特进一步对白喉抗毒素进行研究。治疗性血清的生产与销售在两年后开始。根据他们之前的协议，贝林和艾尔利希应分享发明白喉抗毒素制剂的收益，但贝林劝艾尔利希放弃他那部分；作为补偿，他承诺帮助艾尔利希建立自己的研究所。但不知何故，贝林没有实现自己的承诺。然而他却获得了全部收益，成为一个非常富有的人。贝林的治疗性血清产生的免疫力是被动免疫的结果，疗效很短。1901年，贝林开始减弱培养的白喉杆菌毒力的研究，希望研究出一种主动免疫疗法。1913年，贝林公开报告了他的白喉保护物质，称其为"毒素-抗毒素"，它是白喉毒素和治疗性血清抗毒素的混合物。

　　随着贝林变得越来越富有和傲慢，他和艾尔利希之间的关系急剧恶化。或许艾尔利希可以从这一点得到安慰：自从他们的合作结束之后，贝林的科研项目都以失败告终。科赫在研究结核菌素方面的惨败激励贝林去寻找一种有效的治疗药物，但也失败了。作为代替，他转而尝试研究预防性的疫苗。贝林猜测结核杆菌主要通过牛奶传染给儿童，他试图用甲醛处理牛奶来破坏这个传染源。即使强迫婴儿或小牛饮用经甲醛处理的牛奶，大多数结核菌仍通过呼吸道途径传染。贝林希望建立可以作为疫苗的减毒结核杆菌的尝试最终失败了。

　　与结核相比，白喉可能相对次要些，但由于结核菌素并不能有效治疗结核，血清疗法被认为是对医学的一项重要贡献。1901年，贝林因为开辟了一种"针对疾病和死亡的有效武器"而获得首届诺贝尔生理学医学奖。通过诱导能够挽救生命的主动及被动免疫，血清治疗似乎是感染性疾病这一威胁的最终应对之策。然而在十年之内，发现白喉抗毒素所带来的兴奋被极大的沮丧所取代，并迎来了"免疫学黑暗时代"。虽然抗毒素总的来说是成功的，但对一些病人有严重的副作用，甚至会引起一小部分人死亡。在疾病的发病初期给予治疗通常最有效，但医生在疾病威胁生命前却不愿使用抗毒素。许多人是无症状携带者的发现使控制项目变得更复杂。

　　20世纪末期，基因工程学家开始开发各种细菌毒素的"自然改造"特性，以期开辟一种与特异抗体相结合的毒素杂和分子。例如白喉毒素是一种自然改造的蛋白，它可以穿过细胞膜，但它只是在生物医学研究和医学实践中碰到的几种细菌毒素之一。肉毒素在美容方面的应用可能是众所周知的例子之一。以往的肉毒梭菌毒素——食用保存不当的食物而引起的瘫痪的真正原

553

554

因——却让人害怕。正当炼金术士开始寻找解毒的灵丹妙药时,基因工程学家开始转向对细菌毒素的研究,希望发现可用于适当修饰的分子。这些新型的免疫毒素被称作"毒箭"或"巧妙的炸弹"。至少在理论上它们比首次在艾尔利希这一化学治疗奠基人的实验室里合成的"迷人的子弹"火力更大。

自从发现血清治疗,白喉成为儿童常见疾病中研究最成功的疾病。病例死亡率极少超过 10%,但是有时候意料之外的疾病爆发会引起儿童的大量死亡。由于直接针对毒素本身的抗体可以产生对疾病的免疫力,所以研究者可以关注毒素而不是杆菌。加斯顿·利昂·雷蒙(Gaston Leon Ramon,1886—1963)在 1928 年发现用甲醛处理过的白喉毒素保持了其血清学特异性和免疫原性,但却丧失了毒性作用。处理过的毒素被称为"类毒素"。19 世纪中非的某些巫医对来访的欧洲人称,他们可以用一种含有蛇头和蚂蚁蛋的药物来治疗毒蛇咬伤,这是对太阳底下无新事这一陈述的有效证据。世界其他地方的本土治疗者可能也使用类似的方法。研究发现某些蚂蚁含有蚁酸,这些本土治疗者做到了对毒素和毒液的化学减毒。在西方工业化国家,广泛开展的预防接种使白喉基本上被根除。白喉仍然是人类细菌感染性疾病中唯一一个可以用预防性免疫成功控制的疾病。然而,未曾面临白喉威胁的一代并不能理解不施行"群体免疫"的危险。

抗生素与免疫

保罗·艾尔利希(Paul Ehrlich,1854—1915)一生都致力于探索人体免疫防卫的机制,并希望发展基于实验的治疗体系来加强这种防御能力。与巴斯德不同,他的理论与实际紧密联系。这种治疗和实践的相互作用使他在免疫学、毒理学、药学和治疗学方面作出显著贡献。艾尔利希的成就包括开发606 和其他药物、明确主动和被动免疫的区分、认识主动免疫的潜伏期和关于抗体产生与抗原抗体识别的天才理论模型。606 是第一个针对梅毒病原体的特异性化学治疗药物,它的发现为艾尔利希的理论提供了强有力的证据。他认为通过系统的筛查,找到可以杀死侵犯机体的病原体而又不损伤机体的药物是可行的。这种药物被称为"魔弹"。

艾尔利希的博士论文"对组织染色的理论与实践的探索"成了他毕生工作的开端。论文中提出这样一个理论:某些特殊的化学物质可以与特定的组织、细胞、亚细胞成分或微生物物质相互作用。在布雷斯劳大学、斯特拉斯堡大学

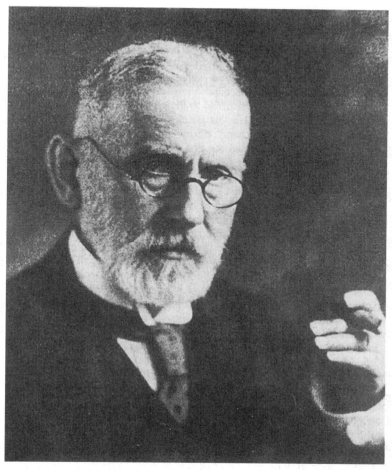

保罗·艾尔利希

和莱比锡大学学习之后,艾尔利希于 1878 年毕业,成为一名合格的医生。在柏林医学院担任菲瑞奇斯(Friedrich Frerichs)的助手期间,艾尔利希继续他的研究。但是菲瑞奇斯在 1885 年自杀了,艾尔利希的新上司希望高年制的医生能多花时间在临床工作上而不是搞研究。沮丧而不太健康的艾尔利希借一次结核菌素试验阳性的机会离开了医院,作为一个结核病患者游历了埃及。恢复健康回到柏林时,艾尔利希失望地发现自己已几乎被排除在学术界之外。在长达 15 年的时间里,他没有被晋升为教授,也没有在研究所中占有一席之地。这期间,他进行了对神经系统的研究,包括美蓝对神经痛和疟疾的作用实验。

选择性染色的技术使艾尔利希得以区分不同类型的(血)白细胞和白血

病。他运用细菌学技术和可种植的肿瘤开辟了一条癌症研究的新途径。这种新方法把肿瘤细胞当作微生物，而宿主器官作为营养介质。最终，艾尔利希在1896年被任命为一个新的血清学研究所主任。研究所的设备很简陋，但艾尔利希告诉朋友说，只要有试管、本生灯和吸墨水纸他可以在仓库工作。三年之后，研究所从柏林搬到法兰克福，改名为皇家实验疗法研究所。由于从施佩耶尔（Franziska Speyer）那儿得到了一大笔遗产，艾尔利希在皇家研究所隔壁成立了格奥尔格·施佩耶尔（Georg Speyer）化学治疗研究所。

1908年，艾尔利希和梅契尼柯夫（Élie Metchnikoff，1845—1916）由于在免疫学方面的工作而共同获得了诺贝尔生理学医学奖。艾尔利希的获奖论文题为"论细胞的部分功能"，文章的开头支持细胞作为生命单位的理论并把其誉为整个现代生命科学的轴线。然而随着细胞研究的深入，他认为有必要把细胞这一单位细分成大量特异的部分个体的功能。对发生在细胞内的许多反应过程的化学本质的分析性研究可以真正了解生命功能，并可以指导药物的合理使用。他解释说这个方面研究的进步是在寻找抗毒素发现这一神秘过程中产生的。"钥匙"是一个关键词，因为正如伟大的有机化学家费希尔（Emil Fischer，1852—1919）曾经说过的，酶及其作用底物，抗体和抗原之间的化学键有严格的特异性，它们之间的相互作用正如锁和钥匙。

557　　艾尔利希早在1906年就使用了"免疫治疗"这一字眼，那个时期人们深信许多疾病都可以用血清疗法来治疗或预防。当血清疗法的局限性、尤其在治疗癌症方面的局限性越来越明显时，艾尔利希终于将他的研究重点从免疫学转移到实验药理学和化疗上。艾尔利希推断治疗方面的进一步进展将来自与药物合成而不是自然的抗体。19世纪中期，许多研究者开始对药物的价值产生疑问，但艾尔利希却认为实验药理学这一科学极有前途及潜力。

在研究了抗体对各种毒物、毒素和其他异物侵袭所产生的特异性反应后，艾尔利希开始相信通过研究合成的化学物质和生物物质之间特异的相互作用可以设计出化学治疗物质。由于机体没有对任何侵袭产生有效的抗体，艾尔利希认为医学科学的任务是提供可以替代或加强机体自然防御的药物。抗体是自然界的魔弹；而化学治疗是通过发明可以杀灭致病的微生物又对人体无害的药物而模仿大自然的一种尝试。

艾尔利希从奎宁的抗疟疾作用得到鼓舞，计划开展一系列对新药及其衍生物的深入研究。虽然研究项目范围很广，艾尔利希仍然鼓励同事花点时间对以前的研究进行反思。艾尔利希相信研究成功的关键在于"资金、耐心和运气"。而在实验室花太多时间是对实验器材和实验动物的浪费。艾尔利希对所有合作者的工作进行严密监督,以至于在他的实验室工作的老资格的同事抱怨无法独立自主。每天他都给研究者即使是最年长的写小纸条——这或许可以被视为"便利贴"的祖先——告诉他们应该做什么。

艾尔利希新化学治疗研究的第一个目标是锥虫,它是非洲睡眠病、冈化亚热病和锥虫病的致病因子。凭着"化学直觉",艾尔利希沿着他早期在染色物质方面的研究开始了对一种名为氨基苯胂酸钠和相关砷化物的研究。氨基苯胂酸钠在实验室里非常有效,但却不是一个合适的化学治疗药物,因为它会引起神经损伤以及致盲。除了对人体无害,在试管里和在活体内杀死细菌的区别经常被遗忘。艾尔利希的试管实验证实公认的氨基苯胂酸钠的分子式是不正确的。所以,有可能创造无数氨基苯胂酸钠的衍生物,其中许多衍生物被证实比氨基苯胂酸钠更有效、更安全。

由于密螺旋体被认为与锥虫类似,艾尔利希的研究小组也对密螺旋体病进行了研究。斯超町(Fritz Schaudinn,1871—1906)和霍夫曼(Erich Hoffmann,1868—1959)在1905年发现了梅毒的病原体。一年之内,科学家成功地在兔子身上建立了梅毒感染模型。一位使用这个动物模型的专家哈塔(Sahachiro Hata,1873—1938)利用艾尔利希的砷化物进行了一系列针对引起梅毒、鸡密螺旋体病和回归热的病原体的研究。一些氨基苯胂酸钠衍生物毒性很强,但是感染了鸡密螺旋体病的鸟被一种名为606的衍生物所治愈。这个化合物也治愈了鼠类的回归热和兔子的梅毒。

558

在两名志愿的医生身上试用之后,艾尔利希的同事开始在进行性瘫痪的病人身上试验一系列606肌注。这种进行性瘫痪被认为是由梅毒引起的,是一种致命的情况且无法改变。刚开始只期望能稍微提高患者的存活率,但他们意外地发现注射了一次药物后,病人的情况有了很大的改善。尽管如此,可能延迟出现的药物的毒性作用仍然是一个需要解决的问题。而且,梅毒自然病程中的缓解、复发和并发症使对药物疗效的评价变得非常困难。研究者对被命名为砷凡纳明的606衍生物与那个时期的常规治疗方法进行了深入的对比研究。当这个药物在近三万个病人身上试验之后,胂凡纳明终于可以在医疗界普遍使用。当别人恭喜艾尔利希取得这个伟大的成就时,他总是回答说砷凡纳明算是七年的不幸运中片刻的幸运时光。当数以万计的梅毒病人被成功治疗后,他没料到他仍会遭遇不幸。

炼金术士常常在毒药中寻找长生不老药,因为毒药常具有强大的药效。

正如这个古老的方法所提示的,期望任何药物既有效而又完全无害是不切实际的。艾尔利希的支持者称砷凡纳明没有毒性,而有人指责这个药物引起了大量的副反应。一个名叫理查德·德鲁(Richard Dreuw)的皮肤病学家第一个对砷凡纳明提出异议。虽然大多数医生认为艾尔利希已过于小心谨慎了,但是德鲁却谴责艾尔利希没有做足够的实验就把砷凡纳明投入市场。当医学杂志拒收他的文章时,德鲁认为有一个"砷凡纳明财团"控制了德国医学界,压制所有对砷凡纳明有异议的人。得到德意志帝国国会和反闪族人报纸的支持,德鲁对艾尔利希进行个人攻击,要求皇家卫生部门全面禁止使用砷凡纳明。

砷凡纳明的反对者称这个药物会导致耳聋、失明、神经损伤和死亡,但他们忽略了一个事实,那就是已有一百多万病人通过使用砷凡纳明而恢复健康。而且梅毒本身也会引起耳聋、失明、神经损伤和死亡。与梅毒造成的死亡以及患者遭受的痛苦相比,砷凡纳明的缺点是相对轻微的,虽然长期使用砷凡纳明可能会引起副作用。另一个问题是已经被治愈的病人常常放纵情欲使自己再次被传染上梅毒,但他们却把复发的原因归咎于砷凡纳明,而不是自己。

反对砷凡纳明的成员中最怪异的一个是名叫沃斯曼(Karl Wassmann)的作家,他习惯装扮成修道士。听闻妓女们抱怨在法兰克福医院被迫使用砷凡纳明时,沃斯曼推断皮肤科主任海彻梅尔(Herxheimer)教授是"砷凡纳明财团"的代表。自1913年开始,沃斯曼把妓女和医学权威之间的斗争作为他的杂志《自由思考者》的主题。在沃斯曼看来,政府在压制有关砷凡纳明财团和这个药物骇人听闻的副作用的真相。沃斯曼宣称自己是被虐待的下层阶级的支持者,他挑起争斗是为了吸引大家关注他和他的作品。海彻梅尔不愿接受这种对他的专业技术的攻击,他以诽谤罪起诉了沃斯曼。砷凡纳明的临床试验结果完全证明了它的"无辜",所以当起诉者要求监禁沃斯曼六个月的时候法院把刑期加倍了。虽然官司打赢了,艾尔利希却因为审讯和在充满敌意的法院试图讲解复杂的医学科学问题时的无力而感到极度沮丧。在第二次世界大战后出现青霉素之前,砷凡纳明附加汞和铋一直是梅毒的标准治疗。

企图研制强有效的药物的尝试在很大程度上都没有成功,直到20世纪30年代多马克(Gerhard Domagk,1895—1964)发现一种名为百浪多息的含硫红色染料可以保护小鼠免受链球菌的感染。这个发现引导人们合成了一系列名为"磺胺"的相关药物,这些药物对某些细菌感染非常有效。多马克是德国法本(I. G. Farben)化学公司的实验病理学和细菌学研究室主任。与艾尔利希一样,多马克开始把对染料的研究作为了解致病微生物的方法。他起初研究细菌染色,然后对苯胺染料进行系统的观察,希望发现能杀灭细菌的化学物质。

在一个典型实验中,多马克确定了可以使接种细菌的小鼠死亡的细菌量(致死量)。他在小鼠身上接种十倍致死剂量的细菌,给予其中半数的小鼠一种试验药物,例如百浪多息。在 1932 年多马克指出百浪多息可以保护接种了致死剂量葡萄球菌和链球菌的小鼠。1933 年,这个药物在病危的葡萄球菌和链球菌感染的患者身上秘密使用。然而多马克的"对细菌感染的化学治疗的贡献"报道直到 1935 年才发表。多马克延迟文章的发表可能是出于法本公司的利益而进行的专利保护,也有可能是因为重复原始结果存在困难。1939年,多马克因其"发现了百浪多息的抗菌作用"而被授予诺贝尔生理学医学奖,但是纳粹官员禁止他接受这个奖项。在 1933 年到 1945 年期间,国家种族社会政策把德国从国际研究团体中孤立出来,迫使许多犹太科学家到英国和美国寻求避难,德国逐渐丧失了在化疗药物开发上的领先地位。多马克最终在1947 年接受了诺贝尔奖,并发表了一篇感人的关于化疗进展的演讲。

560

多马克的研究结果一发表,法国、美国和英国的实验室就对百浪多息进行了试验。巴斯德研究所的研究者证明该药只有在动物体内裂解后才有活性。而这个药物的抗菌活性源自药物分子中的磺胺部分。磺胺不仅比百浪多息更有效,而且看上去比肮脏的红色染料干净得多。法本公司于 1932 年合成百浪多息并获得专利,但是早在 1908 年就有一篇关于磺胺合成的文章发表。所以法本公司不能要求获得磺胺衍生物的专利保护。随着磺胺类药物的兴起,在多马克的文章发表后十年之内已有超过 5 000 种衍生物被合成。在整个磺胺类药物系列中,经实验室合成和检验,仅有不到 20 种化合物被证实在临床上有效。化学家开始认识到合成一种安全有效的魔弹的概率就好比是赢彩票,几率很小。

然而,对磺胺类药物的研究文献报道还是很多。实验室研究证明,至少在实验室里,许多这类药物对各种细菌都是有效的。在世界各地的医院进行的临床试验也有力地证明了磺胺类药物在治疗肺炎、猩红热、淋球菌感染等疾病中很有效。不幸的是,耐药菌株几乎同新药一样快速出现。这主要是由于磺胺药被不加选择地用于不明原因的感染以及随意撒在伤口上。

20 世纪 30 年代被称为"魔药"的磺胺类药物,在第二次世界大战结束后被认为是无效的了。多马克认为这个问题部分是由于战时的紧张和营养不良

561　而导致的自身抵抗力的下降引起的,同时也由于战时战后的剧变引起原始耐
药菌株的播散以及治疗过程引起的耐药菌株的发展。多马克告诫说如果医生
不了解耐药菌株产生和扩散的因素,那么青霉素的使用也会同样令人失望。

　　新一代的非凡抗感染药来自于大自然储存库中一个以往不被人注意的角
落。19世纪70年代,一些科学家就曾呼吁关注"抗生"(共生的不同微生物之
间的斗争)一词的含义,但是由于当时这个词带有神话色彩,所以直到1928年
亚历山大·弗莱明(Alexander Fleming,1881—1955)发现了青霉素才开始了
抗生素时代。当然,事情的真实情况复杂得多。确实,1945年弗莱明在荣获
诺贝尔奖发表演讲时指出,"自然杀菌剂"的发现之所以花费了这么长一段时
间是因为他那一代的细菌学家把微生物之间的对抗作用作为一个理所当然的
事实而不是把它作为一种现象来探索研究。

　　弗莱明在1928年发现青霉菌对细菌的作用。在一年时间里,他就指出青
霉素的粗略制品可以杀死某种细菌,但显然对高等动物无害。不过青霉素不
是弗莱明发现的第一种抗菌药物。1922年,他在鼻腔分泌物、泪液和唾液中
发现一种他称为"强效抗菌酶"的物质。虽然这种名为"溶菌酶"的酶在机体的
自身防御系统中起重要作用,但在实际应用中却不是一个魔弹。正如弗莱明
常说的,他不是一个化学家。后来弗洛里(Howard Florey)和钱恩(Ernst
Boris Chain)检验并纯化了青霉素,同时发现了溶菌酶的化学特性和作用
方式。

　　亚历山大·弗莱明的父亲是一个苏格兰农民,在弗莱明七岁的时候就去
世了。由于家境贫困,弗莱明当了几年小职员直到微薄的积蓄使他能够进入
伦敦圣玛丽医学院读书。由于比其他学生成熟,弗莱明在竞争性的考试、游泳
和射击方面表现都很突出。1908年毕业之后,他成了杰出而又脾气古怪的细
菌学家赖特(Almroth Wright,1861—1947)爵士的助手。第一次世界大战期
间,弗莱明在皇家军医团的经历激起了他对杀菌药物的兴趣。在护理战后常
见的腐败伤口时,弗莱明确信大部分化学抗菌药对入侵细菌的致死作用不如
对人体组织的危害大。

　　战后,弗莱明回到圣玛丽医学院继续对抗菌药物的研究。根据流传的发
现青霉素的神奇故事,一个孢子从开着的窗户飘进了弗莱明的实验室,落在他
用来培养葡萄球菌的培养皿上。细菌学材料被真菌污染是实验室的常见现
562　象,通常被认为是消毒技术不过关和环境潮湿的标志。认识到两者的相互关
系,弗莱明常说假如他的实验台总是干净整洁可能就发现不了什么。幸运的

是,当弗莱明去度假时,他那受污染的培养皿被扔在一堆脏的培养皿中。回来后,他发现在某些真菌菌落附近,葡萄球菌被杀死了,他认为这一抗菌现象值得研究。

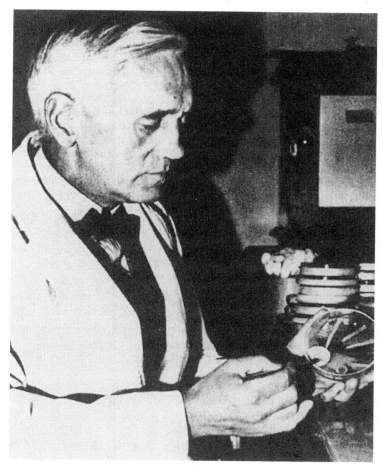

亚历山大·弗莱明(1944 年)

　　试图再现这一医学史上伟大发现的科学家提出了另一种解释:葡萄球菌接种在那个著名的培养皿上后,由于不寻常的寒流影响而没有生长。然后一个以前落在这个培养皿上的相对罕见的青霉菌孢子在这段时间开始生长。最后,天气回暖触发了葡萄球菌的生长,而已经释放到真菌周围介质中的青霉素杀死了生长中的葡萄球菌。弗莱明的发现有许多偶然性,但是有必要对弗莱明的观察做出这样一个解释:青霉素并不能杀死已经完全长好的葡萄球菌菌落。在检验这个真菌的作用时,弗莱明发现,即使是粗糙的稀释过的青霉素制品也可以抑制细菌的生长并引起细菌死亡,而青霉素对试管中的白细胞无害。但是弗莱明的青霉素制剂中的活性成分显然是不稳定的,而且不易提纯。由于不是医生或化学家,弗莱明和他的学生不容易在制备了青霉素的同时找到合适的病人。他也没有进行动物实验来证实青霉素对受敏感菌感染的动物的作用。不过在1930年,弗莱明的一个学生通过局部应用青霉素的粗制品成功地治疗了眼部感染。

弗莱明在1928年开始研究青霉素时,治疗学和药理学的教科书仍然推荐使用古老的芳香族化合物和重金属盐类制剂来治疗感染的伤口,同时也提到了一些新的消毒剂例如石碳酸、过氧化氢、碘仿和次氯酸盐。化学家对已知的消毒杀菌剂配方做了很多修改,但是医生普遍认为假如任何药物在血液中达到高得足以杀死细菌的浓度,那么它同样会损伤人体组织和器官。当青霉素成为新的"神药"后,弗莱明抱怨说在磺胺药物出现并改变人们对治疗细菌感染的观念之前,无论细菌学家还是医生都没有注意到青霉素的发现。

虽然弗莱明意外发现青霉素的故事众所周知,但人们常常忽视了这样一个事实,那就是在二次世界大战之前青霉素一直局限在实验室里。1945年,弗莱明、弗洛里(Howard Walter Florey,1898—1968)和钱恩(Ernst Boris Chain,1906—1979)因为"发现青霉素及其对各种感染性疾病的治疗作用"而获得了诺贝尔生理学医学奖,这时人们才认识到青霉素发现过程中的各个方面。赖特坚持青霉素的发现应该全部归功于弗莱明,一些知名报纸的标题也称"弗莱明和两位同事"获得了诺贝尔奖。

1938年,牛津大学邓恩爵士(William Dunn)病理学院主任弗洛里(Florey)、钱恩(Chain)和海特里(Norman Heatley)开始对自然界的抗菌药物包括溶菌酶和各种微生物产生的物质进行系统研究。两年内,部分纯化的青霉素在被致病性强的链球菌感染的小鼠体内进行了试验。进一步的实验证明青霉素对链球菌、葡萄球菌和多种其他病原体有活性作用。由于青霉素在小鼠身上的表现很理想,所以这个牛津研究小组很快就开始进行人体试验。第一个病人是被葡萄球菌和链球菌混合感染的43岁的男性。治疗开始时病人已濒临死亡,但是青霉素使病人的情况得到极大的改善。不幸的是,虽然药物被从病人的小便中回收再利用,但是青霉素的供应很快耗尽,病人最终还是死亡了。有关这第一个成功的临床试验的报道发表在英国的医学杂志《柳叶刀》上。进一步的试验仍在战争中秘密进行。

战争使英国资源短缺,英国的制药公司无法开发新药。弗洛里被迫寻求美国的支持。将青霉素从实验室转到工业生产的过程充满困难,而并不是所有的困难都来自科学技术方面。青霉素的研究与军事需求和军事目标紧密相连。最初的试验无可避免地吸引了很多记者也带来了很多流言。弗洛里在美国的两年时间里,大约有 16 家公司在生产青霉素,大量临床试验也在进行中。当上百个病人被青霉素治愈后,研究者对它的治疗潜力越来越乐观。青霉素对梅毒、淋病以及肺炎球菌、葡萄球菌和链球菌引起的感染有效,因此被称为治疗性病和战伤的万能药。以至于当青霉素供应不足的时候,军事首领不得不考虑是该将其用于在战场上受伤的士兵还是用于在妓院感染性病的士兵。

1947 年,在迟来的诺贝尔颁奖典礼上,多马克把两次世界大战中美国士兵死亡率的巨大差别归功于磺胺类药物和青霉素。当然在两次世界大战的几年,许多其他因素诸如战场环境、武器、军队医疗、外科手术和卫生也有所改变,但是在能得到青霉素的国家和得不到青霉素治疗的国家之间士兵死亡率的差别至少部分是由抗生素引起的。反常的是,弗洛里在评价青霉素对战场伤亡情况的影响时比多马克更谨慎。弗洛里告诫说直接比较原始的死亡数据容易令人误解,因为在大多数情况下,新的治疗方法和战场撤退技术延长了在之前的战斗中早已经草率结束的生命,这带来了复杂而又难以处理的病员恢复问题。

战争结束时,虽然美国和英国的制药公司已经出售了上百万单位的青霉素,但在黑市中青霉素瓶子仍被装满无用的化学物质以数百美元的高价出售。1948 年,全世界的制药公司都开始生产青霉素。青霉素刚开始普及时,大多数医生采用以往被称为"英雄医学"时代的处方。青霉素与铋、砷、磺胺类药物和其他药物混合后频繁地注入病人体内。进一步的研究证明单用青霉素治疗某些疾病是有效的。由于青霉素对大多数性传播疾病有效,所以伦理学家将其贬为导致社会风化腐败的刺激物。

二战期间,一些科学家坚持认为化学合成青霉素分子比进一步修改发酵技术对提高生产率更有效。20 世纪 40 年代,化学家确信人工合成青霉素分子即使不是没有可能也是不切实际的。就商业方面而言,这个说法基本上是正确的,但是,有机化学家希汉(John C. Sheehan)最终在 1957 年完全合成了青霉素。回顾合成青霉素后出现的问题,希汉花了 23 年时间才解决了专利方面的争执。

由于受到了从青霉素中获得的经验和利润的刺激,研究者详细检查了地球上每一个角落的土壤,希望能发现一种新的"神奇真菌"。1952 年,瓦克斯曼(Selman A. Waksman，1888—1973)在诺贝尔获奖演说中引用了传道书上的话："上帝从泥土中创造了药物；明智的上帝不会憎恶它们。"作为一名土壤微生物学家的先驱和生化学家，瓦克斯曼一生中发现了链霉素、新霉素和其他许多抗生素，但是大部分抗生素不是作用太弱就是毒性太强，无法用于人体。瓦克斯曼创造了"抗生素"这个词，用以指代由微生物产生的一组化合物，这类化合物可以抑制其他微生物的生长甚至杀灭他们。

　　一个细菌学方面的传说称，正常生存的结核杆菌在土壤中可被杀死。根据这一点，瓦克斯曼从对土壤微生物的系统性研究转向寻找一种抗结核杆菌的药物。瓦克斯曼、贝基(Elizabeth Bugie)和斯查兹(Albert Schatz)在1944年分离出新霉素之前，已经研究了上万种不同的土壤微生物。一年之后，梅奥(Mayo)诊所的弗雷德曼(William H. Feldman)和希恩韶(H. Corwin Hinshaw)宣布链霉素能有效治疗结核病。发现链霉素价值的贡献很大一部分归功于弗雷德曼和希恩韶。但评价抗结核药物的疗效非常困难，因为该病发展缓慢，无法预测，而且受多种非特异因素诸如饮食和休息的影响。之前研究神奇药物的失败经历使研究者清醒并对化疗药物的前景持怀疑态度。当在病危的结核性脑膜炎和粟粒性结核患者身上看到症状改善的迹象时，弗雷德曼和希恩韶把研究进一步扩展到亚急性或慢性患者身上。早期链霉素的制剂不纯会导致严重的副作用，例如发热、寒战、肌痛和耳聋。在一些试验中，大约只有半数多一点经链霉素治疗的病人在六个月后有所改善。尽管有这么多的问题存在，但是当1948年八个制药公司开始生产这一药物时，需求远远超过供给。当花了两年时间以法律程序解决了由斯查兹引起的复杂的皇家争执之后，瓦克斯曼于1952年因发现链霉素而获得诺贝尔奖。而一直称自己没有因为发现链霉素而获得足够荣誉的斯查兹于1944年获得了罗格斯大学的奖章，这也被认为是一个崇高的荣誉，但与诺贝尔奖相差甚远。

　　青霉素从被弗莱明发现到开发它的治疗潜力之间间隔了很长时间，但链霉素从实验室到大批量生产只花了短短的几年时间。确实，青霉素和链霉素的成功对制药业的发展和扩大研究引起了强大的推动作用。20世纪40年代到50年代是抗生素的黄金时期，氯霉素、新霉素、金霉素、红霉素、制霉菌素和其他有价值的抗生素都是在这个时期发现的。回顾这段时期，瓦克斯曼乐观地预计将来的研究会发现更有效而毒性更小的药物以及抗生素和合成化合物的强效结合。然而到了20世纪60年代，发现新抗生素的黄金时期从本质上来说已经结束了。从那以后推出的大部分抗生素只是对之前已知的药物做细

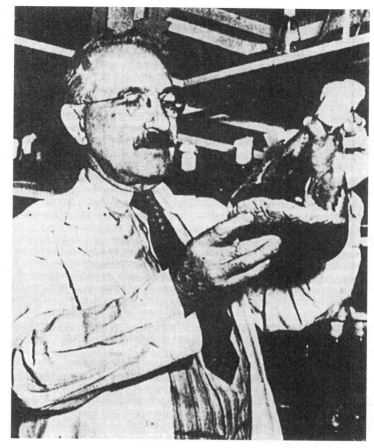

塞尔曼·A.瓦克斯曼

微的改变。而且,早期提出的警告也屡屡被证实。抗生素的大量使用和错误使用产生了许多副作用,促进了耐药菌株的发展。

在很多国家,抗生素不需要处方便很容易获得,人们在自我感觉好转之前会一直使用抗生素。所谓的地下药店免去了人们看医生的费用,但是抗生素对病毒感染无效,且抗菌谱通常比较窄。有些抗生素非常危险,通常只有在没有其他药物可以选择的情况下才能使用。而且,药物的不正当使用促进了耐药菌株的发展。

抗生素被广泛用于抑制疾病和促进动物的生长,这也存在危险。其中一个众所周知的危险是促进耐药微生物的出现,而另一个危险是加入动物饲料里的抗生素可能会污染人类的食物。污染的来源可能迂回且模糊。2002 年欧洲出现了食物恐慌,因为有报道称有些肉类被氯霉素污染,这种强效抗生素可能会引起潜在的致死性白血病。氯霉素仅用于其他抗生素无效的有生命威胁的感染,例如炭疽热和伤寒。在德国、澳大利亚、丹麦、波兰和罗马尼亚,氯霉素污染的肉类和虾与其他动物饲料混合在一起使用。一些饲养虾的农民明目张胆地使用法律上规定禁止使用的抗生素。

自然防御:体液性的或细胞性的?

19 世纪 80 年代,人们认识到感染性疾病的严重程度与许多因素有关,例如暴露的方式和持续的时间、病原体进入人体的方式以及机体的生理状况。到了世纪交替之时,研究免疫反应的科学家关注的一个基本问题是:先天性和获得性免疫的机制是体液性的还是细胞性的?

当贝林因为在血清治疗方面的工作而获得首届诺贝尔医学生理学奖时,他特别指出应该回顾细胞病理和体液病理之间争执的历史。他认为抗毒血清治疗是严格意义上的体液治疗。贝林预计体液理论将把医学引上严格而又科学的病因学治疗之路而不是传统的非特异性的对症治疗。科学上的争论经常演化成恶毒的个人攻击,但是约瑟夫·李斯特(Joseph Lister)——一个永远的绅士——优美地把这段有争议的时期称为"病理学上的浪漫篇章"。

当血清学转向免疫学时,科学家发现免疫学的新理论是从微生物学和毒理学的理论中快速衍生出来的。如对机体防御的细胞机制的研究看上去与梅契尼柯夫(Élie Metchnikoff, 1845—1916)那些过时的生物学研究有密切联系。这个时期其他的免疫学家主要关注血清中的抗体,而忽略了细胞在其中发挥的作用。但是与破坏病原体相比,发现巨噬细胞(一种吞噬入侵微生物的细胞)和吞噬过程的梅契尼柯夫却对机体自身的防御更感兴趣。当大多数科学家认为血液中存在的一种化学物质可以保护机体抵抗细菌和毒素的侵袭时,梅契尼柯夫却坚持自己关于进化、炎症、免疫、老化和吞噬作用的独特假设。当梅契尼柯夫于 1908 年与艾尔利希共同获得诺贝尔医学生理学奖时,他被认为是第一个建立一种实验方法来回答机体如何克服致病病原体这个免疫学基本问题的科学家。

梅契尼柯夫的个人经历让他认识到医生能为感染性疾病患者做得很少。他的第一个妻子由于结核病体质非常虚弱以至于不得不被抬到婚礼上。当妻子在五年后去世时,梅契尼柯夫企图吞食大剂量鸦片来结束自己的生命。当第二任妻子因为伤寒热而濒临死亡时,他给自己接种了螺旋体希望能引起回归热,那么他的死也可以算是对科学的一种奉献。幸运的是,由吞噬现象的发现而带来的激动把梅契尼柯夫从企图进行细菌自杀的忧郁中拯救出来。从1888年起,巴斯德研究所为梅契尼柯夫提供了一个可以进行创造性和原创性研究的场所。梅契尼柯夫原先是一个动物学家,他受巴斯德或科赫的影响与受查尔斯·达尔文的影响一样深,他关于炎症和免疫的理论来源于他对比较病理学发展性的视角。

从海星幼虫开始的对炎症的研究使梅契尼柯夫得出一个结论,那就是吞噬现象是一个具有重要意义的生物学现象。当观察巨噬细胞与细菌的相互作用时,梅契尼柯夫发现在以前接触过同一种细菌的动物中,吞噬现象显著增加。他推断巨噬细胞是炎症和免疫反应中的主要因子。在诺贝尔奖演说中,他表示希望人们把他的研究作为"纯粹性研究的实际价值"的范例。受梅契尼柯夫的"巨噬细胞理论"的鼓舞,一些外科医生试图在病人的腹腔或皮下注射各种各样的物质以提高白细胞数来治疗疾病。另一位梅契尼柯夫的追随者试图在脓肿或类似的感染部位周围使用拔火罐和橡胶绷带,期望由此引起的局限性水肿能吸引成群保护性的巨噬细胞。

梅契尼柯夫坚信科学将最终把人类从疾病的威胁中解放出来,他把巨噬细胞理论用于老年医学的研究中。回顾比较病理学的理论之后,他推测衰老的征兆和体征主要是由巨噬细胞引起的。从头发变白、变成秃顶到骨骼肌肉松弛和大脑衰退,梅契尼柯夫似乎看到无数的巨噬细胞在"老化的组织边缘漂移"的证据。有毒物质的影响,例如细菌毒素和肠道腐败产物逐渐触发巨噬细胞变成可怕的敌人。虽然梅契尼柯夫坚信巨噬细胞可以引起衰老,但他告诫说破坏这些细胞也不能延长生命,因为假如这样的话机体将丧失对致病微生物的防御能力。

梅契尼柯夫比较了各种动物的寿命之后得出结论:消化器官决定寿命的长短。具体地说,问题在于大肠,因为大肠中的有害细菌产生对机体有害的发酵产物和腐败物质。他认为预防性地去除这些物质、清洁消化道可能可以延长寿命。但是不幸的是,传统的泻药和灌肠剂比微生物对肠道的害处更大。既然酸可以保存动物和植物类食物,梅契尼柯夫推测乳的发酵可能可以防止肠道内物质的腐败。在实际生活中,他的建议可以总结成一句格言:"吃酸乳酪可以更长寿。"

虽然总的来说科学家不支持梅契尼柯夫的关于变性的巨噬细胞和无用的大肠理论,但是他的关于巨噬细胞积极和消极的活性与炎症反应的不确定理

570　论却非常具有预见性。当机体对毒性刺激物产生反应时,损伤部位表现出罗马作家塞尔苏斯(Celsus)称为"红衣主教"的炎症体征,表现为红、肿、热、痛。虽然炎症反应在皮肤上最易观察到,但是它同样可以在体内产生,作为对病毒入侵或变质食物的一种反应。因而,虽然炎症是机体正常的防御反应,但在很多情况下,炎症可以损伤它本想修复的组织。这个现象出现在例如风湿性关节炎和多发性硬化等疾病中。在老年人中,炎症的破坏性作用同样也可以出现在其他一些常见的慢性疾病中,例如动脉硬化、糖尿病、阿尔茨海默氏病、骨质疏松症、哮喘、肝硬化、一些肠道异常、银屑病、脑膜炎、囊性纤维化和癌症。的确,一些研究者指出,像布洛芬和萘普生等抗炎药物的应用可以预防或延迟老年人一些慢性和衰退性疾病的进展,例如阿尔茨海默氏病。

　　当然,机体对某些病原体不能产生有效的抵抗力是众所周知的,但是有一点却是人们始料不及的,那就是查尔斯·罗伯特·里歇(Charles Robert Richet,1850—1935)和珀特尔(Paul Jules Portier,1866—1962)发现免疫系统会对某些抗原产生危及生命的超敏反应。里歇于 1913 年获得诺贝尔奖,他用"过敏反应"(anaphylaxis)来描述这种危险的反应。希腊语中"phylaxis"的意思是"保护","过敏反应"指的是"机体的超敏感状态,它不提供保护"。超敏反应以奇痒、呕吐、便血、昏迷、窒息和惊厥为特征。在最严重的情况下,过敏性休克可以导致机体在接触抗原的几分钟内死亡。进一步研究证实,正如被动免疫可以转化一样,机体的过敏状态也可以通过血清改善。

　　过敏反应似乎是机体免疫系统的普遍性保护性作用的一个例外。因此,许多科学家深信免疫学可能是提供强效的新治疗方法的一个关键。赖特(Almroth Wright,1861—1947)是免疫学早期阶段具有乐观主义特征的一个范例。人们期望他从巴斯德和科赫手中接过火炬指明实验免疫学和医学微生物的新方向。赖特期望他在圣玛丽医院预防接种部门的工作给医学带来一场革命,但他仅仅被大家记住是亚历山大·弗莱明(Alexander Fleming)的导师。

　　赖特是一个兴趣广泛、意见固执的人,他出版了近 150 篇有关科学、学术道德和伦理的书籍和论文。除了科学方面的文章,赖特经常在英国报纸上发
571　表他对各种问题的观点,从军队官员的无知到他强烈反对的有关妇女选举权的活动。作为军医学院的病理学教授,赖特在皇家维多利亚医院开辟了一种诊断"军团热"的敏感实验方法。军团热的危害比子弹更大,它造成了更多的死亡。他的诊断试验基于"凝集作用"(微生物与该病恢复期病人的血清相互

作用而聚集）。利用这个诊断试验,赖特制备了一种可以避免猴子感染马耳他热的疫苗。科学家通常在自己身上进行医学试验,赖特也给自己注射了疫苗。不幸的是,赖特却没有他的猴子那样幸运。

从马耳他热中恢复后,赖特开始计划对伤寒热进行主要研究。在 19 世纪 90 年代,这个可怕的疾病在美国和英国夺去了成千上万人的性命。该病的死亡率在 10%—30% 之间,但是疾病的恢复却十分缓慢而且无法预计。通过在自己和学生身上做实验,赖特发现经高温灭菌后的伤寒杆菌培养液可以作为疫苗。雷舍曼(William Boog Leishman,1865—1926)爵士于 1905—1909 年期间在英国军队中进行的伤寒病例研究提供了首篇关于抗伤寒免疫接种的重要价值的论述。根据雷舍曼的报道,未接种疫苗组的死亡率是接种组的十倍。然而,第一次世界大战初期,英国军队中抗伤寒疫苗的接种仍然是以自愿为主的。

由于赖特公开蔑视"军队智力",所以当 1902 年圣玛丽医院请他去当病理学家时,他很高兴地辞去了军医服务部门的工作。虽然只得到很低的薪水、简陋的设备,而且还要负责许多冗长乏味而又耗时的工作,但他仍然吸引了热情的追随者和成群绝望的病人。由于疫苗治疗收取费用,赖特的接种部门开始变成一个兴旺而又盈利高的事业部门。赖特认为噬菌细胞吞噬细菌需要某种物质的作用,他把这种物质称为"调理素"(opsonin)。这个词来源于希腊语"opsono",它的意思是"我为……准备食物"。赖特的疫苗旨在提高血中的调理素指数以使致病微生物更容易被吸收并消化掉。

受痤疮、支气管炎、痈、丹毒甚至麻风病之苦的病人纷纷接受赖特的实验性接种和血液试验。毫无疑问,不管有没有接受治疗,许多病人最终由于感染的自限性而恢复。而赖特对医疗干预的统计学评价持蔑视态度,他极其相信自己的方法,并警告那些持反对意见的医生说他们可以降级做护士长了,因为医学艺术已经转变到了应用微生物学的形式。到了二战末期,很明显赖特的调理素校准化疫苗和梅契尼柯夫用乳酪中和噬菌细胞有害作用的尝试一样是失败的。即使赖特的仰慕者也不得不承认赖特的疫苗接种部门分发的疫苗总的来说是没有价值的。英国的剧作家和社会评论家乔治·萧伯纳(George Bernard Shaw,1856—1950)在《医生的困境》一书中使赖特古怪的脾气永远流传于世,但是科学家还称他作"差不离爵士赖特爵士"(赖特的姓 Wright 与 Right)同音,"差不离爵士"取自赖特的姓氏谐音绰号 Sir Almost Right)以缅怀。

572

　　回顾 20 世纪 20 年代有关免疫学的点点滴滴,杰出的生理学家斯塔林
(Ernest H. Starling, 1866—1927)总结说,关于免疫系统,唯一完全明了的是
"无论是先天性拥有还是后天获得,免疫性在特征上都极其复杂"。进一步的
系统研究更增加了复杂的程度,就像当年体液免疫与细胞免疫间的激烈冲突
一样。免疫学是一个相对年轻的领域,但它在 20 世纪的发展是如此的富有生
机,最终成为现代医学和生物学的基础学科。对艾滋病(AIDS)、癌症、风湿性
关节炎、代谢性异常和其他现代疫病的讨论也越来越多地用到了免疫学方面
的知识。

　　对抗体及其显著的多样性和特异性的归纳可以分成信息或指示理论、基
因或选择理论。根据抗体合成的信息理论,抗原通过直接或间接方法指示抗
体的特定结构。直接指示是指抗原随机进入一个合成抗体的细胞,并作为模
板指导抗体的合成,后者有一个与抗原互补的结构。一个间接理论认为,当一
个抗原进入合成抗体的细胞后,修改了免疫球蛋白基因的转录,因此影响了由
该细胞及其子细胞合成的抗体的氨基酸顺序。

　　抗体产生的基因或选择理论设想合成各种可能构造抗体的信息储存在基
因组中,而特异的受体通常出现在有免疫活性的细胞中。选择理论预示自然
界充足的多样性为抗原和免疫球蛋白合成细胞之间的偶然结合提供了足够多
的机会。在这个假设中,抗原触发了抗体合成的启动。

　　关于抗体合成的一个最新理论是艾尔利希的一个旁链理论,这个理论尝
试为抗体反应的特异性和毒素、类毒素与抗体的性质提供化学上的解释。根
据这个理论,抗体生成细胞是与"侧链"联系在一起的,也就是说它们可以成组
地与特异抗原例如破伤风毒素和白喉毒素结合。抗体进入体内后会和特定的
侧链发生相互作用。作为一种反应,受影响的细胞全面参与相应的侧链。过
量的侧链产物游离并释放到循环的体液当中中和其中的毒素。虽然人们推测
抗体的产生是一种偶然而不是预先设计好的,但抗原和抗体的结合犹如一把
锁和钥匙,具有高度的特异性。

　　卡尔·兰德斯坦纳(Karl Landsteiner, 1868—1943)认为,艾尔利希的理
论根据不足的一个主要原因就在于艾尔利希认为机体能产生"无限量的生理
物质"。正是兰德斯坦纳论证了这样一个观点,那就是机体可以针对半抗原
(小分子物质,合成的化学基团)产生抗体。半抗原可以把有限量(数量大)的
抗体转换成无限的。1930 年,兰德斯坦纳因为发现了人的血型而获得了诺贝
尔医学奖,而他在免疫方面的研究涵义非常出人意外,以至于人们认为他的半

抗原理论和免疫学化学研究方法是对医学更大的贡献。

很难想象一个抗体生成细胞需要拥有足够多的编码序列来产生有潜在用途的侧链以应付自然界产生的各种抗原。从本质上来说,进化使细胞装备了针对天才化学家合成的各种抗原的侧链是不可能的。然而在 1930 年,布瑞尼奥(Friedrich Breinl, 1888—1936)和豪若维兹(Felix Haurowitz, 1896—1988)提出了他们称之为"模版"的第一影响指导者理论。这个理论认为,当抗原进入淋巴细胞内时,它可以作为一个模版指导抗体的特异性折叠。虽然人们对这个假设提出了各种各样的不同意见,但是有关抗体氨基酸序列不同的证据使这个理论更站不住脚。1969 年,埃德尔曼(Gerald M. Edelman, 1929—)和同事决定明确所有免疫球蛋白分子的氨基酸序列,使这项漫长而又复杂的临床难题和方法学挑战达到了高峰。终于,埃德尔曼和波特(Rodney R. Porter,1917—1985)因为对抗体生化结构的研究而于 1972 年获得了诺贝尔奖。

1955 年,杰尼(Niels Kaj Jerne,1911—1994)的"自然选择理论"对抗体产生的指导理论提出了挑战,前者被认为是艾尔利希经典理论的现代修正版。在哥本哈根获得医学学位之前,杰尼在丹麦国立血清研究所工作。1956 年至 1962 年间,他担任世界卫生组织的首席医学官员,另外自 1969 年到 1980 年他担任巴塞尔免疫研究所的主任。杰尼的自然选择理论认为抗原会识别具有适当构造的球蛋白,然后与之结合并将它运送到产生抗体的组织器官。虽然杰尼早在 20 世纪 50 年代就已提出了他的自然选择理论,但是直到 1984 年才因为"有关免疫系统发育和调控的特异性理论以及发现单克隆抗体产生的原理"而获得诺贝尔生理学医学奖。杰尼在诺贝尔获奖典礼的演说中说"我关注的总是综合的观点,试图通过阅读路标而走向未来"。杰尼关于抗体形成的自然选择理论和免疫反应的复杂网络理论为细胞免疫学新一轮的发展提供了框架。杰尼早期出版的著作是作为对指导理论的挑战,而后者曾是免疫学领域的主导理论。

574

从自然选择理论可以推出机体产生实际上有限数量的特异性抗体的先天能力不依赖于对外来抗原的暴露。正常人出生时其基因就决定他具有产生大量不同抗体的能力,而每个抗体都可以与特异的抗原相互作用。当免疫系统遇到一种新的抗原时,原先存在的与之配对最好的抗体能与其反应,于是刺激了可以产生合适抗体的细胞。20 世纪 70 年代,杰尼详细阐述了他的网络理论。他把这个理论用于解释免疫反应的调节,认为从本质上来说一个抗体可以引起瀑布式的接连反应,即抗体引起抗抗体然后后者引起抗抗抗体如此反复。而免疫系统通过刺激或抑制某种特定抗体的产生而平衡整个网络。这个理论有助于人们了解机体对感染性疾病、癌症、过敏及自身免疫性疾病的反应。

抗体选择理论的修正版通过把随机多样化的抗体分子改成随机多样化的细胞而解决了杰尼的早先理论中存在的一个主要问题。也就是说,被选择的是细胞而不是抗体。由伯内特(Frank Macfarlane Burnet,1899—1985)爵士和泰尔梅兹(David Talmage,1919—　　)分别提出的细胞或克隆选择理论彻底改变了人们对免疫系统的本质、免疫反应的机理和免疫耐受的起源的认识。伯内特的克隆选择理论包含了免疫系统防御方面的机制和对"自体"产生反应的抑制。在发育过程中,"禁止克隆"(可以与自体反应的细胞)大概是被清除或破坏掉的。1960年伯内特和彼得·梅达沃(Peter Medawar,1915—1987)爵士因为在免疫耐受方面的工作而获得了诺贝尔奖。

575　　　　1967年,也就是伯内特提出克隆选择理论10年之后,他回顾了免疫学的地位并高兴地说这个领域看上去已经"成年"了。与强调免疫学生物通路的艾尔利希和兰德斯坦纳不同,伯内特强调它的生物概念:复制、变异和选择。20世纪80年代,细胞选择理论已从被普遍接受的理论变成"免疫学的教条"。实验细胞免疫学的爆炸式发展促成了这个转变。免疫实验室都在研究产生单克隆抗体的T细胞、B细胞、辅助细胞、抑制细胞、杀伤细胞和融合细胞。20世纪70年代至80年代期间,免疫学家因为从理论和实践两个方面对器官移植排异、癌症、自身免疫性疾病的深入了解以及开辟新的高效而又精确的诊断和治疗方法而获得了诺贝尔奖。免疫学研究始于路易斯·巴斯德时期,在其近百年的历史中回答了很多问题,同时也提出了许多问题。但是毫无疑问,它确立了一个事实,那就是大部分未来医学理论和实践将从免疫学派生出来。

当心脑血管疾病和肿瘤取代感染性疾病而成为发达工业化国家人民致残和致死的主要原因之时,免疫学似乎为疾病和健康之谜提供了答案。这一点正如当年微生物回答了关于感染性疾病的问题一样。20世纪50年代,伯内特表示他深信免疫学将会迎来一个崭新的活跃时期且远远超过当年由艾尔利希激起的时期。微生物学和化学治疗为直接治疗感染性疾病提供了强有力的武器。科学家期望通过结合分子生物学和免疫学技术创造新一代的基因工程药物,包括所谓的"巧妙的炸弹"和"毒箭"。这些新型武器不仅可以针对以往的感染性疾病,同时也针对现代的流行病和慢性疾病,例如心血管疾病、癌症、阿尔茨海默氏病、自身免疫性疾病、过敏和器官排异。

米尔斯顿(Cesar Milstein，1927—2002)和科勒(Georges Köhler，1946—1995)因为发现了"单克隆抗体的产生机理"而与杰尼一起获得了1984年的诺贝尔奖。米尔斯顿在诺贝尔获奖演讲中强调了一个重要事实，那就是杂交技术是在关于免疫系统的基础研究中一个意料之外的副产品。他认为这显然是一个证明应该支持那些虽然看上去没有明显实际应用价值的研究的例子。单克隆抗体的生产是生物技术产业创造的一个主要驱动力。它为新型药物和诊断试验在商业上的发展开辟了一条道路。单克隆抗体可以与标记物结合用于诊断各种各样的疾病以及检测病毒、细菌、毒素、药物、抗体和其他物质。

在1969年杰尼就曾预测，除了有关疾病处理的复杂细节问题，所有关于免疫学的有意思的问题将很快被解答。他认为这种苦差事不会给科学家带来利益但会带给医生很多工作。由米尔斯顿和科勒于1975年发明的革命性的杂交细胞证实了这个预测的错误，因为这个技术使探索许多意料之外的有关免疫系统运转的问题成为可能。与杰尼的预测相反的是，研究者没有停止对免疫系统产生疑问，但也没有抱怨这个领域变得不再令人兴奋。

免疫系统的特征是它能产生无数不同的抗体，这对保护机体抵抗外来侵袭者非常重要，而这对企图了解这个系统的科学家来说还是一个难题。研究抗体多样性的免疫学家预计一只大鼠可以产生数以百万计的不同抗体。米尔斯顿和科勒开辟的技术改变对抗体多样性的研究，使像米尔斯顿说的那样按菜单点抗体成为可能。或许从杂交细胞衍生出来的新一代神药可能可以与创造氨基苯胂酸钠和苯胺染料的衍生物相媲美。杂交细胞是通过融合大鼠黑色素瘤细胞和另一大鼠(之前曾用所感兴趣的抗原免疫过)的脾细胞而得来的。杂交细胞产生大量特异抗体，后者被称为单克隆抗体。通过结合免疫学和分子生物学的技术，科学家希望可以设计出新一代的神药。正如赖特爵士预测的那样，将来的治疗者可能足以做一个免疫学家。

1980年，也就是科勒和米尔斯顿首次发表他们的新技术后五年，单克隆抗体已经是生物学研究的许多领域一个成熟的工具。1990年，成千上万种单克隆抗体被生产出来并在文献中报道。研究者预计单克隆抗体可能被用作一种新型疫苗用于癌症的诊断和治疗。在癌症治疗中，单克隆抗体可能像一个巧妙的炸弹一样，直接对准肿瘤细胞并把化疗药物定向运送到特定部位。这个概念在理论上很简单，但在实际操作中很难达到。这部分是由于虽然对癌症的病因学有了新的了解但是对癌症的探讨还是像19世纪对发热、瘟疫和感

染性疾病本质的争论一样没有定论。被归类为癌症的复杂如天上星群的疾病
在医生、病人、病理学家、肿瘤学家和分子生物学家眼里各不相同。在了解癌
基因(一种假如被致癌物质影响后可以诱导正常细胞恶变的基因)、逆转录病
毒(一种可以使正常细胞转换成恶性细胞的 RNA 病毒)、原癌基因等和创建
一种安全有效的预防和治疗癌症的方法之间还是有很大的距离。

　　对病毒感染及癌症和病毒之间的可能联系的研究使科学家希望一些内源
性物质可以作为一种广谱抗病毒药物及抗癌药物。在 20 世纪 50 年代,研究
者在研究流感病毒在鸡胚中生长时发现了干扰素。后者是一种干扰病毒感染
的蛋白质。虽然早期人们对发现干扰素非常兴奋,但是分离和刻划干扰素的
特征非常困难。到了 1983 年,大约有 20 种截然不同的人类干扰素被鉴定出
来。干扰素参与免疫系统、神经功能、生长调节和胚胎发育的调控。20 世纪
60 年代晚期的实验证实,至少在小鼠中干扰素可以抑制病毒引起的白血病和
种植瘤的生长。干扰素在治疗癌症中的潜在作用吸引了媒体、病人支持群体
和国会议员的注意。

　　20 世纪 70 年代,关于干扰素对骨肉瘤(一种恶性骨骼肿瘤)的临床疗效
的初步研究引起了克里姆(Mathilde Krim,1926—　　)的注意,她发起一群人
支持关于干扰素作为一种抗肿瘤药物的研究。克里姆于 1953 年毕业于瑞士
日内瓦大学并获得博士学位,于 1962 年加入斯隆-凯特琳(Sloan-Kettering)
肿瘤研究所。1981 年到 1985 期间,她担任这个研究所干扰素实验室的主任。
最初干扰素被认为是一种潜在的神药,而且人体对它的耐受性应该很高,因为
它是一种“天然物质”。然而临床试验让人们对它的有效安全性开始感到失
望。干扰素的副作用包括发热、畏寒、食欲不振、白细胞计数下降和脱发。进
一步的研究发现干扰素在治疗某些癌症和病毒感染中有一定作用。除了在干
扰素方面的研究,克里姆开始作为一名健康教育家和治疗艾滋病积极分子而
出名。她是艾滋病医学基金(1983)的奠基人,这个基金后来成为美国艾滋病
研究基金。2000 年,美国总统克林顿(Bill Clinton)因为克里姆在艾滋病教育
和研究方面的贡献向她颁发了美国总统奖章自由奖。

　　自从美国总统尼克松(Richard M. Nixon,1913—1994)于 1971 年号召大
家对癌症宣战,肿瘤学家和癌症病人一直在欣快和绝望中反复。从 20 世纪
70 年代开始,“抗癌战争”一词一直被用来吸引在该研究上的投资。但是“宣
战”之后癌症总的死亡率并没有显著下降。批评家认为这场“战争”在过分乐
观的预计和执行下被显著地误导了。而且癌症研究支持者的花言巧语经常向

大众传达错误信息，误导大家。有关"突破"和"神奇的治疗"等未成熟的报道让许多人深信肿瘤只是一种单一的疾病，只要在它上面花费足够的金钱就可以很快发现神药。科学家指出与抗癌战争相关的资金和技术促进了分子生物学和生物技术的革命性发展。然而国会和民众更愿意支持能解决实际问题的研究而不是基础科学研究。

遗传学、基因组学和医学

对于那些由基因缺损而不是微生物或年龄相关的退行性病变引起的疾病而言，将来的治疗者应该是一个基因工程学家而不是一个免疫学家。2000 年 6 月 26 日，人类基因组工程的首席科学家们宣布他们已经完成了对整个人类基因组的测序，研究成果将在英国的《自然》杂志和美国的《科学》杂志上发表。国家人类基因组研究院的主任柯林斯（Francis Collins）预计，在未来的几十年内基因组学将会使诊断学、预防医学和治疗发生革命性的改变。特别是，基因组学可用于医生预测每个病人的疾病病型和对药物的反应。人类基因组计划完成以后，科学家马上开始利用部分基因图谱定位、分离和克隆出特定的致病基因。这方面的研究信息可以用来改进疾病的诊断方法，帮助预防疾病以及设计特定的药物来治疗病人，而且在一些疾病中可能可以用基因治疗来修复缺损的基因。有关遗传性肿瘤的遗传学数据允许一些有特殊癌基因的个体进行先发的外科治疗，摘除某些器官例如胃、乳腺、卵巢、子宫、直肠和甲状腺。基因组计划还带来了法医基因组学的发展。最初认为可以建立数据库来确认罪犯，不过法医 DNA 分析也可以通过对毛发、牙齿和骨骼中的线粒体 DNA 进行测序来鉴定遗体，即使该遗体的组织腐烂很严重。

人类基因组计划的批评家告诫人们检测基因信息的能力会带来相关的伦理、社会和法律问题。为了解决这些潜在的问题，人类基因组计划国家中心鼓励进行基因工程与伦理、法律和社会问题（ELSI）方面的研究。病人的维权者要求制定保护遗传隐私权的法律。这些法律将防止雇主利用遗传信息来帮助选择雇用哪些人员，同时也会阻止健康保健组织和医疗保险公司利用遗传信息来决定是否接受顾客的投保。1995 年，同等雇用机会委员会（EEOC）发布了一系列指导方针，这些方针对由美国残疾人法案指定的保护方针做了延伸和扩展，包括对与遗传信息相关的疾病或其他情况的歧视。2001 年发生的一件标志性事件证明了反对针对遗传信息歧视的重要性。一个公司企图对员工进行遗传缺陷的检测,幸而 EEOC 通过法律程序阻止了这一事件。在这场前所未有的关于职场医学隐私权的官司中,EEOC 辩称任何基于遗传学检测的员工聘任都违背了美国残疾人法案。由于担忧可能发生遗传信息的滥用,美国许多州禁止利用遗传筛查来做雇用相关的决定。由于遗传信息可能会带来新的歧视,许多科学家和伦理学家支持人类基因组和人权的共同宣言,宣言称"没有人应该因为他的遗传特征而受到歧视,这种歧视是对人权、基本的自由和人类尊严的侵犯"。

人类基因组计划促进了新学科的快速发展,同时也带来了新的词汇。当人类基因组计划完成了第一个重要阶段时,科学家马上面临一项新的任务,那就是分析成千上万的基因以及它们与几十万人体蛋白之间的关系。为了与人类基因组计划带来的新词汇一致,科学家建议对人体蛋白建立一个详细目录,这就是所谓的人类蛋白组工程(HUPO)。1995 年创造的"蛋白组"(proteome)一词,指"由一个基因组编码的一系列蛋白质"。由于蛋白质与疾病状态相关,因此对蛋白质的完整描述可以帮助合理地设计药物,同时也可以促进发现新的疾病标志物及治疗靶点。

1990 年,也就是人类基因组计划正式开始的那一年,美国国家卫生研究院的安德森(William French Anderson,1936—　)和同事在经历了有关安全和伦理问题的争论后终于赢得了重组 DNA 咨询委员会的同意来进行美国首例人类基因治疗临床试验。研究者尝试通过基因工程的方法纠正一种有生命威胁的遗传性疾病。试验中的病人是一个 4 岁女孩,生来就有重症联合免疫缺陷(SCID),这是一种罕见的免疫系统遗传性疾病。SCID 病人存在编码腺甙酸脱氨酶(ADA)的基因缺陷,而这种酶对骨髓中白细胞的产生是必需的。由于对感染没有抵抗能力,患有 SCID 的儿童通常远在成年以前就会死亡。安德森和同事们利用一种逆转录病毒作为载体把编码腺苷酸脱氨酶的基因克隆片段转入取自病人骨髓的干细胞。这种修改过的干细胞被注入病人体内,在体内发育成可以生产 ADA 的白细胞。效果可以持续几个月。

虽然安德森的首例研究让人们开始对基因治疗持乐观态度,但是基因治疗仍然非常有争议,许多批评家认为由于对基因处理和把病毒作为载体的潜在危险,在人体上进行试验的时机还未成熟。1999 年,年仅 17 岁的盖辛格(Jesse Gelsinger)在一项基因治疗的临床试验中死亡。这一事件引发了新的对基因治疗安全性的争论。盖辛格在接受针对鸟苷酸氨甲酰基转移酶(OTC)缺陷的治疗后四天死于多器官衰竭(将氨从血中去除的过程需要 OTC

580

这种酶）。被用做运送编码 OTC 基因的载体——腺病毒制剂被注入盖辛格肝脏的大动脉中。为了响应对盖辛格之死的调查,美国国家食品药品监督管理局停止了多项使用腺病毒作为载体的基因治疗研究。所有的基因治疗都必须接受详细的审查并符合更严格的要求。然而在 2002 年出现了有关有希望针对血友病 B 和 X 连锁重症联合免疫缺陷的基因治疗对病人的副作用的报道,美国国家食品药品监督管理局终止了大约 30 项基因治疗的临床试验。接下来的临床试验需要在更高的调控监督下进行,并符合更严格的要求,这使得各种形式的基因治疗临床试验花费更多且更困难。

反常的进步

观察长期以来全球背景下各种疾病的出现和消亡之后,流行病学家提出了一个与病人和临床医生所知的完全不同的观点。这个观点建议对围绕最近"医学奇迹"的夸张说法采取谨慎的态度。对特殊例子和总的趋势的分析使一些历史学家、流行病学家、人口统计学家和医学批评家对医学在历史中的作用以及在可预见的将来现代医学技术对死亡率和患病率的可能作用产生了疑问。确实,在仔细观察了当今美国人的主要死因之后,卫生政策顾问普遍认为人们最应该关注的已不再是攻克疾病,而是限制医疗费用。21 世纪初期,在美国死亡的主要原因是心脏病、癌症、中风、糖尿病、意外和阿尔茨海默氏病。取代了死于童年疾病或急诊阑尾切除术的是,美国人更有可能因为阿尔茨海默氏病在疗养院待上几十年或者步入不快乐的中年后开始发福并死于脂肪抽吸术。至于活得更长是否代表在寿命增加的同时质量也在上升仍有待探讨,但是自杀(通常被低估)却排在美国人死因的第十一位。

与其他工业国家相比,美国在健康保健方面的投资更大。美国把国民生产总值的 14% 用于健康保健,而其他发达国家投入大约 10%。2000 年,瑞士健康保健占其国民生产总值(GDP)的 10.7%,德国占 GDP 的 10.6%,法国占GDP 的 9.5%,而加拿大占其 GDP 的 9.1%。而美国对老年及残疾人的医疗花费在 2001 年上升了 7.8%,而对公共医疗补助以及针对低收入人群的联邦-州项目上升了 10.8%。处方药物是医疗保健支出中增长最快的项目。2001 年,药品上的支出超过了疗养院和家庭医疗保健花费的总和。而医药公司称 2001 年处方药的支出只占医疗保健总支出的 10%。另外对医院和医生的支出超过 50%。

假如以寿命和婴儿死亡率来衡量的话,大部分发达国家的人民比美国人民更健康。而且美国人也没有比其他国家的居民享有更多的医疗服务。2001年,美国平均每千人享有 2.7 个医生,而经济合作暨发展组织(OECD)成员国的平均数是每千人 3.1 个医生。美国每千人的床位是 2.9 张,而 OECD 的平均水平是 3.9 张。德国高达每千人 6.3 张床位。研究者得出结论认为美国对医生、医院、药品尤其是管理费用的收费更高。

虽然有关医疗支出和对医疗保健的获得是讨论的热点问题,但是一些研究似乎认为医疗保健费用的支出增多并不一定显著地促进健康。与大多数商品和服务相比,医疗保健(通常以医生、专家、诊断和治疗设备以及医院数来衡量)的供给似乎推动了需求。许多复杂的经济、政治和文化因素影响了医疗资源的分布形式和使用,但是分析家指出,费用支出上的巨大差异并没有在重要的统计学上反映出来。例如,虽然在迈阿密和明尼阿波利斯两个城市的老居民身上的医疗花费差距很大,但是他们的预期寿命却是基本相同的。有关新生儿重症监护设施以及专家的可获得性与婴儿死亡率的关系的分析性研究也得到了类似的结论。也就是说,增加医疗资源的获得和使用增加了花费,但并不一定导致显著的或可测量的健康改善和寿命延长。然而,美国的医疗花费和没有医疗保险的人数却被指望快速增长。一些健康专家认为,关于国家和个人该如何为医疗保健付费的争论应该被告知有关医疗的成本效益怀疑论,同时应该认识更新、更有创伤性以及更贵的治疗并不能保证是更好的治疗、更健康或者是更长的预期寿命。例如,有关心脏病发作机制的研究表明,那些越来越流行的创伤性治疗例如旁路手术、血管成形术以及支架植入(支架是一种金属网架,可以把血管腔内的斑块顶推到血管壁来维持血流)可能并无用处而且很危险。而戒烟、降低血脂以及控制血压等预防性措施相比之下更简单低廉却似乎更重要、更有效。许多尝试表明扩张狭窄的动脉以保护肝脏或预防心脏病发作并不成功,但是人们对创伤性干预的需求并没有受到影响。

人们误以为感染性疾病已经被攻克了,这个广为流传的误解引起了一个问题,那就是在没有流行性疾病和所谓的儿童疾病的威胁之后是否要维持对公共卫生和预防性免疫接种的关心和注意。在发达的工业化国家极少有人能回想起由结核病、白喉、天花、麻疹和脊髓灰质炎所引起的大量死亡。而且,许多人错误地认为抗生素可以治愈各种感染性疾病。一些观察者告诫说,国家和各个城市公共卫生部门地位的日趋下降表明人们对感染性疾病缺少基本的恐惧,通常这些部门的常规工作既不被理解也不被感激。正如细胞病理学的奠基人魏尔啸(Rudolf Virchow,1821—1902)曾经告诫他那些寻找细菌的同事说,简单地把传染性疾病归咎于细菌会"阻碍进一步的研究并让人们丧失警觉"。在这个世纪之交,对生物恐怖主义和新兴疾病威胁的恐惧激起了人们对工业化国家对特殊的毒力强的、可传染的和陌生的感染性疾病的应对能力的关注。但公共卫生专家认为关注并不一定能带来研究经费和计划。

要了解由健康、疾病和人口统计学模式的变化以及发达国家和贫困国家之间模式的区别需要熟悉历史、地理、病因学和经济学以及医学和科学知识。艾滋病可能起源于非洲,它在非洲的一些村庄和城市引起了毁灭性的破坏,而艾滋病的全球传播揭示了具备全球性和历史性眼光的必要性。艾滋病在1981年首次作为一种疾病进行诊断,当时疾病控制中心开始报道在纽约和洛杉矶的同性恋男子中发现了一种奇怪的丛集性疾病,这种疾病会使原先健康的人出现严重的免疫系统抑制。1984年,该病的致病因子——一种被称为人类免疫缺陷病毒(HIV)的逆转录病毒被分离鉴定出来。在报道了首例病人之后五年,美国公共卫生服务部门估计感染了 HIV 病毒的美国人已经超过了100 万。对 HIV 的进一步研究表明,这个病毒并不只是在 20 世纪 80 年代才出现,作为一种不少见的隐匿流行病它潜伏在世界许多区域,引起儿童和年轻人发热和腹泻而死亡。因此我们推测,在发展中国家其他一些未被认识的疾病和病原体仍被掩盖在原因不明的发热(FUOs)中。

杰出的社会医学哲学家麦考恩(Thomas McKeown,1911—1988)认为医学干预对死亡率和患病率的影响甚少,但一些医学历史学家坚信 19 世纪公共卫生措施对控制感染性疾病作用很大。一些现代医学批评家认为"健康保健"一词用词不当,许多发达国家实际上创造了一种可被确切地称为"疾病子经济"的现象,即治疗慢性疾病所消耗的资金在国民生产总值中占的比例越来越高。许多学者同意这样一个观点,那就是极少有证据证明医学治疗对死亡率和发病率有影响。《现代人口增长》(1976)总结了麦考恩的工作,他的工作是对当时流行的关于医疗实践与死亡率和患病率的模式改变之间关系的假设的一种挑战。从 1800 年到 2000 年,出生时的生命期望值从大约 30 岁增长到全球平均值 67 岁。在发达工业化国家,出生时的生命期望值超过了 75 岁。虽然在人类短暂的历史中死亡率和患病率的模式经历了巨大的改变,但是发达国家和发展中国家之间疾病模式和生命期望值差别很大。而且,所谓的发展中国家的人口占了全球人口的大约 80%。在非洲和其他发展中国家,超过60% 的死亡是由传染性疾病引起的。而在欧洲只有 8% 的死亡其死因是传染

583

性疾病。

发达国家人民存在一种普遍的想法，认为感染性疾病已经被攻克了，第三世界国家存在传染病是不合理的。对艾滋病的恐惧或许可以改变这一想法。艾滋病证实了一个观点，那就是假如没有机体自身免疫防御的参与，即使最强大的化学治疗药物面对微生物的侵袭也终究束手无策。虽然对那些可以承担治疗的人而言，昂贵而又复杂的新药已经把致死性的艾滋病转变成了慢性疾病，但是这些药物本身并不见得没有治疗风险和副作用。当然，这个世界的大多数宿敌例如结核病、疟疾、囊虫病、霍乱以及更重要的贫穷和营养不良仍然造成数以百万计的死亡。

自 20 世纪 90 年代起，医疗失误开始成为广大研究的对象和激烈争论的焦点。虽然希波克拉底宣言表明了对医疗失误这一问题的正确评价，并承认医疗干预经常会导致无意识的副作用这一事实，但是近来现代医疗实践的批评家却把它称为"恐怖的医疗事故之流行"。1999 年，美国医学科学院发布了一项题为《人非圣贤孰能无过》的报道，报道中估计每年大约有 10 万美国人死于发生在医院的医疗事故，包括大约 7 000 个死于处方错误和药物副反应的病例。一些专家确信这些数值被低估了。

药物副反应包括意料之外的药物之间、食品添加剂和食物与药物的相互作用，以及有可能某种药物的毒性作用只有在有大量病人在较长时间内服用这种新药后才会被发觉。制药公司和研究者造了一个新词"诊断性治疗"（诊断＋治疗）来表示一项把诊断试验和靶向药物治疗结合的策略。使那些极有可能被新药改善或伤害的病人鉴定出来的诊断试验与药物治疗结合，后者的目标定位于一个特定的基因或蛋白质。自世纪之交开始，研究者已经发展了多个这种试验并用于白血病、乳腺癌、结直肠癌和肺癌的诊断与治疗。批评家指出，虽然"个体化治疗"是一个令人向往的目标，但是制药公司更有可能经营可以治疗很多人的药物而不是只针对小部分病人群体的药物。而诊断性治疗的支持者称有效性和安全性的增加将会刺激更多治疗慢性疾病、感染性疾病和癌症新药的开发和批准使用。

虽然有精细的影像学诊断，但是强有力的证据表明，在诊断、手术和处方过程中存在很多错误。2004 年发表的一篇报道查明，在 1987 年到 1998 年间接受阑尾切除的大约 64 000 位病人中，大约有 15％并没有得阑尾炎。而在这组病人中的女性病人中，有近 23％的阑尾切除是不必要的。研究者发现，心脏病学家大约有三分之一的可能性会错过重大心脏疾病的迹象。在回顾中发现,放射线学家在检查乳腺 X 线照片中也会出现类似的错误。愤世嫉俗者称医疗失误的真实程度是无法测量的,因为正如随机选择的尸体解剖所证明的——严重的错误将随病人一起埋葬。然而,生物医学科学家仍然相信技术的进一步发展将会提供更精细和精确的诊断信息。但怀疑论者强调在实验室可行的技术在更复杂而组织性差的情况下并不一定可行。

正如当砷凡纳明被用于治疗梅毒时所激起的反对意见所显示的,评价任何药物或医疗创新要承受包括科学上和政治上的许多困难。确实,时间的推移和严格的统计分析很可能证明各种"神药"危险而无效,或者并不比老药更有效。而正如沙利度胺和已烯雌酚(DES)造成的悲惨例子所证实的,更糟的情况是一些药物不仅对使用该药的病人有危害,同时也影响他们将来的孩子。DES 是一种合成的雌激素,它在 20 世纪 40 年代到 70 年代期间被广泛使用,因为当时人们错误地相信这个药物可以预防流产。DES 不仅增加怀孕期间发生各种并发症的危险,而且还在服用 DES 的母亲所生女儿中引起一种罕见的肿瘤,同时服用该药的妇女所生的儿子和女儿都存在生殖系统紊乱,另外还增加服用该药的妇女患各种肿瘤的风险。

在 20 世纪 50 年代期间,沙利度胺进入德国药品市场作为一种治疗失眠、紧张和孕妇晨吐的药物。这个药物被描述成比巴比妥类更有效、更安全。它被普遍用于使儿童镇静以至于经常被称作西德的保姆。1960 年,当这个药物已经在近 50 个国家使用时,德国儿科医学协会的成员开始讨论一种可疑的病例数多的罕见的出生缺陷。最终,研究者估计大约有 1 万儿童出生时有内部器官的畸形以及手臂、腿、手和脚聚合在一起的被称为海豹肢症的畸形。德国汉堡大学的一位儿科医生兼教授兰兹(Widukind Lenz,1919—1995)开始对海豹肢症和沙利度胺之间的可能联系产生特别的兴趣。1961 年,他报道了他对"令人恐惧的畸形增加"的怀疑,并提出了出生缺陷和一种新药之间的关系。

最后,沙利度胺被证实不仅是一种强效致畸剂(一种可以引起胚胎或胎儿畸形的药物),而且是引起世界范围的海豹肢症流行的原因。由于食品药品监督管理局一个名为凯尔希(Frances Kathleen Oldham Kelsey,1914—　)的官员的工作,在美国这种病例不超过 20 个。1906 年的纯食品和药品法设立了一个调控机构,这个机构后来成了食品药品监督管理局,其目的在于保护消费者免受危险食品、药物和化妆品的危害。例如 1937 年,麦森吉尔(Masengill)公司通过把药品溶解在二乙烯中而制备了液态的磺胺药。而二乙烯是一种具有强毒性的液体。大约有 240 加仑"磺胺灵药"未经过任何安全性测试分发,造成了至少 107 人死亡。这个惨剧引发了进行联邦调控、预防不安全药物在市场上流通的要求。1938 年 6 月 15 日，富兰克林·罗斯福（Frankin D. Roosevelt）总统把食品、药品和化妆品法案签入法律中。

虽然沙利度胺的制造者梅里尔（Richardson-Merrell）公司声称当沙利度胺在用于治疗失眠、神经紧张、哮喘和缓解早孕期间的恶心时并没有产生副作用，凯尔希反复要求增加试验和相关信息，推迟了对该药的批准。梅里尔公司希望沙利度胺作为辅助睡眠的药物得到批准，但是凯尔希注意到该药物并不能让实验动物睡觉。尽管在英国发现一些服用该药的病人出现了严重的神经系统副作用，导致手指和脚趾的麻刺感、麻木以及烧灼感，但是凯尔希的上司和药品制造商施加了巨大的压力要求她加快对该药的批准。根据 1962 年由凯伏尔（Estes Kefauver）议员曲解国会议事录而做的一篇报导，梅里尔公司要求按常规批准他们的产品并向凯尔希的上级控诉她。此外，当时的法律允许梅里尔公司招募几百个美国医生在他们的私人病人中进行沙利度胺的临床试验。当沙利度胺和海豹肢症之间的联系成为众所周知的事实后，梅里尔公司撤回了它的申请并最终撤销这个药物的实验性使用。沙利度胺惨剧是刺激立法授予 FDA 额外的规范新药引入的权利的因素之一。

凯尔希开始在 FDA 工作时已经是一个有经验的药学研究者：她在蒙特利尔麦吉尔大学获药学硕士学位（1934），然后分别在 1938 年和 1950 年于芝加哥大学获得药学博士和医学博士学位。在大学任教期间，她与同事弗洛孟·凯尔希（Fremont Ellis Kelsey）博士结婚。搬到南达科他州后，凯尔希行医并教授药学。当她的丈夫接受了一份在华盛顿的工作时，凯尔希也被 FDA 录用了。1962 年，当沙利度胺从许多欧洲国家的市场撤出时，凯尔希因为防止了上千美国婴儿出现与沙利度胺相关的出生缺陷而受到表彰。她得到了肯尼迪（John Fitzgerald Kennedy，1917—1963）总统颁发的联邦杰出公民服务奖。授予她的总统奖上镌刻着如下字句："她在评估一个新药安全性时不同于常人的判断防止了一场巨大的出生畸形悲剧在美国发生。通过专业决断中所表现的高超能力和坚定的信心，她为保护美国人民的健康作出了杰出贡献。"《华盛顿邮报》把凯尔希称作"女英雄"，称赞她预防了一场潜在美国悲剧的"怀疑精神和顽强"。《纽约时代杂志》因凯尔希领导了"一场长达两年的与沙利度胺制造者的战斗"而赞美她。2000 年，仍在 FDA 药品评估中心工作的凯尔希受邀参加在纽约塞尼卡福尔斯举行的全国知名妇女大会。

1967 年，德国联邦检察局提出一份控告，控告沙利度胺制造者有罪。这个复杂而有争议的审判一直到 1970 年才通过协商解决。检察局答应放弃对公司的控告,并保护公司及被告个人免于将来的刑事和民事责任。作为交换,梅里尔公司同意设立沙利度胺儿童专项基金。法官解释说,改进将来药品开发的方法远比惩罚那些与推广沙利度胺有关的单位和个人重要。

如何在希望得到药物的需求和防止采用那些有潜在危险的药物之间找到平衡仍然是一个问题。20 世纪 80 年代,癌症和艾滋病激进分子要求加快对新药的开发。那些得了绝症的病人认为新药的益处远超过任何潜在危险。问题的另一面是,药物之间出人意料的相互作用尤其可能影响那些患有急慢性疾病的病人。调控部门经常提及时刻警惕并预防类似沙利度胺悲剧发生的必要性,而对耗时长、缓慢以及越来越昂贵的药品审批过程有异议的批评家坚持认为能够拯救生命的新药成了冷血官僚主义的牺牲品。很少有人记得凯尔希如何作为一名政府官员以及一名"守门员"防止沙利度胺在美国的广泛分发销售。当人们认识到即使是像沙利度胺这样臭名昭著的致畸药物在某些例如麻风病、一些艾滋病相关情况如疼痛的口腔溃疡和严重的身体消耗、关节炎和其他感染性疾病、克罗恩氏病、多发性硬化、阿尔茨海默氏病、多发性骨髓瘤、骨髓增生异常综合征(也被称为白血病前期)和其他癌症等疾病的治疗中也有一定的价值这一事实时,这个争论就更复杂了。沙利度胺似乎是通过阻断血管生成而阻止胎儿肢体的正常发育。阻断血管生成是一种在治疗某些肿瘤中可能有价值的策略,因为肿瘤同胎儿肢体一样需要新的血管生成来维持生长。

代表幸存的沙利度胺受害者的组织反对恢复使用这种极有争议的致畸药物。当沙利度胺于 1998 年在美国被允许使用时,加拿大沙利度胺受害者协会(TVAC)采取强硬态度,明确表示他们"永远不会接受一个有沙利度胺的世界"。他们告诫说,虽然一种药物对患有致死性或消耗性疾病的患者有所帮助的可能性很小,但是仍会引起不计后果、不负责任及无节制的使用,有可能使胎儿暴露于沙利度胺及在成人中引起神经损伤。该协会称,与其冒出新一代的沙利度胺受害者的风险倒不如研究开发没有致畸作用的沙利度胺类似物。然而沙利度胺及其衍生物的潜在抗癌作用可能与其导致海豹肢症的副作用是通过同一个通路起作用的。沙利度胺的受害者强烈要求在沙利度胺的各种包装中强制加入沙利度胺婴儿的照片及各种教育资料,并将沙利度胺这个名字与其他商品名同时使用。

当死亡率和患病率从经典流行病和感染性疾病过渡到富贵病和医学进步

带来的疾病时以及病人对疾病治愈与缓和的期望越来越高而失望也越大时，进步的含义和医学的角色都受到了质疑。许多科学家和医生同意本杰明·弗兰克林在 1772 年所说的：“总的来说，人们了解生命和死亡的学说，但只是一小部分而已。”专业杂志和学术期刊理智地探讨有关健康保健的问题，而同一个话题在流行书刊、杂志和电视脱口秀中的讨论则充满激情。可能再写 500 页也很难解决这些问题，但即使只对医学史作一概览也可能给人们提供一些事实和概念，后者是了解疾病、健康、医学和社会之间的复杂关系所必需的。生物医学科学显然已经迈入了一个开发疫苗和治疗药物的新时代。但是没有一种治疗方法是没有风险的。因此，一位睿智的医生萨莱诺（Salerno）所说的话仍可以为任何有关医学史的思考提供一个适当的总结：

> 在这里我不再写下去，但我也不会停止，
>
> 但愿你们能活得健康，并可以在平静中死去；
>
> 而那些虔心拜读医典的人们啊，
>
> 愿神保佑你们永远不需要它。

589 **推荐阅读**

Amler, R. W. , and Dull, H. B. , eds. (1987). *Closing the Gap：The Burden of Unnecessary Illness*. New York：Oxford University Press.

Bäumler, E. (1984). *Paul Ehrlich. Scientist for Life*. New York：Holmes and Meier.

Blaufox, M. D. (2002). *An Ear to the Chest：An Illustrated History of the Evolution of the Stethoscope*. Lancaster, U. K. ：Parthenon Publishing.

Brim, O. G. , Ryff, C. D. , and Kessler, R. C. , eds. (2004). *How Healthy Are We? A National Study of Well-Being at Midlife*. Chicago, IL：University of Chicago Press.

Burnet, F. M. (1968). *Changing Patterns：An Atypical Autobiography*. Melbourne, Australia：Heinemann.

Callahan, D. (2003). *What Price Better Health? Hazards of the Research Imperative*. Berkeley, CA：University of California Press.

Christie D. A. , and Tansey E. M. , eds. (2003). *Genetic Testing*. Wellcome Witnesses to Twentieth Century Medicine. Vol. 17. London：The Wellcome Trust Centre for the History of Medicine.

Clark, R. W. (1985). *The Life of Ernst Chain. Penicillin and Beyond*. New York: St. Martin's Press.

Cooke, R. (2001). *Dr. Folkman's War. Angiogenesis and the Struggle to Defeat Cancer*. New York: Random House.

Cutler, D. M. (2003). *Your Money or Your Life*. New York: Oxford University Press.

Duffin, J. (1998). *To See with a Better Eye: A Life of R. T. H. Laennec*. Princeton, NJ: Princeton University Press.

Dunnill, M. (2000). *The Plato of Praed Street: The Life and Times of Almroth Wright*. London: Royal Society of Medicine Press.

Dutton, D. B. (1988). *Worse than the Disease. Pitfalls of Medical Progress*. New York: Cambridge University Press.

Evans, J. H. (2001). *Playing God? Human Genetic Engineering and the Rationalization of Public Bioethical Debate*. Chicago, IL: University of Chicago Press.

Gordon, C. (2003). *Dead on Arrival: The Politics of Health Care in Twentieth-Century America*. Princeton, NJ: Princeton University Press.

Hilts, P. J. (2003). *Protecting America's Health. The FDA, Business, and One Hundred Years of Regulation*. New York: Alfred A. Knopf.

Hogan, N. C. (2003). *Unhealed Wounds: Medical Malpractice in the Twentieth Century*. New York: LFB Scholarly Publishing LLC.

Illich, I. (1982). *Medical Nemesis: The Expropriation of Health*. New York: Pantheon Books.

Kevles, B. H. (1998). *Naked to the Bone. Medical Imaging in the Twentieth Century*. Reading, MA: Addison-Wesley.

Kohn, L. T., Corrigan, J. M., and Donaldson, M. S., eds. (2000). *To Err is Human: Building a Safer Health System*. Washington, DC: National Academy Press.

Leichter, H. M. (1991). *Free to Be Foolish: Politics and Health Promotion in the United States and Great Britain*. Princeton, NJ: Princeton Uni-

590

versity Press.

Lerner, B. H. (2001). *The Breast Cancer Wars: Hope, Fear, and the Pursuit of a Cure in Twentieth-Century America*. New York: Oxford University Press.

Marks, H. M. (1997). *The Progress of Experiment: Science and Therapeutic Reform in the United States, 1900—1990*. New York: Cambridge University Press.

Maulitz, R. C., ed. (1988). *Unnatural Causes: The Three Leading Killer Diseases in America*. New Brunswick, NJ: Rutgers University Press.

Mazumdar, P. M. H., ed. (1989). *Immunology, 1930—1980: Essays on the History of Immunology*. Toronto: Wall &. Thompson.

McKeown, T. (2003). *The Role of Medicine. Dream, Mirage, or Nemesis?* Princeton, NJ: Princeton University Press.

Medawar, P. B. (1986). *Memoirs of a Thinking Radish: An Autobiography*. Oxford: Oxford University Press.

Panem, S. (1984). *The Interferon Crusade*. Washington, DC: Brookings Institute.

Parascondola, J., ed. (1980). *The History of Antibiotics; A Symposium*. Madison, WI: American Institute of the History of Pharmacy.

Riley, J. C. (2001). *Rising Life Expectancy: A Global History*. New York: Cambridge University Press.

Sharpe, V. A., and Faden, A. I. (1998). *Medical Harm: Historical, Conceptual, and Ethical Dimensions of Iatrogenic Illness*. Cambridge: Cambridge University Press.

Silverstein, A. M. (1989). *A History of Immunology*. New York: Academic Press.

Silverstein, A. M. (2002). *Paul Ehrlich's Receptor Immunology: The Magnificent Obsession*. San Diego, CA: Academic Press.

Stephens, T. D., and Brynner, R. (2001). *Dark Remedy: The Impact of Thalidomide and Its Revival as a Vital Medicine*. Cambridge: Perseus Publishing.

Stevens, R. (1998). *American Medicine and the Public Interest. A History of Specialization*. Berkeley, CA: University of California Press.

Wachter, R. M., and Shojania, K. G. (2004). *Internal Bleeding: The Truth Behind America's Terrifying Epidemic of Medical Mistakes*. RuggedLand.

Zucker, M. B., ed. (1999). *The Right to Die Debate: A Documentary History*. Westport, CT: Greenwood Press.

索　引

图书在版编目(CIP)数据

医学史/(美)洛伊斯·N.玛格纳
(Lois N.Magner)著;刘学礼主译.—2版.—上海:
上海人民出版社,2017
(历史·文化经典译丛)
书名原文:A History of Medicine,Second
Edition
ISBN 978 - 7 - 208 - 14143 - 8

Ⅰ.①医… Ⅱ.①洛… ②刘… Ⅲ.①医学史-世界
Ⅳ.①R - 091

中国版本图书馆 CIP 数据核字(2016)第 259281 号

责任编辑　张晓玲　罗　湘
封面设计　胡　斌

医学史(第二版)

[美]洛伊斯·N.玛格纳　著

刘学礼　主译

出　　版　上海人 & 出 版社
　　　　　(200001　上海福建中路 193 号)
发　　行　上海人民出版社发行中心
印　　刷　上海商务联西印刷有限公司
开　　本　720×1000　1/16
印　　张　37.25
插　　页　4
字　　数　617,000
版　　次　2017 年 1 月第 2 版
印　　次　2020 年 1 月第 4 次印刷
ISBN 978 - 7 - 208 - 14143 - 8/K·2563
定　　价　128.00 元